本教材第8版为"十四五"职业教育国家规划教材
国家卫生健康委员会"十四五"规划教材
全国高等职业教育专科教材

供临床医学专业用

诊断学

第9版

主　编　许有华　樊　华
副主编　薛宏伟　许建成　张秀峰
编　者　(以姓氏笔画为序)

马　杰 (廊坊卫生职业学院)　　　　吴晓华 (沧州医学高等专科学校)

王木生 (南昌医学院)　　　　　　　张　蕾 (哈尔滨医科大学附属第一医院)

王红卫 (云南医药健康职业学院)　　张中星 (重庆三峡医药高等专科学校)

任吉莲 (山西医科大学汾阳学院)　　张秀峰 (海南医科大学)

刘惠莲 (湖北中医药高等专科学校)　昌大平 (广东江门中医药职业学院)

许有华 (天津医学高等专科学校)　　娜日娜 (锡林郭勒职业学院)

许建成 (吉林大学第一医院)　　　　樊　华 (中国医科大学附属第四医院)

杜庆伟 (山东医学高等专科学校)　　潘　颖 (安徽医学高等专科学校)

杨　旭 (天津医学高等专科学校)　　薛宏伟 (大庆医学高等专科学校)

杨志云 (商丘医学高等专科学校)　　戴小丽 (江苏医药职业学院)

杨喜艳 (长沙卫生职业学院)

新形态教材

人民卫生出版社
·北　京·

图书在版编目（CIP）数据

诊断学 / 许有华，樊华主编. -- 9 版. -- 北京 ：人民卫生出版社，2024. 11（2025. 5重印）. --（高等职业教育专科临床医学专业教材）. -- ISBN 978-7-117-37179-7

Ⅰ. R44

中国国家版本馆 CIP 数据核字第 20242BU315 号

人卫智网	www.ipmph.com	医学教育、学术、考试、健康，购书智慧智能综合服务平台
人卫官网	www.pmph.com	人卫官方资讯发布平台

诊断学
Zhenduanxue
第 9 版

主　　编：许有华　樊　华
出版发行：人民卫生出版社（中继线 010-59780011）
地　　址：北京市朝阳区潘家园南里 19 号
邮　　编：100021
E - mail：pmph @ pmph.com
购书热线：010-59787592　010-59787584　010-65264830
印　　刷：北京盛通印刷股份有限公司
经　　销：新华书店
开　　本：850×1168　1/16　印张：28
字　　数：790 千字
版　　次：1981 年 7 月第 1 版　　2024 年 11 月第 9 版
印　　次：2025 年 5 月第 2 次印刷
标准书号：ISBN 978-7-117-37179-7
定　　价：95.00 元
打击盗版举报电话：010-59787491　E-mail：WQ @ pmph.com
质量问题联系电话：010-59787234　E-mail：zhiliang @ pmph.com
数字融合服务电话：4001118166　E-mail：zengzhi @ pmph.com

以习近平新时代中国特色社会主义思想为指导,全面贯彻党的二十大精神,落实《国务院办公厅关于加快医学教育创新发展的指导意见》等文件要求,更好地发挥教材对临床医学专业高素质实用型专门人才培养的支撑作用,进一步提升助理全科医师的培养水平,人民卫生出版社在教育部、国家卫生健康委员会领导和支持下,由全国卫生健康职业教育教学指导委员会指导,依据最新版《高等职业学校临床医学专业教学标准》,经过充分的调研论证,启动了全国高等职业教育专科临床医学专业第九轮规划教材修订工作。经第七届全国高等职业教育专科临床医学专业规划教材建设评审委员会深入论证,确定了教材修订的整体规划,明确了修订基本原则:

1.落实立德树人根本任务 坚持将马克思主义立场、观点、方法贯穿教材编写始终。坚持"为党育人、为国育才",全面落实立德树人根本任务,深入挖掘课程教学内容中的思想政治教育元素,加工凝练后有机融入教材编写,发挥教材"培根铸魂、启智增慧"作用,培养具有"敬佑生命、救死扶伤、甘于奉献、大爱无疆"医学职业精神的时代新人。

2.对接岗位工作需要、符合专业教学标准 教材建设突出职教类型特点,紧紧围绕"三教"改革,以专业教学标准为依据,以助理全科医师岗位胜任力培养为主线,体现临床新技术、新工艺、新规范、新标准,反映卫生健康人才培养模式改革方向,将知识、能力、素质培养有机结合。适应教学模式改革与教学方法创新需要,满足项目、案例、模块化教学等不同学习方式要求,在教材的内容、形式、媒介等多方面创新改进,有效激发学生学习兴趣和创造潜能。按照教学标准,将《中医学》改名为《中医学基础与适宜技术》,新增《基本公共卫生服务实务》。

3.全面强化质量管理 履行"尺寸教材、国之大者"职责,成立第七届全国高等职业教育专科临床医学专业规划教材建设评审委员会,严格编委选用审核把关,主编人会、编写会、定稿会强化编委培训、突出责任,全流程落实"凡编必审"要求,打造精品教材。

4.推动新形态教材建设 突出精品意识,聚焦形态创新,进一步切实提升教材适用性,打造兼具经典性、立体化、数字化、融合化的新形态教材。根据课程特点和专业技能教学需要,《临床医学实践技能》本轮采用活页式教材出版。

第九轮教材共29种,均为国家卫生健康委员会"十四五"规划教材。

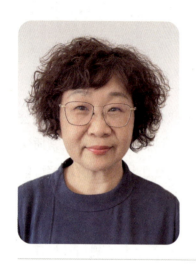

许有华

三级教授,副主任医师

现任天津医学高等专科学校国际教育学院院长、医学护理学院副院长。全国卫生健康职业教育教学指导委员会临床医学专业委员会委员,国家医学考试中心命题专家,全国职业院校技能大赛临床技能赛项专家。从事临床工作 10 余年,诊断学及内科学教学工作 20 余年。带领教师团队完成国家级、省部级专业建设项目 10 余项,临床医学专业国家级教学资源库诊断学子项目建设负责人。担任"十四五"职业教育国家规划教材《诊断学(第 8 版)》主编。获 2022 年职业教育国家级教学成果奖特等奖 1 项、二等奖 3 项。

脚踏实地、刻苦钻研,医者仁心、心系苍生。学好诊断学,只有充分掌握诊断疾病的基本理论、知识和技能,才能有的放矢地帮助患者解除病痛。愿同学们在学习、实践中不断进步,尽快成长为一名合格的人民医生。

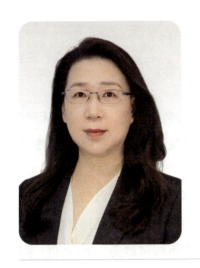

樊 华

教授

中国医科大学附属第四医院血液科主任。任中国老年医学学会血液学分会委员、中国医药教育协会血栓与止血分会常务委员、辽宁省医师学会内科医师分会副会长。辽宁省一流本科课程诊断学课程负责人。获辽宁省科学技术进步奖二等奖2项。获辽宁省优秀教师，入选辽宁省"百千万人才工程"百人人才层次，获评沈阳市"领军人物"。

"有时去治愈"是救死扶伤的职责，"常常去帮助"是祛除病痛的使命担当，"总是去安慰"是饱含温情的人性传递。医者是人民健康的守护者，也是大众心灵的按摩师。同学们从学习诊断学开始，掌握好诊断疾病的基本方法和技能，勇担使命，不负重托。

诊断学是我国高等职业教育专科临床医学专业学生的必修课之一,也是临床医学专业的核心课程。它是连接基础医学与临床医学的"桥梁",是一门实践性很强的课程。《诊断学(第9版)》依据《高等职业学校临床医学专业教学标准》修订。本次修订紧贴临床岗位工作任务及助理全科医师培养要求,系统设计教材内容,突出"工作过程导向、项目任务驱动",以满足临床医学专业学生对学习的要求。修订编写注重基本理论、基本知识、基本技能的训练,以基层岗位工作任务为导向,对接执业资格考试要求,注重素质教育和学生能力培养,力求体现对学生知识、技能、素质和职业道德的培养目标。

本教材内容包括常见症状、问诊、检体诊断、实验诊断、医学影像诊断、器械检查、常用诊断技术、病历书写及临床思维方法等。《诊断学(第9版)》在第8版的基础上进行了传承与创新,进一步强化教材的思想性、科学性、先进性、启发性和适用性。本教材继续将形式多样的数字内容(包括PPT、图片、动画、音频、视频等)以二维码方式融入相关章节;保留了以临床执业助理医师资格考试大纲为依据所编写的"执助考点""扫一扫、测一测"模块,以提升学生学习的针对性和教材的实用性。本次修订增加了思维导图、虚拟仿真、数字模拟、临床思维等资源;增加了资源展示方式,平台交互体验的应用;增加了融合教材一键建课的教学应用。

本教材的编写得到了相关院校领导及专家的关心与支持,全体编者以高度负责、认真严谨的态度完成了编写任务。在此一并表示衷心的感谢。

限于时间与水平,本教材难免存在疏漏与不足之处,恳请广大师生和读者不吝赐教。

许有华　樊　华

2024 年 11 月

绪论　1

第一篇 | 常见症状

第二篇 | 问诊

第三篇 | 检体诊断

第四篇 | 实验诊断

第五篇　医学影像诊断

第六篇　器械检查

第七篇 | 常用诊断技术

第八篇 | 病历书写及临床思维方法

绪 论

诊断学（diagnostics）是研究如何运用诊断疾病的基本理论、基本知识、基本技能和诊断思维对患者提出诊断的一门学科，其主要内容包括病史采集、交流与沟通基本技能、常见症状、体格检查和常见体征、实验室检查和辅助检查，以及病历书写、临床常用诊疗操作和临床诊断思维等。诊断学是基础医学与临床医学之间的桥梁，也是医学生学习临床课程的基础。

一、诊断学的主要学习内容

1. 症状与体征 症状是指在患病状态下，患者主观感觉到的异常或不适，如发热、心悸、胸痛、眩晕等。体征是指在体格检查中医师发现的异常表现，如肺部啰音、心脏杂音、肝脾大等。研究症状、体征的发生、发展和演变过程，对形成临床诊断有重要意义。症状、体征可单独出现，亦可同时发生，在同一疾病的不同阶段，症状及体征有其自身的变化规律。

症状和体征的发生原因、机制、演变、与疾病的关系及在疾病诊断中的作用是诊断学的重要学习内容。

2. 病史采集（问诊） 医师围绕疾病发生与发展过程，通过与患者进行针对性的提问与回答，收集患者的相关信息，为诊断提供依据。对于神志清晰的患者，接诊过程均应进行病史采集。许多疾病经过详细的病史采集，加上全面系统的体格检查，即可提出初步诊断。问诊涉及医师很多交流沟通的基本技能，是医师在医疗工作中最基本的技能之一，也是医师需要终身学习和不断提升的技能。医学生必须从诊断学课程开始，就关注这些学习内容，并体现出对患者的人文关怀。

3. 体格检查 是医师应用自己的感官（如眼、耳、鼻、手）或借助辅助工具（如听诊器、血压计、体温计、叩诊锤等），对患者进行详细检查，发现机体正常和异常征象的临床诊断方法。体格检查要程序规范、全面细致、娴熟精确。

尽管不断有新的检查技术应用于临床，但体格检查作为临床诊断的最基本的方法，仍是所有临床医师都必须熟练掌握的基本技能，对于疾病的诊断和病情的观察仍无可替代。

4. 实验室检查 是通过物理学、化学、生物学、免疫学等实验方法对受检者的血液、体液、分泌物、排泄物和组织细胞等标本进行检验，获得疾病的病原体、组织病理形态改变或器官功能状态等资料，并应用于临床的诊断方法。随实验检查技术的不断发展，实验诊断已成为临床诊断不可或缺的组成部分。

5. 辅助检查 包括临床上常用的各种诊断操作技术，如影像学检查、心电图检查、内镜检查、肺功能检查及常用诊疗技术等。这些辅助检查对临床诊断疾病同样具有重要价值，也是临床医师应该熟悉或掌握的内容。

6. 临床思维方法 科学、系统的临床思维对认识疾病、诊断疾病非常重要，需要长期的临床实践及积累。学习诊断学是对医学生逐步掌握科学、系统的临床思维方法的初步训练，也是培养临床医师不可忽视的基础训练。

二、临床诊断的种类

临床诊断除反映疾病的性质及名称外,还应反映病因和机体的功能状态。一个完整的诊断应包括病因诊断、病理解剖诊断和病理生理诊断。

1. 病因诊断　是根据致病因素所做出的诊断,能明确致病的主要因素,如风湿性心脏瓣膜病、病毒性肝炎、结核性腹膜炎等。对疾病的发展、转归、预防和治疗有指导意义,是最理想的诊断。

2. 病理解剖诊断　是对病变的部位、性质、组织结构提出的明确诊断,如大叶性肺炎、二尖瓣狭窄、肝硬化等。此类诊断需通过询问病史、体格检查、实验室检查及器械检查等,并对结果进行综合分析后得出。对于有条件者,应尽可能获得病理活组织检查的依据。

3. 病理生理诊断　也称功能诊断,是反映疾病发生时,器官或机体功能状态的诊断,如心力衰竭、呼吸衰竭、肾衰竭等;也是判断预后和鉴定劳动能力的重要依据。

在临床实践中,一个疾病的完整诊断应尽可能包含上述三个方面的诊断,如风湿性心脏瓣膜病、二尖瓣狭窄、心房纤颤、心功能Ⅲ级。

三、学习诊断学的基本要求

学习诊断学的目的在于掌握基本的临床医学诊断方法。诊断学是一门实践性很强的课程,需要大量的临床实践训练。学生要树立以患者为中心,全心全意为患者服务的意识,深入了解和体贴患者的疾苦,掌握与患者交流沟通的技巧,学习如何取得患者的理解、信任与配合。

1. 掌握诊断学的基本理论、基本技能,逐步学习科学、系统的临床诊断思维方法。

2. 能够独立进行系统、全面病史采集,正确分析患者症状、体征的内在联系和临床意义。

3. 能够独立进行系统、规范体格检查。

4. 熟悉临床常用检验项目的临床价值。

5. 了解常用的影像学检查指征及临床意义。

6. 掌握心电图机的操作、正常心电图及常见异常心电图的分析及其临床意义。

7. 掌握临床常用诊断技术,熟悉其适应证及注意事项。

8. 能对问诊和体格检查资料进行系统整理,按规定内容和规范格式书写病历。

9. 能根据病史、体格检查及有关的辅助检查等资料进行分析,做出初步诊断。

ER 0-0-2

练习题

(张秀峰)

第一篇

常见症状

学习目标

1. 掌握：常见症状的概念、临床表现及问诊要点。

2. 熟悉：常见症状的病因及伴随症状。

3. 了解：常见症状的发生机制。

4. 能够对常见症状独立进行问诊；具有对常见症状的主要病因和伴随症状进行分析的能力。

5. 具备爱伤意识和人文关怀能力；具有耐心细致的工作态度与良好的人际沟通能力；具有在疾病诊疗中重视客观依据，严密推理，严谨求实的科学精神。

症状（symptom）是指在患病状态下，患者主观感觉到的异常或不适，如发热、心悸、胸痛、眩晕等。广义的症状还包括体征（sign），体征是机体出现的客观改变，大部分由医师利用自己的感官（视、触、叩、听、嗅等）或借助简单的工具（如听诊器、血压计等）对患者进行体格检查，发现疾病所引起的机体解剖结构或生理功能的客观变化，少数由其他人客观发现。症状表现有多种形式，有些只有主观才能感觉到，如疼痛、眩晕等；有些既有主观感觉，又可通过客观检查发现，如发热、水肿等；也有主观无异常感觉，但通过客观检查发现的，如发绀、黏膜出血等；还有些生命现象发生了质的变化，如肥胖、消瘦、多尿、少尿等，须通过客观评定才能确定。

ER1-0-0

问诊的重要性

症状是医师进行疾病调查的第一步，是问诊的主要内容，是诊断、鉴别诊断的依据，也是反映病情的重要指标之一。疾病的症状很多，同一疾病可有不同的症状，不同的疾病又可有某些相同的症状，因此，在诊断疾病时必须结合临床所有资料，进行综合分析，切忌单凭某一个或几个症状而做出错误的诊断。

第一节　发　热

发热（fever）是机体在致热原（pyrogen）或其他原因作用下导致体温调节中枢功能障碍，产热和散热失衡，体温超出正常范围。

ER1-0-1

教学课件

ER1-0-2

思维导图

正常人体表温度（口测法：36.3~37.2℃，腋测法：36~37℃）因个体差异或体内外因素影响略有波动，一般不超过1℃。青壮年体温高于老年人，妊娠或月经期女性体温略高于正常。

【病因与分类】

临床上多分为感染性与非感染性两大类。

1. 感染性发热（infective fever）　各种病原体，如病毒、细菌、支原体、衣原休、螺旋体、立克次体、真菌、寄生虫等。

2. 非感染性发热（noninfective fever）

（1）**无菌性组织损伤或坏死**：组织损伤或坏死后，蛋白分解、坏死产物的吸收导致无菌性炎症，常见于：①机械、物理或化学损害，如大手术后、大面积烧伤、内出血等；②心肌、肺、脾等内脏梗死或肢体坏死；③组织坏死与细胞破坏，如白血病、淋巴瘤、溶血反应等。

（2）**抗原-抗体反应**：如风湿热、结缔组织病、血清病、药物热等。

（3）**内分泌代谢疾病**：如甲状腺功能亢进（简称甲亢）、重度脱水等。

（4）**皮肤散热减少的疾病**：广泛性皮炎、慢性心力衰竭等。

（5）**体温调节中枢功能障碍**：致热因素直接损害体温调节中枢，使调定点上移，产热大于散热，体温升高。这类发热称中枢性发热（central fever），特点是高热无汗。如中暑、脑出血、脑震荡、重度催眠药中毒等。

（6）**自主神经功能紊乱**：属功能性发热，多为低热。如原发性低热、夏季低热、生理性低热、感染治愈后低热等。

【发生机制】

由各种原因导致产热增加或散热减少，则出现发热。

1. 致热原性发热　包括外源性和内源性两大类。外源性致热原（exogenous pyrogen）如各种微生物病原体及其产物、炎症渗出物、无菌性坏死组织及抗原抗体复合物等，分子量大，不能通过血-脑屏障，促使产生并释放内源性致热原引起发热。内源性致热原（endogenous pyrogen）如白介素-1（IL-1）、肿瘤坏死因子（TNF）和干扰素等，又称白细胞致热原。因分子量小，可通过血-脑屏障，直接作用于体温调定点,使其上移。交感神经使皮肤血管及竖毛肌收缩,停止排汗,散热减少;同时垂体-内分泌因素使代谢增加或运动神经使骨骼肌阵挛(临床表现为寒战),使产热增多。此综合调节作用使产热大于散热,体温升高出现发热。

2. 非致热原性发热 因体温调节机制失控或调节障碍所引起的一种被动性体温升高,如先天性汗腺缺乏引起的散热减少,甲状腺功能亢进引起的产热过多,颅脑外伤使体温调节中枢直接受损的疾病。

【**临床表现**】

1. 发热的分度 以口测温度为标准,根据体温升高的程度可分为低热 37.3~38℃,中热 38.1~39℃,高热 39.1~41℃,超高热 41℃以上。

2. 发热的临床过程及特点 一般分为以下三个阶段。

(1)**体温上升期**:此期产热大于散热,常有畏寒或寒战、皮肤苍白、疲乏无力、肌肉酸痛等现象。上升方式有:①骤升型:体温数小时内达 39~40℃或以上,伴寒战,如疟疾、大叶性肺炎、败血症、输液及某些药物反应等;②缓升型:体温逐渐上升,数日内达高峰,多无寒战,如伤寒、结核、布氏菌病等。

(2)**高热期**:体温上升达高峰之后会持续一定时间,因病因不同而有时间差异,如疟疾持续数小时,大叶性肺炎持续数日,伤寒则为数周。此期在较高水平保持产热与散热相对平衡,无寒战,皮肤发红有灼热感,呼吸加快变深,开始出汗并逐渐增多。

(3)**体温下降期**:表现为皮肤潮湿、出汗较多。其有两种方式:①骤降型:体温于数小时内迅速下降至正常或略低于正常,多伴大汗淋漓,如疟疾、急性肾盂肾炎、输液反应等;②缓降型:指体温在数日内逐渐降至正常,如风湿热、伤寒等。

3. 热型(fever type)**及临床意义** 测量发热患者不同时间的体温数值,标记在体温单上并连接,形成不同形态的体温曲线,即为热型,临床上常见的有以下几种。

(1)**稽留热**(continued fever):体温恒定在 39~40℃或以上,24小时内波动范围不超过 1℃,持续数日或数周,且最低体温仍高于正常,常见于大叶性肺炎、伤寒等的高热期(图 1-0-1)。

(2)**弛张热**(remittent fever):又称败血症热。体温在 39℃以上,24小时内波动范围超过 2℃,最低体温仍高于正常,常见于败血症、风湿热、化脓性炎症等(图 1-0-2)。

(3)**间歇热**(intermittent

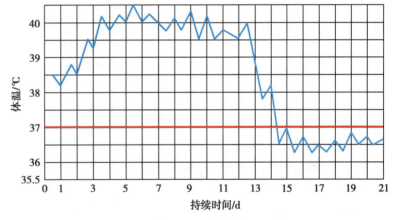

图 1-0-1 稽留热

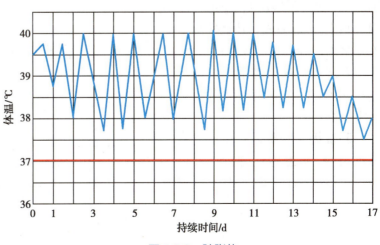

图 1-0-2 弛张热

fever):体温骤升至高峰后持续数小时，又骤降至正常水平，经数小时或数日间歇后，再次骤升，如此反复交替出现，常见于疟疾、急性肾盂肾炎等（图1-0-3）。

（4）**波状热**（undulant fever）：体温逐渐升至39℃或以上，数日后逐渐下降至正常，持续数日后又逐渐升高，如此反复多次，常见于布氏菌病（图1-0-4）。

（5）**回归热**（recurrent fever）：体温骤升至39℃或以上，持续数日后又骤降至正常。高热期与无热期各持续若干日后规律性交替一次，可见于回归热、霍奇金病（Hodgkin disease）（图1-0-5）。

（6）**不规则热**（irregular fever）：发热的体温曲线无一定规律，可见于结核病、风湿热、支气管肺炎、渗出性胸膜炎、癌性发热等（图1-0-6）。

【伴随症状】

1. **发热伴寒战** 多见于败血症、大叶性肺炎、急性胆囊炎、疟疾、钩端螺旋体病等。

2. **发热伴淋巴结肿大** 多见于淋巴结结核、淋巴瘤、丝虫病、白血病、局部化脓性感染等。

3. **发热伴昏迷** 先发热后昏迷多见于流行性乙型脑炎、流行性脑脊髓膜炎、斑疹伤寒、中毒性菌痢等感染性疾病；先昏迷后发热多见于脑出血等。

4. **发热伴关节肿痛** 多见于猩红热、败血症、风湿热、痛风、结缔组织病等。

5. **发热伴肝脾大** 多见于病毒性肝炎、胆道感染、白血病、传染性单核细胞增多症、急性血吸虫病等。

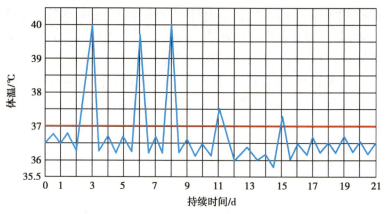

图 1-0-3　间歇热

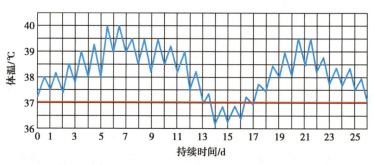

图 1-0-4　波状热

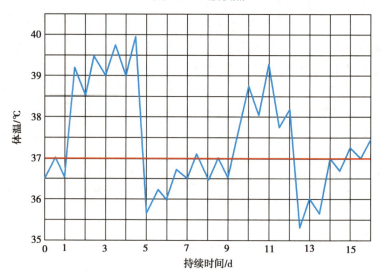

图 1-0-5　回归热

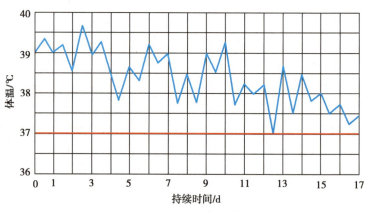

图 1-0-6　不规则热

临床实践

执助考点

练习题

（昌大平）

第二节　疼　痛

疼痛(pain)是与实际或潜在组织损伤相关,或类似的令人不快的感觉和情感体验,是临床上常见的症状之一。疼痛是一种警诫信号,使机体采取防卫措施,祛除引起疼痛的因素,保护机体的正常生命活动。但剧烈或持久的疼痛可造成机体生理功能紊乱,甚至休克,为病理性。

教学课件

思维导图

一、发生机制

各种刺激达到一定强度造成组织损伤时即引起疼痛。这些在组织损伤时释放的刺激物质称为致痛物质,如K^+、H^+、组胺、5-羟色胺(5-HT)、缓激肽、前列腺素等。直接兴奋神经末梢痛觉感受器,冲动沿脊髓丘脑侧束传至大脑皮质中央后回第一感觉区,引起有定位的疼痛感觉。同时,疼痛传入冲动在脊髓内弥散上升,抵达脑干网状结构、丘脑内侧部与边缘系统,可引起疼痛的情绪反应。头面部的疼痛是由三叉神经传导,沿三叉神经丘脑束上行至脑桥与脊髓丘脑束汇合,传入大脑皮质。此外,内脏的疼痛冲动主要通过交感神经传入,经神经后根进入脊髓,随后沿躯体神经相同的路径到达大脑感觉中枢。

二、类型

疼痛按发生的部位及传导途径分为以下四种。

1. **皮肤痛**　来自体表,皮肤受到戳刺、切割、烧灼、挤压等刺激后出现。先出现定位清晰的尖锐刺痛(快痛),在1~2秒后出现定位欠明确但疼痛难忍的烧灼痛(慢痛)。当去除刺激后,前者很快消失,后者可持续数秒伴情绪反应、心血管及呼吸变化。

2. **内脏痛**　疼痛往往位于深部,主要因内脏器官障碍所引起,多为突然牵拉或扩张、化学刺激、痉挛或强烈的收缩、机械刺激等,对刺、割、灼等刺激不敏感,发生缓慢而持久,定位、边缘常不准确。

分真性内脏痛(内脏本身受到损伤或炎症所致的疼痛,常呈渐进性增强)和体腔壁痛(内脏疾患引起邻近体腔壁浆膜受刺激或骨骼肌痉挛而产生的疼痛)。

3. 牵涉痛 又称放射痛(radiating pain),是一种源于内脏疾病的痛觉冲动,定位于体表,常位于病变脏器远处,定位明确,疼痛剧烈,可有压痛、肌紧张及感觉过敏等。因内脏病变与对应区域的体表传入神经,进入脊髓同一节段并在后角发生联系,从而引起相应区域的体表痛感。如心绞痛可有左肩与左臂内侧疼痛;胆囊疾病有右肩痛;膈下脓肿可有同侧肩胛区痛。

4. 深部痛 又称躯体痛(physical pain)。为肌肉、肌腱、筋膜与关节等深部组织引起的疼痛,定位准确、痛觉敏锐。各种机械性、化学性刺激均可引起,多因组织缺血缺氧。

头 痛

头痛(headache)是指额、顶、颞及枕部的疼痛。其可见于多种疾病,多无特异性,但反复发作、持续的或渐进性加重的头痛可能是某些器质性疾病的信号,须认真检查、明确诊断、及时治疗。

【病因】

头痛病因大致分为以下四类。

1. 颅脑病变 包括颅脑感染(脑炎、脑膜炎、脑脓肿等),血管病变(脑出血、蛛网膜下腔出血、脑血栓形成、高血压脑病、脑血管畸形等),占位性病变(脑肿瘤、颅内猪囊尾蚴病)、颅脑外伤(颅内血肿、脑挫伤等),其他(偏头痛、丛集性头痛、头痛型癫痫等)。

2. 颅外病变 包括颅骨疾病,颈椎病及其他颈部疾病,神经痛,眼耳鼻齿疾病所致的头痛等。

3. 全身性疾病 包括急性感染、心血管疾病、中毒及尿毒症、低血糖、贫血、中暑、月经期及绝经期头痛等。

4. 神经症 包括神经衰弱及癔症性头痛。

【临床表现】

1. 发病情况 急性头痛伴发热者多为感染性疾病;急剧、持续不减的头痛,伴不同程度意识障碍而无发热者,多为颅内血管性疾病(如蛛网膜下腔出血);搏动性头痛或长期反复发作的头痛,多为血管性头痛(如偏头痛)或神经症;慢性进行性头痛伴颅内高压(如呕吐、视盘水肿),多为颅内占位性病变;慢性头痛突然加剧伴有意识障碍,多为脑疝;青壮年慢性头痛,但无颅内高压,多因焦虑、情绪紧张而发生肌紧张性头痛。

2. 头痛部位 可位于单侧、双侧、前额或枕部,局部或弥散。偏头痛与丛集性头痛多位于一侧;颅内病变的头痛多较深而弥散;颅外病变的头痛常局限且表浅;高血压引起的头痛多位于额部或全头部。蛛网膜下腔出血或脑脊髓膜炎除头痛外尚有颈痛。眼源性头痛局限于眼眶、前额或颞部的浅表痛。鼻源性或牙源性疼痛也多为浅表痛。感染性疾病引起的头痛多为全头痛。

3. 头痛的程度与性质 头痛程度与病情轻重无平行关系。偏头痛、三叉神经痛及脑膜刺激痛最剧烈;脑肿瘤为中轻度痛。神经痛为电击样刺痛;高血压、血管性与发热性疾病的头痛,往往有搏动性;肌紧张性头痛多为重压感、紧箍感;神经症性头痛多病程长、有明显的波动性和易变性。

4. 头痛发生与持续的时间 颅内占位多为清晨加剧的持续性头痛;鼻窦炎多于清晨或上午头痛,逐渐加重,午后减轻;脑肿瘤的头痛多为持续性,可有缓解期;丛集性头痛多于夜间发生;偏头痛经期发作更频繁;眼源性头痛多于阅读时间长后发生。

5. 影响因素 颅内高压、脑肿瘤、血管性及颅内感染引起的头痛,咳嗽、打喷嚏、摇头、俯身可加剧;急性颈肌炎症所致的头痛,颈部运动时加剧;偏头痛,使用麦角胺后可缓解;丛集性头痛,直立可缓解;慢性、职业性的颈肌痉挛所致的头痛,活动、按摩颈肌可渐缓解。

【伴随症状】

1. 头痛伴发热 多见于感染。

2. 头痛伴剧烈喷射性呕吐 见于颅内高压,呕吐后头痛减轻见于偏头痛。

3. **头痛伴脑膜刺激征**　见于蛛网膜下腔出血、脑膜炎。

4. **头痛伴眩晕**　见于小脑肿瘤、椎基底动脉供血不足。

5. **头痛伴视觉障碍**　多见于青光眼或脑肿瘤。

6. **头痛伴癫痫(含发作)**　见于脑血管畸形、脑肿瘤、颅内寄生虫病等。

7. **头痛伴神经功能紊乱**　见于神经功能性头痛。

8. **慢性进行性头痛伴精神障碍**　须注意颅内肿瘤。

9. **慢性头痛突然加剧伴意识障碍**　提示脑疝发生。

问诊要点

1. **询问起病情况和患病时间**　起病情况与疼痛开始的时间。

2. **询问主要症状特点**　首先明确头痛的部位与性质,疼痛程度与发作时间,发作频度(间歇性、持续性),加重与缓解因素。

3. **询问病因和诱因**　有无上呼吸道感染、劳累、剧烈运动、精神因素或服用药物、外伤等。

4. **询问伴随症状**　有无发热、呼吸困难,有无喷射性呕吐、肢体活动障碍、大小便失禁及意识障碍。

5. **询问诊疗经过**　血常规、头颅 CT 或 MRI 检查等。是否服用脱水剂、镇痛剂、镇吐药,疗效如何。

6. **询问相关病史**　既往有无动脉瘤或脑血管畸形、脑外伤、高血压、心脏病、糖尿病及肝肾疾病病史;有无烟酒嗜好;有无神经系统疾病家族史。

胸　痛

胸痛(chest pain)是临床上常见的症状,主要由胸部疾病所致,少数因其他疾病引起。胸痛的程度因个体痛阈差异而不同,与病情轻重程度不完全一致。

【病因】

各种物理、化学因素刺激均引起胸痛,常见病因有以下几种。

1. **胸壁疾病**　急性皮炎、带状疱疹、皮下蜂窝织炎、肋间神经炎、肋软骨炎、肋骨骨折等。

2. **心血管疾病**　冠状动脉粥样硬化性心脏病、主动脉夹层、心瓣膜病、急性心包炎、心肌病、肺梗死、心血管神经症等。

3. **呼吸系统疾病**　胸膜炎、气胸、血胸、胸膜肿瘤、支气管炎、支气管肺癌等。

4. **纵隔疾病**　纵隔炎症、纵隔气肿、纵隔肿瘤等。

5. **其他**　食管炎、食管癌、食管裂孔疝、肝脓肿、膈下脓肿、脾梗死等。

【临床表现】

1. **发病年龄**　青壮年多考虑自发性气胸、结核性胸膜炎、风湿性心瓣膜病、心肌炎、心肌病等;40 岁以上多考虑冠心病、支气管肺癌等。

2. **胸痛部位**

(1)**胸壁疾病所致的胸痛**:常局限于病变部位,伴局部压痛。皮肤炎症为局部红肿热痛;带状疱疹为沿一侧肋间神经分布伴剧痛的成簇水疱;非化脓性肋软骨炎为第 1、2 肋软骨处的单个或多个隆起,局部有压痛无红肿;肋骨骨折有明显的挤压痛。

(2)**心血管疾病所致的胸痛**:心绞痛或急性心肌梗死的疼痛多位于胸骨后和心前区或剑突下,可向左肩和左臂内侧放射;主动脉夹层动脉瘤引起疼痛多位于胸背部,向下放射至下腹、腰部、两侧腹股沟和下肢。

（3）**其他**：胸膜炎、肺梗死、气胸引起的疼痛多在患侧；肺尖部肺癌[肺上沟癌、肺上沟瘤（pancoast tumor）]多位于肩部、腋下，向上肢内侧放射；食管及纵隔病变多位于胸骨后；肝胆疾病及膈下脓肿多位于右下胸，侵犯膈肌中心部时放射至右肩部。

3. **胸痛性质** 带状疱疹为刀割样或灼热样剧痛；肋间神经痛为阵发性烧灼痛或刺痛；食管炎多为烧灼痛；心绞痛为绞榨样疼痛伴窒息感，心肌梗死疼痛更剧烈伴恐惧、濒死感；气胸、夹层动脉瘤为突然发生的撕裂样疼痛；肺梗死为突发胸部剧痛或绞痛，伴呼吸困难与发绀；胸膜炎多为隐痛、钝痛和刺痛；支气管肺癌、纵隔肿瘤为闷痛。

4. **疼痛持续时间** 炎症、肿瘤、栓塞或梗死所致疼痛为持续性，血管狭窄缺血或平滑肌痉挛所致的疼痛为阵发性。如心绞痛发作时间短（1~5分钟），心肌梗死疼痛持续时间长（数小时及以上）且不易缓解。

5. **影响因素** 心绞痛在劳力、精神紧张时诱发，休息或舌下含服硝酸甘油缓解，而心肌梗死则无效；食管疾病多于进食时发作或加剧，服用抗酸剂或促胃动力药物后减轻或消失；胸膜炎、心包炎的胸痛可因咳嗽或深呼吸而加剧。

【伴随症状】

1. **胸痛伴呼吸困难** 提示病变范围大，见于大叶性肺炎、自发性气胸、胸膜炎、肺栓塞等。

2. **胸痛伴咯血** 见于支气管肺癌、肺栓塞等。

3. **胸痛伴发热、咳嗽咳痰** 见于气管、支气管、肺部疾病等。

4. **胸痛伴吞咽困难** 见于反流性食管炎等。

5. **胸痛伴苍白大汗、血压下降或休克** 见于心肌梗死、主动脉夹层及大面积肺栓塞等。

问诊要点

1. **询问起病情况和患病时间** 起病情况与胸痛开始的时间。

2. **询问主要症状特点** 首先明确胸痛的部位与性质，疼痛程度与发作时间，发作频度（间歇性、持续性），有无放射痛，加重与缓解因素。

3. **询问病因和诱因** 有无受凉、劳累、剧烈运动、情绪激动等。

4. **询问伴随症状** 有无咯血、呼吸困难、咳嗽咳痰，有无吞咽困难，有无休克等。

5. **询问诊疗经过** 血常规、胸部X线或CT检查。是否用过抗菌药物，疗效如何。

6. **询问相关病史** 既往有无慢性呼吸系统疾病病史，有无高血压、心脏病、糖尿病及肝肾疾病病史。工作性质及环境，有无烟酒嗜好。

腹 痛

腹痛（abdominal pain）是临床极其常见的症状。其多因腹腔脏器疾病导致，也可因腹腔外疾病与全身疾病引起。按其起病缓急与病程长短分为急性与慢性，须行外科紧急处理的急性腹痛称为急腹症。

【病因】

1. **急性腹痛** 起病急，病情重，病程短，转变快，常见的病因有以下几种。

（1）**腹腔器官急性炎症**：急性胃炎、急性胰腺炎、急性胆囊炎、急性阑尾炎、急性出血性坏死性肠炎等。

（2）**空腔脏器阻塞或扩张**：肠梗阻、肠套叠、胆道结石、胆道蛔虫病、泌尿系统结石等。

（3）**脏器扭转或破裂**：胃肠穿孔、肝破裂、脾破裂、异位妊娠破裂、肠绞窄、肠扭转、肠系膜或大网膜扭转、卵巢囊肿蒂扭转等。

（4）**腹膜炎症**：多为胃肠道穿孔引起，少部分为自发性腹膜炎。

（5）**腹腔内血管阻塞**：缺血性肠病、夹层腹主动脉瘤、门静脉血栓形成等。

（6）**腹壁疾病**：腹壁挫伤、腹壁脓肿、腹壁皮肤带状疱疹等。

（7）**胸腔疾病引起的腹部牵涉痛**：心绞痛、心肌梗死、急性心包炎、肺炎、肺梗死、胸膜炎、胸椎结核、食管裂孔疝等。

（8）**全身性疾病所致的腹痛**：过敏性紫癜（腹型）、尿毒症、糖尿病酮症酸中毒、铅中毒、卟啉病等。

2. **慢性腹痛**　特点是起病缓、病程长，或急性起病后腹痛迁延不愈，或间歇发作。常见病因有以下几种。

（1）**腹腔脏器慢性炎症**：慢性胆囊炎及胆道感染、慢性胰腺炎、结核性腹膜炎、溃疡性结肠炎、克罗恩病（Crohn disease）、慢性胃炎、十二指肠炎等。

（2）**胃十二指肠溃疡**。

（3）**腹腔脏器扭转或梗阻**：慢性胃、肠扭转，慢性肠梗阻，十二指肠壅积症。

（4）**脏器包膜的牵张**：实质性器官病变导致包膜张力增加产生的腹痛。如肝炎、肝淤血、肝脓肿、肝癌等。

（5）**肿瘤压迫及浸润**：与恶性肿瘤不断生长、压迫和侵犯感觉神经相关。

（6）**中毒与代谢障碍**：铅中毒、尿毒症等。

（7）**消化系统运动功能障碍**：功能性消化不良、肠易激综合征等。

【临床表现】

1. **腹痛部位**　腹痛部位一般多为病变部位。如急性阑尾炎疼痛位于右下腹麦氏点（McBurney point）；胃、十二指肠疾病，急性胰腺炎位于中上腹部；肝胆疾病位于右上腹部；小肠疾病位于脐部或脐周；结肠和盆腔疾病位于下腹部；回盲部病变位于右下腹部；急性弥漫性腹膜炎、肠梗阻、急性出血性坏死性肠炎、卟啉病、铅中毒、腹型过敏性紫癜等则呈弥漫性或部位不定；有些疾病还可出现牵涉痛，如胆囊炎（放射至右肩）、急性胰腺炎（放射至腰背部，呈束带状）。腹部神经分布与脏器的关系（如表1-0-1所示），对疾病的定位诊断有重要意义。

表 1-0-1　神经分布与腹部脏器的关系

内脏	传入神经	脊髓节段	体表感应部位
胃	大神经	胸髓第 6~10 节	上腹部
小肠	内脏大神经	胸髓第 7~10 节	脐部
升结肠	腰交感神经与主动脉前神经丛	胸髓第 12 节，腰髓第 1 节	下腹部与耻骨上区
乙状结肠与直肠	骨盆神经及其神经丛	骶髓第 1~4 节	会阴部与肛门区
肝脏胆囊	内脏大神经	胸髓第 7~10 节	右上腹与右肩胛
肾输尿管	内脏最下神经与肾神经丛	胸髓第 12 节，腰髓第 1、2 节	腰部与腹股沟部
膀胱底	上腹下神经丛	胸髓第 11、12 节，腰髓第 1 节	耻骨上区与下背部
膀胱颈	骨盆神经及其神经丛	骶髓第 2~4 节	会阴部与阴茎
子宫底	上腹下神经丛	胸髓第 11、12 节，腰髓第 1 节	耻骨上区与下背部
子宫颈	骨盆神经及其神经丛	骶髓第 2~4 节	会阴部阴茎

2. **腹痛性质和程度**　急性腹痛起病急骤、疼痛剧烈，多为刀割样、绞痛、锐痛；慢性腹痛起病隐袭，多为隐痛、钝痛或胀痛。胃十二指肠溃疡多为慢性周期性、节律性上腹部烧灼痛；溃疡穿孔则疼痛突然加剧、呈刀割样；急性胃炎、急性胰腺炎多为中上腹持续性或阵发性剧痛；胆石症或尿石症多

为阵发性绞痛,难以忍受;胆道蛔虫病为阵发性剑突下钻顶样疼痛。

3. 影响因素

(1)**饮食因素**:如高脂肪饮食可诱发胆囊炎或胆石症;酗酒、暴饮暴食诱发急性胰腺炎;进食诱发或加重胃溃疡疼痛,进食后可减轻或缓解十二指肠溃疡疼痛。

(2)**体位因素**:如胰体癌仰卧位疼痛明显,前倾位或俯卧位时减轻;反流性食管炎前屈时烧灼痛明显,直立位减轻;胃下垂长时间站立位易出现腹痛;胃黏膜脱垂左侧卧位可减轻。

(3)**年龄与性别因素**:幼儿腹痛多为肠套叠、蛔虫病、先天性畸形等;青壮年多为阑尾炎、胰腺炎、消化性溃疡等;中老年多为胆石症、恶性肿瘤等;育龄女性多为卵巢囊肿蒂扭转、异位妊娠等。

(4)**其他因素**:子宫内膜异位症腹痛与月经相关;卵泡破裂腹痛多于月经间期发作;结肠病变排便后腹痛减轻;腹部受暴力作用后剧痛伴休克,多有肝、脾破裂。

【伴随症状】

1. **腹痛伴寒战、发热**　多见于胆囊炎或腹腔脓肿等。
2. **腹痛伴呕吐、反酸、腹泻**　多见于食管、胃部病变,或肠道炎症、溃疡或肿瘤。
3. **腹痛伴黄疸**　多见于肝胆胰疾病或急性溶血。
4. **腹痛伴血尿**　多见于尿石症。
5. **腹痛伴休克**　多见于腹腔脏器破裂出血、急性出血坏死性胰腺炎、绞窄性肠梗阻等。

问诊要点

1. **询问起病情况和患病时间**　起病情况与腹痛开始的时间。
2. **询问主要症状特点**　首先明确腹痛的部位与性质,疼痛程度与发作时间,发作频度(间歇性、持续性),有无放射痛与牵涉痛,加重与缓解因素。
3. **询问病因和诱因**　有无受凉、饮酒、进食刺激性或不洁饮食、暴饮暴食、服用药物等。
4. **询问伴随症状**　有无反酸、呕吐、腹泻、黄疸,有无血尿,有无发热、寒战等。
5. **询问诊疗经过**　血常规、粪便常规、肝功能、腹部B超检查、心电图检查等。是否用过解痉镇痛剂,疗效如何。
6. **询问相关病史**　既往有无消化性溃疡或肝、胆、胰腺疾病及肿瘤病史。询问月经史。有无腹部手术或外伤史。有无疫区居住史。有无烟酒嗜好。

关 节 痛

关节痛(arthralgia)是关节疾病最常见的症状。根据不同病因与病程,可分急性和慢性关节痛。急性关节痛多为关节与周围组织的炎症反应;慢性关节痛多为关节囊肥厚与骨质增生。

【病因与发生机制】

引起关节疼痛的疾病种类繁多,病因复杂,可仅有单纯关节病变,也可为全身疾病的局部表现。常见病因如下。

1. 外伤

(1)**急性损伤**:外力碰撞或过度伸展扭曲关节,造成脱位或骨折,血管破裂出血,有肿胀疼痛。

(2)**慢性损伤**:持续、慢性机械损伤(如长期负重);活动过度;扭伤处理不当;骨折愈合不良或畸形愈合,均会导致慢性损伤。

2. 细菌直接侵入关节内

常见的病原体有葡萄球菌、肺炎链球菌、脑膜炎球菌、结核分枝杆菌等。可因外伤后细菌直接侵入;败血症时经血液侵入;邻近骨髓炎、软组织炎、脓肿蔓延;关节穿刺时消毒不严或将关节外细菌带入关节内。

3. 变态反应和自身免疫反应 免疫复合物沉积于关节腔,引起组织损伤和关节病变,如类风湿关节炎、过敏性紫癜引起的反应性关节炎;因机体对自身组织抗原产生免疫反应,引起自身组织损伤和功能障碍,如类风湿关节炎、系统性红斑狼疮的关节病变。

4. 代谢性骨病 老年性、失用性骨质疏松症;嘌呤代谢障碍导致的痛风等。

5. 骨关节肿瘤 良性肿瘤如骨软骨瘤、骨巨细胞瘤等;恶性骨肿瘤如骨肉瘤、软骨肉瘤、滑膜肉瘤等。

6. 退行性关节病 又称增生性关节炎或肥大性关节炎。

【 临床表现 】

1. 外伤性关节痛 急性外伤后会立即出现受损关节的疼痛、肿胀、功能障碍。慢性外伤多由负重、过度活动、气候寒冷等诱发,物理或药物治疗可缓解,有明确病史,反复出现。

2. 风湿性关节炎 见于链球菌感染后急骤起病,典型表现是轻度或中度发热,游走性多关节炎,受累关节多为膝、踝、肩、肘、腕等大关节病变,局部呈现红、肿、灼热、剧痛。常在 1~6 周内自然消肿,无关节僵直和畸形改变,但常反复发作。若风湿活动影响心脏,则可发生心肌炎,甚至遗留心脏瓣膜病变。

3. 类风湿关节炎 是一种以关节滑膜炎为特征的慢性全身性自身免疫性疾病。其特征是手、足小关节的多关节、对称性、侵袭性关节炎症,晚期可以导致关节畸形及功能丧失。

4. 痛风 高嘌呤饮食、饮酒、受寒、劳累等为常见的发病诱因,多在午夜或清晨突然起病,多呈剧痛,数小时内出现受累关节红、肿、热、痛和功能障碍,单侧踇趾及第 1 跖趾关节最常见,其余依次为踝、膝、腕、指、肘关节。

5. 化脓性关节炎 突发寒战高热,全身症状严重,局部有红、肿、热、痛及明显压痛等急性炎症表现。受累的多为单一的肢体大关节,如髋关节、膝关节及肘关节等。严重时可引起关节破坏及功能丧失。

【 伴随症状 】

1. **关节痛伴发心肌炎、舞蹈病** 多见于风湿热。

2. **全身对称性小关节痛,伴晨僵、关节畸形** 多见于类风湿关节炎。

3. **关节痛伴血尿酸升高** 多见于痛风。

4. **关节痛伴皮肤红斑、光过敏、低热和多器官损害** 见于系统性红斑狼疮。

5. **关节痛伴高热畏寒,局部红肿灼热** 多见于化脓性关节炎。

6. **关节痛伴皮肤紫癜** 见于关节型过敏性紫癜。

问诊要点

1. **询问起病情况和患病时间** 起病情况与关节痛开始的时间。

2. **询问主要症状特点** 首先明确关节痛的部位与性质,疼痛程度与发作时间,发作频度(间歇性、持续性),加重与缓解因素。

3. **询问病因和诱因** 有无外伤、过度疲劳、感染、服用药物、长时间日光照射或接触化学制剂。

4. **询问伴随症状** 有无光过敏、皮肤红斑,有无尿酸升高,有无局部红肿热痛,有无皮肤紫癜、腹痛、腹泻,有无心肌炎等伴发病。

5. **询问诊疗经过** 血常规、尿常规、类风湿因子、红细胞沉降率(简称血沉)、自身抗体相关检查。是否用过非甾体抗炎药或糖皮质激素药物治疗,疗效如何。

6. **询问相关病史** 既往有无心脏病、肾病和出血性疾病病史,有无皮肤病病史。月经与婚育史。有无遗传性疾病家族。

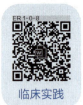

（昌大平）

第三节　水　肿

水肿（edema）是人体组织间隙有过多的液体积聚导致组织肿胀。一般情况下，这一术语不包括内脏器官局部的水肿，如脑水肿、肺水肿等。

教学课件

【发生机制】

在正常人体中，血管内液体不断地从毛细血管小动脉端滤出至组织间隙成为组织液，另外，组织液不断从毛细血管小静脉端回吸收入血管，从而保持动态平衡，因此间隙无过多液体积聚。平衡被打破即可引起水肿，主要因素有水钠潴留（继发性醛固酮增多症等），毛细血管滤过压升高（右心衰竭等），毛细血管通透性增高（急性肾炎等），血浆胶体渗透压降低（肾病综合征等），淋巴液或静脉回流受阻（丝虫病、血栓性静脉炎等）。

思维导图

【病因与临床表现】

水肿可分为全身性与局部性，液体弥漫性分布于组织间隙时出现全身性水肿；液体在局部组织间隙积聚出现局部水肿；发生于体腔内称积液，如胸腔积液（胸水）、腹腔积液（腹水）、心包积液等。

1. 全身性水肿

（1）心源性水肿（cardiac edema）：主要见于右心衰竭。发生机制主要是体循环静脉淤血，导致毛细血管内静水压升高，组织液回吸收减少而引起水肿；另外，静脉回流受阻，导致有效循环血量减少，肾血流量减少，肾小球滤过率下降，继发性醛固酮增多引起水钠潴留。

水肿程度从轻度的踝部水肿到严重的全身性水肿，与心力衰竭程度有关。特点为首先出现于身体低垂部位，呈对称性、凹陷性。能起床活动者，最早出现于踝内侧，行走活动后明显，休息后减轻或消失；经常卧床者以腰骶部为明显。常伴右心衰竭的其他表现：颈静脉怒张、肝大、静脉压升高，严重时可有胸腔积液、腹腔积液等。

（2）肾源性水肿（renal edema）：见于各型肾炎和肾病。发生机制是肾小球滤过功能降低和肾小管对钠水重吸收增加导致水钠潴留，同时血浆胶体渗透压降低，引起大量蛋白尿致低蛋白血症等。水肿特点是疾病早期晨起时眼睑与颜面水肿，后期迅速发展为全身水肿。常伴血压升高，尿常规改变及肾功能损害的表现。与心源性水肿的鉴别要点如表 1-0-2 所示。

表 1-0-2　心源性水肿与肾源性水肿的鉴别

鉴别点	心源性水肿	肾源性水肿
发展速度	较缓慢	迅速
水肿部位	足部开始向上延及全身	眼睑、颜面开始延及全身
水肿性质	较坚实，移动性较小	软而移动性大
伴随情况	心脏增大、心脏杂音、肝大、静脉压升高和肝颈静脉回流征阳性等表现	高血压、蛋白尿、血尿、管型尿、眼底改变等表现

（3）**肝源性水肿**（hepatic edema）：多见于肝硬化失代偿期。发生机制是门静脉压力增高、血浆胶体渗透压降低、肝淋巴液生成过多、有效循环血量不足及继发性醛固酮增多等。主要表现为腹腔积液，甚至形成脐疝，也可首先出现踝部水肿，逐渐向上蔓延，头面部及上肢多无水肿。同时有肝功能减退的表现。

（4）**营养不良性水肿**（nutritional edema）：如慢性消耗性疾病长期营养缺乏、重度烧伤、蛋白丢失性胃肠病等所致低蛋白血症或维生素 B_1 缺乏。特点是水肿发生前常有消瘦、体重减轻，水肿常从足部开始逐渐蔓延至全身。皮下脂肪减少所致组织疏松，组织压的降低加重了液体潴留。

（5）**其他**：①黏液性水肿（myxedema）：为非凹陷性水肿，常见于甲状腺功能减退患者，眼睑、颜面及下肢较明显；②经前期紧张综合征：育龄女性在月经来潮前 7~14 天出现眼睑、踝部、手部水肿，一般为轻度，可伴乳房胀痛、盆腔沉重感，月经后水肿渐消退；③药物性水肿：可见于糖皮质激素、雌激素、雄激素、胰岛素、甘草制剂等治疗过程中，停药后水肿消退；④特发性水肿（idiopathic edema）：几乎仅见于女性，可能与内分泌功能失调相关，水肿多出现于身体低垂部位，站立过久、行走过多后加重；⑤其他：妊娠中毒症、血清病、硬皮病、血管神经性水肿及老年性水肿等。

2. 局部性水肿

（1）**局部静脉回流受阻**：如上腔静脉阻塞综合征、下腔静脉阻塞综合征、肢体血栓形成的血栓性静脉炎及下肢静脉曲张等。

（2）**淋巴回流受阻**：如丝虫病引起的象皮肿，多出现于下肢、阴囊、大阴唇等处，伴局部皮肤粗糙增厚似象皮样。

（3）**血管神经性水肿**：与变态反应有关，为暂时性、局限性、无痛性皮下黏膜下水肿，多发生于颜面、口唇与外生殖器等组织松弛部位，急性、易于扩展，严重时伴喉头水肿，易引起窒息。

（4）**其他**：胫前黏液性水肿，烧伤、冻伤或局部炎症导致的水肿，流行性腮腺炎导致的胸骨前水肿等。

【伴随症状】

1. **伴蛋白尿**　重度多为肾源性，轻度蛋白尿也可为心源性。
2. **伴呼吸困难、发绀**　多见于心脏病、上腔静脉阻塞综合征。
3. **伴肝大**　心源性、肝源性、营养不良性均有可能。
4. **水肿与月经周期明显相关**　多见于经前期紧张综合征。
5. **伴消瘦、体重减轻**　多为营养不良。

问诊要点

1. **询问起病情况和患病时间**　起病情况与水肿开始的时间。
2. **询问主要症状特点**　起病缓急、开始部位、蔓延情况，全身还是局部，是否对称，是否凹陷，与体位及活动的关系，加重与缓解方式。
3. **询问病因和诱因**　有无劳累、情绪激动、感染，有无饮用刺激性饮品及服用药物。
4. **询问伴随症状**　有无胸痛、发热、咳嗽、咳痰、呼吸困难。有无头晕、晕厥。有无腹胀、少尿。有无怕热、多汗、消瘦。
5. **询问诊疗经过**　心电图、超声心动图、甲状腺功能测定。是否用过利尿剂，疗效如何。
6. **询问相关病史**　既往有无心血管疾病、贫血、甲状腺功能亢进病史，有无慢性肾病、肝病、肺部疾病病史，有无营养不良史。

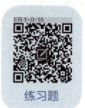

临床实践　　执助考点　　练习题

（昌大平）

第四节　皮肤黏膜出血

皮肤黏膜出血（mucocutaneous hemorrhage）是因止血或凝血功能障碍所致，以全身性或局限性皮肤黏膜自发性出血，或损伤后难以止血为特征。

教学课件

【病因与发生机制】

皮肤黏膜出血的基本病因包括血管壁功能或结构异常、血小板数量或功能异常、凝血功能障碍三个因素。

思维导图

1. 血管壁功能或结构异常　正常情况下，受损的血管壁受到刺激引起局部血管肌源性收缩，破口缩小或闭合，黏附于损伤处的血小板释放 5-HT、血栓烷 A_2（TXA_2）等缩血管物质。接着，内皮下胶原暴露，黏附的血小板进一步激活血小板内信号途径导致血小板聚集，实现初步止血（一期止血）。然后，凝血因子按一定顺序相继激活，生成凝血酶，最终使血浆中可溶性纤维蛋白原转变为不溶性的纤维蛋白，并交织成网，以加固止血栓（二期止血）。血管壁异常分为先天性和获得性。

（1）**先天性或遗传性**：如遗传性出血性毛细血管扩张症、家族性单纯性紫癜、先天性结缔组织病、血管性血友病等。

（2）**获得性**：如免疫性（IgA 血管炎）、感染性（败血症、出血热等）、药物性紫癜、机械性紫癜、代谢及内分泌障碍（糖尿病、类固醇性紫癜等）、营养不良（维生素 C 缺乏或维生素 PP 缺乏）等。

2. 血小板数量或功能异常　当血管损伤时，血小板相互黏附、聚集形成白色血栓阻塞伤口。血小板膜磷脂在磷脂酶作用下释放花生四烯酸，随后转化为 TXA_2、血小板第 3 因子（PF_3），进一步促进血小板聚集，并具有强烈的血管收缩作用，促进局部止血。当血小板数量、功能异常，可引起皮肤黏膜出血。

（1）**血小板减少**：血小板生成减少（再生障碍性贫血、感染、放疗或化疗后的骨髓抑制等）、血小板破坏过多（原发性免疫性血小板减少症、脾功能亢进症等）、血小板消耗过多（弥散性血管内凝血、血栓性血小板减少性紫癜等）、血小板分布异常（原发性血小板增多症、缺铁性贫血和骨髓增生异常综合征）。

（2）**血小板增多**：如原发性血小板增多症，继发于慢性粒细胞白血病、脾切除后、感染、创伤等。此类疾病血小板数量虽然增多，但仍可引起出血现象，是由于凝血活酶生成迟缓或伴有血小板功能异常所致。

（3）**血小板功能异常**：①遗传性：如血小板无力症（主要为聚集功能异常），血小板病（主要为血小板第 3 因子异常）；②获得性：如抗血小板药的使用、肝病、尿毒症、异常球蛋白血症等。

3. 凝血功能障碍　凝血过程有许多凝血因子参与，机制复杂，任何一个凝血因子缺乏或功能不足均可导致凝血障碍，出现皮肤黏膜出血。

（1）**先天或遗传性**：如血友病、遗传性纤维蛋白原缺陷症及减少症、先天性凝血因子缺乏症、遗传性凝血酶原缺乏症、低凝血酶原血症等。

（2）**获得性**：严重肝病、尿毒症、维生素 K 缺乏等。

（3）**病理性抗凝物质增多或纤维蛋白（原）溶解亢进**：如异常蛋白血症类肝素抗凝物质增多、抗凝血药使用过量、原发性纤溶和弥散性血管内凝血继发的纤溶亢进等。

【临床表现】

1. **皮肤黏膜出血的临床特点** 血液于皮肤或黏膜下淤积，形成红色或暗红色，压之不褪，根据面积大小分为瘀点、紫癜和瘀斑，片状出血伴皮肤隆起为血肿。血管壁功能异常、血小板数量或功能异常以皮肤黏膜瘀点、瘀斑为特征，凝血功能障碍以皮肤血肿、关节及内脏出血为特征。

2. **血管壁功能或结构异常的临床特点** 出血的特点为皮肤黏膜下的紫癜（出血范围直径在3~5mm）、瘀斑。过敏性紫癜表现为四肢、臀部对称性、高出皮肤（荨麻疹或丘疹样）的紫癜，伴痒感、关节痛与腹痛，累及肾脏可有血尿。老年性紫癜多为暴露部位，以手、足伸侧瘀斑常见，呈暗紫色，数周后变为铁锈色斑而逐渐消退；单纯性紫癜又称女性易发青斑综合征，发病以女性为主，常与月经周期有关，常见于下肢及臀部，反复发作，少数患者束臂试验可呈阳性。

3. **血小板数量或功能异常的临床特点** 除皮肤黏膜的出血点、紫癜和瘀斑外，可有鼻出血、牙龈出血、血尿、月经过多、咯血、呕血、便血等，严重者可致脑出血。如血小板计数正常，则出血轻微，多以皮下、鼻出血及月经过多为主，但手术时可有出血不止。

4. **凝血功能障碍的临床特点** 除皮肤黏膜特点外，常表现有内脏、肌肉组织出血及软组织血肿，亦常可见关节腔出血，多有家族史或肝病史。

【伴随症状】

1. **皮肤黏膜出血伴发热、贫血** 多见于白血病、再生障碍性贫血等。
2. **紫癜伴广泛性出血** 多见于血小板减少性紫癜、弥散性血管内凝血等。
3. **四肢对称性紫癜伴关节痛、腹痛、血尿** 多见于过敏性紫癜。
4. **紫癜伴黄疸** 多见于肝脏疾病。
5. **自幼轻伤后出血不止，伴关节痛、畸形** 见于血友病。

> ### 问诊要点
>
> 1. **询问起病情况和患病时间** 起病的急缓、出血方式。
> 2. **询问主要症状特点** 出血时间、部位与范围。
> 3. **询问病因和诱因** 有无进食鱼、虾、鸡蛋等异种蛋白食物和服用药物，有无感染，有无虫咬、受凉、外伤。
> 4. **询问伴随症状** 有无腹痛、腰痛、血便或黑便，有无血尿、四肢关节疼痛，有无发热、鼻出血、牙龈出血。
> 5. **询问诊疗经过** 血常规、尿常规、粪便常规及隐血和凝血功能检查等。是否用过止血剂或抗过敏药物，疗效如何。
> 6. **询问相关病史** 既往有无类似发作史、过敏性疾病及肝肾疾病病史。生活及工作环境情况。月经与婚育史。有无出血性疾病家族史。

临床实践

执助考点

练习题

（昌大平）

第五节　呼吸困难

呼吸困难（dyspnea）是指患者主观上感觉空气不足，呼吸费力；客观上表现为用力呼吸、张口抬肩，重者可出现鼻翼扇动、端坐呼吸、发绀，辅助呼吸肌也参与呼吸运动，并可有呼吸频率、深度及节律的异常。

教学课件

【病因】

呼吸系统疾病和循环系统疾病是引起呼吸困难的主要原因。

1. 呼吸系统疾病

（1）**呼吸道阻塞**：常见于支气管哮喘，慢性阻塞性肺气肿及喉、气管、支气管的炎症、水肿、异物、肿瘤等。

思维导图

（2）**肺疾病**：如肺炎、肺不张、肺淤血、肺水肿、肺栓塞、间质性肺疾病、细支气管肺泡癌等。

（3）**胸廓与胸膜疾病**：如严重胸廓畸形、胸廓外伤、气胸、大量胸腔积液及严重胸膜肥厚粘连等。

（4）**各种原因所致呼吸肌功能障碍**：如急性多发性神经根神经炎（吉兰-巴雷综合征）、脊髓灰质炎、重症肌无力、膈麻痹、高度鼓肠、大量腹腔积液、腹腔巨大肿瘤、胃扩张、妊娠末期等。

2. 循环系统疾病　常见于各种原因所致的左心和/或右心衰竭、心脏压塞、肺栓塞和原发性肺动脉高压等。

3. 中毒　如糖尿病酮症酸中毒、尿毒症、吗啡及巴比妥类药物中毒、有机磷杀虫药中毒、急性一氧化碳中毒、亚硝酸盐中毒等。

4. 血液病　如重度贫血、高铁血红蛋白血症及硫化血红蛋白血症等。

5. 神经精神因素　如颅脑外伤、脑出血、脑肿瘤、脑炎、脑膜炎等所致的呼吸中枢功能衰竭；精神因素所致呼吸困难，如癔症。

【发生机制及临床表现】

根据发生机制及临床表现特点，将呼吸困难归纳分为以下五种类型。

1. 肺源性呼吸困难　是呼吸系统疾病引起的肺通气和/或换气功能障碍，导致缺氧和二氧化碳潴留。临床分为以下三种类型。

（1）**吸气性呼吸困难**：由喉、气管及支气管的狭窄或梗阻引起。其特点是吸气显著困难，吸气时间明显延长，可伴有干咳及哮鸣音，重者呼吸肌极度紧张，胸腔负压增大，吸气时胸骨上窝、锁骨上窝和肋间隙明显下陷，称为三凹征（three depression sign）。其多见于喉、气管、大支气管的炎症，水肿，痉挛，异物，肿瘤及喉上神经、喉返神经麻痹等。严重肺功能障碍时亦可出现三凹征。

（2）**呼气性呼吸困难**：由肺组织弹性减弱，小支气管痉挛或狭窄所致。其特点是呼气费力，呼气时间延长，常伴有哮鸣音。呼气性呼吸困难多见于支气管哮喘、慢性喘息性支气管炎、慢性阻塞性肺气肿等。

（3）**混合性呼吸困难**：多由广泛肺部疾病或肺组织受压，呼吸面积减少，影响换气功能所致。其特点是吸气与呼气均费力，呼吸较浅而快，可伴有呼吸音异常。混合性呼吸困难常见于重症肺炎、重症肺结核、大面积肺栓塞（梗死）、大量胸腔积液或气胸、间质性肺疾病等（表1-0-3）。

2. 心源性呼吸困难　左心、右心或全心衰竭时均可出现呼吸困难。左心衰竭发生呼吸困难较严重，主要由肺淤血和肺组织弹性减弱，肺泡与毛细血管的气体交换有障碍所致。右心衰竭时，呼吸困难的主要原因是体循环淤血。

左心衰竭引起的呼吸困难特点为：①有引起左心衰竭的基础病因，如风湿性心脏病、高血压心脏病、冠状动脉粥样硬化性心脏病等；②呼吸困难是左心衰竭的最早症状，活动时呼吸困难出现或

表 1-0-3　呼吸困难的常见疾病、特点和伴随症状

疾病	呼吸困难	其他伴随症状
哮喘	发作性,两次发作期间无症状	喘息,胸闷,咳嗽,咳痰
肺炎	随病情加重逐渐出现	咳嗽,咳痰,伴发热、寒战、胸痛
肺水肿	突发	呼吸增快,咳嗽,咳粉红色泡沫状痰,端坐呼吸
肺纤维化	进行性	呼吸增快,干咳
气胸	突然发作,中至重度呼吸困难	突感胸痛,伴大汗、烦躁不安
肺气肿	进行性加重,重度呼吸困难	当疾病进展时可出现胸闷、气促
慢性支气管炎	当病情进展和感染时发生	慢性咳嗽,咳痰或伴喘息

加重,休息时减轻或消失,卧位明显,坐位或立位时减轻;③常出现夜间阵发性呼吸困难,表现为夜间睡眠中突感胸闷气急,被迫坐起,惊恐不安,用力呼吸,经数分钟或数十分钟后症状逐渐消失,称为夜间阵发性呼吸困难;④严重左心衰竭时,出现气急、端坐呼吸、面色灰白、大汗、发绀、咳粉红色泡沫痰,两肺湿啰音和哮鸣音,心率加快、可有奔马律,称为心源性哮喘(cardiac asthma);⑤应用强心剂、利尿剂和血管扩张剂有效,呼吸困难症状减轻。

左心衰竭引起呼吸困难的发生机制为:①肺淤血使气体弥散功能降低;②肺泡张力增加,刺激牵张感受器,通过迷走神经反射兴奋呼吸中枢;③肺淤血导致肺泡弹性减退,使肺活量减少;④肺循环压力升高对呼吸中枢的反射性刺激。

夜间阵发性呼吸困难的发生机制为:①睡眠时因仰卧位使膈肌上升,肺活量减少;②仰卧位时下半身静脉回心血量增多而加重肺淤血,坐位时下半身回心血量减少使肺淤血程度减轻,同时膈位置降低,肺活量可增加 10%~30%;③睡眠时迷走神经兴奋性增高,引起冠状动脉收缩、支气管平滑肌痉挛,导致心肌供血减少、气道阻力增大;④睡眠时中枢神经系统兴奋性下降,对轻度缺氧的刺激敏感性较低,当缺氧达到一定程度时呼吸中枢才出现反应,使患者在熟睡中突然憋醒。

3. 中毒性呼吸困难　当代谢性酸中毒时,血液中酸性代谢产物强烈刺激颈动脉窦、主动脉体化学感受器及呼吸中枢,出现深而规则的呼吸,常伴有鼾声,称为酸中毒大呼吸或库斯莫尔呼吸(Kussmaul respiration)。当急性感染时,由于体温升高及毒性代谢产物的影响,呼吸频率增加。某些药物及化学物质中毒,如吗啡、巴比妥类药物、有机磷杀虫药中毒时,呼吸中枢受抑制,致呼吸减慢,严重者可出现潮式呼吸,又称陈-施呼吸(Cheyne Stokes respiration)或间停呼吸,又称比奥呼吸(Biot breathing)。

4. 血源性呼吸困难　各种原因导致血红蛋白量减少或结构异常,红细胞携氧量减少,血氧含量减低,致呼吸加快,常伴有心率增快。其常见于重度贫血、高铁血红蛋白血症、硫化血红蛋白血症等。除此以外,当大出血或休克时,因缺氧和血压下降,刺激呼吸中枢,也可使呼吸加快。

5. 神经精神性呼吸困难　神经性呼吸困难主要是呼吸中枢受增高的颅内压和供血减少的刺激,使呼吸变为慢而深,并常伴有呼吸节律的改变,如双吸气(抽泣样呼吸)、呼吸遏制(吸气突然停止)等。临床上常见于重症颅脑疾病,如脑出血、脑炎、脑膜炎、脑脓肿、脑外伤及脑肿瘤等。

精神性呼吸困难主要表现为呼吸频率快而浅,伴有叹息样呼吸或出现手足搐搦。临床上常见于癔症患者,患者可突然发生呼吸困难。其发生机制多为过度通气而发生呼吸性碱中毒所致,严重时也可出现意识障碍。

【伴随症状】

1. 呼吸困难伴发热　见于肺炎、肺结核、肺脓肿、胸膜炎、急性心包炎等。

2. 呼吸困难伴一侧胸痛　见于肺炎球菌肺炎、急性渗出性胸膜炎、肺栓塞、自发性气胸、急性心肌梗死、原发性支气管肺癌等。

3. 呼吸困难伴咳嗽、咳痰　见于慢性支气管炎、阻塞性肺气肿继发肺部感染、支气管扩张、肺脓肿、肺结核、急性左心衰竭等。

4. 呼吸困难伴昏迷　见于脑出血、脑膜炎、休克型肺炎、肺性脑病、糖尿病酮症酸中毒、尿毒症、吗啡、巴比妥类药物中毒、有机磷杀虫药中毒、急性一氧化碳中毒等。

> **问诊要点**
>
> 　　**1. 询问起病情况和患病时间**　呼吸困难发生的急与缓,起病的具体的时间。气管-支气管异物、气胸、肺栓塞、中毒、急性左心衰竭等导致的呼吸困难多突然发作,慢性阻塞性肺疾病、间质性肺疾病等所致的呼吸困难多渐进性发生。
>
> 　　**2. 询问主要症状特点**　呼吸困难发作的程度、持续时间、与活动和体位的关系。
>
> 　　**3. 询问病因和诱因**　有无引起呼吸困难的基础病因和直接诱因,如心、肺疾病,肾病,代谢性疾病病史和有无药物、毒物摄入史及头痛、意识障碍、颅脑外伤史;劳累、接触过敏原、受凉、上呼吸道感染、情绪激动等。
>
> 　　**4. 询问伴随症状**　有无发热、咳嗽、咳痰、咯血、胸痛等。
>
> 　　**5. 询问诊疗经过**　是否做过胸部 X 线检查及血气分析、心电图检查、肺功能检查,结果如何。是否使用平喘药,药物种类、剂量、疗效等。
>
> 　　**6. 询问相关病史**　有无药物过敏史;有无相关的其他病史;有无吸烟史;有无过敏性疾病家族史。

临床实践

执助考点

练习题

（马　杰）

第六节　咳嗽与咳痰

　　咳嗽(cough)是机体的一种保护性反射动作。呼吸道内分泌物或进入气道的异物,可借咳嗽反射而排出体外。如果频繁地刺激性咳嗽,影响工作和休息时,则失去其保护性意义。

　　咳痰(expectoration)是借助咳嗽动作将呼吸道内分泌物排出口腔外的现象。正常呼吸道黏膜的黏液腺分泌少量黏液,使呼吸道保持湿润。当各种原因(微生物性、物理性、化学性、过敏性等)导致咽、喉、气管、支气管及肺发生炎症时,黏膜充血、水肿、黏液分泌增多,毛细血管通透性增高,浆液大量渗出,渗出物与黏液和吸入的尘埃及某些组织破坏产物,混合成痰。

教学课件

思维导图

【病因】

　　1. 呼吸道疾病　从鼻咽部到小支气管整个呼吸道黏膜受刺激均可引起咳嗽。一般认为,肺泡病变所致咳嗽,是由肺泡内分泌物进入小支气管刺激气道黏膜所引起。刺激性气体(如冷、热空气,氯,溴,酸,氨)的吸入以及炎症、异物、出血、肿瘤等的刺激,均可引起咳嗽。

2. **胸膜疾病**　各种胸膜炎、胸膜肿瘤或胸膜受到刺激(气胸、胸腔穿刺)可出现咳嗽。

3. **心血管疾病**　各种原因所致左心衰竭引起肺淤血、肺水肿,或来自右心及体循环静脉栓子引起肺栓塞时,肺泡及支气管内漏出或渗出物刺激支气管黏膜,引起咳嗽。

4. **中枢神经因素**　从大脑皮质发出冲动传至延髓咳嗽中枢,人可随意引发咳嗽或抑制咳嗽。

5. **其他因素**　胃食管反流病所致咳嗽,服用血管紧张素转化酶抑制剂后咳嗽等。

【发生机制】

咳嗽是由延髓咳嗽中枢受刺激引起。位于喉、气管及支气管黏膜的感受器,在各种原因刺激下,冲动由迷走神经、舌咽神经和三叉神经的感觉纤维传入延髓咳嗽中枢引起咳嗽反射,传出冲动经喉下神经、膈神经与脊神经,分别传到咽肌、声门、膈与其他呼吸肌,引起咳嗽动作。咳嗽动作的全过程包括快速短促吸气,声门关闭,膈下降,呼吸肌强烈收缩,使肺内压力迅速升高,然后声门突然开放,气体以极高的速度从肺内喷射而出,冲击声门裂隙而发生咳嗽动作及特殊声响,与此同时,将呼吸道内分泌物或异物排出。

【临床表现】

1. **咳嗽的性质**　咳嗽无痰或痰量很少,称干性咳嗽。干性咳嗽常见于急性或慢性咽喉炎、急性支气管炎初期、气道异物、气道受压、气管-支气管肿瘤、各种原因的胸膜炎及肺结核初期等。咳嗽伴有痰液,称湿性咳嗽。湿性咳嗽常见于慢性支气管炎、支气管扩张症、肺炎、肺脓肿及慢性纤维空洞型肺结核等。

2. **咳嗽发作与时间规律**　突然发作的咳嗽,多见于刺激性气体所致的急性上呼吸道炎症及气管、支气管异物;长期反复发作的慢性咳嗽,多见于慢性呼吸系统疾病,如慢性支气管炎、支气管扩张症、慢性纤维空洞型肺结核、慢性肺脓肿、尘肺等;体位改变,痰液流动,往往使慢性支气管炎、支气管扩张症、慢性肺脓肿的咳嗽于清晨起床或夜间睡眠时加剧;左心衰竭夜间咳嗽明显,与夜间肺淤血加重及迷走神经兴奋性增高有关。

3. **咳嗽的音色**　金属调咳嗽,常见于纵隔肿瘤、原发性支气管肺癌、主动脉夹层等压迫气管;咳嗽声音嘶哑,常见于声带炎、喉炎、喉结核、喉癌及喉返神经麻痹;犬吠样咳嗽,常见于会厌、喉部疾病或气管受压;咳嗽声音低微或无力,见于极度衰竭,声带麻痹者。

4. **痰的性质和量**　痰的性质可分为黏液性、浆液性、脓性、黏液脓性、血性等。支气管扩张症、肺脓肿、支气管胸膜瘘时,痰量多且多呈脓性,静置后可出现分层现象,上层为泡沫,中层为黏液或脓性浆液,下层为坏死组织。黄脓痰提示呼吸道化脓性感染;草绿色痰或翠绿色痰提示铜绿假单胞菌感染;粉红色泡沫痰提示急性肺水肿;铁锈色痰提示肺炎球菌肺炎;烂桃样痰提示肺吸虫病;棕褐色痰提示阿米巴肺脓肿;痰白黏稠且牵拉成丝难以咳出,提示有真菌感染。痰有恶臭,提示合并厌氧菌感染,见于肺脓肿、支气管扩张症等。

【伴随症状】

1. **咳嗽伴呼吸困难**　见于喉水肿、喉肿瘤、气道异物、慢性阻塞性肺疾病、重症肺炎和肺结核、大量胸腔积液及气胸、肺淤血、肺水肿、肺栓塞等。

2. **咳嗽伴发热**　常见于上呼吸道感染、肺炎、胸膜炎、肺结核等。

3. **咳嗽伴胸痛**　常见于胸膜炎、肺炎、气胸、原发性支气管肺癌、肺栓塞等。

4. **咳嗽伴咯血**　常见于支气管扩张症、肺结核、原发性支气管肺癌、肺转移癌、二尖瓣狭窄等。

5. **咳嗽伴大量脓性痰**　常见于肺脓肿、支气管扩张症、脓胸合并支气管胸膜瘘等。

6. **咳嗽伴哮鸣音**　常见于支气管哮喘、慢性喘息性支气管炎、慢性阻塞性肺疾病、心源性哮喘、气管及支气管异物等。局限性哮鸣音可见于支气管肺癌。

7. **咳嗽伴杵状指(趾)**　常见于支气管扩张症、慢性肺脓肿、原发性支气管肺癌等。

8. **咳嗽伴呕吐**　小儿咳嗽时常伴有呕吐,如百日咳;成人咳嗽剧烈时亦可伴有呕吐。

1. **询问起病情况和患病时间** 咳嗽发作的急缓、起病的具体时间及规律。

2. **询问主要症状的特点** 咳嗽的性质、程度、音色、加重或缓解的因素;痰液的性状和痰量。

3. **询问病因和诱因** 接触冷空气、刺激性气体出现的咳嗽多见于哮喘。

4. **询问伴随症状** 是否有发热、胸痛、咯血、呼吸困难、呕吐等。

5. **询问诊疗经过** 是否做过胸部X线检查及痰细菌培养、心电图检查、肺功能检查,结果如何。是否使用镇咳祛痰药,药物种类、剂量、疗效等。

6. **询问相关病史** 生长发育情况、预防接种情况;有无药物过敏史;有无相关的其他病史,如反复心肺疾病病史、传染病接触史;有无烟酒嗜好;有无类似疾病家族史等。

临床实践

执助考点

练习题

(马 杰)

第七节 咯 血

咯血(hemoptysis)指喉部及喉以下的呼吸器官出血经咳嗽由口排出。咯血量多少不一,少量咯血有时仅表现为痰中带血,大咯血时血液从口鼻涌出,常可阻塞呼吸道,造成窒息死亡。经口排出的血还可来自口腔、鼻咽部出血。因此,明确咯血前,须详细检查口腔及鼻咽部有无出血灶。另外,咯血须与消化道出血引起的呕血鉴别(表1-0-4)。

教学课件

思维导图

表1-0-4 咯血与呕血的鉴别

鉴别点	咯血	呕血
病史	肺结核、支气管扩张症、心脏病、原发性支气管肺癌等	消化性溃疡、肝硬化、急性胃黏膜病变、胃癌等
出血前症状	喉部痒、胸闷、咳嗽等	上腹不适、恶心呕吐等
出血方式	咯出	呕出
血的颜色	鲜红	棕黑色、暗红色、有时鲜红
血中混有物	痰、泡沫	食物残渣、胃液
酸碱反应	碱性	酸性
黑便	无(咽下时可有)	有,可呈柏油样,持续数天
出血后痰的性状	常有血痰数日	无痰

【病因与发生机制】

引起咯血的原因很多,以呼吸系统疾病最常见。

1. **支气管疾病** 常见的有支气管扩张症、原发性支气管肺癌。此外,慢性支气管炎、支气管结核、支气管良性肿瘤、支气管内结石等亦可引起咯血。其发生机制主要是炎症、肿瘤、结石侵犯支气管黏膜或病灶毛细血管,使其通透性增高,血液渗出或黏膜下血管破裂所致。

2. **肺部疾病**　常见的有肺结核、肺炎、肺脓肿等。肺淤血、肺栓塞、肺吸虫病、肺真菌病、肺囊肿、肺含铁血黄素沉着症、肺血管畸形等较少见。在我国,引起咯血的首要原因仍为肺结核。发生咯血的肺结核多为浸润型、空洞型肺结核和干酪样肺炎,急性血行播散型肺结核较少出现咯血。肺结核咯血的机制为结核病变使毛细血管通透性增高,血液渗出,导致痰中带血或小血块;如果病变侵蚀小血管、管壁破溃,则引起中等量咯血;如果结核空洞壁肺动脉分支形成的动脉瘤破裂,则可引起大咯血,甚至危及生命。

3. **心血管疾病**　常见的是风湿性心脏病二尖瓣狭窄。某些先天性心脏病如房间隔缺损、室间隔缺损及动脉导管未闭亦可引起咯血。心血管疾病引起咯血可表现为小量咯血或痰中带血、大量咯血、粉红色泡沫样血痰和黏稠暗红色血痰。其发生机制多因肺淤血造成肺泡壁或支气管内膜毛细血管破裂和支气管黏膜下层支气管静脉曲张破裂所致。

4. **其他**　某些急性传染病(如肺出血型钩端螺旋体病、肾综合征出血热)、血液病(如血小板减少性紫癜、白血病)、风湿病(如结节性多动脉炎、白塞病)、肺出血-肾炎综合征等均可引起咯血。

【临床表现】

1. **年龄与生活习惯**　青壮年咯血多见于肺结核、支气管扩张症、风湿性心脏病二尖瓣狭窄;40岁以上有长期吸烟史(纸烟 20 支/d × 20 年)者,除慢性支气管炎外,要高度警惕原发性支气管肺癌;有生吃石蟹、蝲蛄者,咯血原因应考虑肺吸虫病。

2. **咯血量**　24 小时咯血量在 100ml 以内为小量咯血;达 100~500ml 为中等量咯血;达 500ml 以上,或一次咯血量达 300ml 以上,或不论咯血量多少只要出现窒息者均为大咯血。大咯血主要见于支气管扩张症、慢性纤维空洞型肺结核。原发性支气管肺癌所致咯血主要表现为持续或间断痰中带血,少有大咯血。

3. **全身情况**　长时间咯血导致全身情况差、体重减轻者,多见于肺结核、原发性支气管肺癌。反复咯血而全身情况尚好者,见于支气管扩张症、肺囊肿等。

【伴随症状】

1. **咯血伴发热**　见于肺结核、肺炎、肺脓肿、肺出血型钩端螺旋体病等。

2. **咯血伴胸痛**　见于肺炎球菌肺炎、肺结核、原发性支气管肺癌、肺栓塞(梗死)等。

3. **咯血伴脓痰**　见于肺脓肿、支气管扩张症、慢性纤维空洞型肺结核合并感染等。

4. **咯血伴黄疸**　见于肺栓塞、钩端螺旋体病等。

5. **咯血伴皮肤黏膜出血**　见于血液病、肺出血型钩端螺旋体病、肾综合征出血热等。

6. **咯血伴杵状指(趾)**　见于支气管扩张症、肺脓肿、原发性支气管肺癌等。

问诊要点

1. **询问起病情况和患病时间**　首先鉴别是咯血还是呕血,发病年龄及患病的具体时间、出血有无明显病因及前驱症状。

2. **询问主要症状特点**　咯血的量、出血的颜色、血中有无混合物等。

3. **询问病因和诱因**　有无受凉、疲劳、上呼吸道感染等。

4. **询问伴随症状**　是否有发热、胸痛、脓痰、黄疸、皮肤黏膜出血等。

5. **询问诊疗经过**　是否做过胸部 X 线检查及心电图、肺功能检查,结果如何。是否使用止血药,药物种类、剂量、疗效等。

6. **询问相关病史**　有无慢性呼吸系统疾病病史;有无心脏病和出血性疾病病史;幼年有无

麻疹和百日咳病史;有无药物过敏史;有无吸烟史;是否到过疫区;有无出血性疾病的家族遗传病史;女性应询问月经史等。

临床实践

执助考点

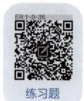

练习题

（马 杰）

第八节 发 绀

发绀（cyanosis）是指血液中还原血红蛋白增多,使皮肤和黏膜呈青紫色改变的一种表现。这种改变以皮肤较薄、色素较少和毛细血管较丰富的部位最为明显,如口唇、指（趾）、甲床等处。血液中异常的血红蛋白衍生物,如高铁血红蛋白、硫化血红蛋白分别达到一定量时,亦可使皮肤黏膜呈类似发绀色,应注意鉴别。

教学课件

思维导图

【发生机制】

发绀是由血液中还原血红蛋白的绝对量增加所致,还原血红蛋白的浓度用血氧的未饱和度来表示。正常血液中含血红蛋白为150g/L,能携带200vol/L的氧,此种情况称为100%血氧饱和度。血红蛋白主要是氧合血红蛋白,其次是还原血红蛋白,前者呈鲜红色,后者呈暗红色。正常体循环动脉的血氧饱和度为96%（190vol/L）,还原血红蛋白含量约为7.5g/L,静脉血的血氧饱和度为72%~75%（140~150vol/L）,血氧未饱和度为50~60vol/L,在周围循环毛细血管血液中,血氧未饱和度平均约为35vol/L,还原血红蛋白含量约为26g/L,不会出现发绀。当某些原因使毛细血管内的还原血红蛋白超过50g/L（即血氧未饱和度超过65vol/L）时,皮肤黏膜即可出现发绀。发绀是缺氧的表现,但缺氧不一定都发绀。如Hb（血红蛋白）<60g/L时,即使严重缺氧,动脉血氧饱和度明显下降,亦难出现发绀;而红细胞增多症时,无论是否缺氧,只要血液中的还原血红蛋白含量增多超过50g/L时,即可出现发绀。故而,在临床上出现发绀,并不能完全确切反映动脉血氧下降的情况。

【病因与临床表现】

1. 血液中还原血红蛋白增多（真性发绀）

（1）**中心性发绀**:特点为全身性发绀,除四肢末端、颜面（口唇、鼻尖、颊部、耳垂）、躯干皮肤外,也累及黏膜（如口腔黏膜、舌的腹面黏膜）。发绀部位皮肤温暖,局部加温或按摩发绀不消失。发绀原因由心、肺疾病所致,一般可分为:①肺性发绀:由各种原因引起肺的通气和/或换气功能障碍,肺氧合作用不足,使体循环中的还原血红蛋白增多。其常见于严重的呼吸系统疾病,如呼吸道梗阻、重症肺炎、阻塞性肺气肿、弥漫性肺间质纤维化、肺淤血、肺水肿、急性呼吸窘迫综合征、肺栓塞、原发性肺动脉高压、大量胸腔积液、气胸及严重胸膜肥厚粘连等。②心性发绀:心脏或大血管间存在异常通道分流,使部分静脉血未通过肺进行氧合作用而入体循环动脉。如分流量超过心输出量的1/3,即可出现发绀。其常见于发绀型先天性心脏病,如法洛四联症（tetralogy of Fallot）、艾森门格综合征（Eisenmenger syndrome）等。

（2）**周围性发绀**:特点是发绀常出现于肢体的末端与下垂部位,如肢端、耳垂、鼻尖。发绀部位皮肤冰冷,若给予按摩或加温,使皮肤转暖,发绀可消退。此特点亦可作为与中心性发绀的鉴别点。发绀是由于周围循环血流障碍,血液流经末梢血管时,速度变慢、淤滞,氧被组织摄取过多而使还原血红蛋白增多。此型发绀可分为：①淤血性周围性发绀：常见于引起体循环淤血、周围血流缓慢的疾病，如右心衰竭、渗出性心包炎、心脏压塞、缩窄性心包炎、血栓性静脉炎、上腔静脉阻塞综合征、下肢静脉曲张等；②缺血性周围性发绀：常见于引起心输出量减少的疾病和局部血流障碍性疾病，如严重休克、血栓闭塞性脉管炎、雷诺病（Raynaud disease）、肢端发绀、冷球蛋白血症和暴露于寒冷中。

（3）**混合性发绀**：中心性发绀与周围性发绀同时存在。

2. 血液中异常血红蛋白增多

（1）**高铁血红蛋白血症**：血液中的血红蛋白由于药物或化学物质的影响，使分子中二价铁被三价铁所取代，形成高铁血红蛋白而失去与氧结合的能力。当高铁血红蛋白含量达到 30g/L 时即可出现发绀。特点是发绀出现急骤，病情严重，抽出的静脉血呈深棕色，暴露于空气也不能变为鲜红色，虽给予氧疗但发绀不能改善，只有给予静脉注射亚甲蓝或大量维生素 C，发绀方可消退。其常见于苯胺、硝基苯、伯氨喹、亚硝酸盐、氯酸钾、磺胺类等中毒。用分光镜检查可证实血中高铁血红蛋白存在。大量进食含亚硝酸盐变质蔬菜而引起的高铁血红蛋白血症，也可出现发绀，称肠源性发绀。

（2）**硫化血红蛋白血症**：正常红细胞内无硫化血红蛋白，凡能引起高铁血红蛋白的药物或化学物质均可出现硫化血红蛋白血症。但一般认为前提必须同时有便秘或服用含硫药物在肠内形成大量硫化氢，只有后者作用于血红蛋白才能产生硫化血红蛋白，当其含量达到 5g/L 即可发生发绀。硫化血红蛋白一旦形成，始终存在于体内，直到红细胞被破坏为止。因含硫化血红蛋白的红细胞寿命正常，故这种发绀的特点是持续时间长，可达数月。血液呈蓝褐色，用分光镜检查可得到证实。

（3）**先天性高铁血红蛋白血症**：自幼即有发绀，而无心、肺疾病及引起异常血红蛋白的其他原因，有家族史，身体一般状况较好。

【伴随症状】

1. 发绀伴呼吸困难　常见于重症心、肺疾病及急性呼吸道阻塞、大量气胸等。而高铁血红蛋白血症虽有明显发绀，但一般无呼吸困难。

2. 发绀伴杵状指（趾）　提示病程较长，主要见于先天性心血管病（如法洛四联症）和某些慢性肺部疾病。

3. 发绀伴意识障碍　主要见于某些药物或化学物质中毒、休克、急性肺部感染或急性心力衰竭等。

> **问诊要点**
>
> **1. 询问起病情况和患病时间**　发生的年龄、起病时间、出现得急缓。
>
> **2. 询问主要症状特点**　发绀部位和特点，用以判断发绀的类型。
>
> **3. 询问病因和诱因**　是否有受凉、劳累、上呼吸道感染等。
>
> **4. 询问伴随症状**　是否有呼吸困难、杵状指（趾）及意识障碍等。
>
> **5. 询问诊疗经过**　是否做过胸部 X 线检查及心电图、超声心动图、肺功能检查，结果如何。是否使用药物，药物种类、剂量、疗效等。
>
> **6. 询问相关病史**　有无心肺疾病及其他与发绀有关的疾病病史；是否在出生及幼年时期发生过发绀；有无家族史；有无相关药物、化学物品、变质蔬菜摄入史，有无在持久便秘情况下过食蛋类或硫化物病史等。

（马　杰）

第九节　心　悸

心悸（palpitation）是一种自觉心动过速或过缓或心慌，常伴心前区不适的主观感觉。当心率加快时感到心脏搏动不适，心率缓慢时则感到搏动有力。心悸时，心率可快、可慢，也可有心律失常，心率和心律正常者亦可有心悸。

教学课件

思维导图

【发生机制】

心悸发生机制尚未完全清楚，一般认为心脏活动过度是心悸发生的基础，常与心率、心律、心肌收缩力及心输出量改变有关，也可因个体差异而感受不同。在心动过速时，舒张期缩短、心室充盈不足，心室收缩期心室肌与心瓣膜的紧张度突然增加，致使心脏搏动（简称心搏、心搏动）增强而感心悸；在心动过缓时，舒张期延长，心室充盈量增加，心肌收缩力代偿性增强而导致心悸；心律失常如期前收缩，在一个较长的代偿期之后的心室收缩强而有力，也会出现心悸。心悸与心律失常持续时间有关，如突然发生的阵发性心动过速，心悸往往较明显，而慢性心律失常，如心房颤动可因逐渐适应而无明显心悸。心悸还与精神因素及注意力有关，当患者焦虑、紧张及注意力集中时易于出现。心悸可见于心脏病者，但与心脏病不能完全等同；心悸不一定有心脏病，反之心脏病患者也可不发生心悸。

【病因与临床表现】

1. 心脏搏动增强　心脏收缩力增强和心输出量增加可引起心悸，包括生理性或病理性两个方面。

（1）**生理性原因**：①健康人在剧烈运动、精神过度紧张或情绪波动时；②大量饮酒、喝浓茶或咖啡后；③应用某些药物，如肾上腺素、麻黄碱、咖啡因、阿托品、甲状腺素等。

（2）**病理性原因**：①心室肥大：高血压心脏病、主动脉瓣或二尖瓣关闭不全等引起的左心室肥大，心脏收缩力增强。动脉导管未闭、室间隔缺损回流量增多，增加心脏的负荷，导致心室肥大。此外，脚气性心脏病，因维生素 B_1 缺乏，周围小动脉扩张，阻力降低，回心血流增多，心脏负荷增加。②其他心输出量增加的疾病：如发热和甲状腺功能亢进时，基础代谢率增高、心率加快、心输出量增加；贫血时血液携氧量减少，器官及组织缺氧，机体通过增加心率，提高心输出量来保证氧的供应，这种心悸在急性失血时尤为明显。低血糖症、嗜铬细胞瘤由于肾上腺素释放增多，心率加快，也可发生心悸。

2. 心律失常　任何引起心脏搏动频率或节律改变、传导异常的疾病均可出现心悸，特别是突然改变时。

（1）**心动过速**：各种原因引起的窦性心动过速、阵发性室上性或室性心动过速等。

（2）**心动过缓**：见于病态窦房结综合征，高度房室传导阻滞（二、三度房室传导阻滞），房室交界性心律，室性逸搏心律及迷走神经兴奋性过高等。由于心率缓慢，舒张期延长，心室充盈度增加，心搏强而有力引起心悸，心率突然减慢时明显。

（3）**其他心律失常**：期前收缩、心房扑动或颤动等，由于心脏搏动不规则或有代偿间歇，使患者感到心悸,甚至有停搏感。

3. 心血管神经症 病因不清,可能与神经类型、环境因素和性格有关,属于功能性神经症的一种。其多见于青年女性,尤其是围绝经期女性。临床表现除心悸外尚有呼吸困难、心前区疼痛、自主神经功能紊乱以及疲乏、失眠、头晕、头痛、耳鸣、记忆力减退等,常在焦虑、情绪激动等情况下发生。临床上无器质性心脏病的证据,预后良好,严重者可影响正常的工作和生活。

【伴随症状】

1. 心悸伴心前区疼痛 见于冠状动脉粥样硬化性心脏病(如心绞痛、急性心肌梗死)、心肌炎、心包炎、心脏神经症等。

2. 心悸伴发热 见于风湿热、心肌炎、心包炎、感染性心内膜炎及其他发热性疾病。

3. 心悸伴晕厥或抽搐 见于高度房室传导阻滞、心室颤动或阵发性室性心动过速、病态窦房结综合征等。

4. 心悸伴贫血 见于各种原因引起的急性失血,此时常有虚汗、脉搏微弱、血压下降或休克。慢性贫血,心悸多在劳累后出现。

5. 心悸伴呼吸困难 见于急性心肌梗死、心肌炎、心包炎、心力衰竭、重度贫血等。

6. 心悸伴消瘦及出汗 见于甲状腺功能亢进。

7. 心悸伴自主神经功能紊乱症状 见于心脏神经症。

问诊要点

1. 询问起病情况和患病时间 急起或缓起,患病具体时间。

2. 询问主要症状的特点 心悸发作的方式、时间、性质、持续时间、加重诱因和缓解方式、与活动有无关系;心悸发作时如何恢复,发作的频率。

3. 病因和诱因 是否有情绪激动、劳累、饮酒、咖啡等。

4. 询问伴随症状 是否有心前区疼痛、发热、头晕、头痛、晕厥、抽搐、呼吸困难、消瘦及多汗、失眠、焦虑等相关症状。

5. 询问诊疗经过 是否做过胸部X线检查及心电图、超声心动图检查,结果如何。是否使用药物,药物种类、剂量、疗效等。

6. 询问相关病史 有无心脏病、内分泌疾病、贫血性疾病、神经症等病史;有无饮浓茶、饮咖啡、烟酒嗜好,有无精神刺激史。

临床实践

执助考点

练习题

(马 杰)

第十节　恶心与呕吐

恶心(nausea)是一种上腹不适、紧迫欲吐的感觉,严重者可伴有皮肤苍白、出汗、流涎、心动过缓与血压下降等迷走神经兴奋的症状;呕吐(vomiting)是指胃强力收缩,迫使胃或部分小肠的内容物逆流,经食管从口腔排出体外的现象。恶心常为呕吐前奏,但也可仅有恶心而无呕吐,或仅有呕吐而无恶心。

【病因】

教学课件

引起恶心与呕吐的病因很多,按发病机制不同可分为下列几类。

1. 反射性呕吐

(1)**咽部受刺激**:如咽部炎症、咳嗽、吸烟等。

(2)**胃肠疾病**:如急性或慢性胃炎、急性胃肠炎、急性胃扩张、消化性溃疡、幽门梗阻、十二指肠壅积症、急性肠炎、急性阑尾炎、肠梗阻等。

思维导图

(3)**肝、胆、胰疾病**:如急性或慢性肝炎、急性或慢性胆囊炎、胆石症、胆道蛔虫、急性胰腺炎等。

(4)**腹膜疾病**:如急性腹膜炎等。

(5)**其他全身性疾病**:如急性心肌梗死、心力衰竭、休克;泌尿系统结石、急性肾盂肾炎;急性盆腔炎、异位妊娠破裂等;急性传染病、青光眼、屈光不正等;刺激嗅觉、味觉及视觉引起呕吐等。

2. 中枢性呕吐

(1)**中枢神经系统疾病**:①颅内感染:如脑炎、脑膜炎、脑脓肿、脑寄生虫等;②脑血管疾病:如偏头痛、高血压脑病、脑梗死、脑出血等;③颅脑外伤:如脑挫裂伤、颅内血肿等;④癫痫:特别是癫痫持续状态。

(2)**全身性疾病**:如尿毒症、糖尿病酮症酸中毒、甲状腺功能亢进、肾上腺皮质功能不全、低血糖、低钠血症等。

(3)**药物反应**:如洋地黄、吗啡、抗生素及抗肿瘤药等。

(4)**中毒**:如酒精、重金属、有机磷杀虫药、鼠药、一氧化碳中毒等。

(5)早孕反应。

3. 前庭功能障碍　常见于迷路炎、梅尼埃病、晕动病等。

4. 精神性呕吐　常见于胃肠神经症、神经性厌食、癔症等。

【发生机制】

呕吐可分为恶心、干呕(retching)与呕吐三个阶段。恶心时胃张力和蠕动减弱,十二指肠张力增强,可伴或不伴十二指肠反流;干呕时胃上部放松而胃窦部短暂收缩;呕吐时胃窦部持续收缩,继而贲门开放,最后膈肌、肋间肌及腹肌突然收缩,腹压骤增,迫使胃或部分小肠内容物急速而猛烈地反流,通过食管、口腔而排出体外。呕吐与反食不同,反食是指无恶心与呕吐的协调动作,胃内容物一口一口地反流至口腔溢出的过程。

反射性呕吐是由器官或组织有病理改变或受到刺激,产生冲动经神经传入呕吐中枢引起;中枢性呕吐是由颅内病变直接压迫或药物刺激呕吐中枢引起。

呕吐中枢位于延髓,由两个功能不同的结构组成。一个是神经反射中枢,当来自内脏、躯体、大脑皮质、前庭器官以及化学感受器触发带等末梢神经的冲动,经自主神经的传入纤维上行刺激呕吐中枢产生呕吐反射动作;另一个为化学感受器触发带,其本身不产生呕吐反射动作,它接受外来的化学物质或药物及内生代谢产物的刺激,引起兴奋,产生神经冲动,并将冲动传入呕吐中枢再引起呕吐动作。

【临床表现】

1. 呕吐的时间　①晨起呕吐:早孕反应、尿毒症、慢性酒精中毒、功能性消化不良等,鼻窦炎、慢性咽炎常有晨起恶心与干呕;②晚上或夜间呕吐多见于幽门梗阻;③乘飞机、车、船发生呕吐常提示晕动病。

2. 呕吐与进食的关系　①进餐时或餐后即刻呕吐,多见于幽门管溃疡或精神性呕吐;②餐后1

小时以上呕吐称为延迟性呕吐,提示胃张力下降或胃排空延迟;③餐后较久或6小时以上呕吐,见于幽门梗阻;④餐后骤起呕吐伴腹泻,特别是集体发病者,多见于急性食物中毒。

3. 呕吐的特点　①与进食有关,且伴有恶心先兆,呕吐后腹部不适减轻,考虑胃、十二指肠疾病;②有恶心先兆,呕吐后腹部不适未见减轻,考虑肝、胆、胰及腹膜疾病;③无恶心先兆,呕吐呈喷射状,多见于颅内高压;④进餐后即刻呕吐,无恶心或很轻,吐后又可进食,长期反复发作而营养状态不受影响,考虑于精神性呕吐。

4. 呕吐物的性状　①呕吐物为发酵、腐败气味的隔夜宿食,见于幽门梗阻;②呕吐物无酸味提示贲门狭窄、贲门失弛缓症;③呕吐物有粪臭味者提示低位肠梗阻;④呕吐物中有蛔虫者见于肠道蛔虫;⑤呕吐物含大量酸性液体者多见于胃泌素瘤、十二指肠溃疡;⑥呕吐物呈咖啡渣样见于上消化道出血。

【伴随症状】

1. 伴头痛及喷射性呕吐　多见于颅内高压症或青光眼。

2. 呕吐伴腹痛、腹泻　多见于急性胃肠炎、急性中毒、霍乱等。

3. 呕吐伴右上腹痛与发热、寒战、黄疸　应考虑胆囊炎或胆石症等。

4. 呕吐伴有听觉障碍、眩晕及眼球震颤等　多见于前庭器官疾病。

5. 育龄女性呕吐伴停经　多系妊娠反应。

> ## 问诊要点
>
> **1. 询问起病情况和患病时间**　起病的急缓,患病具体时间。
>
> **2. 询问主要症状特点**　呕吐发生与持续的时间、频率,与体位、进食及情绪的关系,以及呕吐物的性状、气味及量。
>
> **3. 询问病因和诱因**　恶心与呕吐诱发、加重因素或缓解因素,如受凉或不洁食物等。
>
> **4. 询问伴随症状**　是否伴有头痛、腹痛、发热、黄疸、眩晕等。
>
> **5. 询问诊疗经过**　是否做过胃镜、腹部B超及肝肾功能等检查,结果如何。是否使用镇吐药,药物种类、剂量、疗效等。
>
> **6. 询问相关病史**　有无与恶心、呕吐有关的疾病病史,有无腹部手术史,有无服药史,有无食物过敏史,女性患者注意询问月经史。

临床实践　　执助考点　　练习题

(刘惠莲)

第十一节　呕血与便血

一、呕血

呕血(hematemesis)是上消化道疾病(指十二指肠悬韧带以上的消化器官,包括食管、胃、十二指肠、肝、胆、胰腺疾病及空肠吻合术后的空肠上段疾病)或全身性疾病所致的上消化道出血,血液经口腔呕出。

【病因】

呕血的原因很多,最常见的病因是消化性溃疡,其次为食管-胃底静脉曲张破裂、急性胃黏膜病变和胃癌。

1. 消化系统疾病

(1)**食管疾病**:如反流性食管炎、食管异物、食管贲门黏膜撕裂、食管静脉曲张破裂、食管癌等。

(2)**胃、十二指肠疾病**:如消化性溃疡,由药物(如阿司匹林、吲哚美辛、酒精等)和应激(如大手术、大面积烧伤等)所引起的急性胃黏膜病变、慢性胃炎、胃癌、胃泌素瘤等。

(3)**肝、胆、胰腺疾病**:如肝硬化门静脉高压、肝癌、肝脓肿、胆囊与胆管结石、胰腺癌、急性胰腺炎合并脓肿等。

2. 全身性疾病

(1)**血液系统疾病**:如过敏性紫癜、血小板减少性紫癜、白血病、血友病等。

(2)**感染性疾病**:如流行性出血热、钩端螺旋体病、重症肝炎等。

(3)**其他**:如结缔组织病(系统性红斑狼疮、皮肌病、结节性多动脉炎累及上消化道)、尿毒症、肺源性心脏病、血管瘤、抗凝血药治疗过量等。

【临床表现】

1. 呕血与黑便 呕血前患者多有上腹不适、恶心,继之呕出血性胃内容物。由于出血量的多少、出血部位及在胃内停留时间不同,呕吐物的颜色也不相同,可表现为鲜红色、暗红色、含凝血块或呈咖啡渣样棕褐色。出血量大且在胃内停留时间短,则呈鲜红色、暗红色或混有凝血块;当出血量较少或在胃内停留时间长,则因血红蛋白与胃酸作用而形成酸化正铁血红蛋白,呕吐物呈咖啡渣样棕褐色。呕血的同时因部分血液经肠道排出体外,可形成黑便。

2. 失血性休克 出血量大可致失血性休克,其程度轻重与出血量多少、出血速度等有关。出血量越大,出血速度越快,则病情越重。出血量为血容量的 10%~15% 时,患者可表现出头晕、畏寒,多无血压、脉搏变化;出血量达血容量的 20% 以上,患者可有出冷汗、四肢湿冷、心悸、脉搏细速、血压下降、呼吸急促、休克等周围循环衰竭的表现。某些患者失血性休克的症状与体征可发生在呕血或黑便之前。

3. 血液学改变 急性出血早期血常规变化不明显,出血 3~4 小时后,由于组织液渗入及输液等,血液被稀释,出现红细胞与血红蛋白减少。因此,大出血早期不能根据红细胞数与血红蛋白量来判断有无出血及出血量。

4. 发热 多数出血量大的患者在 24 小时内出现发热,一般体温不超过 38.5℃,可持续 3~5 天。

5. 氮质血症 呕血同时部分血液进入肠道,肠道内血红蛋白分解产物被吸收入血,出血数小时后血中尿素氮开始上升,24~48 小时达高峰,无继续出血 3~4 天降至正常。

【伴随症状】

1. 呕血伴上腹痛 呕血伴慢性反复发作节律性上腹痛史、有周期性,常为消化性溃疡;中老年人,呕血伴慢性上腹痛,无明显规律性并有厌食、消瘦、贫血者,应警惕胃癌。

2. 呕血伴肝脾大 呕血伴肝明显增大、质硬,表面凹凸不平或有结节,多为肝癌;大量呕血伴脾大,有腹壁静脉曲张或腹腔积液,提示肝硬化门静脉高压所致食管-胃底静脉曲张破裂出血。

3. 呕血伴黄疸 呕血伴黄疸、寒战、发热、右上腹绞痛者,可由胆系疾病所引起;伴黄疸、发热及全身皮肤黏膜有出血倾向者,见于某些传染病,如钩端螺旋体病等。

4. 呕血伴皮肤黏膜出血 常与血液疾病及凝血障碍性疾病有关,如白血病、再生障碍性贫血、败血症、重症肝炎等。

5. 呕血伴左锁骨上淋巴结肿大　见于胃癌和胰腺癌等。

二、便血

便血(hematochezia)是消化道出血,血液经肛门排出体外。少量出血(出血量不到 5ml)不造成粪便颜色改变,需经隐血试验才能确定者,称为隐血。若血液在肠内停留时间较长,红细胞破坏后,血红蛋白在肠道内与硫化物结合形成硫化亚铁,使粪便呈黑色,由于附有黏液而发亮,类似柏油,称为柏油样便。

诊断便血前,须排除下列情况:①食用动物血、肝等可出现黑便或隐血试验假阳性,但素食后即转为正常。使用抗人血红蛋白单克隆抗体的免疫学检测,可以避免其假阳性。②口腔、鼻、咽、支气管、肺等部位的出血,被咽下后也可出现黑便或隐血试验阳性。③口服某些中草药、铁剂、铋剂、炭粉等时,粪便可呈黑色,但粪便隐血试验阴性。

【病因】

引起便血的病因很多,除引起呕血的病因外,便血还见于下列消化道疾病。

1. 小肠疾病　如肠结核、小肠肿瘤、伤寒、急性出血性坏死性肠炎、肠套叠等。
2. 结肠疾病　如急性细菌性痢疾、阿米巴痢疾、溃疡性结肠炎、结肠癌、结肠息肉等。
3. 直肠与肛管疾病　如痔、肛裂、直肠肛管损伤、直肠癌、直肠息肉、直肠炎、肛瘘等。

【临床表现】

1. 便血　可表现为急性大量出血、慢性少量出血及间歇性出血。血便的颜色可呈鲜红、暗红或黑色(柏油样),血便的颜色与出血部位、出血多少和血液在肠腔内停留时间的长短有关。出血部位愈低,出血量愈大,排出愈快,则血便颜色愈鲜红。

上消化道出血多为柏油样,下消化道出血往往排出较鲜红血便,但小肠出血时,如血液在肠内停留时间较长,可呈柏油样便;当上消化道大出血伴肠蠕动加速时,可排出较鲜红血便;洗肉水样血便,并有腥臭味见于急性出血性坏死性肠炎;黏液脓血便见于急性细菌性痢疾、溃疡性结肠炎等;暗红色果酱样脓血便见于阿米巴痢疾;鲜血不与粪便混合,仅黏附于粪便表面或排便后滴出,或喷射出鲜血见于直肠与肛管疾病,如痔、肛裂、直肠肿瘤。

2. 失血性休克　若出血量大可致失血性休克,其程度轻重与出血量多少、出血速度等有关。
3. 血液学改变　长期便血可出现红细胞及血红蛋白减少。

【伴随症状】

1. 便血伴腹痛　慢性反复发作上腹痛、呈周期性与节律性,出血后疼痛减轻者,见于消化性溃疡;上腹绞痛、黄疸伴便血者,应考虑胆囊或胆管出血;还可见于急性出血性坏死性肠炎、肠套叠、肠系膜血栓形成等。

2. 便血伴腹部肿块　应考虑结肠癌、肠结核、肠套叠、克罗恩病、小肠恶性淋巴瘤等。

3. 便血伴里急后重　肛门坠胀感，排便较频繁，但每次排血便量较少，且排便后未感轻松，似排便未净，提示肛门、直肠疾病，见于细菌性痢疾、直肠炎、直肠癌等。

4. 便血伴发热　常见于传染病（如流行性出血热、钩端螺旋体病等）、恶性肿瘤、急性出血性坏死性肠炎等。

5. 便血伴皮肤黏膜出血　可见于血液病如白血病、血友病、过敏性紫癜等，急性感染性疾病如流行性出血热、败血症、重症肝炎等。

问诊要点

1. 询问起病情况和患病时间　起病的急缓，患病具体时间。

2. 询问主要症状特点　便血的颜色、量及次数，血压、脉搏等一般情况。

3. 询问病因和诱因　便血的诱因或加重因素，如有无受凉、饮食不洁等。

4. 询问伴随症状　是否伴腹痛、黄疸、皮肤黏膜出血、里急后重、眩晕等。

5. 询问诊疗经过　是否做过胃镜、肠镜、腹部B超及肝肾功能等检查，结果如何。是否使用抗酸、止血药，药物种类、剂量、疗效等。

6. 询问相关病史　有无消化系统疾病或血吸虫病等病史，有无大量饮酒及长期服药史，有无腹部手术史等。

临床实践

执助考点

练习题

（刘惠莲）

第十二节　腹　泻

腹泻（diarrhea）是指排便次数增多，粪便稀薄或呈水样，或带黏液、脓血或未消化的食物。腹泻可分为急性与慢性两种，超过2个月者为慢性腹泻。

教学课件

【病因】

1. 急性腹泻

（1）**急性肠道疾病**：①急性肠道感染：包括病毒、细菌、真菌、阿米巴、血吸虫等感染；②细菌性食物中毒：如肉毒杆菌、嗜盐杆菌、变形杆菌、金黄色葡萄球菌等引起者；③其他：急性出血性坏死性肠炎、急性缺血性肠病、溃疡性结肠炎急性发作、克罗恩病等。

思维导图

（2）**急性中毒**：①动物性毒物，如鱼胆、河鲀等中毒；②植物性毒物，如毒蕈中毒；③化学毒物，如有机磷杀虫药、砷等中毒。

（3）**全身性疾病**：如伤寒或副伤寒、钩端螺旋体病、败血症等。

（4）**药物性腹泻**：如泻药、拟胆碱能药、抗生素、抗肿瘤药等。

（5）**其他**：如变态反应性肠炎、过敏性紫癜、甲状腺危象、肾上腺危象、胃泌素瘤、类癌综合征等。

2. 慢性腹泻

（1）**胃部疾病**：如慢性萎缩性胃炎、胃大部切除后胃酸缺乏症等。

（2）**肠道疾病**：①肠道感染性疾病：慢性细菌性痢疾、慢性阿米巴痢疾、肠结核、血吸虫病、钩虫病、绦虫病、肠道念珠菌病等；②肠道非感染性疾病：溃疡性结肠炎、克罗恩病、吸收不良综合征、放射性肠炎、缺血性肠炎等；③肠道肿瘤：结肠绒毛状腺瘤、大肠癌、小肠淋巴瘤等；④小肠吸收不良：成人乳糜泻、小肠切除后短肠综合征等。

（3）**肝胆胰腺疾病**：如肝硬化、慢性胰腺炎、胰腺癌、胰腺切除术后等。

（4）**全身性疾病**：①内分泌及代谢性疾病：甲状腺功能亢进、糖尿病性肠病、肾上腺皮质功能减退症等；②其他系统疾病：系统性红斑狼疮、硬皮病、尿毒症等；③神经功能紊乱：肠易激综合征等。

（5）**药源性腹泻**：如甲状腺素、利血平、洋地黄类、某些抗肿瘤药和抗生素等药物。

【发生机制】

腹泻的发生机制较为复杂，有些因素互为因果，从病理生理角度归纳为以下几个方面。

1. 分泌性腹泻　由肠道分泌大量液体超过肠黏膜吸收能力所致。其常见于霍乱；还可见于阿米巴痢疾、细菌性痢疾、溃疡性结肠炎、肠结核、克罗恩病等；也可见于某些胃肠道内分泌肿瘤如胃泌素瘤、血管活性肠肽瘤（vasoactive intestinal peptide polypeptidoma）所致的腹泻也属于分泌性腹泻。

2. 渗透性腹泻　由肠内容物渗透压增高，妨碍肠内水分与电解质的吸收而引起。如乳糖酶缺乏，乳糖不能水解即形成肠内渗透压增高；服用高渗性药物如甘露醇、硫酸镁等引起的腹泻。

3. 渗出性腹泻　由肠黏膜炎症导致大量黏液、脓血渗出所引起。其见于各种肠道炎症如炎症性肠病、感染性肠炎、放射性肠炎等。

4. 动力性腹泻　因肠蠕动亢进导致肠内食糜停留时间缩短，未被充分吸收所引起。其见于肠炎、糖尿病、甲状腺功能亢进、胃肠功能紊乱等。

5. 吸收不良性腹泻　由肠黏膜的吸收面积减少或吸收障碍所引起。其见于小肠大部分切除、吸收不良综合征、小儿乳糜泻、慢性胰腺炎等。

腹泻的发生机制不同，其临床特点亦不相同（表 1-0-5）。

表 1-0-5　不同发生机制腹泻的特点

类型	临床特点
分泌性腹泻	肠黏膜组织检查基本正常；粪便呈水样，量多，每日排便量 1 000ml 以上，无黏液或脓血；禁食对腹泻无影响
渗透性腹泻	粪便中含有大量未经消化或吸收的食物或药物；禁食或停药后腹泻停止
渗出性腹泻	粪便常含有脓血；腹泻和全身症状、体征的严重程度取决于肠受损程度
动力性腹泻	粪便呈糊状或水样，无渗出物；腹泻伴有肠鸣音亢进和腹痛
吸收不良性腹泻	禁食可减轻腹泻；肠内容物由未吸收的电解质和食物成分组成

【临床表现】

1. 起病的急缓、病程和腹泻的次数

（1）**急性腹泻**：起病急，病程短，多为感染或食物中毒所致；每日排便次数可达 10 次以上，多呈糊状或水样便，少数为脓血便；常有腹痛，尤其是感染性腹泻。

（2）**慢性腹泻**：起病缓慢，病程较长，多见于慢性感染、非特异性炎症、吸收不良、肠道肿瘤及神经功能紊乱等；每日排便数次，可为稀便，亦可带黏液、脓血；伴或不伴有腹痛。

2. 排便情况与粪便性状　①直肠和/或乙状结肠的病变，患者多有里急后重，每次排便量少，有时只排出少量气体和黏液,粪便颜色较深,多呈黏液状,可混有血液;②小肠病变引起的腹泻无里急后重,粪便呈糊状或水样;③细菌性痢疾、溃疡性结肠炎、血吸虫病、直肠癌等引起的腹泻,粪便常带脓血,而每日排便多为数次;④小肠吸收不良者,粪便呈油腻状,多泡沫,有恶臭,含食物残渣;⑤肠易激综合征的腹泻,多在清晨起床和早餐后发生,2~3 次/d,粪便有时含大量黏液;⑥米泔水样粪便常见于霍乱、副霍乱;⑦果酱样粪便见于阿米巴痢疾。

3. 腹泻与腹痛的关系　急性感染性腹泻常有腹痛;分泌性腹泻往往无明显腹痛。小肠疾病的腹泻,疼痛常在脐周,便后腹痛多不缓解;结肠疾病则疼痛多在下腹,且便后疼痛常可缓解或减轻。

4. 全身和局部表现　急性腹泻由于短时间内丢失大量水分和电解质,可引起脱水、电解质紊乱及代谢性酸中毒;长期慢性腹泻可导致营养障碍、维生素缺乏、体重下降,甚至发生营养不良性水肿;肛周皮肤糜烂、破损。

【伴随症状】

1. 腹泻伴发热　多见于急性细菌性痢疾、伤寒或副伤寒、肠结核、肠道恶性淋巴瘤、克罗恩病等。

2. 腹泻伴明显消瘦　多见于小肠疾病如胃肠道恶性肿瘤、肠结核及吸收不良综合征等,还可见于甲状腺功能亢进。

3. 腹泻伴关节肿痛　多见于溃疡性结肠炎、系统性红斑狼疮、肠结核等。

4. 腹泻伴腹部包块　多见于胃肠恶性肿瘤、肠结核、克罗恩病等。

5. 腹泻伴里急后重　见于急性细菌性痢疾、直肠炎、直肠癌等。

问诊要点

1. 询问起病情况和患病时间　起病的急缓,患病具体时间。

2. 询问主要症状特点　每日排便的次数、量、颜色、性状及气味等。

3. 询问病因和诱因　腹泻诱发、加重因素或缓解因素,如进食高脂饮食、受凉、过度劳累及情绪紧张等。

4. 询问伴随症状　是否伴有腹痛、发热、消瘦、皮肤黏膜出血等。

5. 询问诊疗经过　是否做过血常规、粪便常规及肝肾功能等检查,结果如何。是否使用抗感染、止泻药,药物种类、剂量、疗效等。

6. 询问相关病史　有无肝病或血吸虫病史,有无大量饮酒及长期服药史,是否群集发病,注意询问发病年龄、性别、籍贯、职业等。

临床实践

执助考点

练习题

(刘惠莲)

第十三节　便　秘

便秘(constipation)是指排便困难或费力、排便不畅、排便次数减少(<3 次/周),粪便干结量少。便秘是临床上常见的症状,2%~28% 的人群发生,女性多于男性;随着年龄增长,患病率明显增加,

老年人发生便秘者高达 15%~20%。便秘病因多样,以肠道疾病最为常见,但诊断时应慎重排除其他病因。

教学课件

【病因】

可分为功能性便秘和器质性便秘两大类。

1. 功能性便秘

(1)进食量少或进纤维素类食物过少或水分不足,对结肠运动的刺激减少。

(2)**生活环境改变导致排便习惯受到干扰**:如工作紧张、生活节奏快、工作性质和时间变化、精神紧张等打乱了正常的排便习惯。

思维导图

(3)**结肠运动功能紊乱**:常见于肠易激综合征,系由结肠及乙状结肠痉挛引起,部分患者可表现为便秘与腹泻交替。

(4)**腹肌及盆腔肌张力不足**:排便推动力不足,难于将粪便排出体外。

(5)**滥用强泻药**:形成药物依赖,造成便秘。

(6)**其他**:老年体弱,活动过少,肠痉挛致排便困难;结肠冗长导致食糜残渣经过结肠时水分被过多吸收引起便秘。

2. 器质性便秘

(1)**直肠与肛门病变**:引起肛门括约肌痉挛、排便疼痛造成惧怕排便,如痔疮、肛裂、肛周脓肿和溃疡、直肠炎等。

(2)**神经及肌肉病变**:局部病变导致排便无力,如淀粉样变性、膈肌麻痹、多发性硬化、骨髓损伤(截瘫)、脑血管意外、皮肌炎、肌营养不良等。

(3)**结肠机械梗阻**:结肠良性及恶性肿瘤、克罗恩病、先天性巨结肠症;各种原因引起的肠粘连、肠扭转、肠套叠等。

(4)**腹腔或盆腔内肿瘤的压迫**:如子宫肌瘤等。

(5)**代谢及内分泌疾病**:使肠肌松弛、排便无力,如尿毒症、糖尿病、甲状腺功能减退等;卟啉病及铅中毒引起肠肌痉挛,亦可导致便秘。

(6)**药物影响**:应用吗啡类药、抗胆碱能药、钙通道阻滞剂、神经阻滞药、镇静剂、抗抑郁药以及含钙/铝的抑酸剂等使肠肌松弛引起便秘。

【发生机制】

食物在消化道经消化吸收后,剩余的食糜残渣从小肠输送至结肠,在结肠内再将大部分的水分和电解质吸收形成粪团,最后输送至乙状结肠及直肠将粪便排出体外。正常排便需具备以下条件:①粪团在直肠内膨胀所致的机械性刺激,引起便意及排便反射和随后一系列肌肉活动;②直肠平滑肌的推动性收缩;③肛门内、外括约肌的松弛;④腹肌与膈肌收缩使腹压增高,最后将粪便排出体外。若上述的任何一环节存在缺陷即可导致便秘。

便秘发生机制中,常见的因素有:①摄入食物过少特别是纤维素和水分摄入不足,致肠内的食糜和粪团的量不足以刺激肠道的正常蠕动;②各种原因引起的肠道内肌肉张力减低和蠕动减弱;③肠蠕动受阻碍致肠内容物滞留而不能下排,如肠梗阻;④排便过程的神经及肌肉活动障碍,如排便反射减弱或消失、肛门括约肌痉挛、腹肌及膈肌收缩力减弱等。

【临床表现】

健康人排便次数多为 1~2 次/d 或 1 次/1~2d,粪便多为成形或为软便;少数健康人的排便次数可达 3 次/d 或 1 次/3d,粪便可半成形或呈腊肠样硬便。故不能以每日排便 1 次作为正常排便的标准。

1. 便秘的主要症状 排便困难、次数减少、粪便干硬量少、排便不尽感及排便不畅是便秘的主要症状。

2.急性便秘 患者多有原发病的表现如恶心、呕吐、腹胀、腹绞痛等,多见于各种原因的肠梗阻;慢性便秘多无特殊表现,部分患者诉口苦、食欲减退、腹胀、下腹不适或有头晕、头痛、疲乏等神经功能症状,但一般不重;慢性习惯性便秘多发生于中老年人,尤其是经产女性,可能与肠肌、腹肌和盆底肌的张力降低有关。

3.其他 便秘患者排便时可有左腹部或下腹痉挛性疼痛与下坠感,常可在左下腹触及痉挛的乙状结肠;排便困难严重者可因痔加重及肛裂而有大便带血或便血,患者亦可因此而紧张、焦虑。结肠肿瘤、肠结核及克罗恩病患者可在腹部触及包块;肠结核、溃疡性结肠炎、肠易激综合征患者常有便秘与腹泻交替出现;结肠癌或直肠癌所致便秘,患者多伴有消瘦、贫血或粪便变细;长期便秘因毒素吸收可引起头痛、头晕、食欲减退等。

【伴随症状】

1.便秘伴呕吐、腹胀、肠绞痛等 可能为各种原因引起的肠梗阻。

2.便秘伴腹部包块者 应注意结肠肿瘤(注意勿将左下腹痉挛的乙状结肠或其内之粪便块误认为肿瘤)、肠结核及克罗恩病。

3.便秘与腹泻交替者 应注意肠结核、溃疡性结肠炎、肠易激综合征。

4.便秘伴生活环境改变、精神紧张 出现便秘多为功能性便秘。

问诊要点

1.询问起病情况和患病时间 起病的急缓,患病具体时间。

2.询问主要症状特点 粪便的性状、排便频度、排便量、排便是否费力等。

3.询问病因和诱因 便秘诱发、加重因素或缓解因素,如进食量少、精神紧张及工作压力大等。

4.询问伴随症状 是否腹痛、腹胀、发热、消瘦等。

5.询问诊疗经过 是否做过粪便常规、肠镜、腹部超声及肝肾功能等检查,结果如何。是否使用过泻药,药物种类、剂量、疗效等。

6.询问相关病史 有无代谢病、内分泌病、慢性铅中毒等;是否有腹部、盆腔手术史;有无服用引起便秘的药物史,注意询问年龄、职业、生活习惯、食物是否含足量纤维素等。

临床实践

执助考点

练习题

(刘惠莲)

第十四节 黄 疸

黄疸(jaundice)是由血清中胆红素浓度增高,超过 34.2μmol/L 时引起皮肤、黏膜、巩膜及体液黄染的现象。血清中胆红素在 17.1~34.2μmol/L 时,临床不易察觉,称为隐性黄疸。

【分类】

按病因学分为溶血性黄疸、肝细胞性黄疸、胆汁淤积性黄疸、先天性非溶血性黄疸,前三类最为多见,第四类较罕见;按胆红素性质分可以分为以非结合胆红素(UCB)增高为主的黄疸、以结合胆红素（CB）增高为主的黄疸。

【胆红素的正常代谢】

正常情况下，胆红素进入和离开血液循环保持动态平衡，故血中胆红素浓度保持相对稳定。

1. 胆红素的来源　体内的胆红素主要来源于血红蛋白，占总胆红素来源的80%~85%。血液循环中衰老的红细胞经单核巨噬细胞系统破坏、分解，产生游离胆红素或称非结合胆红素（unconjugated bilirubin，UCB）；另外还有少量胆红素来源于骨髓的幼稚红细胞的血红蛋白和肝内含有亚铁血红素的蛋白质，占 15%~20%。

2. 胆红素的运输与摄取　非结合胆红素与血清白蛋白结合而输送，不溶于水，不能从肾小球滤出，故尿液中不出现非结合胆红素。与血清白蛋白结合的非结合胆红素经血液循环运输至肝脏时，与白蛋白分离后被肝细胞摄取，在肝细胞内经葡萄糖醛酸转移酶的催化作用与葡萄糖醛酸结合，形成结合胆红素（conjugated bilirubin，CB）。

教学课件

思维导图

3. 胆红素的排泄　结合胆红素从肝细胞经胆管排入肠道后，经肠道细菌酶的分解与还原作用，形成尿胆原，尿胆原大部分从粪便排出，称粪胆素；小部分被肠道重吸收，经肝门静脉回到肝脏内，其中的大部分再转化为结合胆红素，又随胆汁排入肠道，形成"胆红素的肠肝循环"。小部分的尿胆原经体循环由肾脏排出体外（图1-0-7）。

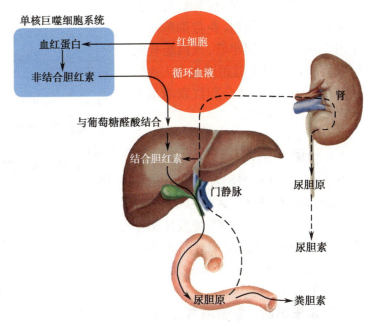

图 1-0-7　胆红素正常代谢示意图

【病因及发生机制】

（一）溶血性黄疸

1. 病因　凡能引起溶血的疾病都可产生溶血性黄疸。①先天性溶血性贫血：如地中海贫血、遗传性球形红细胞增多症等；②后天性获得性溶血性贫血：如自身免疫性溶血性贫血，异型输血后的溶血，阵发性睡眠性血红蛋白尿，新生儿溶血及葡萄糖-6-磷酸脱氢酶缺乏症（俗称"蚕豆病"），伯氨喹、蛇毒、毒蕈等引起的溶血。

2. 发生机制　红细胞被大量破坏后，形成大量的非结合胆红素，超过了肝细胞的摄取、结合与排泌能力。另外，由溶血引起的贫血、缺氧和红细胞破坏产物的毒性作用，降低了肝细胞对胆红素的代谢能力，使非结合胆红素在血中潴留，超过正常水平而出现黄疸（图1-0-8）。

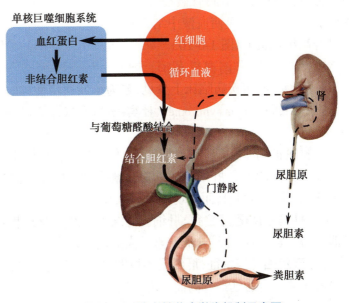

图 1-0-8　溶血性黄疸发生机制示意图

（二）肝细胞性黄疸

1. 病因 各种使肝细胞广泛损害的疾病均可发生黄疸，见于各种原因所致的肝细胞严重损害的疾病，如病毒性肝炎、肝硬化、中毒性肝炎、钩端螺旋体病、败血症等。

2. 发生机制 肝细胞的损伤使肝细胞对胆红素的摄取、结合功能降低，导致血中的非结合胆红素增加。而未受损的肝细胞仍可将部分非结合胆红素转变为结合胆红素。部分结合胆红素仍经毛细胆管从胆道排泄，另一部分则由肿胀的肝细胞、炎症细胞浸润压迫毛细胆管和胆小管，或因胆栓的阻塞使胆汁排泄受阻而反流进入血液循环中，导致血中结合胆红素增加而出现黄疸（图 1-0-9）。

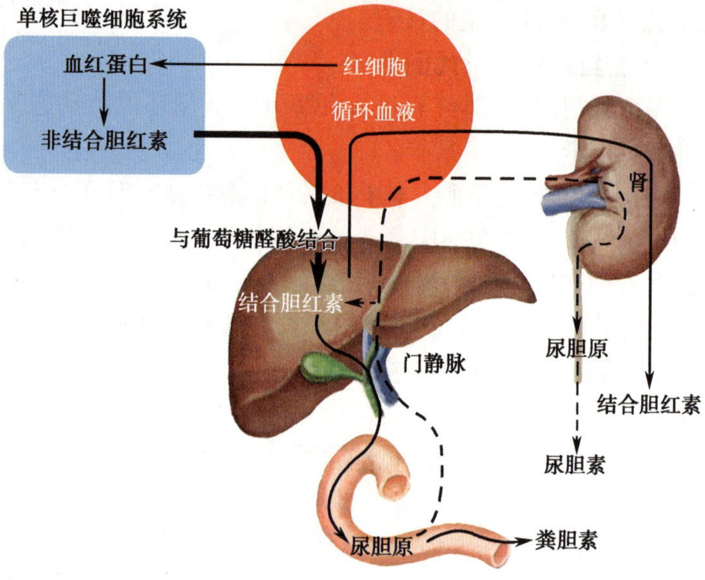

（三）胆汁淤积性黄疸

1. 病因 胆汁淤积可分为肝内型或肝外型：①肝内型胆汁淤积见于肝内泥沙样结石、瘤栓、寄生虫病、病毒性肝炎、药物性胆汁淤积、原发性胆汁性肝硬化等；②肝外型胆汁淤积多由胆总管结石、狭窄、炎性水肿、肿瘤及蛔虫等阻塞所引起。

2. 发生机制 胆道阻塞，使阻塞上方的胆管内压力升高、胆管扩张，最后导致小胆管与毛细胆管破裂，胆汁中的胆红素反流入血使血液中结合胆红素升高出现黄疸（图 1-0-10）。

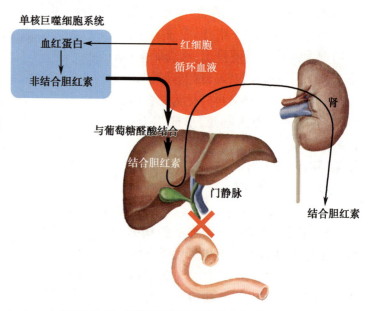

图 1-0-9　肝细胞性黄疸发生机制示意图

图 1-0-10　胆汁淤积性黄疸发生机制示意图

（四）先天性非溶血性黄疸

1. 病因 本组疾病临床上少见，多为家族遗传性：如吉尔伯特综合征（Gilbert syndrome）、克-纳综合征（Crigler-Najjar syndrome）、杜宾-约翰逊综合征（Dubin-Johnson syndrome）、罗托综合征（Rotor syndrome）。

2. 发生机制 由肝细胞对胆红素的摄取、结合和排泄有障碍或肝细胞内酶缺陷所致的黄疸。

（1）克-纳综合征：肝细胞缺乏葡萄糖醛酸转移酶，使非结合胆红素不能形成结合胆红素而致血液中非结合胆红素升高而出现黄疸。

（2）杜宾-约翰逊综合征：肝细胞对结合胆红素及某些阴离子（如靛蓝、X 线造影剂）向毛细胆管排泄障碍，致血液中非结合胆红素升高而出现黄疸。

（3）吉尔伯特综合征：肝细胞摄取非结合胆红素功能障碍及微粒体内葡萄糖醛酸转移酶不足，使血液中非结合胆红素升高而出现黄疸。

（4）罗托综合征：肝细胞对摄取非结合胆红素和排泄结合胆红素存在先天性障碍，致血液中胆红素升高而出现黄疸。

【临床表现】

1. **溶血性黄疸** 一般黄疸较轻,皮肤呈浅柠檬色,不伴皮肤瘙痒。溶血发生的急缓不同而临床表现各有特点:急性溶血时可有发热、寒战、头痛、呕吐及腰痛,并有不同程度的贫血和血红蛋白尿(呈酱油色或浓茶色),严重者可有急性肾衰竭;慢性溶血多为先天性,症状轻微,多为轻度或间接性黄疸,可有贫血、脾大等。

2. **肝细胞性黄疸** 皮肤、黏膜浅黄至深金黄色,伴有轻度皮肤瘙痒,肝细胞损害的程度不同而临床表现各异,如疲乏、食欲减退、肝区不适等,严重者可有出血倾向。

3. **胆汁淤积性黄疸** 黄疸多较重,皮肤呈暗黄色,完全阻塞者呈黄绿色;有皮肤瘙痒及心动过缓;尿色深,粪便颜色变浅或呈白陶土色;因脂溶性维生素 K 缺乏,常有出血倾向。

4. **先天性非溶血性黄疸**

(1)**克-纳综合征**:由于血中非结合胆红素甚高,故可产生核黄疸(nuclear jaundice),见于新生儿,预后极差。

(2)**吉尔伯特综合征**:一般黄疸较轻,呈波动性,肝功能检查正常。

【伴随症状】

1. **黄疸伴发热** 见于急性胆管炎、肝脓肿、钩端螺旋体病、败血症、疟疾、急性溶血、大叶性肺炎等。急性溶血可先有发热而后出现黄疸。

2. **黄疸伴上腹剧烈疼痛** 可见于胆道结石、肝脓肿或胆道蛔虫病;右上腹剧痛、寒战高热和黄疸为沙尔科三联征(Charcot triad),提示急性化脓性胆管炎;持续性右上腹钝痛或胀痛者见于病毒性肝炎、肝脓肿或原发性肝癌。

3. **黄疸伴肝大** 若轻度至中度肝大、质地软或中等硬度且表面光滑者,见于病毒性肝炎、急性胆道感染或胆道阻塞;明显肝大、质地坚硬、表面凹凸不平有结节者见于原发性或继发性肝癌;肝大不明显而质地较硬边缘不整、表面有小结节者见于肝硬化。

4. **黄疸伴胆囊肿大** 提示胆总管梗阻,见于胰头癌、壶腹癌、胆总管癌等。

5. **黄疸伴脾大** 可见于病毒性肝炎、钩端螺旋体病、败血症、疟疾、肝硬化、各种原因引起的溶血性贫血及淋巴瘤等。

6. **黄疸伴有腹腔积液** 见于重症肝炎、肝硬化失代偿期、肝癌等。

问诊要点

1. **询问起病情况和患病时间** 起病的急缓,患病具体时间。

2. **询问主要症状特点** 黄疸持续时间与波动情况,皮肤色泽的深浅、巩膜黄染情况及尿粪颜色等。

3. **询问病因和诱因** 黄疸诱发、加重因素,如进食蚕豆、工作压力大等。

4. **询问伴随症状** 是否伴腹痛、腹胀、发热、消瘦、皮肤瘙痒等。

5. **询问诊疗经过** 是否做过腹部超声及肝肾功能等检查,结果如何。是否使用过药物,药物种类、剂量、疗效等。

6. **询问相关病史** 有无与肝炎患者密切接触史或近期血制品输注史;有无长期大量酗酒、外出旅游、长期用药或反复接触某些化学毒物等情况;有无家族遗传黄疸。是否进食过多胡萝卜、橘子、南瓜等食物或长期服用米帕林、呋喃类药物。

临床实践

执助考点

练习题

（刘惠莲）

第十五节　血　尿

尿液中有较多红细胞时称为血尿（hematuria），包括镜下血尿和肉眼血尿。前者是指尿色正常，须经显微镜检查才能确定，通常离心沉淀后的尿液镜检每高倍视野有红细胞 3 个以上。后者是指尿呈洗肉水色或血色，肉眼即可见的血尿。

教学课件

【病因】

血尿是泌尿系统疾病最常见的症状之一。98% 的血尿是由泌尿系统疾病引起，2% 的血尿由全身性疾病或泌尿系统邻近器官病变所致。

思维导图

1. 泌尿系统疾病　肾小球疾病如肾小球肾炎、IgA 肾病、遗传性肾炎和薄基底膜肾病，各种间质性肾炎，泌尿系结石、结核、肿瘤或一般细菌感染，泌尿系损伤如外伤或手术器械损伤，泌尿系畸形如多囊肾及血管异常、尿路憩室和息肉等。

2. 全身性疾病　①感染性疾病如败血症、流行性出血热、猩红热、钩端螺旋体病、丝虫病等；②血液病如白血病、再生障碍性贫血、血小板减少性紫癜、过敏性紫癜和血友病；③免疫和自身免疫性疾病引起肾损害时如系统性红斑狼疮、结节性多动脉炎、皮肌炎、类风湿关节炎、系统性硬化症等；④心血管疾病如亚急性感染性心内膜炎、急进型高血压、慢性心力衰竭、肾动脉栓塞和肾静脉血栓形成等。

3. 尿路邻近器官疾病　如急慢性前列腺炎、精囊腺炎、急性盆腔炎或脓肿、宫颈癌、输卵管炎、阴道炎、急性阑尾炎、直肠和结肠癌等。

4. 化学品或药品对尿路的损害　如磺胺药，吲哚美辛，甘露醇，汞、铅、镉等重金属对肾小管的损害；环磷酰胺引起的出血性膀胱炎；抗凝血药如肝素过量也可出现血尿。

5. 功能性血尿　平时运动量小的健康人，突然加大运动量可出现运动性血尿。

【发病机制】

血尿的发生机制主要有以下几种。

1. 免疫异常　在一些致病因素作用下机体产生自身免疫反应，破坏了肾小球基底膜的功能，使红细胞进入尿液形成血尿。

2. 感染引起的炎症反应　泌尿系统感染，主要是尿路感染，使尿路的黏膜出现炎症反应，导致水肿、淤血、小血管破坏而出现血尿。

3. 泌尿系统组织破坏　泌尿系统肿瘤、结石和外伤使泌尿系统组织受到破坏侵蚀而出现血尿。

4. 运动损伤　运动使肾脏过度移动、挤压、缺血、血管牵扯或扭曲等出现血尿。

5. 其他　中毒、过敏、肾血管畸形等很多原因都可使肾实质缺血坏死出现血尿。

【临床表现】

1. 尿颜色的改变　血尿主要的临床表现是尿颜色的改变。镜下血尿者尿颜色正常。肉眼血尿则根据出血量多少而尿呈不同颜色。尿呈淡红色像洗肉水样，提示每升尿含血量超过 1ml；出血严重时尿可呈血液状；当肾脏出血时，尿与血混合均匀，尿呈暗红色；膀胱或前列腺出血尿色鲜红，有时有血凝块。但红色尿不一定是血尿，需仔细辨别。如尿呈暗红色或酱油色，不混浊、无沉淀，镜检无或仅有少量红细胞,见于血红蛋白尿;棕红色或葡萄酒色,不混浊,镜检无红细胞见于卟啉尿;服用某些药物如大黄、利福平、氨基比林,或进食某些红色蔬菜也可排红色尿,但镜检无红细胞。

2. 分段尿异常 将全程尿分段观察颜色,如尿三杯试验,用 3 个清洁玻璃杯分别留起始段、中段和终末段尿观察,如起始段血尿提示病变在尿道;终末段血尿提示病变在膀胱颈部、三角区或后尿道的前列腺和精囊腺;三段尿均呈红色即全程血尿提示血尿来源于肾脏或输尿管。

3. 镜下血尿 尿颜色正常,但显微镜检查可确定血尿,并可判断是肾性或肾后性血尿。如镜下红细胞大小不一形态多样,为肾小球性血尿,见于肾小球肾炎,因红细胞从肾小球基底膜漏出,通过不同渗透梯度的肾小管时,受其理化作用而使红细胞膜受损,血红蛋白溢出变形;如镜下红细胞形态单一,与外周血近似,为均一型血尿,提示其来源于肾后,见于肾盂肾盏、输尿管、膀胱和前列腺病变。

4. 症状性血尿 血尿同时伴有全身或局部症状,但以泌尿系统症状为主。如伴有肾区钝痛或绞痛提示病变在肾脏。膀胱和尿道病变则常有尿频、尿急和排尿困难。

5. 无症状性血尿 部分血尿患者既无泌尿系统症状也无全身症状,见于某些疾病的早期,如肾结核、肾癌或膀胱癌早期。

【伴随症状】

1. **血尿伴肾绞痛** 见于肾或输尿管结石。

2. **血尿伴尿流中断或排尿困难** 见于膀胱和尿道结石。

3. **血尿伴尿频、尿急、尿痛** 见于膀胱炎、尿道炎,而同时伴有腰痛、高热畏寒常为肾盂肾炎。

4. **血尿伴水肿、高血压、蛋白尿** 见于肾小球肾炎。

5. **血尿伴肾肿块** 单侧可见于肿瘤、肾积水和肾囊肿;双侧肿大见于先天性多囊肾;触及移动性肾脏见于肾下垂或游走肾。

6. **血尿伴皮肤黏膜及其他部位出血** 见于血液病和某些感染性疾病。

7. **血尿合并乳糜尿** 见于丝虫病。

问诊要点

1. **询问起病情况和患病时间** 何时出现肉眼血尿,是否为女性的月经期间,以排除假性血尿。

2. **询问主要症状特点** 血尿的颜色特点,血尿出现在尿程的哪一段,是否全程血尿,有无血块。

3. **询问病因和诱因** 是否有泌尿系统疾病、血液病或免疫性疾病,是否服用了对肾小管有损害的药物,是否剧烈运动等,尿的颜色如为红色应进一步了解是否进食引起红色尿的药物或食物。

4. **询问伴随症状** 是否伴有全身或泌尿系统症状,是否伴有其他部位出血。

5. **询问诊疗经过** 是否到医院就诊,做过哪些检查,结果如何。治疗用药情况,效果如何。

6. **询问相关病史** 既往是否有高血压和肾炎病史,是否有腰腹部新近外伤或泌尿道器械检查史,家族中有无耳聋和肾炎史。

临床实践

ER 1-0-74

执助考点

练习题

(吴晓华)

第十六节 尿频、尿急、尿痛

尿频（frequent micturition）是指单位时间内排尿次数增多。正常成人日间排尿4~6次，夜间0~2次。尿急（urgent micturition）是指患者一有尿意即迫不及待需要排尿，难以控制。尿痛（dysuria）是指患者排尿时感觉耻骨上区、会阴部和尿道内疼痛或烧灼感。尿频、尿急和尿痛合称为膀胱刺激征。

教学课件

思维导图

【发病机制】

1. **感染** 感染性炎症刺激膀胱和尿道引起尿频、尿急和尿痛。

2. **肿瘤** 膀胱、尿道及其邻近器官的肿瘤，可通过压迫膀胱致膀胱容量减少，或侵袭刺激膀胱、尿道，或继发感染导致尿频、尿急和尿痛，时常伴有排尿困难。

3. **结石或其他刺激** 膀胱或尿道结石刺激、放射等慢性损伤、尿道肉阜、憩室膀胱、尿道内异物刺激等可导致尿频、尿急和尿痛。

4. **化学刺激** 如脱水时尿液高度浓缩，高酸性尿刺激膀胱和尿道；某些药物刺激等。

5. **神经源性膀胱** 是指由神经系统疾病导致膀胱排空或贮存功能紊乱而导致排尿异常。

6. **多尿导致的尿频** 大量饮水、使用利尿剂或有利尿作用的药物、肾脏疾病或内分泌代谢疾病引起的多尿等，临床出现尿频，但常不伴有尿痛、尿急症状。

7. **精神因素** 精神紧张、焦虑和恐惧时出现症状。

【病因与临床表现】

1. **尿频**

（1）生理性尿频：因饮水过多、精神紧张或气候寒冷时排尿次数增多，属正常现象。特点是每次尿量不少，无伴随症状。

（2）病理性尿频：常见于以下几种情况。①多尿性尿频：排尿次数增多且每次尿量不少，全日总尿量增多。其常见于糖尿病、尿崩症、精神性多饮和急性肾衰竭的多尿期。②炎症性尿频：尿频而每次尿量少，多伴有尿急和尿痛，尿液镜检可见炎症细胞。其常见于膀胱炎、尿道炎、前列腺炎和尿道旁腺炎等。③神经性尿频：尿频而每次尿量少，不伴尿急尿痛，尿液镜检无炎症细胞。其常见于中枢及周围神经病变如癔症、神经源性膀胱。④膀胱容量减少性尿频：表现为持续性尿频，药物治疗症状难以缓解，每次尿量少。其常见于膀胱占位性病变、妊娠子宫增大或卵巢囊肿等压迫膀胱，膀胱结核引起膀胱纤维性缩窄。⑤尿道口周围病变：尿道口息肉、处女膜伞和尿道旁腺囊肿等刺激尿道口引起尿频。

2. **尿急** 常见于下列情况。

（1）炎症：急性膀胱炎、尿道炎，特别是膀胱三角区和后尿道炎症，尿急症状特别明显。急性前列腺炎常有尿急，慢性前列腺炎因伴有腺体增生肥大，故有排尿困难、尿线细和尿流中断。

（2）结石和异物：膀胱和尿道结石或异物刺激黏膜产生尿频。

（3）肿瘤：膀胱癌和前列腺癌。

（4）神经源性：精神因素和神经源性膀胱。

（5）尿液浓缩：高温环境下尿液高度浓缩，酸性高的尿可刺激膀胱或尿道黏膜产生尿急。

3. **尿痛** 引起尿急的病因几乎都可以引起尿痛。疼痛部位多在耻骨上区、会阴部和尿道内，尿痛性质可为灼痛或刺痛。尿道炎多在排尿开始时出现疼痛，后尿道炎、膀胱炎和前列腺炎常出现终末性尿痛。

【伴随症状】

1. **尿频伴有尿急、尿痛** 见于膀胱炎和尿道炎；膀胱刺激征存在但不剧烈而伴有双侧腰痛见于肾盂肾炎;伴会阴部、腹股沟和睾丸胀痛见于急性前列腺炎。

2. 尿频、尿急伴有血尿、午后低热、乏力盗汗 见于膀胱结核。

3. 尿频不伴尿急和尿痛,但伴有多饮、多尿、口渴 见于精神性多饮、糖尿病和尿崩症。

4. 尿频、尿急伴无痛性血尿 见于膀胱癌。

5. 老年男性尿频伴有尿线细、进行性排尿困难 见于前列腺增生。

6. 尿频、尿急、尿痛伴有尿流突然中断 见于膀胱结石堵住开口或后尿道结石嵌顿。

问诊要点

1. 询问起病情况和患病时间 尿频、尿急、尿痛发生的时间。

2. 询问主要症状特点 了解尿频程度,如每小时或每日排尿次数,每次排尿间隔时间和每次排尿量。尿频是否伴有尿急和尿痛,三者皆有多为炎症,单纯尿频应逐一分析其病因。尿痛的部位、性质、时间和放射部位,排尿时耻骨上区痛多为膀胱炎,排尿完毕时尿道内或尿道口痛多为尿道炎。

3. 询问病因和诱因 出现尿急、尿频、尿痛前是否有明显原因或诱因,如劳累、受凉或月经期或接受导尿、尿路器械检查或流产术;有无尿路感染的反复发作史,发作间隔多长;对疑有性传播性疾病所致下尿路感染者,应当询问患者本人或其配偶有无不洁性交史。

4. 询问伴随症状 是否伴有发热、畏寒、腹痛、腰痛、乏力、盗汗等症状,如有以上症状应进一步做相应检查以排除相关疾病。

5. 询问诊疗经过 是否到医院就诊,做过哪些检查,结果如何。治疗用药情况,效果如何。

6. 询问相关病史 有无慢性病史,如结核病、糖尿病、肾炎和尿路结石等,这些疾病本身可以出现尿路刺激症状,也是尿路感染的易发和难以治愈的因素。

临床实践

执助考点

练习题

(吴晓华)

第十七节　眩　晕

眩晕(vertigo)是患者感到自身或周围环境物体旋转或摇动的一种主观感觉障碍,常伴有客观的平衡障碍,一般无意识障碍等。其主要由迷路、前庭神经、脑干及小脑病变引起,亦可由其他系统或全身性疾病引起。

教学课件

【发生机制】

眩晕发生机制有多种因素,可因病因不同而异。

1. 梅尼埃病(Meniere disease) 可能是由内耳的淋巴代谢失调、淋巴分泌过多或吸收障碍而引起内耳膜迷路积水,亦有人认为是变态反应、维生素 B 族缺乏等因素所致。

2. 迷路炎 常由中耳病变(胆脂瘤、炎症性肉芽组织等)直接破坏迷路的骨壁引起,少数是炎症经血行播散或淋巴扩散所致。

思维导图

3. **药物中毒性眩晕**　是由对药物敏感、内耳前庭或耳蜗受损所致。

4. **晕动病**　当乘坐车、船或飞机时，内耳迷路受到机械性刺激引起前庭功能紊乱所致。

5. **椎基底动脉供血不足（后循环缺血）**　可由动脉管腔变窄、内膜炎症、椎动脉受压或动脉舒缩功能障碍等因素所致。

【病因与临床表现】

1. **周围性眩晕（耳性眩晕）**　指内耳前庭至前庭神经颅外段之间的病变所引起的眩晕。

（1）梅尼埃病：以发作性眩晕伴耳鸣、听力减退及眼球震颤为主要特点，严重时可伴有恶心、呕吐、面色苍白和出汗，发作多短暂，少有超过2周，具有易复发的特点。

（2）迷路炎：多由中耳炎并发，症状同上，检查发现鼓膜穿孔有助于诊断。

（3）内耳药物中毒：常由链霉素、庆大霉素或其同类药物中毒性损害所致。其多为渐进性眩晕伴耳鸣、听力减退，常先有口周及四肢发麻等。水杨酸制剂、奎宁、某些镇静催眠药（氯丙嗪、哌替啶等）亦可引起眩晕。

（4）前庭神经元炎：多在发热或上呼吸道感染后突然出现眩晕，伴恶心、呕吐，一般无耳鸣及听力减退。持续时间较长，可达6周，痊愈后很少复发。

（5）位置性眩晕：患者头部处在一定位置时出现眩晕和眼球震颤，多数不伴耳鸣及听力减退。可见于迷路和中枢病变。

（6）晕动病：见于晕船、晕车等，常伴恶心、呕吐、面色苍白、出冷汗等。

2. **中枢性眩晕（脑性眩晕）**　指前庭神经颅内段、前庭神经核及其纤维联系、小脑、大脑等处的病变所引起的眩晕。

（1）颅内血管性疾病：如椎基底动脉供血不足、锁骨下动脉盗血综合征、延髓背外侧综合征、脑动脉粥样硬化、高血压脑病和小脑出血。

（2）颅内占位性病变：如听神经瘤、小脑肿瘤、第四脑室肿瘤和其他部位肿瘤。

（3）颅内感染性疾病：如颅后窝蛛网膜炎、小脑脓肿。

（4）颅内脱髓鞘疾病及变性疾病：如多发性硬化、延髓空洞症。

（5）癫痫。

以上疾病可有不同程度眩晕和原发病的其他表现。

3. **其他原因的眩晕**　以下病症可有不同程度眩晕，但常无真正旋转感，一般不伴听力减退、眼球震颤，少有耳鸣，可有原发病的其他表现。

（1）心血管疾病：低血压、高血压、阵发性心动过速、房室传导阻滞等。

（2）血液病：各种原因所致贫血、出血等。

（3）中毒性：急性发热性疾病、尿毒症、严重肝病、糖尿病等。

（4）眼源性：眼肌麻痹，屈光不正。

（5）头部或颈椎损伤后。

（6）神经症。

【伴随症状】

1. **眩晕伴耳鸣、听力下降**　见于前庭器官疾病、第八脑神经病及肿瘤。

2. **眩晕伴恶心、呕吐**　见于梅尼埃病、晕动病。

3. **眩晕伴共济失调**　见于小脑、颅后窝或脑干病变。

4. **眩晕伴眼球震颤**　见于脑干病变、梅尼埃病。

1. **询问起病情况和患病时间** 眩晕发作的时间,多在什么情况下发生,是否与转颈、仰头、起卧、翻身有固定的关系。

2. **询问主要症状特点** 有无周围物体旋转或自身旋转的感觉,有无发热、耳鸣、听力减退、恶心、呕吐、出汗、口周及四肢麻木、视力改变、平衡失调等相关症状,有无复发性特点。

3. **询问病因和诱因** 发病的原因,有无诱发因素。

4. **询问伴随症状** 眩晕发作时有无耳鸣,是一侧还是双侧;有无恶心、呕吐。

5. **询问诊疗经过** 是否到医院就诊,做过哪些检查,结果如何。治疗用药情况,效果如何。

6. **询问相关病史** 既往有无类似的发作;有无急性感染、中耳炎、颅脑疾病及外伤、心血管疾病、严重肝肾疾病、糖尿病等病史;有无晕车、晕船及服药史。

临床实践

执助考点

练习题

（吴晓华）

第十八节　晕　厥

晕厥(syncope)亦称为昏厥,是由一过性、广泛性脑供血不足所致的短暂意识丧失状态。发作时患者因肌张力消失不能保持正常姿势而倒地,一般为突然发作,迅速恢复,很少有后遗症。

教学课件

ER 1-0-87

思维导图

【病因】

晕厥主要有以下四类。

1. **血管舒缩障碍** 见于单纯性晕厥、直立性低血压、颈动脉窦综合征、排尿性晕厥、咳嗽性晕厥及疼痛性晕厥等。

2. **心源性晕厥** 见于严重心律失常、心脏排血受阻及心肌缺血性疾病等,如阵发性心动过速、阵发性房颤、病态窦房结综合征、高度房室传导阻滞、主动脉瓣狭窄、先天性心脏病某些类型、心绞痛与急性心肌梗死、原发性肥厚型心肌病等,最严重的为阿-斯综合征(Adams-Stokes syndrome)。

3. **脑源性晕厥** 见于脑动脉粥样硬化、短暂性脑缺血发作、偏头痛、无脉症、慢性铅中毒性脑病等。

4. **血液成分异常** 见于低血糖、通气过度综合征、重度贫血及高原晕厥等。

【发生机制和临床表现】

1. 血管舒缩障碍

(1)**单纯性晕厥(血管抑制性晕厥)**:多见于青年或者体质娇弱的女性,发作常有明显诱因(如疼痛、情绪紧张、恐惧、轻微出血、各种穿刺及小手术等),在天气闷热、空气污浊、疲劳、空腹、失眠及妊娠等情况下更易发生。晕厥前常有头晕、眩晕、恶心、上腹不适、面色苍白、肢体发软、坐立不安和焦虑等,持续数分钟继而突然意识丧失,常伴有血压下降、脉搏微弱,持续数秒或数分钟后可自然苏醒,无后遗症。发生机制是各种刺激通过迷走神经反射,引起短暂的血管床扩张,回心血量减少、心输出量减少、血压下降导致脑供血不足。

（2）**直立性低血压**：在体位骤变时，主要由卧位或蹲位突然站起时发生晕厥。可见于：①某些长期站立于固定位置及长期卧床者；②服用某些药物，如氯丙嗪、胍乙啶、亚硝酸盐类等或交感神经切除术后患者；③某些全身性疾病，如脊髓空洞症、多发性神经根炎、脑动脉粥样硬化、急性传染病恢复期、慢性营养不良等。发生机制可能是下肢静脉张力低，血液蓄积于下肢（体位性）、周围血管扩张淤血（服用亚硝酸盐药物）或血液循环反射调节障碍等因素，使回心血量减少、心输出量减少、血压下降导致脑供血不足。

（3）**颈动脉窦综合征**：颈动脉窦附近病变，如局部动脉硬化、动脉炎、颈动脉窦周围淋巴结炎或淋巴结肿大、肿瘤以及瘢痕压迫或颈动脉窦受刺激，致迷走神经兴奋，心率减慢、心输出量减少、血压下降导致脑供血不足。可表现为发作性晕厥或伴有抽搐。常见的诱因有用手压迫颈动脉窦、突然转头、衣领过紧等。

（4）**排尿性晕厥**：多见于青年男性，在排尿中或排尿结束时发作，持续 1~2 分钟，自行苏醒，无后遗症。发生机制可能为综合性的，包括自身自主神经不稳定，体位骤变（夜间起床），排尿时屏气动作或迷走神经反射，致心输出量减少、血压下降、脑缺血。

（5）**咳嗽性晕厥**：见于慢性肺部疾病者剧烈咳嗽后。发生机制可能是剧咳时胸腔内压力增加，静脉血回流受阻，心输出量降低、血压下降导致脑缺血；亦有认为剧烈咳嗽时脑脊液压力迅速升高、对大脑产生震荡作用。

（6）**其他因素**：如剧烈疼痛、下腔静脉综合征（晚期妊娠和腹腔巨大肿物压迫）、食管与纵隔疾病、胸腔疾病、胆绞痛、支气管镜检时，由于血管舒缩功能障碍或迷走神经兴奋，晕厥发作。

2. **心源性晕厥**　心脏病患者因心输出量突然减少或心脏停搏，导致脑组织缺氧而发生晕厥。最严重的为阿-斯综合征，主要表现为心搏停止 5~10s 出现晕厥，停搏 15s 以上可出现抽搐，常伴有大小便失禁。

3. **脑源性晕厥**　脑部血管或主要供应脑部血液的血管发生循环障碍，导致一时性广泛脑供血不足而出现晕厥。如脑动脉硬化引起血管腔变窄，高血压病引起脑动脉痉挛，偏头痛及颈椎病时基底动脉舒缩障碍，各种原因所致的脑动脉微栓塞、动脉炎病变等。其中短暂性脑缺血发作可表现为多种神经功能障碍症状，由于损害的血管不同其表现可多样化，如偏瘫、肢体麻木、语言障碍等。

4. **血液成分异常**

（1）**低血糖综合征**：由于血糖低而影响大脑的能量供应。表现为头晕、乏力、饥饿感、恶心、出汗、震颤、神志恍惚、晕厥，重者昏迷。

（2）**通气过度综合征**：由于情绪紧张或癔症发作，呼吸急促、换气过度，二氧化碳排出增加，导致呼吸性碱中毒、脑部毛细血管收缩、脑缺氧，表现为头晕、乏力、颜面四肢针刺感，可因伴血钙降低而发生手足抽搐。

（3）**重度贫血**：因血氧低下而在用力时发生晕厥。

（4）**高原晕厥**：由短暂缺氧引起。

【**伴随症状**】

1. **晕厥伴明显的自主神经功能障碍（如面色苍白、出冷汗、恶心、乏力等）**　多见于血管抑制性晕厥或低血糖性晕厥。

2. **晕厥伴面色苍白、发绀、呼吸困难**　见于急性左心衰竭。

3. **晕厥伴心率和心律明显改变**　见于心源性晕厥。

4. **晕厥伴抽搐**　见于中枢神经系统疾病、心源性晕厥。

5. **晕厥伴头痛、呕吐、视听障碍**　提示中枢神经系统疾病。

6. **晕厥伴发热、水肿、杵状指**　提示心肺疾病。

7.晕厥伴呼吸深快,手足发麻、抽搐　见于通气过度综合征、癔症等。

问诊要点

1. **询问起病情况和患病时间**　晕厥发生的年龄、性别;有无前驱期症状,发病前的体位及活动情况。

2. **询问主要症状特点**　晕厥发生速度、发作持续时间;晕厥发作时面色、血压、脉搏及呼吸情况,有无咬舌等;发作结束时有无后遗症状。

3. **询问病因和诱因**　晕厥发作的诱因、发作与体位关系、与咳嗽及排尿关系、与用药关系。

4. **询问伴随症状**　是否伴有发绀、呼吸困难、抽搐、头痛、呕吐、视听障碍等。

5. **询问诊疗经过**　是否到医院就诊,做过哪些检查,结果如何。治疗用药情况,效果如何。

6. **询问相关病史**　既往有无心、脑血管病史、神经病史、代谢性疾病史,有无相同发作史。家族中有无晕厥发作史。既往用药史。

临床实践

执助考点

练习题

(吴晓华)

第十九节　意识障碍

意识障碍(disturbance of consciousness)是指人对周围环境及自身状态的识别和觉察能力出现障碍。其多由高级神经中枢功能活动(意识、感觉和运动)受损引起,可表现为嗜睡、意识模糊、昏睡,严重者表现为昏迷。

教学课件

【病因】

意识障碍是中枢神经系统受损的结果,任何累及脑干或双侧大脑皮质的病损,均可能引起意识障碍。常见引起意识障碍的原因主要有以下几种。

1. **重症急性感染**　如败血症、肺炎、中毒性菌痢、伤寒、斑疹伤寒、恙虫病和颅脑感染(脑炎、脑膜脑炎、脑型疟疾)等。

2. **颅脑非感染性疾病**　①脑血管疾病:如脑缺血、脑出血、蛛网膜下腔出血、脑梗死、高血压脑病等;②脑占位性疾病:如脑肿瘤、脑脓肿;③颅脑损伤:如脑震荡、脑挫裂伤、外伤性颅内血肿、颅骨骨折等;④癫痫。

思维导图

3. **内分泌与代谢障碍**　如尿毒症、肝性脑病、肺性脑病、甲状腺危象、甲状腺功能减退、糖尿病性昏迷、低血糖、妊娠中毒症等。

4. **心血管疾病**　如重度休克、心律失常引起阿-斯综合征等。

5. **水、电解质平衡紊乱**　如稀释性低钠血症、低氯性碱中毒、高氯性酸中毒等。

6. **外源性中毒**　如催眠药、有机磷杀虫药、氰化物、一氧化碳、酒精和吗啡等中毒。

7. **物理性及缺氧性损害**　如高温中暑、日射病、触电、高山病等。

【发生机制】

脑组织缺血、缺氧、葡萄糖供给不足、酶代谢异常等因素可引起脑细胞代谢紊乱,导致网状结构功能损害和脑功能减退,即可产生意识障碍。意识有两个组成部分,即意识内容及其"开关"系统。意识内容即大脑皮质功能活动,包括记忆、思维、定向力和情感,还有通过视、听、语言和复杂运动等与外界保持紧密联系的能力。意识状态的正常取决于大脑半球功能的完整性。急性广泛性大脑半球损害或半球向下移位压迫丘脑或中脑时,可引起不同程度意识障碍。意识"开关"系统包括经典的感觉传导通路(特异性上行投射系统)及脑干网状结构(非特异性上行投射系统)。意识"开关"系统可激活大脑皮质并使之保持一定水平的兴奋性,使机体处于觉醒状态,从而在此基础上产生意识内容。意识"开关"系统不同部位与不同程度的损害,可发生不同程度的意识障碍。

【临床表现】

意识障碍可有下列不同程度的表现。

1. **嗜睡(somnolence)** 最轻的意识障碍,是一种病理性倦睡。患者陷入持续的睡眠状态,可被唤醒,并能正确回答和做出各种反应,但当刺激去除后很快又再入睡。

2. **意识模糊(confusion)** 意识水平轻度下降,较嗜睡为深的一种意识障碍。患者能保持简单的精神活动,但对时间、地点、人物的定向能力发生障碍。

3. **昏睡(stupor)** 接近于人事不省的意识状态。患者处于熟睡状态,不易唤醒。虽强烈刺激(如压迫眶上神经、摇动患者身体等)可被唤醒,但很快又再入睡。醒时答话含糊或答非所问。

4. **昏迷(coma)** 严重的意识障碍。表现为意识持续地中断或完全丧失。按其程度可分为三个阶段:①轻度昏迷:意识大部分丧失,无自主运动,对声、光刺激无反应,对疼痛刺激尚可出现痛苦表情或肢体退缩等防御反应。角膜反射、瞳孔对光反射、眼球运动、吞咽反射等可存在。②中度昏迷:对周围事物及各种刺激均无反应,对剧烈刺激可出现防御反射。角膜反射减弱,瞳孔对光反射迟钝,眼球无转动。③深度昏迷:全身肌肉松弛,对各种刺激均无反应,深、浅反射全部消失。

此外,还有一种以兴奋性增高为主的高级神经中枢急性活动失调状态,称为谵妄(delirium)。表现为意识模糊、定向力丧失、感觉错乱(幻觉、错觉)、躁动不安、言语杂乱。其可发生于急性感染的发热期间,也可见于某些药物中毒(如颠茄类药物中毒、急性酒精中毒)、代谢障碍(如肝性脑病)、循环障碍或中枢神经系统疾病等。病因不同可导致不同结果,有些患者可以康复,有些患者可发展为昏迷状态。

【伴随症状】

1. **意识障碍伴发热** 先发热后有意识障碍可见于重症感染性疾病;先意识障碍后发热,见于脑出血、蛛网膜下腔出血、巴比妥类药物中毒等。

2. **意识障碍伴呼吸缓慢** 为呼吸中枢受抑制的表现,可见于吗啡、巴比妥类、有机磷杀虫药等中毒,银环蛇咬伤等。

3. **意识障碍伴瞳孔散大** 见于颠茄类、酒精、氰化物等中毒以及癫痫、低血糖状态等。

4. **意识障碍伴瞳孔缩小** 见于吗啡类、巴比妥类、有机磷杀虫药等中毒。

5. **意识障碍伴心动过缓** 见于颅内高压症,房室传导阻滞以及吗啡类、毒蕈等中毒。

6. **意识障碍伴高血压** 见于高血压脑病、脑血管意外、肾炎尿毒症等。

7. **意识障碍伴低血压** 见于各种原因的休克。

8. **意识障碍伴皮肤黏膜改变** 出血点、瘀斑和紫癜等可见于严重感染和出血性疾病,口唇呈樱桃红色提示一氧化碳中毒。

9. **意识障碍伴脑膜刺激征** 见于脑膜炎、蛛网膜下腔出血等。

临床实践

执助考点

练习题

(吴晓华)

第二十节　情感症状

人类的精神活动是极其复杂、相互联系又相互制约的过程,是人的大脑功能的体现。异常的大脑结构和功能可能引起异常的精神活动与行为表现。引起大脑结构和功能异常的原因有多个方面:①器质性因素:包括脑部的疾病和脑以外的躯体疾病,前者如脑部的占位性病变、炎症、外伤、大脑退行性病变、脑血管疾病等,后者如躯体感染性疾病、内脏器官疾病、内分泌障碍、营养代谢性疾病等;②其他生物学因素:如遗传与环境因素、毒物或精神活性物质的使用等;③社会心理因素:如应激性生活事件、个性、父母的养育方式、社会经济状况、人际关系等。需要指出的是,目前临床上多数精神活动异常的确切病因和病理机制尚不清楚,难以用现有的实验室检查、器械检查发现其特异性的异常指标。

教学课件

思维导图

异常的精神活动通过人的外显行为如言语、书写、表情、动作行为等表现出来,被称为精神症状。判断某种精神活动属于正常范围还是病态,主要从以下三个方面对比分析:①纵向比较:与其过去的一贯表现相比是否有明显的精神状态的改变;②横向比较:与大多数正常人的精神状态比较,差别是否明显、持续时间是否超出了一般限度;③结合当事人的心理背景、当时的处境进行具体分析和判断。在观察精神症状时,不仅观察精神症状的存在与否,还要观察其严重程度、持续时间和发生的频率。精神症状一般不是随时随地地表现出来,因此需要多种途径仔细了解和观察、反复检查。

精神检查的方法主要是面谈和观察。通过面谈全面了解患者及患者所处的环境、患者病态的内心体验;同时观察患者的言谈、表情、动作行为等。精神检查是一门实践技能,需要在有经验的临床医师的督导之下反复练习提高。精神症状有多种,本节主要介绍抑郁和焦虑。

一、抑郁

【定义】

抑郁(depression)是以显著而持久的情绪低落为主要特征的综合征。其核心症状包括情绪低落、兴趣缺乏、快感缺失,可伴有躯体症状、自杀观念或行为等。抑郁可见于多种精神疾病,如心境障碍的抑郁发作、环性心境障碍、恶劣心境等,也可继发于躯体疾病、脑器质性疾病、使用某些药物或精神活性物质,以及某些社会心理因素如失恋、亲人离世等。

美国对忧郁和焦虑的共病调查研究结果显示,51.2%的抑郁障碍患者合并焦虑障碍。抑郁和焦虑被认为是情绪障碍的两个不同方面的症状,不同阶段的症状比例不同。在抑郁焦虑相关性研究中发现,内科患者焦虑与抑郁的出现有明显的相关性,焦虑者中84%伴有抑郁,抑郁者中79%伴有焦虑。

【病因与发生机制】

1. 生物因素 抑郁的病因及发生机制尚不清楚。家系、双生子、寄养子的研究均提示其发生与遗传因素有关,但尚不能确定具体什么基因的异常与抑郁有关。

比较公认的关于抑郁的神经生化假说是单胺类神经递质假说,即脑内 5-HT、去甲肾上腺素(NE)功能活动降低导致抑郁。研究发现抑郁患者脑脊液中 5-HT、NE 的浓度降低。利血平可以耗竭突触间隙 5-HT、NE,导致抑郁。而临床上使用的抗抑郁药大多为 5-HT 或 NE 的再摄取抑制剂,能够增加 5-HT、NE 系统的功能活动。有些药物如安非他酮阻滞多巴胺(DA)的回收,也具有抗抑郁作用,因而 DA 的功能活动降低也可能与抑郁有关。其他被认为与抑郁有关的神经递质还有谷氨酸、P 物质等。

长期以来人们认为内分泌与抑郁有关。神经内分泌系统调节与睡眠、食欲、性欲、快感体验有关的重要激素,并影响机体对外界紧张性刺激做出反应。研究发现抑郁者的下丘脑-垂体-肾上腺轴(HPA 轴)多处于持续的兴奋状态,分泌过量的激素,后者对单胺类递质受体起抑制作用,引发抑郁。另外,有证据显示女性在月经前、月经期间、产后、围绝经期发生抑郁的概率增加,但雌激素、孕酮等激素与抑郁的关系尚不清楚。

2. 心理因素 行为理论认为抑郁是对有压力的负性生活事件的反应,这些事件包括人际关系破裂、失业、患重病等;然而大多数承受压力的人不会发生抑郁。认知理论认为人解释生活事件的方式影响其抑郁的发生,抑郁者的思维方式悲观、扭曲,面对负性生活事件时,常做出消极的结论,忽视好的一面,只注意到消极的部分,夸大消极部分,却没有意识到自己的观点和想法是消极和错误的。心理动力学理论认为由于童年的遭遇,患者没有形成有力、积极、理性的自我意识,成年后不断在与他人的关系中寻找认同、安全感和自尊,担心分离和被抛弃,当亲密关系出现问题或没有达到完美时就会陷入抑郁。

【临床表现】

1. 情绪低落 患者感到一种深切的悲伤,痛苦难熬,愁眉苦脸,唉声叹气,自称"高兴不起来"等,有度日如年之感。

2. 兴趣缺乏 患者对以前喜欢的活动兴趣明显减退甚至丧失。如以前喜欢读书,现在对书提不起兴趣;以前喜欢逛街,现在不愿出门、对购物不感兴趣。

3. 快感缺失 体会不到生活的快乐,不能从平日的活动中获得乐趣;即使是参与看书、看电视等活动,也心不在焉,只是为了消磨时间,或希望从悲伤失望中解脱出来,毫无乐趣可言。

4. 思维迟缓 表现为思维联想速度缓慢,反应迟钝,思路闭塞,思考问题困难,自感脑子变笨了,主动言语减少,语速慢,语音低,交流困难。

5. 运动性迟滞或激越 运动性迟滞,即活动减少,动作缓慢,无精打采,严重者呈木僵或亚木僵状态。木僵状态时动作行为和言语活动抑制,不言、不动、不食、面部表情固定,大小便潴留、对刺激缺乏反应;亚木僵状态的表现类似木僵状态,但程度稍轻,可以进食,能解大小便。表现为木僵的患者,其意识是清醒的。激越者表现为烦躁不安、紧张、难以控制自己甚至出现攻击行为。

6. 自责自罪 患者对自己以前的轻微过失或错误感到自责,认为自己犯了严重的过错,甚至认为是罪孽深重。

7. 自杀观念或行为　患者感到生活没有意思,而死是一种解脱,即自杀观念。有的患者有自杀计划和行动。有的患者会出现扩大性自杀,认为活着的亲人(如子女)也非常痛苦,因而在杀亲人后自杀。

8. 躯体症状　包括睡眠障碍、食欲减退、体重下降、性欲减退、便秘、躯体疼痛、疲惫乏力、自主神经功能紊乱症状等。睡眠障碍可表现为入睡困难,睡眠不深;早醒(比平时早醒 2~3 小时),醒后难以再入睡;或整日昏昏沉沉,睡眠过多。体重减轻,也有少数患者表现为食欲增强、暴食、体重增加。患者可以表现为身体各部位的疼痛不适,如头痛、胃肠道不适、腹痛、胸痛、背部疼痛等,但相应的实验室或辅助检查没有发现可以解释上述躯体不适的器官或组织的病变。

9. 其他　部分患者在抑郁一段时间后出现幻觉、妄想等精神病性症状,如听到别人嘲弄或谴责的声音,坚信自己犯有某种罪行(罪恶妄想),怀疑别人议论他,等等。

问诊要点

1. 询问起病情况和患病时间　询问起病年龄、病前性格,是否患有病理性疾病或遭遇负性生活事件等。

2. 询问主要症状特点　询问具体的临床症状,以及有无自杀观念和自伤、自杀行为,起病形式、周期性和季节性。

3. 询问病因和诱因　询问有无诱因、病前有无感染、发热、颅脑外伤、躯体疾病病史,有无酒精或精神活性物质使用史。

4. 询问伴随症状　是否有认知功能(反应速度、注意力、记忆力、抽象思维能力等)改变,是否有精神病性症状、躯体症状等。

5. 询问诊疗经过　是否到医院就诊,做过哪些检查,结果如何。治疗用药情况,效果如何。

6. 询问相关病史　是否有精神障碍家族史。

二、焦虑

【定义】

焦虑(anxiety)是一种常见的情绪体验,目前尚难给它一个非常确切的、能够被普遍接受的定义。

当人们预感到可能出现不利情景时,如重要的考试(如果失败会有严重的后果)、难以完成的工作任务、患有某种疾病等,会产生担忧、紧张、不安、恐惧、不愉快的综合性情绪体验,即为焦虑。它是一种令人讨厌的、消极的,甚至是危险的情绪,常伴有明显的生理变化,尤其是自主神经活动的变化,如心悸、血压升高、呼吸加深加快、皮肤苍白、失眠、尿频、腹泻等。

精神病学中将焦虑定义为在缺乏相应客观因素的情况下,患者表现顾虑重重、紧张恐惧,伴有心悸、出汗、手抖、尿频等自主神经功能紊乱症状。严重的急性焦虑发作,被称为惊恐障碍,患者体验到濒死感、失控感,伴有呼吸困难、心率加快等自主神经功能紊乱症状,一般发作持续几分钟至十几分钟。

几乎每个人一生中都有过焦虑的情绪体验,它是进化过程中形成的一种适应性的反应。这种适应性的反应,即正常的焦虑反应,和病理性的焦虑之间存在以下差异:①正常的焦虑中,人们所担心的问题是真实存在的,病理性焦虑者的担忧是不真实的,其所担心的事物不会构成伤害甚至不太可能发生;②正常的焦虑中,人们所体验的紧张和恐惧感,与他们面临的真实的威胁一致,而病理性焦虑者所体验的紧张和恐惧感,与可能发生的危害不成比例,如患者认为自己可能患有癌症,反复检查,虽然医师多次告知其没有患癌症,仍紧张和担心;③正常的焦虑,当威胁消失之后人们的恐惧反应会减弱或消失,但病理性焦虑即使威胁消失,患者的担忧仍然会继续存在,且可能会对未来产生预期性的焦虑,如患者的消化性溃疡已经治愈,但患者仍继续为自己的健康担心。

焦虑可见于很多心理或精神障碍,如焦虑障碍、抑郁障碍、睡眠障碍、精神分裂症、应激相关障碍、酒精或药物滥用者以及躯体疾病伴发的心理障碍等。

【病因与发生机制】

1. 遗传因素　不少研究显示遗传因素在焦虑障碍的发生中起一定的作用。回顾性家系研究发现惊恐障碍者的一级亲属中有约 10% 患惊恐障碍,而无惊恐障碍者的亲属中仅 2% 左右的人患该障碍。

2. 神经生物学因素　20 世纪 50—60 年代人们发现抗抑郁药、苯二氮䓬类药物等可以缓解焦虑症状或减少惊恐发作,为焦虑的现代生物学研究奠定了基础。与焦虑有关的中枢神经递质包括NE、5-HT、γ-氨基丁酸(GABA)等。

很多研究发现惊恐障碍患者存在脑内蓝斑区域的 NE 功能失调。对灵长类动物蓝斑区域进行电刺激可以导致类似惊恐的反应,而当其蓝斑区域被损毁后,即使动物处于危险之中也没有任何恐惧感。育亨宾(Yohimbine)为 α_2 受体拮抗剂,可使蓝斑的 NE 增加,人服用该药物后会出现焦虑、惊恐发作;而抑制中枢 NE 作用的药物可以治疗焦虑。

主要影响中枢 5-HT 的药物对焦虑症状有效,提示它与抑郁障碍的发生有关,尤其中脑导水管周围灰质、杏仁核等区域的 5-HT 系统功能活动的改变会增强焦虑。

苯二氮䓬类药物能够增加 GABA 的活性,GABA 为抑制性的神经递质,为神经元传递抑制信息。有理论认为,焦虑障碍患者可能 GABA 或 GABA 受体不足,以致脑部多个区域的过度活跃,尤其是涉及对危险和威胁做出情绪、生理、行为反应的边缘系统;过度、持续的神经元活动使人处于慢性、弥散的焦虑状态。

3. 心理学因素　行为主义理论认为焦虑是对某些环境刺激的恐惧而形成的一种条件反射。认知理论认为焦虑患者的思维在有意识和无意识的水平上都关注威胁,以负性自动思维的方式对环境做出反应,导致焦虑;如患者面临考试时想,"我觉得我考不出好成绩""如果考试失败,我会崩溃的""如果考试成绩不好,别人会笑话我"。心理动力学理论认为焦虑源于内在的心理冲突,个体无法找到表达本我冲动的健康途径,并且害怕表露这些冲动,导致焦虑。

【临床表现】

1. 精神方面　焦虑的核心特点是过度担心。其表现为对未来可能发生、难以预料的某种危险或不幸事件的担心,其担心和烦恼的程度与现实不相称,即预期性焦虑;或患者不能明确意识到他担心的对象或内容,只是提心吊胆、惶恐不安,即浮动性焦虑;或患者对外界刺激敏感,警觉性增高,易激动,注意力难以集中,难以入睡,睡眠中易惊醒。惊恐障碍患者表现为突然的强烈恐惧,害怕失去控制或觉得死亡将至。

2. 行为方面　表现为肌肉紧张、运动不安、搓手顿足、不能静坐、来回走动。肌肉紧张表现为感到一组或多组肌肉不舒服的紧张感,严重时感到肌肉酸痛,如紧张性头痛、肩背部疼痛等,有的患者出现肢体震颤。惊恐障碍患者常因为担心再次发作产生回避行为,不敢单独出门,害怕人多热闹的场所。

3. 自主神经功能紊乱　表现为心悸、胸闷气短、皮肤潮红或苍白、口干、便秘或腹泻、出汗、尿意频繁等。有的患者出现阳痿、早泄或月经紊乱等。惊恐发作时还可表现为呼吸困难或窒息感、堵塞感、濒死感等。

1. 询问起病情况和患病时间 起病年龄,发病急缓,时间和地点。

2. 询问主要症状特点 具体的临床症状,焦虑的强度和持续时间,焦虑的程度与现实是否相称,有何行为表现。

3. 询问病因和诱因 有无警示症状,缓解和加重的因素,询问个性、生活压力等情况。女性患焦虑的概率高于男性。绝对主义、完美主义倾向的人,或敏感脆弱者易产生焦虑。另外,生活压力大,遭遇创伤性生活事件者易出现焦虑。

4. 询问伴随症状 是否伴有自主神经功能紊乱的表现。

5. 询问诊疗经过 是否到医院就诊,做过哪些检查,结果如何。治疗用药情况,效果如何。

6. 询问相关病史 是否患有甲状腺疾病、心脏病、系统性红斑狼疮、某些脑炎、脑血管疾病、脑变性病等,对于初诊、无心理应激因素、病前个性良好者,应警惕焦虑是否继发于上述躯体疾病;许多药物,如苯丙胺、可卡因、咖啡因、阿片类物质、激素、镇静催眠药以及酒精等,长期使用、戒断或量大而中毒后可引起焦虑症状,应注意询问用药史。是否有精神障碍家族史。

临床实践

执助考点

练习题

(吴晓华)

本篇小结

常见症状篇主要介绍症状的病因、临床表现、伴随症状、问诊要点及其在疾病诊断中的作用。询问症状是医师对患者进行疾病调查的第一步,是病史采集的主要内容。症状是疾病诊断、鉴别诊断的依据,也是反映病情的重要指标之一。因此,在进行病史采集时,除询问主要症状外,还应注意询问伴随症状,并结合其他临床资料进行综合分析判断,切忌单凭一个或几个症状而做出错误的判断。

第二篇

问　诊

学习目标

1. 掌握:问诊的内容。
2. 熟悉:问诊的方法和技巧。
3. 了解:问诊的重要性、注意事项。
4. 具有一定的医患沟通能力;具备正确采集病史的能力。
5. 具备爱伤意识和人文关怀的能力;具有建立良好医患信任关系的意识。

第一章 | 问诊的重要性与医德要求

教学课件　　思维导图

第一节　问诊的重要性

问诊（inquiry）是医师围绕疾病发生与发展过程，通过与患者进行针对性的提问与回答，收集患者的相关信息，为诊断提供依据。对于神志清晰的患者，接诊过程均应进行病史采集。许多疾病经过详细的病史采集，加上全面系统的体格检查，即可提出初步诊断。问诊涉及医师很多沟通交流的基本技能，是医师在医疗工作中最基本的技能之一，也是医师需要终身学习和不断提升的技能。医学生必须从诊断学课程开始，就关注这些学习内容，并在问诊中体现出对患者的人文关怀。

问诊是病史采集（history taking）的主要手段，完整和准确的病史对疾病的诊断和处理具有极其重要的意义。特别是某些疾病，或是在疾病的早期，机体只是处于功能或病理生理改变的阶段，还缺乏器质性或组织、器官形态学方面的典型改变，体格检查、实验室检查，甚至特殊检查均无阳性发现，患者主观的症状早于客观发现，此阶段问诊所获资料能为早期诊断提供依据。当然，临床工作中有些疾病的诊断靠问诊能基本确立，如心绞痛、消化性溃疡、糖尿病、胆道蛔虫病等。对病情复杂而又缺乏典型症状和体征的病例，深入、细致的问诊尤为重要。

问诊是医师诊治患者的第一步，也是建立良好医患关系的重要时机，是现代生物-心理-社会医学模式对医师职业道德提出的更高要求。正确的问诊方法和良好的沟通技巧，可以帮助医师获得患者的信任，使医患沟通更为有效，使者对医嘱的依从性提高。通过沟通交流，医师可以向患者进行健康宣教、提供健康信息的有效途径，甚至通过交流提供治疗。

（昌大平）

第二节　问诊的医德要求

医德是医师应有的职业道德，涵盖的内容丰富。问诊过程中，双方会涉及很多方面的问题，应注意以下医德要求。

1. **严肃认真**　问诊是一项严肃的医疗工作。当听患者诉说病情时，医师必须一丝不苟，集中注意力，耐心倾听，取得患者信任，才能保证问诊获得资料系统完整、客观准确。

2. **尊重隐私**　医师出于全面了解病情的目的，在问诊过程会询问患者的隐私，医师应保守秘密，尊重患者的隐私。

3. **一视同仁**　不论患者的性别、年龄、经济状况、社会地位、文化程度、家庭背景、种族等，医师均应一视同仁。对老年人、儿童、经济困难者应给予更多的关怀、帮助和理解。

临床实践

4. **不随意评价同道**　在病史采集过程中，患者诉说诊疗经过，可能会对以往医师的诊断和/或治疗质疑，甚至表达不满和愤怒，医师要公平地对待同道，不随意评价其他医师的医疗工作，更不能贬低、诋毁和指责。

5. 健康教育和健康指导　利用与患者交流沟通的机会,对其及其家属进行健康教育和健康指导,也是医师对社会、对大众的义务和责任。

(昌大平)

第二章 | 问诊的内容

教学课件

思维导图

问诊的内容即住院病历所要求的内容,问诊的顺序可根据具体情况进行适当调整,但问诊内容不可遗漏,以确保病史资料的完整性。问诊内容包括以下内容。

1. **一般项目(general data)** 包括姓名、性别、年龄、籍贯、民族、婚姻、职业、联系方式、工作单位、住址、入院日期、记录日期、病史陈述者及可靠程度等。若病史陈述者不是本人,则应注明与患者的关系。记录年龄时应填写具体年龄,不能用"儿"或"成"替代,因年龄本身也具有诊断参考意义。为避免问诊初始过于生硬,可将某些一般项目的内容如职业、婚姻等放在个人史中穿插询问。

2. **主诉(chief complaint)** 是患者感受最主要的痛苦或最明显的症状和/或体征及持续时间,也是本次就诊最主要的原因。确切的主诉可初步反映病情轻重缓急,并提供对某系统疾病的诊断线索。主诉应简明、扼要,包括一个或数个主要症状或体征,突出疾病的主要问题,注明自症状或体征发生到就诊的时间。如"咯血伴低热 2 周""恶心呕吐伴腹痛、腹泻 3 小时"。若主诉包括前后不同时间出现的几个症状,则按其发生的先后顺序记录。如"活动后心慌、气短 3 年,加重伴双下肢水肿 1 周"。对病程长、病情复杂,主要症状不突出的病例,医师需要结合其病史综合分析,归纳总结出能够反映患者疾病特征的主诉。可见,确定主诉的过程,也是医师思考诊断的过程。对当前无症状表现,诊断资料和入院目的又十分明确的患者,也可以采用直接方式记录主诉。如"白血病复发2 周,要求入院化疗""发现胆囊结石 2 个月,入院接受手术治疗"。

3. **现病史(history of present illness)** 是病史的主体部分,包括现患疾病的全过程,即疾病的发生、发展、演变和诊治经过。

(1)**患病时间**:是指从起病到就诊或入院的时间。如先后出现几个症状则需追溯到首发症状的时间,并按时间顺序询问和全程记录。如胸闷、心悸 3 年,呼吸困难 3 周,双下肢水肿 2 天。以上症状从时间顺序可以看出是心力衰竭进行性加重的过程。时间长短可按数年、数月、数日计算,发病急骤者以小时、分钟为计时单位。

(2)**起病情况**:疾病的起病或发作都有各自的特点,详细询问起病情况对疾病鉴别具有重要的价值。有的疾病起病急骤,如脑栓塞、心绞痛和急性胃肠道穿孔等;有的疾病则起病缓慢,如肿瘤、风湿性心瓣膜病等。疾病起病情况常与某些因素相关。如脑血栓形成常发生于睡眠时;脑出血、高血压危象常发生于激动或紧张时。

(3)**主要症状特点**:包括主要症状出现的部位、性质、持续时间和程度,缓解或加剧的因素,了解这些特点对判断疾病所在系统或器官以及病变的部位、范围和性质有很大帮助。以腹痛为例:①询问疼痛的部位,如上腹部痛多为胃、十二指肠或胰腺的疾病;右下腹急性腹痛则多为阑尾炎症,若为女性还应考虑卵巢或输卵管疾病。②询问疼痛的性质和程度,如胃十二指肠溃疡穿孔常为突发、剧烈刀割样、烧灼样疼痛;慢性肝炎、肝淤血时常因肝包膜受牵张而持续性胀痛。③询问疼痛的持续时间,如消化性溃疡疼痛可持续数日或数周,有周期性、反复发作性、季节性的特点;④询问加重与缓解因素,如十二指肠溃疡疼痛多在空腹时出现,进食后减轻或缓解,而胃溃疡疼痛常因进食诱发或加重,持续 1~2 小时后逐渐缓解。

(4)**病因与诱因**:尽可能了解与本次发病有关的病因(如外伤、中毒、感染等)和诱因(如气候变化、环境改变、情绪、起居饮食失调等),有助于明确诊断与拟定治疗措施。对简单或近期的病因较容易问诊,当病因比较复杂或病程较长时,患者可能表达不清或记忆模糊,需要医师科学分析,做出判断。

(5)**病情的发展与演变**:包括病程中主要症状的变化或新症状的出现。如肺结核合并肺气肿,在咳嗽、轻度呼吸困难的基础上,突感剧烈的胸痛和严重的呼吸困难,应考虑自发性气胸的可能。如心绞痛患者本次发作疼痛加重,且持续时间较长时,应考虑急性心肌梗死的可能。如肝硬化患者出现性格、情绪和行为异常等新发症状时,可能是早期肝性脑病的表现。

(6)**伴随症状**:是鉴别诊断的依据,或提示出现了并发症。如腹泻伴呕吐,可能为饮食不洁或误食毒物引起的急性胃肠炎;腹泻伴里急后重,结合季节和进餐情况可考虑细菌性痢疾。反之,按一般规律某一疾病应该出现伴随症状时而实际上没有出现时,也应将其记录以备动态观察,或作为诊断和鉴别诊断的重要参考依据。

(7)**诊治经过**:本次就诊前已经接受过其他医疗单位诊治时,应详细询问检查项目、检查结果,诊断及治疗措施,用药情况(包括药物名称、剂量、用法、时间和疗效)等,为本次诊疗活动提供参考,切不可以用他人的诊治思路替代或影响自己的判断。

(8)**病程中的一般情况**:在详细询问症状群后,须了解患者患病后的精神、体力状态,食欲及食量,睡眠与大小便情况,体重改变等情况。这些对全面评估病情的轻重和预后,以及采取何种辅助治疗措施十分有用,有时对鉴别诊断也能提供重要的参考依据。

4. 既往史(past history) 包括患者既往的健康状况和曾经患过的疾病(包括各种传染病)、外伤手术史、预防接种史,以及对药物、食物和其他接触物的过敏史,特别是与现患疾病有密切关系的情况。如风湿性心脏病患者应询问过去是否反复咽痛、游走性关节痛等。在记述既往史时应注意不要和现病史混淆。如目前所患肺炎则不应把以往治愈的肺炎写入现病史,而对消化性溃疡则须把历年发作情况记录于现病史中。此外,对居住或生活地区的主要传染病和地方病也应记录于既往史中。记录一般按年月的先后顺序排列。

5. 系统回顾(review of systems) 是为了避免忽略和遗漏而设立的,按顺序对各系统疾病可能出现的症状和体征进行询问,以帮助医师在短时间内扼要地了解除现患疾病以外的其他系统是否发生尚存或已痊愈的疾病,以及与本次疾病之间是否存在因果关系。

(1)**头颅及五官**:视觉障碍、听觉障碍、耳鸣、眩晕、鼻出血、牙痛、牙龈出血、咽喉痛、声音嘶哑等。

(2)**呼吸系统**:咳嗽、咳痰、咯血、呼吸困难、胸痛、发热、盗汗等。

(3)**循环系统**:心悸、胸闷、心前区疼痛、端坐呼吸、水肿、晕厥等。

(4)**消化系统**:食欲减退、吞咽困难、恶心、呕吐、呕血、腹痛、腹泻、便血、便秘、黄疸、肝脾大等。

(5)**泌尿系统**:尿频、尿急、尿痛、血尿、排尿困难、尿量、颜面水肿、尿道或阴道分泌物等。

(6)**造血系统**:皮肤黏膜苍白、头晕、乏力、黄染、出血点、瘀斑、血肿及淋巴结肿大、肝脾大、骨痛等。

(7)**内分泌系统及代谢**:怕热、多汗、乏力、烦渴、多食、多尿、肥胖或消瘦、性格、智力、性器官的发育、色素沉着、闭经等。

(8)**神经精神系统**:头痛、失眠、嗜睡、记忆力减退、意识障碍、晕厥、痉挛、瘫痪、感觉及运动异常、幻觉、妄想、定向障碍、情绪异常等。

(9)**肌肉骨骼系统**:痉挛、肌肉萎缩、瘫痪、关节肿痛、运动障碍、骨折、关节脱位、畸形等。

6. 个人史(personal history)

(1)**社会经历**:出生地、居住地区和居留时间(尤其是疫源地和地方病流行区)、受教育程度、经济生活和业余爱好等。

（2）**职业及工作条件**：工种，劳动环境，与工业毒物、化学药品、放射性物质的接触情况及时间。

（3）**习惯与嗜好**：起居与卫生习惯、饮食的规律与质量。有无烟酒嗜好，时间与摄入量。

（4）**冶游史**：有无不洁性交史，是否患过淋病性尿道炎、尖锐湿疣、下疳等。

（5）**吸毒史**：有无吸毒史及毒物种类、用量和时间，是否成瘾等。

7. 婚姻史（marital history） 未婚或已婚、结婚年龄、配偶健康状况、性生活情况、夫妻关系等。

8. 月经史（menstrual history） 月经初潮的年龄、月经周期和经期天数、经血的量和颜色、经期症状、有无痛经与阴道分泌物异常、末次月经日期、闭经日期、绝经年龄。记录格式如下。

$$初潮年龄 \frac{月经期（d）}{月经周期（d）} 末次月经时间（或绝经年龄）$$

例如：

$$15\ 岁 \frac{4\sim6d}{28\sim30d} 2022\ 年\ 8\ 月\ 21\ 日（52\ 岁）$$

9. 生育史（childbearing history） 妊娠与生育次数，人工或自然流产的次数，有无死产、手术产、围产期感染、计划生育、避孕措施（避孕药、避孕环、子宫帽、阴茎套）等。对男性患者应询问是否患过影响生育的疾病。

10. 家族史（family history） 询问双亲与兄弟、姐妹及子女的健康与疾病情况，特别应询问是否有与患者同样的疾病，有无与遗传有关的疾病，如血友病、白化病、糖尿病、精神疾病等。对已死亡的直系亲属要问明死因与年龄。某些遗传性疾病还涉及父母双方亲属，也应了解。若在几个成员或几代人中皆有同样疾病发生，应怀疑遗传性疾病，可绘制家系图显示详细情况。

（昌大平）

第三章 | 问诊的方法和技巧

教学课件

思维导图

问诊的方法和技巧与获取病史资料的数量和质量有密切的关系;问诊涉及交流技能、资料收集、医学知识等,同时医师也可以在问诊过程中提供咨询和进行宣教等。在不同的临床情境下,要根据情况采用不同的方法和技巧。

第一节　问诊的基本方法和技巧

1. **问诊前沟通**　患者就诊时常有紧张情绪,医师应主动自我介绍(佩戴胸牌是很好的自我介绍方式),表明身份和问诊的目的,创造一种宽松和谐的环境以缓解患者的紧张。要使用恰当的语言和表情拉近距离,以便取得患者的信任,注意保护患者的隐私。

2. **询问病史程序化**　问诊应从主诉开始,有顺序、有层次、有目的地询问。由简单问题开始,即从患者感受明显、容易回答的问题开始询问,如"您哪儿不舒服?""痛了多久了?"之后围绕主诉逐步深入询问病史的全部内容。

3. **采用不同类型的提问**　①一般性提问,又称开放式提问,可获得某一方面的大量资料,常用于问诊开始,让患者自主叙述其病情。如"你哪里不舒服,有多长时间了?"待获得一些信息后,再着重追问一些具体问题。②直接提问,又称封闭式提问,用于收集一些特定的有关细节。如"阑尾切除多长时间啦?""您何时开始呕吐的?"这样提问获得的信息更有针对性。另一种直接选择提问,要求患者回答"是"或"不是",或者对提供的选择做出回答,如"您曾有过严重的关节痛吗?"为了系统、有效地获取准确的资料,须遵循从一般提问到直接提问的原则,但应避免暗示性提问。

4. **询问时间要准确**　要明确主诉和现病史中症状或体征的先后顺序,确切开始时间及演变过程。如有几种症状同时出现,所收集的资料应按时间顺序书写主诉和现病史,从而准确反映疾病的发展过程。避免杂乱无章,避免遗漏重要的病情资料。如男性,30岁,主诉上腹部反复疼痛5年,加重1周,全腹剧痛2小时就诊。5年前,患者开始上腹部反复烧灼样疼痛,多在午夜或凌晨一点发作,持续十余分钟至数十分钟不等,进食后1~2小时可减轻,诊断为十二指肠溃疡,口服奥美拉唑等药物可缓解。近1周来疼痛再次发作,可持续数小时,吃抑酸药后无缓解,伴有背部放射痛,因工作繁忙未予以重视。2小时前患者出现全腹剧痛难忍,伴出汗、心悸。这样的记述能准确反映疾病的发生时间与演变过程。

5. **询问症状要详细**　对主要症状或体征要详细询问其特点,包括部位、性质、程度、持续时间、缓解和加剧等因素。如"您胸痛的具体位置在哪里?""怎样的疼痛?""疼痛持续的时间大概多长?""在什么情况下出现或加重,缓解的方式是什么?"等,以获取患者患病的规律和特点。详细询问伴随症状出现的时间、特征及演变情况,并了解其与主要症状之间的关系。

6. **巧用过渡语言**　说明即将讨论的新话题及其理由,避免患者困惑。如从现病史过渡到既往史,可以这样表述:"现在我想问问您过去的病情,以便了解它和您目前的疾病有什么关系。"如过渡到家族史,可说明:"有些疾病有一定的遗传倾向,因此我们需要了解这些情况。"

7. **归纳小结**　目的:①唤起医师记忆和理顺思路,避免问诊遗漏;②核实问诊结果;③让患者知晓医师认真聆听和理解他的病史,建立良好的医患信任关系。总结归纳对现病史的采集尤其重要。

8. 核实信息　为了收集尽可能准确的病史,有时医师要核实患者提供的信息。如患者用了诊断术语,医师应询问当时的症状、体征和检查等以核实资料可靠程度。如患者叙述"我对青霉素过敏",则应追问"您是怎么知道过敏的?"或"您对青霉素过敏有什么反应呢?"或"是青霉素皮试阳性吗?"

9. 恰当的赞扬与鼓励　可促进医患之间的合作,使患者受到鼓舞而积极提供信息。如"您每月做一次乳房自检,我非常认同您的这种保健意识。"但对精神障碍患者不可随便用赞扬或鼓励的语言。

第二节　特殊情况的问诊技巧

1. 多话与唠叨　提问应限制在主要问题上,根据初步判断,在患者提供不相关的内容时,巧妙地打断,同时仔细观察患者有无思维奔逸或逻辑混乱等情况,必要时按精神科要求采集病史和做精神检查。

2. 焦虑与抑郁　应鼓励患者讲出焦虑的具体事项,注意其语言和非语言的异常线索,确定问题性质,并给予劝慰、鼓励,对躯体症状进行清晰和令人信服的解释。抑郁是很常见的临床问题,且易于忽略,应给予特别关注,如患者因生病而伤心哭泣,情绪低落,已核实应予以安抚,理解并适当等待,适当减慢语速,待患者镇定后再叙述病史。如患者有明显自杀倾向应予以高度重视。

3. 缄默与忧伤　医师须有耐心、爱心、同情心,采取安抚、等待、减慢问诊速度等方式,观察患者的表情、目光和躯体姿势,为可能的诊断提供线索;同时,也要以尊重的态度,鼓励其客观地叙述病史。

4. 愤怒与敌意　医师应采取坦然、理解、不卑不亢的态度,尽量发现患者发怒的原因,切勿使其迁怒他人。提问应缓慢而清晰,内容限制于现病史,对个人史和家族史比较敏感的问题,询问要十分谨慎,或分次进行。

5. 危重和终末期患者　危重患者需要高度浓缩病史采集及体格检查,经初步处理,病情稳定后再详细询问病史。终末期患者因治疗无望有拒绝、孤独、违拗、懊丧、抑郁等情绪,应特别关心,引导其做出反应。对诊断、预后等回答应恰当,力求中肯,避免造成伤害。

6. 多种症状并存　因病程长及并发症存在,多种症状并存时应注意抓住关键、把握实质;另外,在排除器质性疾病的同时,亦应考虑精神因素的影响。

7. 儿童与老年人　小儿病史多由家长或其照顾者代述,应注意病史材料的可靠程度并在病历记录中注明。问诊时应认真对待每个症状,因家长或其照顾者最了解情况,最能在早期发现病情变化。6 岁以上的患儿,可让他补充叙述一些细节,但应注意其记忆及表达的准确性。老年人因听力、视力、记忆力减退,或因反应迟钝,在病史采集时应适当提高音量,先提简单、容易回答的问题,并放慢提问的速度,留给足够的时间进行思考、回忆,必要时重复提问,向家属和/或朋友收集补充病史。

8. 精神疾病患者　对有自知力的精神疾病患者,问诊对象是患者本人。对缺乏自知力的患者,问诊对象是患者的家属或相关人员。

(昌大平)

第四章 | 问诊的注意事项

教学课件　　思维导图

1. 态度诚恳耐心,明白患者的期望 问诊前要向患者做简要自我介绍,问诊时态度要诚恳,语气要和蔼,交流要耐心,提供细心服务,以取得患者信任。

2. 注意仪表礼节,举止友善 有助于发展与患者的和谐关系,使患者感到温暖亲切,从而获得患者的信任,甚至能使患者陈述原想隐瞒的疾病相关的事情。

3. 避免不恰当提问方式 问诊时语言应通俗易懂,不要使用医学术语,以免因不理解答错或使患者感到窘迫。避免责备性提问和连续性提问,责备性提问常使患者产生防御心理,而连续性提问可能造成患者对要回答的问题混淆。

4. 避免心理损害 问诊时要遵循无心理损害原则。忌用不良的语言或表情刺激,如"好麻烦"或皱眉头等,以免增加患者的心理负担,加重病情。对一些敏感问题要婉转询问,对恶性疾病要谨慎询问。

ER 2-4-3

5. 减少重复提问 提问要注意系统性、目的性,医师要认真倾听患者的回答,有时为了核实资料的真实性,需要就同样的问题进行强调,但无计划的重复或杂乱无章的提问是不负责任的,可能会让患者反感或失去对医师的信任。

练习题

（昌大平）

本篇小结

　　问诊是医师通过对患者或相关人员进行全面、系统询问而获得临床资料的一种诊断方法,是诊断疾病最基本、最重要的一个环节,是每个临床医师必须掌握的基本技能。问诊的方法和技巧与获取病史资料的数量和质量有密切的关系,涉及一般交流技能、收集资料、医患关系、医学知识,以及提供咨询和健康教育等多个方面。问诊的内容主要包括一般资料、主诉、现病史、既往史、个人史、月经史、婚姻史及家族史。问诊理论性强、技巧性高,只有通过反复训练和反复实践,才能提高问诊水平。

第三篇

检体诊断

学习目标

1. 掌握：基本检查法的适用范围及动作要领；胸腹部的主要体表标志及分区；生命体征、淋巴结、瞳孔、眼球、咽部与扁桃体、甲状腺、气管、颈部血管、乳房、肺、心脏、腹腔脏器、脊柱、神经反射等的检查内容、方法、结果判断及临床意义。

2. 熟悉：发育、营养、面容、体位、姿势、步态、眼、耳、鼻、口腔和腮腺、胸壁、胸廓、生殖器、肛门和直肠、四肢及脑神经的检查方法、结果判断及临床意义。

3. 了解：临床常见体征的发生机制以及呼吸系统、循环系统、腹部及神经系统常见疾病的主要症状和体征。

4. 能与受检者及家属进行有效沟通，在诊查过程中注重人文关怀，保护受检者隐私。

5. 能将问诊和体格检查有机结合，培养初步的临床思维能力。

检体诊断（physical diagnosis）是指医师对患者进行全面体格检查（physical examination）后对健康状况或疾病状态做出的临床判断。体格检查是医师运用自己的感官或借助简单的检查工具，如体温计、听诊器、血压计、检眼镜、叩诊锤等，客观地了解和评估患者身体状况的一系列最基本的方法。疾病诊断往往要通过体格检查，结合病史以及辅助检查结果，综合得出判断。

体格检查的
重要性

体格检查时应注意以下事项：

1. 以患者为中心　检查前主动进行自我介绍，说明检查目的及要求，取得患者的合作与理解。检查中要理解患者的反应，顾及患者的感受。检查后主动感谢患者的配合，做好人文关怀。

2. 要有高尚的医德和修养　履行救死扶伤的人道主义精神，尊重患者的人格和权利，一视同仁。要有高度的责任心，态度和蔼可亲，行为举止端庄大方。

3. 营造舒适的检查氛围　应在安静、光线及温度适宜的环境中进行。医师应站在患者的右侧，充分暴露被检部位，注意保护患者隐私。检查手法要细致、轻柔且规范、准确、有序。

4. 遵循一定的检查顺序　检查要全面而有重点，避免重复或遗漏，避免反复翻动患者，通常先进行生命体征和全身状态检查，然后依次检查头、颈、胸、腹、脊柱、四肢、神经系统，必要时进行生殖器、肛门和直肠检查。根据病情轻重缓急，合理调整检查顺序，以利于抢救和处理患者。检查中注意对照左右对称部位及相邻部位。

5. 做好消毒清洁工作　体检前、后应进行手卫生，做好检查器具的消毒清洁工作。必要时穿隔离衣，戴口罩帽子，避免交叉感染。

第一章 | 基本检查法

ER 3-1-1　　教学课件

ER 3-1-2　　思维导图

体格检查的基本方法有五种：视诊、触诊、叩诊、听诊、嗅诊。在检查时，可多种方法配合使用，相互印证。

第一节　视　诊

视诊（inspection）是医师用视觉观察受检者全身或局部状况的诊断方法；可分为一般视诊和局部视诊。一般视诊主要观察受检者的全身状态，如年龄、性别、发育、体型、营养、意识状态、面容、表情、体位、步态、姿势等。局部视诊是对受检者身体的某一局部进行细致观察，如皮肤、黏膜、眼、耳、鼻、口、舌、颈、胸廓、腹形、肌肉、关节外形等。某些特殊部位视诊时，需借助相关器械，如使用检眼镜检查眼底，耳镜观察鼓膜，鼻镜观察鼻腔等。

由于黄疸、轻度发绀、苍白及部分皮疹在光线昏暗或灯光下不易辨认，因此，视诊时光线应充足，最好是自然光线。如果要观察搏动、肿块，则最好用侧面来的光线观察。

视诊适用范围广，简便易行，能提供重要的诊断资料和线索。从受检者进入你的视野开始，一般视诊就应开始进行。作为一名优秀的医师，不仅要有丰富的医学知识和临床经验，而且要具有敏锐、系统的观察能力，通过仔细、全面、深入地观察，才可能发现对确立诊断具有重要意义的临床征象。

（娜日娜）

第二节　触　诊

触诊（palpation）是医师用手接触受检者的体表，通过手的感觉和受检者的反应来判断被检部位有无异常的一种诊断方法。触诊还可进一步明确视诊所不能肯定或不能察觉的体征，如体温、湿度、波动、震颤、摩擦感、压痛等。触诊范围遍及全身，尤以腹部触诊更为重要。手指的指腹对触觉敏感，掌指关节掌面皮肤对振动觉敏感，手背皮肤对温度较为敏感，可根据触诊目的选择接触部位。

一、触诊方法

由于检查目的不同，施加压力亦不同，故触诊可分为浅部触诊法和深部触诊法。

1. **浅部触诊法（light palpation）**　医师将一手轻轻地平放于被检查部位，利用掌指关节和腕关节的协同动作，以旋转或滑动方式轻压触摸（图 3-1-1）。浅部触诊适用于检查表浅的器官或病变，如皮肤、浅表动脉、静脉、淋巴结、关节、软组织、神经、阴囊和精索等。触诊时应注意被检查部位有无肿块、压痛、抵抗感或其他变化。浅部触诊所用的力量较轻，可触及的深度约为 1cm，一般不会引起受检者痛苦，也不会引起肌肉紧张。

2. **深部触诊法（deep palpation）**　医师用一手或两手重叠放于被检查部位，由浅入深，逐渐加压来感知内部的变化。深部触诊适用于深部脏器和组织的检查，尤其适用于腹腔脏器和包块的检查。深部触诊所用的力量较大，可触及的深度常在 2cm 以上，有时会引起受检者不适。根据检查目的不同有下列几种方法。

（1）**深部滑行触诊法**（deep slipping palpation）：嘱受检者张口平静呼吸，或与其交谈，转移其注意力，使腹肌尽量松弛。医师用一手或两手重叠平放于被检查部位，由浅入深，逐渐加压达深部，触及脏器或包块后，用并拢的示、中、环指腹面在脏器或包块表面进行上、下、左、右的滑动触摸（图 3-1-2）。如被检查的是肠道或条索状包块，则应做与其长轴相垂直方向的滑动触摸。该法多用于腹腔深部脏器和包块的检查。

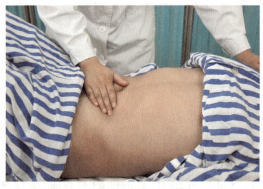

图 3-1-1　浅部触诊法

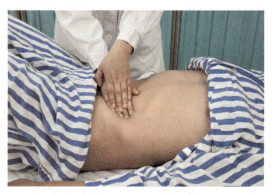

图 3-1-2　深部触诊法

（2）**双手触诊法**（bimanual palpation）：医师将右手置于被检查部位，左手置于被检查脏器或肿块的背后，将被检查部位的脏器或肿块推向右手方向，使脏器或肿块被固定且更接近体表，以利于右手触诊。检查时嘱受检者配合腹式呼吸。此法主要用于肝、脾、肾等脏器及腹腔肿块的检查。

（3）**深压触诊法**（deep press palpation）：医师用一或两根并拢的手指逐渐深压腹壁被检查部位，探测腹腔深部病变的位置或确定腹腔压痛点，如胆囊压痛点、阑尾压痛点等。当检查反跳痛时，在深压的基础上稍停片刻，迅速抬起手，受检者感觉疼痛加重或出现痛苦表情，即可认为有反跳痛。

（4）**冲击触诊法**（ballottement）：又称浮沉触诊法。医师将右手并拢的示、中、环指指端与腹壁呈 70°~90° 角，置于腹壁被检部位，进行快速而较有力地连续冲击，在冲击时即会出现腹腔脏器或包块在指端浮沉的感觉（图 3-1-3）。此法一般只用于大量腹腔积液时肝、脾或腹腔包块难以触及者。由于急速冲击，腹腔积液从腹腔脏器表面暂时移去，使得指端易于触及。冲击触诊法会使患者感到不适，操作时应避免用力过猛。

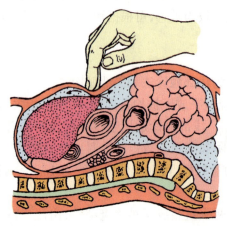

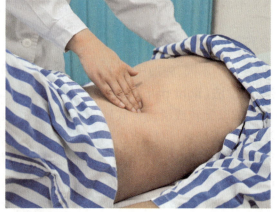

图 3-1-3　冲击触诊法

二、触诊注意事项

1. 医师应向受检者讲清检查目的和需要配合的动作，消除受检者紧张情绪，取得配合。检查时手应温暖，手法轻柔，随时观察受检者的表情。

2. 受检者一般取屈膝仰卧位，双手置于体侧，使腹肌放松。在检查脾、肾时，可嘱其取侧卧位。合适的体位对于获得正确的检查结果非常重要。

3. 腹部检查前，应嘱受检者排尿、排便，以免将充盈的膀胱或粪团误认为腹腔肿块。

4. 当触诊时，需结合病变的解剖部位和毗邻关系，将所学的医学知识进行思考分析，以明确病变的性质，判断源于何种脏器。

（娜日娜）

第三节　叩　诊

叩诊（percussion）是医师用手指叩击身体表面某一部位，使之震动而产生音响，以根据震动和音响的特点判断被检部位的内部脏器状态的一种诊断方法。叩诊主要用于判断胸部、腹部脏器状况，另外用手或叩诊锤直接叩击受检部位，诊察反射情况和有无疼痛反应也属叩诊。

一、叩诊方法

根据叩诊的手法及目的不同，分为直接叩诊法和间接叩诊法两种。

1. **直接叩诊法**（direct percussion）　医师用右手中间三指并拢，手指掌面直接拍击被检查部位，借拍击震动产生的音响来判断病变的情况（图 3-1-4）。这种方法适用于胸腹部面积较广泛的病变，如大量胸腔积液或腹腔积液、气胸等。

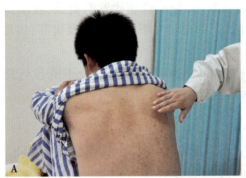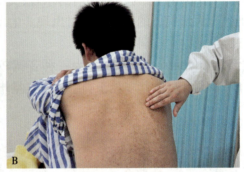

图 3-1-4　直接叩诊法

2. **间接叩诊法**（indirect percussion）　为应用最多的叩诊方法。医师将左手中指第 2 指节紧贴于被叩部位，其他手指稍微抬起，右手手指自然弯曲，用右手中指指端叩击左手中指末端指关节处或第 2 节指骨远端，叩击方向应与叩诊部位的体表垂直（图 3-1-5、图 3-1-6）。叩诊时主要靠腕关节与掌指关节的活动，避免肘、肩关节参与运动。叩击动作要灵活、短促，叩击后右手中指立即抬起，以免影响对叩诊音的判断。同一部位通常只需连续叩击 2~3 次。应避免不间断、连续快速叩击。

为了检查肝区或肾区有无叩击痛，医师可将左手手掌平放于被检查部位，右手握成拳状，用右手尺侧叩击左手手背，询问受检者有无疼痛或观察其有无痛苦表情。

二、叩诊音

叩诊音（percussion sound）为叩诊时被叩击部位产生的音响。叩诊部位的组织和脏器的密度、

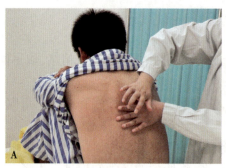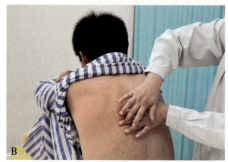

图 3-1-5　间接叩诊法

弹性、含气量以及与体表的间距不同,叩击时产生的音响亦不同。根据音调的高低、音响的强弱、震动持续时间的长短,临床上分为清音、浊音、实音、鼓音、过清音五种。

1. 清音(resonance)　为一种音调较低、音响较强、震动持续时间较长的声音,是正常肺部的叩诊音。

2. 浊音(dullness)　为一种音调较高、音响较弱、震动持续时间较短的声音。生理状态下,当叩击被少量含气组织覆盖的实质脏器时产生,如叩击心或肝被肺边缘所覆盖的部分;病理状态下见于肺炎(肺组织含气量减少)。

3. 实音(flatness)　为一种音调较浊音更高、音响更弱、震动持续时间更短的声音。在生理状态下,当叩击心、肝、脾、肌肉等实质性脏器时产生;病理状态下见于肺实变或大量胸腔积液等。

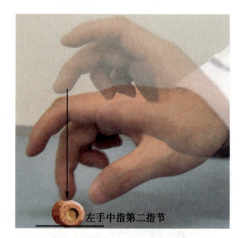

图 3-1-6　间接叩诊法示意图

4. 鼓音(tympany)　为一种和谐的乐音,类似击鼓声,与清音相比音响更强、震动持续时间更长,在叩击含有大量气体的空腔脏器时出现。生理状态下见于左下胸胃泡区及腹部;病理状态下见于气胸、气腹或肺内大空洞等。

5. 过清音(hyperresonance)　为一种音调较清音低,音响较清音强,介于清音与鼓音之间的音。正常成人不会出现,其多见于肺组织含气量增多、弹性减退时,如肺气肿等。

三、叩诊注意事项

1. 环境应安静,以免影响叩诊音的判断。

2. 根据叩诊部位,选取合适的体位。如叩诊胸部,可取坐位或卧位;叩诊腹部,一般取仰卧位;需确定有无少量腹腔积液时,可取肘膝位。

3. 应注意比较对称部位叩诊音的差异,并结合解剖部位和毗邻关系进行分析。

4. 动作要规范,用力要均匀适当。叩诊力量应视不同的检查部位、病变组织性质、病变范围大小及病变位置深浅等情况而定。病变范围小或位置较浅者,宜采取轻叩,如确定心、肝相对浊音界及叩诊脾界时;病变范围较大或位置较深者,则需要中等力度叩诊,如确定心、肝绝对浊音界;若病灶距体表达 7cm 左右时则需用重叩。

(娜日娜)

第四节　听　诊

听诊(auscultation)是医师根据受检者身体各部分活动时发出的声音,判断正常与否的一种诊断方法。其可直接用耳或借助听诊器进行，是使用较为广泛的一种诊查方法。肺部、心脏、腹部等均需要用到听诊。

一、听诊方法

可分为直接听诊和间接听诊两种。

1. **直接听诊法**（direct auscultation）　是医师将耳郭直接贴于受检者体表进行听诊的方法。此法所听到的体内声音微弱，辨识度低，且不方便，故临床上很少使用。

2. **间接听诊法**（indirect auscultation）　指医师借助听诊器（图 3-1-7）在受检者体表进行听诊的方法。此法对听诊音有放大效果，临床适用范围较广，除用于心、肺、腹部的听诊外，也适用于其他如骨摩擦音、血管音、皮下捻发音等的听诊。

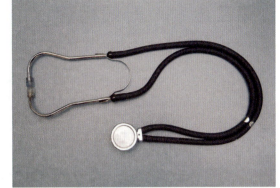

图 3-1-7　听诊器

二、听诊注意事项

1. 听诊时环境要安静、温暖、避风，避免受检者紧张，姿态自然，肌肉尽量放松，听诊器体件应直接接触皮肤。

2. 根据听诊目的的不同，指导受检者采取合适的体位。选用合适的体件，如听诊主动脉瓣关闭不全的杂音、呼吸音、肠鸣音等适宜用膜型体件，而二尖瓣狭窄的杂音选用钟型体件较好。

3. 听诊时注意力要集中，排除身体其他部位或外来声音的干扰。

视、触、叩、听
检查法

（娜日娜）

第五节　嗅　诊

嗅诊（olfactory examination）是医师通过嗅觉判断发自受检者身体的异常气味与疾病之间关系的一种诊断方法。气味主要来自受检者呼吸道、汗腺、胃肠道、分泌物、呕吐物、排泄物、脓液、血液等。其特征性的气味有临床提示意义。

1. **呼吸气味**　烂苹果味见于糖尿病酮症酸中毒；大蒜味见于有机磷杀虫药中毒；氨味见于尿毒症；肝腥味见于肝性脑病；浓烈的酒味，见于饮酒后或酒精中毒。

2. **汗液气味**　特殊的狐臭味见于腋臭；酸性汗味见于风湿热或长期服用水杨酸、阿司匹林等药物者。

3. **呕吐物气味**　粪臭味见于低位性肠梗阻或胃结肠瘘；酸味见于胃潴留、幽门梗阻。

4. **痰液气味**　恶臭味提示厌氧菌感染，见于支气管扩张症或肺脓肿；血腥味见于大量咯血。

5. **脓液气味**　恶臭的脓液可见于气性坏疽。

6. **粪便气味**　肝腥味见于阿米巴痢疾；粪便带有腐败性臭味，提示消化不良或胰腺病变；腥臭味见于细菌性痢疾。

7. **尿液气味**　尿液有大蒜味，见于大量食蒜者或有机磷杀虫药中毒；浓烈的氨味可见于膀胱炎，是尿液在膀胱内被细菌发酵所致。

执助考点

练习题

（娜日娜）

第二章 ｜ 一般检查

教学课件

思维导图

一般检查是对受检者整体状况的判断，是体格检查的第一步，包括全身状态、皮肤及淋巴结检查。以视诊为主，必要时配合触诊、听诊、嗅诊。

第一节 全身状态

全身状态检查是对受检者功能状态的概括性观察，包括生命体征、发育与体型、营养、意识状态、面容与表情、体位、姿势、步态等。

一、年龄

年龄（age）一般可通过问诊获知，但受检者有意识障碍或故意隐瞒真实年龄时亦可通过观察获悉。随着年龄的增长，人会出现生长、发育和衰老的变化，因此，可通过观察受检者皮肤的弹性与光泽、面部与颈部的皮肤皱纹、肌肉的状态、毛发颜色与分布及牙齿的状态等，大致判断受检者的年龄。年龄与某些疾病的发生和预后有一定关系，如佝偻病、麻疹、百日咳等多见于儿童；结核病、风湿热等多见于青少年；动脉硬化性疾病和某些癌症等多见于中老年；年轻人与老年人的代谢率不同，疾病的预后亦不同。

二、性别

性别（sex）一般不难判断，因为正常人的性征很明显。女性性征与雌激素和雄激素有关，受雌激素影响，乳房、子宫、卵巢发育，受雄激素影响，大阴唇和阴蒂发育，腋毛、阴毛生长；男性性征与雄激素有关，受雄激素影响，睾丸、阴茎发育，腋毛、阴毛生长，声音低而洪亮。但某些特殊患者，其性别不易辨认，需行专科检查和细胞染色体核型分析方能确定。

某些疾病与性别之间的关系：①疾病对性征的影响，如肝硬化、肾上腺皮质肿瘤及某些支气管肺癌可引起男性患者乳房发育，以及其他第二性征的变化；肾上腺皮质肿瘤或长期使用肾上腺皮质激素、雄激素，可引起女性患者出现男性化。②某些疾病的发病率与性别有关，如甲状腺疾病、特发性血小板减少性紫癜、系统性红斑狼疮、尿路感染等以女性多见，血友病 A 多见于男性。③性染色体数目和结构的异常可引起两性畸形。

三、生命体征

生命体征（vital sign）包括体温、呼吸、脉搏、血压。它是评价生命活动存在与否及其质量的指标，是体格检查必须检查的项目之一。

（一）体温

1. 体温（temperature）测量与正常范围 测量体温的常规方法有 3 种，近年来还出现了耳测法和额测法。常见体温计有水银体温计、电子体温计和红外线体温计。医师可根据患者的具体情况，选择不同的体温测量方法。

（1）**腋测法**：将腋窝拭干，把体温计头端放置在腋窝深处，嘱患者用上臂将体温计夹紧，10分钟后读数，正常值为36~37℃。该法简单、安全，不易交叉感染，是临床最常用的方法。

（2）**口测法**：将消毒后的体温计置于患者舌下，嘱患者紧闭口唇，5分钟后读数，正常值为36.3~37.2℃。该法结果较为准确，但不能用于婴幼儿和神志不清者。

（3）**肛测法**：嘱患者取侧卧位，将肛门体温计头端涂以润滑剂，徐徐插入肛门，深达体温计长度的一半为止，5分钟后读数，正常值为36.5~37.7℃。该法测值稳定，多用于婴幼儿及意识障碍的患者。

2. 体温的记录方法　将体温测量结果记录在体温记录单上，将各点以直线相连，即成体温曲线。许多发热性疾病体温曲线形状有一定的规律，称为热型，其临床意义见第一篇第一节相关内容。

3. 体温测量中常见误差的原因　临床上有时出现体温测量结果与患者病情不符，应重测，并分析原因，避免诊断和处理上的错误。常见原因如下。

（1）测量前未将体温计的水银柱甩到35℃以下，使测量结果高于实际情况。

（2）采用腋测法时，患者未能将体温计夹紧，致使体温计刻度没有上升到实际高度。其常见于体力衰弱，病情危重或意识障碍的患者。

（3）测量的局部有影响温度的冷热物体或刺激物，如热水漱口、热毛巾擦拭腋窝、局部放置冰袋或暖手袋等。

4. 体温异常的临床意义　体温升高超出正常范围即为发热，其临床意义见第一篇第一节。体温低于正常范围称体温过低，常见于休克、急性大出血、严重营养不良、甲状腺功能减退、长时间暴露于低温环境下等。

（二）呼吸

观察记录患者呼吸的频率和节律，检测方法与临床意义详见本篇第四章第三节相关内容。

（三）脉搏

观察记录患者脉搏的频率和节律，检测方法与临床意义详见本篇第四章第六节相关内容。

（四）血压

观察记录患者动脉血压的高低，检测方法与临床意义详见本篇第四章第六节相关内容。

ER 3-2-3

生命体征测量

四、发育与体型

（一）发育

发育（development）情况应通过受检者的年龄、智力与体格成长状态（包括身高、体重及第二性征）之间的关系来综合判断。发育正常者，其年龄与智力、体格生长状态、第二性征之间的关系是均衡一致的。成年以前，随年龄的增长，体格不断成长，青春期还可出现一个急速成长期，体格成长加快，属于正常的发育状态。成人发育正常的指标是：①头部的长度为身高的1/8~1/7；②胸围等于身高的1/2；③两上肢伸展后两个中指之间的距离约等于身高；④坐高等于下肢的长度。正常人各年龄组的身高和体重之间存在一定的对应关系。

机体的发育受种族遗传、营养代谢、生活条件、体育锻炼、内分泌等多种因素的影响。发育异常与内分泌密切相关。在青春期前，如出现腺垂体功能亢进，则生长激素分泌过多，体格可变得异常高大，称为巨人症（gigantism）；如发生腺垂体功能减退，则生长激素分泌减少，体格异常矮小，称为垂体性侏儒症（pituitary dwarfism）。甲状腺对体格发育也有很大影响，在婴幼儿期，如发生甲状腺功能减退，则甲状腺激素减少，小儿体格矮小，智力低下，称为呆小病（cretinism）。

性激素决定第二性征的发育，性激素分泌受损，可导致第二性征的改变。男性患者表现为无胡须,毛发稀少,外生殖器发育不良,上、下肢过长,骨盆宽大,皮下脂肪丰满,声音如女声。女性患者则乳房发育不良,闭经,多毛,皮下脂肪减少,体格男性化,声音如男声。性激素对体格成长也有一定影响,性早熟儿童,患病初期可较同龄儿童发育快,但由于骨骼干骺部分过早闭合限制后期发育,往往成年后体格比同龄人小。

(二)体型

体型(somatotype)是指身体各部分发育的外观表现,包括骨骼、肌肉、脂肪的分布状态等。临床上将成人体型分为以下三种。

1. 无力型(瘦长型) 体高肌瘦,颈细长,肩窄下垂,胸廓扁平,胸骨下角小于 90°。

2. 正力型(匀称型) 身体的各部分匀称适中,胸骨下角呈 90° 左右。一般正常人多为此型。

3. 超力型(矮胖型) 体型粗壮,颈脖粗短,肩宽平,胸围增大,胸骨下角大于 90°。

五、营养状态

营养状态(nutritional status)可作为判断机体健康和疾病程度的指标之一。营养状态取决于机体对营养物质的摄取及利用的能力,与食物的摄入、消化、吸收、代谢等因素关系密切。营养状态通常根据皮下脂肪、皮肤、毛发、肌肉等的状况进行综合判断,最简便而迅速的方法是观测皮下脂肪充实的程度。尽管脂肪的分布存在性别和个体差异,但前臂屈侧或上臂背侧下 1/3 脂肪分布的个体差异较小,是判断皮下脂肪充实程度最方便、最适宜的部位。此外,在一定时间内监测体重的变化亦可反映机体的营养状态。

(一)营养状态分级

临床上营养状态一般分良好、中等、不良三个等级。

1. 良好 皮肤光泽、黏膜红润、弹性良好,皮下脂肪丰满,肌肉结实,指甲、毛发润泽。

2. 不良 皮肤黏膜干燥、弹性减低,肌肉松弛,皮下脂肪菲薄,毛发枯燥,指甲粗糙无光泽。肋间隙、锁骨上窝凹陷,肩胛骨和髂骨嶙峋突出。

3. 中等 介于良好与不良两者之间。

(二)常见的营养状态异常

营养状态异常包括营养过度和营养不良两种。一般采用肥胖和消瘦进行描述,常通过标准体重、体重指数或皮褶厚度进行判定,其中,体重指数较准确。世界卫生组织认定的标准体重为:

男:体重(kg)=[身高(cm)−80]×0.7

女:体重(kg)=[身高(cm)−70]×0.6

体重指数(BMI)=体重(kg)/身高的平方(m²)

实际体重超过标准体重 20% 以上或男性 BMI≥27kg/m²、女性 BMI≥25kg/m²,男性肱三头肌皮褶厚度>2.5cm、女性>3.0cm 为肥胖。实际体重低于标准体重 10% 以上或 BMI<18.5kg/m² 为消瘦。

1. 营养不良 由于摄食不足或消耗增多引起。轻微或短期的疾病一般不发生营养状态的改变,故营养不良多见于长期或严重的疾病。极度消瘦者称恶病质。常见原因如下。

(1)摄食及消化吸收障碍:多见于消化系统病变。严重的恶心、呕吐,可致摄食障碍;消化液或酶生成减少会影响消化与吸收。

(2)消耗增多:各种慢性消耗性疾病如恶性肿瘤、甲状腺功能亢进、活动性结核病、糖尿病等,均可引起消耗过多而导致营养不良。

2. 营养过剩 主要表现为体内脂肪积聚过多,临床上将肥胖分为两种,即原发性肥胖和继发性肥胖。

(1)原发性肥胖:也称单纯性肥胖,主要原因为摄取能量过多,全身脂肪分布均匀,一般无异常表现,常有一定的遗传倾向。

（2）**继发性肥胖**：多由某些内分泌疾病引起。如下丘脑病变、垂体病变、皮质醇增多症（又称"库欣综合征"）、甲状腺功能减退等。

六、意识状态

意识（consciousness）是人对环境和自身状态的认知与觉察能力，是大脑高级神经中枢功能活动的综合表现。正常人意识清晰，定向力正常，反应敏锐精确，情感活动和语言表达能力正常，思维合理。凡能影响大脑功能活动的疾病，均会出现不同程度的意识改变，称为意识障碍。意识障碍的程度、原因及表现见第一篇第十九节。

医师可通过与患者的交谈来了解其思维、反应、情感、计算、定向力等方面的情况，必要时还需进行痛觉试验、角膜反射、瞳孔对光反射等检查，综合判断意识状态。

七、面容与表情

面容（facial features）是指面部呈现的状态；表情（expression）是在面部或姿态上思想与感情的表现。健康人表情自然，神态自若。患病后，常出现痛苦、忧虑或疲惫的面容与表情。某些疾病有特殊的面容与表情，对诊断有一定价值。临床上常见的典型面容如下。

1. 急性病容　面色潮红，兴奋不安，表情痛苦，鼻翼扇动，口唇疱疹等，常见于急性感染性疾病，如肺炎球菌肺炎、疟疾等。

2. 慢性病容　面容憔悴，面色晦暗或苍白无华，双目无神，表情忧虑，常见于慢性消耗性疾病，如恶性肿瘤、肝硬化等。

3. 特殊面容

（1）**贫血面容**：面色苍白，唇舌色淡，表情疲惫，常见于各种原因所致的贫血。

（2）**肝病面容**：面色晦暗，额部、鼻部、双颊有褐色色素沉着，常见于慢性肝脏疾病。

（3）**肾病面容**：面色苍白，双睑、颜面水肿，舌色淡，舌缘有齿痕，常见于慢性肾脏疾病。

（4）**甲状腺功能亢进面容**：面容惊愕，睑裂增宽，眼球突出，瞬目减少，兴奋不安，烦躁易怒，常见于甲状腺功能亢进（图 3-2-1）。

（5）**二尖瓣面容**：面色晦暗，双颊紫红，口唇发绀，常见于风湿性心瓣膜病二尖瓣狭窄（图 3-2-2）。

（6）**黏液性水肿面容**：面色苍黄，颜面水肿，睑厚面宽，目光呆滞，反应迟缓，表情淡漠，毛发稀疏，常见于甲状腺功能减退。

（7）**肢端肥大症面容**：头颅增大，面部变长，下颌增大、向前突出，眉弓及颧骨隆起，耳鼻增大，唇舌肥厚，见于肢端肥大症（图 3-2-3）。

（8）**满月面容**：面圆如满月，皮肤发红，常伴有痤疮和胡须生长，见于皮质醇增多症及长期应用

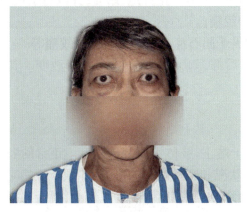

图 3-2-1　甲状腺功能亢进面容

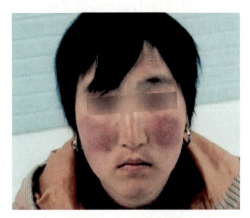

图 3-2-2　二尖瓣面容

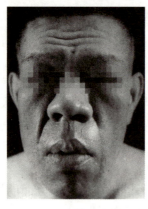
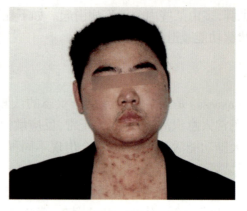

图 3-2-3　肢端肥大症面容　　　　图 3-2-4　满月面容

糖皮质激素者(图 3-2-4)。

 (9)**伤寒面容**:表情淡漠,反应迟钝,呈无欲状,常见于伤寒。

 (10)**苦笑面容**:牙关紧闭,面肌痉挛,呈苦笑状,常见于破伤风。

 (11)**面具面容**:面部呆板,面无表情,似面具样,常见于帕金森病。

八、体位

 体位(position)是指受检者身体所处的状态。体位的改变对某些疾病的诊断具有一定价值。常见体位如下。

 1.**自主体位**　身体活动自如,行动不受限制。其常见于正常人、患病较轻者或疾病早期。

 2.**被动体位**　患者不能自己调整或变换身体的位置。其常见于瘫痪、极度衰弱或意识丧失者。

 3.**强迫体位**　患者为减轻痛苦,被迫采取某种特殊的体位。临床常见的强迫体位有下列几种。

 (1)**强迫仰卧位**:患者仰卧,双腿屈曲,以减轻腹部肌肉紧张程度,常见于急性腹膜炎等。

 (2)**强迫俯卧位**:患者俯卧以减轻脊背肌肉紧张程度,常见于脊柱疾病。

 (3)**强迫侧卧位**:患者卧向患侧,减轻疼痛,并有利于健侧代偿呼吸,常见于单侧胸膜炎和大量胸腔积液。

 (4)**强迫坐位**:亦称端坐呼吸,患者坐于床沿上,双下肢下垂,两手扶持床边或置于膝关节。该体位既可加大膈肌活动度,增加肺通气量,缓解呼吸困难,又可减少下肢回心血量,减轻心脏负荷,减少肺淤血。其常见于严重心、肺功能不全者。

 (5)**强迫蹲位**:患者在活动过程中,感到呼吸困难、心悸,采取蹲踞体位或膝胸位以缓解症状。其常见于小儿先天性发绀型心脏病。

 (6)**强迫停立位**:患者行走时心前区疼痛突然发作,被迫停止行走、站立,并以右手按、抚心前区部位,待症状稍有缓解后,才继续行走。其常见于心绞痛。

 (7)**辗转体位**:患者辗转反侧,坐卧不安。其常见于胆石症、胆道蛔虫症、肾绞痛等。

 (8)**角弓反张位**:患者颈背肌肉强直,头部极度后仰,胸腹前凸、躯干呈弓形改变。其常见于破伤风及小儿脑膜炎。

九、姿势

 姿势(posture)是指举止的状态。健康成人躯干端正,肢体活动灵活适度。正常的姿势主要靠骨骼结构和各部分肌肉的紧张度来保持,也受健康状况和精神状态的影响,如颈椎疾病时颈部活动受限,疲劳和情绪低沉者可以出现弯背、垂肩,腹部疼痛时可有躯干制动或弯曲,胃十二指肠溃疡疼痛发作时,常捧腹而行。

十、步态

步态（gait）即走路时所表现的姿态。当患有某些疾病时，步态可发生显著改变，并且具有一定的特征。常见典型异常步态有以下几种。

1. 蹒跚步态 步行时，身体左右摇摆似鸭步。其常见于佝偻病、进行性肌营养不良或双侧先天性髋关节脱位等。

2. 醉酒步态 走路时身体重心不稳，步态混乱似醉酒状。其常见于酒精中毒、小脑疾病或巴比妥中毒等。

3. 共济失调步态 起步时一脚高抬，骤然垂落，双目向下注视，两脚间距较宽，以防身体倾斜，闭目时则不能保持躯体平衡。其常见于脊髓病变。

4. 慌张步态 起步后身体前倾，小步急速趋行，越走越快，有难以止步之势（图 3-2-5）。其常见于帕金森病。

5. 跨阈步态 由于患肢踝部肌腱、肌肉弛缓，足部下垂，行走时须高抬下肢才能起步（图 3-2-6）。其常见于腓总神经麻痹。

6. 剪刀步态 由于双下肢肌张力增高，特别是伸肌及内收肌张力明显增高，故移步时下肢内收过度，两腿交叉呈剪刀状（图 3-2-7）。其常见于脑性瘫痪与截瘫患者。

7. 间歇性跛行 行走中，因下肢突发酸痛乏力，被迫停止行进，稍停片刻后方能继续行走。其常见于高血压、动脉硬化患者。

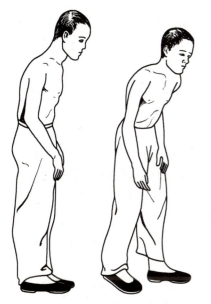

图 3-2-5 慌张步态

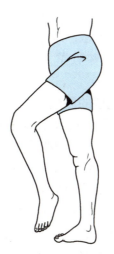

图 3-2-6 跨阈步态

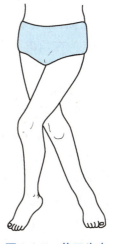

图 3-2-7 剪刀步态

常见异常步态

（娜日娜）

第二节 皮 肤

皮肤被覆于人体的表面，在眼睑、口唇、鼻腔、肛门、阴道及尿道等腔孔周围，逐渐移行为黏膜，共同形成人体的第一道防线。皮肤的检查以视诊为主，必要时配合触诊。原发于皮肤的疾病很多，许多疾病在病程发展中可伴有皮肤的改变，有时是全身的，有时是局部的。除颜色的改变外，还有皮疹、出血点、水肿、瘢痕、皮肤的湿度与温度等。

一、颜色

皮肤颜色（skin color）与种族遗传有关。同一种族可因皮下毛细血管的分布、血管充盈扩张程度、血流速度、色素量多少、皮下脂肪厚薄不同而异。同一个人因部位、环境、生理及疾病状态不同，皮肤颜色也不同。临床常见的皮肤颜色改变如下。

1. 苍白（pallor） 皮肤黏膜苍白可由贫血、末梢毛细血管痉挛或充盈不足所引起，如寒冷、惊恐、休克、主动脉瓣关闭不全等。若仅见肢端苍白，可能与局部动脉痉挛或阻塞有关，如血栓闭塞性脉管炎、雷诺病等。

2. 发红（redness） 皮肤发红可由皮下毛细血管扩张充血、血流速度加快和血量增多以及红细胞增多所致。生理状态下见于情绪激动、运动、饮酒后；病理状态下见于发热性疾病，如肺炎球菌肺炎、猩红热、阿托品及一氧化碳中毒等。皮肤持久性发红见于皮质醇增多症及真性红细胞增多症。

3. 发绀（cyanosis） 皮肤呈青紫色，常出现于口唇、耳郭、鼻尖、四肢末梢部位，主要由还原血红蛋白增多引起。详见第一篇第八节相关内容。

4. 黄染（stained yellow） 皮肤黏膜发黄称为黄染。常见原因如下。

（1）黄疸：由于血清胆红素浓度增高超过 34.2μmol/L，皮肤黏膜出现黄染的现象叫作黄疸。其特点为：①最早出现在巩膜、软腭黏膜以及硬腭后部，随着血清胆红素浓度持续增高，皮肤才开始出现黄染现象，胆汁淤积性黄疸皮肤黄染最为显著；②巩膜黄染呈连续性，近角巩膜缘处颜色较浅，远角巩膜缘处颜色较深。

（2）胡萝卜素增高：食用过多胡萝卜、南瓜、橘子等胡萝卜素含量高的食物，使得血中胡萝卜素含量超过 2.5g/L 时，皮肤会出现黄染。其特点为：①最早出现在手掌、足底、额头等部位；②巩膜和口腔黏膜一般无黄染；③血中胆红素不高；④停止食用上述食物后，皮肤黄染可逐渐消退。

（3）长期服用某些药物：如呋喃类、米帕林等。其特点为：①较早出现在皮肤，严重者可出现在巩膜；②巩膜黄染的特点为在角巩膜缘处的黄染较重，离角巩膜缘越远，黄染越轻，此点可与黄疸进行区别。

5. 色素沉着（pigmentation） 表皮基底层的黑色素增多使得全身或部分皮肤色泽加深。正常人身体的外露部分以及乳头、腋窝、外生殖器、肛门周围等处色素较深。如果这些部位色素明显加深或其他部位出现色素沉着，则提示病理征象。全身性色素沉着可见于慢性肾上腺皮质功能减退症、肝硬化、肝癌晚期、疟疾、肢端肥大症、黑热病以及长期使用某些药物如砷剂等。妊娠期女性乳头、乳晕及腹白线的色素加深，而且面部、额部可出现棕褐色对称性色素斑片，称为妊娠斑。老年人全身或面部也可出现散在的色素斑片，称为老年斑。

6. 色素脱失 正常皮肤含有一定量色素，皮肤丧失原有的色素，形成脱色斑片称为色素脱失。色素脱失是由酪氨酸酶合成障碍，导致体内的酪氨酸不能转化成多巴，使黑色素合成减少。其常见的有白癜、白斑和白化病。

（1）白癜（vitiligo）：为形状不一、大小不等的色素脱失斑片。其进展缓慢、逐渐扩大，无自觉症状，也不引起生理功能改变。其常见于白癜风，偶见于甲状腺功能亢进、肾上腺皮质功能减退及恶性贫血等。

（2）白斑（leukoplakia）：色素脱失斑片多为圆形或椭圆形，面积一般不大，常发生在口腔黏膜和女性外阴部，该部位白斑有时为癌前病变的表现，需警惕。

（3）白化病（albinismus）：为遗传性疾病，由先天性酪氨酸酶合成障碍，引起全身皮肤和毛发色素脱失，头发和睫毛可呈浅黄色或金黄色。一般身体各脏器无生理功能改变。

二、湿度

皮肤湿度（moisture）与皮肤排泌功能有关，主要由汗腺和皮脂腺完成。出汗多者皮肤较湿润，出汗少者较干燥。正常人在气温高、湿度大的环境里出汗增多是生理调节反应。病理情况下，出汗可增多、减少或无汗。如风湿病、结核病、甲状腺功能亢进、布氏菌病、佝偻病及脑炎后遗症出汗增多；夜间睡眠中出汗为盗汗，是结核病的重要征象；手足皮肤发凉而大汗淋漓，称为冷汗，见于虚脱和休克；皮肤少汗或无汗见于维生素 A 缺乏病、黏液性水肿、尿毒症、脱水、干燥综合征、硬皮病等。

三、弹性

皮肤弹性（skin elasticity）与年龄、营养状态、皮下脂肪及组织间隙所含液体量有关。儿童与青年皮肤紧张富有弹性，中年以后皮肤组织逐渐松弛，老年人皮肤组织萎缩，皮下脂肪减少，弹性减退。检查皮肤弹性常取手背或上臂内侧皮肤，医师用拇指与示指将皮肤提起，片刻后松手，正常人皱褶迅速平复称为皮肤弹性良好；弹性减弱时皱褶平复缓慢，见于长期消耗性疾病或严重脱水患者。发热时血液循环加速，周围血管充盈，皮肤弹性增加。

四、皮疹

皮疹（skin eruption）是皮肤疾病和全身疾病的重要体征之一。种类很多，病因各异，皮疹的形态特征和出现规律有一定特异性，对诊断有意义。其常见于传染病、皮肤病、药物或其他物质导致的变态反应。检查时应仔细观察皮疹出现的部位、出疹顺序、分布情况、形态大小、颜色、平坦或隆起、有无瘙痒和脱屑、压之是否褪色、持续及消退时间等。常见皮疹有下列类型。

1. **斑疹（maculae）** 局部皮肤发红，一般不凸出皮肤表面，常见于斑疹伤寒、风湿性多形性红斑、丹毒等。

2. **丘疹（papule）** 局部皮肤发红且凸出皮肤表面，触之较硬，表面可扁平、尖顶或有凹陷，常见于药物疹、麻疹、猩红热、湿疹等。

3. **斑丘疹（maculopapule）** 在丘疹周围有皮肤发红的底盘称为斑丘疹，常见于药物疹、风疹、猩红热等。

4. **疱疹（herpe）** 为局限性高出皮面的腔性皮损，可因所含液体不同而颜色各异。液体可以是血清，也可以为淋巴液，直径小于 1cm 者为小水疱，见于水痘、单纯疱疹等。直径大于 1cm 为大水疱，常见于烫伤、磨损等。若出现感染称为脓疱，可见于糖尿病。

5. **玫瑰疹（roseola）** 是一种鲜红色的圆形斑疹。直径为 2~3mm，为病灶周围的血管扩张所致，手指按压皮疹可消退，松开时又出现，多出现于胸腹部，是伤寒或副伤寒的特征性皮疹。

6. **荨麻疹（urticaria）** 又称风团，为稍隆起皮肤表面的苍白色或红色的局限性水肿，大小不等，形态各异，有瘙痒和灼痛感，为速发型皮肤变态反应所致，常见于各种变态反应。

五、脱屑

脱屑（desquamation），正常皮肤表层不断角化和更新，死亡的角质层细胞脱落为脱屑，因量少，一般不易察觉。大量皮肤脱屑具有诊断意义，如银白色鳞状脱屑常见于银屑病，米糠样脱屑常见于麻疹，片状脱屑常见于猩红热。

六、皮下出血

皮下出血（subcutaneous hemorrhage）可呈各种表现，根据其直径大小及伴随情况分为以下几种：①小于 2mm 为瘀点（petechia）；②2~5mm 为紫癜（purpura）；③大于 5mm 为瘀斑（ecchymosis）；

④片状出血并伴有皮肤隆起者为血肿（hematoma）。瘀点应与红色皮疹或小红痣相鉴别，皮疹在受压时可褪色或消失，瘀点和小红痣受压时不褪色，且小红痣表面光亮，触诊时感到稍高出皮面。皮下出血常见于血液系统疾病、某些血管损害性疾病、重症感染以及工业毒物或药物中毒等。

七、蜘蛛痣与肝掌

蜘蛛痣（spider angioma）是由皮肤小动脉末端分支性扩张所形成的血管痣，形似蜘蛛，故称蜘蛛痣（图 3-2-8）。蜘蛛痣直径大小不等，主要分布在面部、颈部、前胸、肩部、上臂、前臂和手背等上腔静脉分布的区域内。

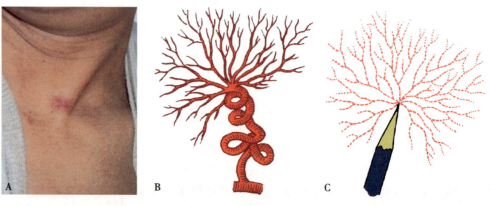

图 3-2-8　蜘蛛痣

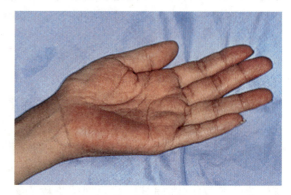

检查时用棉签或粗针头压迫蜘蛛痣的中心，其辐射状小血管网立即褪色，去除压力后又出现。一般认为蜘蛛痣与肝脏对雌激素的灭活作用减弱有关，常见于急慢性肝炎或肝硬化。健康女性在妊娠期间也可出现。

肝掌（liver palms）见于慢性肝病患者，其手掌大、小鱼际处，常常发红，加压后褪色，称为肝掌（图 3-2-9），发生机制及临床意义与蜘蛛痣相同。

图 3-2-9　肝掌

八、水肿

水肿（edema）是由皮下组织的细胞内及组织间隙液体积聚过多所导致。检查时以视诊为主，辅以触诊，视诊能发现较为明显的水肿，不易发现轻度水肿；触诊可鉴别凹陷性水肿和非凹陷性水肿。根据水肿的范围和程度，临床上分为轻、中、重三度。

1. **轻度**　水肿仅见于眼睑、胫前、踝部等局部皮下组织，指压后凹痕较浅，平复较快。
2. **中度**　全身组织均可见明显水肿，指压后凹痕较深，平复缓慢。
3. **重度**　全身组织严重水肿，身体低垂部位皮肤发亮，甚至有液体渗出。其可伴胸腔积液、腹腔积液，外阴部亦可出现严重水肿。

九、溃疡与瘢痕

溃疡（ulcer）是皮肤或黏膜表面组织的局限性缺损、溃烂，其表面常覆盖有脓液、坏死组织或痂皮，愈后遗有瘢痕，常由炎症、局部血液循环障碍、外伤、恶性肿瘤等引起。观察溃疡时，应注意其部位、数目、大小、形状、边缘、深度和表面分泌物的情况。瘢痕（scar）是皮肤外伤或病变愈合期由结缩组织增生所形成的斑块。表面低于周围正常皮肤者为萎缩性瘢痕;高于周围正常皮肤者为增生性瘢痕。此外,外伤、感染及手术等均可在皮肤上遗留瘢痕,为患过某些疾病的证据。

十、皮下结节

皮下结节(subcutaneous nodules)为一种较硬、圆形或椭圆形、无痛性小结。直径为 0.2~0.5cm,常位于受摩擦较多的部位,如肘部伸侧、跟腱、头皮、坐骨结节或关节周围。较大者可通过视诊发现,较小者可通过触诊查及。正常人皮下无结节。出现结节时应注意其部位、数目、大小、硬度、活动度、有无压痛等。风湿小结多位于关节、骨隆突附近,圆形质硬,无压痛,数目不多,大小不等,见于风湿热和类风湿关节炎;痛风结节是血尿酸浓度增高,尿酸盐结晶在皮下结缔组织沉积所致,一般以外耳耳郭、跖趾、指(趾)关节及掌指关节等部位多见,大小不一,黄白色结节,为痛风特征性改变;欧氏小结(Osler nodule)在指尖、足趾、大小鱼际处,呈蓝色或粉红色并有压痛,见于感染性心内膜炎;结节沿动脉走行分布,见于结节性多动脉炎。

十一、毛发

毛发(hair)的颜色、曲直可因种族而不同,其分布、多少和颜色可因性别、年龄而不同,也受到遗传、营养、精神状态影响。正常人毛发的多少也存在差异,一般男性体毛较多,阴毛呈菱形;女性体毛较少,阴毛呈倒三角形。中年以后因毛发根部的血运和细胞代谢减退,头发可逐渐减少或色素脱失,形成秃顶或白发。毛发多少及分布变化可提示相关疾病。检查毛发时要注意其分布、疏密和色泽。在病理情况下,阴毛过早出现为性早熟的标志,内分泌功能障碍者可无阴毛。神经营养障碍、脂溢性皮炎、黏液性水肿、腺垂体功能减退、某些抗肿瘤药(如环磷酰胺)等可引起毛发脱落;肾上腺皮质功能亢进或长期使用糖皮质激素的患者,毛发可异常增多,女性患者除一般体毛增多外,还可出现胡须。

ER 3-2-5

皮肤检查

(娜日娜)

第三节　淋　巴　结

淋巴结分布于全身,当体格检查时只能检查身体各部表浅淋巴结。正常淋巴结体积很小,直径多在 0.2~0.5cm 之间,质地柔软,表面光滑,单个散在,无压痛,与毗邻组织无粘连,一般不易触及。

一、表浅淋巴结分布

表浅淋巴结呈组群分布,一个组群的淋巴结收集一定区域内的淋巴液,局部炎症或肿瘤往往引起相应区域的淋巴结肿大。常见表浅淋巴结如下。

(一)头颈部淋巴结分布(图 3-2-10)

1. **耳前淋巴结**　位于耳屏前方。

2. **耳后淋巴结**　亦称乳突淋巴结,位于耳后乳突表面、胸锁乳突肌止点处。

3. **枕淋巴结**　位于枕部皮下,斜方肌起点与胸锁乳突肌止点之间。

4. **颏下淋巴结**　位于颏下三角内,下颌

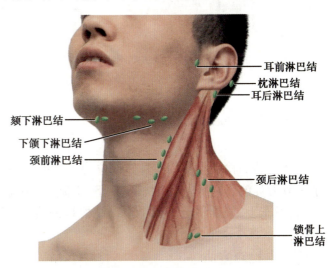

耳前淋巴结
枕淋巴结
耳后淋巴结
颏下淋巴结
下颌下淋巴结
颈前淋巴结
颈后淋巴结
锁骨上淋巴结

图 3-2-10　颈部淋巴结群

舌骨肌表面,两侧下颌骨前端中点后方。

5.下颌下淋巴结 位于颌下腺附近,下颌角与颏部之间。

6.颈前淋巴结 位于胸锁乳突肌表面及下颌处。

7.颈后淋巴结 位于斜方肌前缘。

8.锁骨上淋巴结 位于锁骨与胸锁乳突肌所形成的夹角处。

(二)上肢淋巴结分布

1.腋窝淋巴结 分为五群(图3-2-11),为上肢最大的淋巴结组群。

(1)**外侧淋巴结群**:位于腋窝外侧壁。

(2)**胸肌淋巴结群**:位于胸大肌下缘深部。

(3)**肩胛下淋巴结群**:位于腋窝后皱襞深部。

(4)**中央淋巴结群**:位于腋窝内侧壁近肋骨及前锯肌处。

(5)**腋尖淋巴结群**:位于腋窝顶部。

2.滑车上淋巴结 位于上臂内侧,内上髁上方3~4cm处,肱二头肌与肱三头肌之间的肌沟内。

(三)下肢淋巴结分布

1.腹股沟淋巴结 位于腹股沟韧带下方股三角内,分为上下两群(图3-2-12)。

(1)**上群**:位于腹股沟韧带下方,与韧带平行排列。

(2)**下群**:位于大隐静脉上端,沿静脉走向排列。

2.腘窝淋巴结 位于小隐静脉和腘静脉的汇合处。

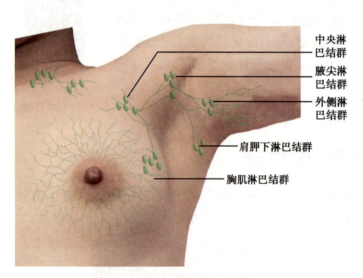

图 3-2-11 腋窝淋巴结群

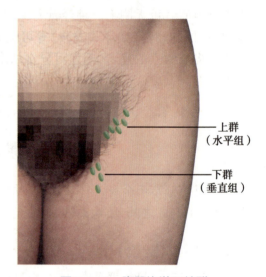

图 3-2-12 腹股沟淋巴结群

二、检查顺序、方法及内容

(一)检查顺序

淋巴结的检查应在相应身体部位检查过程中进行。检查应按顺序进行,以免遗漏。头颈部顺序一般为耳前、耳后(乳突)、枕部、颏下、下颌下、颈前、颈后、锁骨上淋巴结;上肢淋巴结检查顺序是腋窝、滑车上,腋窝淋巴结五个淋巴结群均需检查;下肢淋巴结检查顺序是腹股沟淋巴结、腘窝淋巴结。

(二)检查方法

检查淋巴结的方法应用视诊和触诊,视诊主要观察局部征象,触诊是检查淋巴结的主要方法。

触诊时手法要正确,检查者将示、中、环三指并拢,其指腹紧贴检查部位,由浅入深滑行触诊。

1. 头颈部淋巴结检查 医师双手指滑动触诊患者耳前、耳后淋巴结;嘱患者头稍低,医师右手指触诊枕骨下区的枕部淋巴结,然后医师右手移至颏下,触诊颏下淋巴结;让患者头稍偏向左侧,医师左手扶其头部,右手翻掌,指腹触摸左下颌下淋巴结;同法触摸右下颌下淋巴结;头部回正,医师用双手指腹在颈前三角区,沿胸锁乳突肌前缘触诊颈前淋巴结;医师双手指腹在颈后三角区,沿斜方肌前缘和胸锁乳突肌后缘触诊颈后淋巴结;让患者耸肩,医师用双手触诊双侧锁骨上淋巴结(图 3-2-13)。

2. 腋窝淋巴结检查 患者取坐位或仰卧位,医师左手抬起患者左上肢,充分暴露腋窝;右手触诊患者左侧腋窝的顶部、后壁、内侧壁、前壁和外侧壁。同样方法触诊右侧腋窝。双侧腋窝均需要检查。

3. 滑车上淋巴结检查 患者充分暴露双侧上臂;医师用左手扶托受检者左前臂,并屈肘约 90°;以右手小指固定在受检者的肱骨内上髁,示指、中指及环指并拢,在其上 2~3cm 肱二头肌、肱三头肌肌间沟中,纵行、横行滑动触摸左滑车上淋巴结,同法检查右滑车上淋巴结(图 3-2-14)。

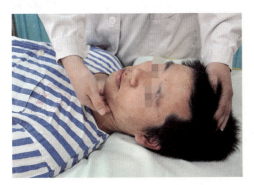
图 3-2-13　颈部淋巴结触诊

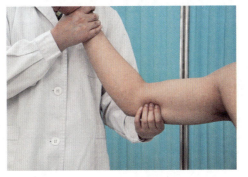
图 3-2-14　滑车上淋巴结触诊

ER 3-2-6
淋巴结检查

4. 腹股沟淋巴结检查 患者需充分暴露腹股沟区,医师双手四指对两侧腹股沟区由浅入深,进行触诊。

5. 腘窝淋巴结检查 患者充分暴露腘窝,医师左手抬起患者小腿,右手四指对腘窝的前壁、后壁、侧壁和穹隆部进行触诊。双侧腘窝均需要检查。

(三) 检查内容

当发现淋巴结肿大时,应注意其部位、数目、大小、硬度、有无压痛、活动度、有无粘连,局部皮肤有无红肿、瘢痕、瘘管等。并同时注意寻找引起淋巴结肿大的原发病灶。

三、淋巴结肿大的原因及临床意义

(一) 局部淋巴结肿大

1. 非特异性淋巴结炎 由引流区域的急慢性炎症引起。当急性炎症开始时,肿大的淋巴结柔软,有压痛、表面光滑、无粘连,肿大到一定程度即停止;当慢性炎症时,肿大的淋巴结较硬,最终可缩小或消退。

2. 单纯性淋巴结炎 为淋巴结本身的急性炎症。肿大的淋巴结有疼痛,中度质硬,触摸有压痛,多发生于颈部淋巴结。

3. 淋巴结结核 肿大的淋巴结常发生于颈部血管周围,呈多发性,质地稍硬,大小不等,可与周围组织粘连,如发生干酪样坏死,则可触到波动。晚期破溃后形成瘘管,经久不愈,愈合后可形成瘢痕。

4. 恶性肿瘤淋巴结转移　肿大的淋巴结质地坚硬,或有橡皮样感,表面可光滑或凸起,与周围组织粘连,不易推动,一般无压痛。胸部肿瘤如肺癌可向右侧锁骨上窝或腋窝淋巴结转移;胃癌、食管癌多向左侧锁骨上淋巴结转移,这种肿大的淋巴结称为菲尔绍(Virchow)淋巴结。

(二)全身性淋巴结肿大

1. 感染性疾病　病毒感染见于传染性单核细胞增多症、艾滋病等;细菌感染见于布氏菌病、麻风病等;螺旋体感染见于钩端螺旋体病、梅毒、鼠咬热等;原虫与寄生虫感染见于丝虫病、黑热病等。

2. 非感染性疾病　可见于血液系统疾病如淋巴瘤、白血病等;结缔组织病如干燥综合征、结节病等。

临床实践

执助考点

练习题

(娜日娜)

第三章 | 头颈部检查

ER 3-3-1
ER 3-3-2

教学课件　　思维导图

头部及其器官为人体最重要的外形特征之一,是医师最先和最易见到的部分,颈部是气管、食管、血管、神经集中的部位,对生命活动至关重要。一定要按顺序进行仔细检查,方可提供有价值的诊断资料。

ER 3-3-3

头部和颈部
检查

第一节 头 部

检查包括头发、头皮、头颅等,主要检查方法为视诊和触诊。

一、头发

正常情况下,儿童和老年人头发较稀疏,青年人头发稠密,老年人头发逐渐变白。影响头发生长和分布的因素见本篇第二章第二节。脱发可由各种疾病引起,如伤寒、斑秃、甲状腺功能减退等;也可由物理与化学因素引起,如抗肿瘤药、放射治疗等。检查时要注意脱发的发生部位、形状与头发改变的特点。

二、头皮

头皮(scalp)检查须分开头发,观察头皮颜色、有无头皮屑,观察有无外伤、血肿、头癣、疖痈及瘢痕等。

三、头颅

头颅(skull)检查,视诊时须注意其大小、外形变化、有无异常活动。触诊时以双手仔细触摸头颅的每一个部位,注意有无压痛和异常隆起。头围测量反映头颅的大小,以软尺自眉间绕到颅后通过枕骨粗隆。发育阶段的头围变化为新生儿约34cm,出生后的前半年增加8cm,后半年增加3cm,第二年增加2cm,第三、第四年增加约1.5cm,4~10岁共增加约1.5cm,至18岁可达53cm或以上,其后几乎无变化。矢状缝和其他颅缝多于出生后6个月内骨化,骨化过早会影响颅脑的发育。

头颅的大小异常或畸形为一些疾病的典型体征,临床常见以下异常。

1. **小颅**(microcephalia) 小儿囟门多于12~18个月内闭合,过早闭合则形成小头畸形,同时伴智力发育障碍。

2. **巨颅**(macrocrania) 额、顶、颞、枕部凸出膨大呈圆形,颈部静脉充盈,对比之下颜面很小。因颅内压增高,压迫眼球,形成双目下视,巩膜外露的特殊表情,称落日现象,见于脑积水(图3-3-1)。

3. **尖颅**(oxycephaly) 亦称塔颅,因矢状缝与冠状缝过早

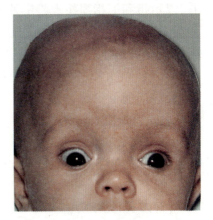

图 3-3-1　脑积水

闭合所致,头顶部尖突高起,颜面比例失常。其见于先天性疾病尖颅并指(趾)畸形,又称尖颅并指综合征(Apert syndrome, acrocephalosyndactyly)(图3-3-2)。

4. 方颅(enlarged square skull) 前额左右凸出,头顶平坦呈方形,见于小儿佝偻病、先天性梅毒。

5. 变形颅(deforming skull) 发生于中年人,以颅骨增大变形为特征,伴长骨的骨质增厚与弯曲,见于变形性骨炎(佩吉特病,Paget disease)。

头颅活动异常:头部活动受限,见于颈椎疾病;头部不随意颤动,见于帕金森病;与颈动脉搏动一致的点头运动,见于严重主动脉瓣关闭不全。

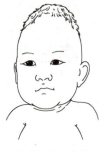

图 3-3-2 尖颅

(戴小丽)

第二节 头部器官

颜面及其器官检查包括眼、耳、鼻、口检查。

一、眼

1. 眉毛 正常人眉毛疏密不完全相同,一般内侧与中间较浓密,外侧较稀疏。外 1/3 眉毛过于稀疏或脱落,见于黏液性水肿、麻风病、腺垂体功能减退等。小片眉毛脱落见于梅毒。

2. 眼睑

(1)睑内翻:见于沙眼。

(2)上睑下垂:双侧上睑下垂多见于先天性上睑下垂、重症肌无力;单侧上睑下垂多见于动眼神经麻痹。

(3)眼睑闭合障碍:双侧眼睑闭合障碍见于甲状腺功能亢进;单侧眼睑闭合障碍见于面神经麻痹。

(4)眼睑水肿:多见于肾炎、营养不良、血管神经性水肿等。

此外,还须注意眼睑有无包块、压痛、外翻、倒睫等。

3. 结膜 结膜按解剖部位分睑结膜、穹隆部结膜与球结膜三部分。

检查时最好在自然光下进行,必要时借助手电筒。上睑结膜检查时需翻转眼睑,检查者以右手检查受检者左眼,左手检查右眼。翻转眼睑要领为:嘱受检查者向下看,以示指和拇指捏住上睑中外 1/3 交界处的边缘,轻轻向前下方牵拉,然后示指向下压迫睑板上缘,同时与拇指配合将睑缘向上捻转即可翻开眼睑(图3-3-3)。检查时动作要轻巧、柔和,以免引起受检查者痛苦流泪。检查后,轻轻向前下牵拉上睑,同时嘱患者往上看,即可使眼睑恢复正常位置。

常见改变如下。

(1)充血发红:见于结膜炎、角膜炎。

(2)苍白:见于贫血。

(3)发黄:见于黄疸。

(4)散在出血点:见于亚急性感染性心内膜炎、败

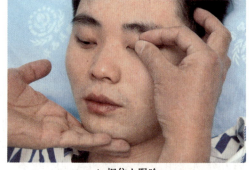

A. 捏住上眼睑

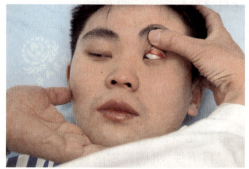

B. 翻转上眼睑

图 3-3-3 翻转眼睑检查上睑结膜

血症。

(5)**颗粒与滤泡**：见于沙眼。

(6)**球结膜水肿**：见于颅内压增高、流行性出血热、肺性脑病和重症水肿等。

4. 巩膜 不透明，又因血管极少，正常呈瓷白色。黄疸时巩膜均匀发黄。中年以后在内眦部可出现不均匀的黄色斑块，为脂肪沉着，呈不均匀性分布，应与黄疸鉴别。血液中其他黄色色素成分增多时（如胡萝卜素、米帕林等），也可引起皮肤黏膜黄染，黄染只出现于巩膜周围。

5. 角膜 表面有丰富的感觉神经末梢，因此感觉十分灵敏。检查时用斜照光更易观察其透明度，注意有无云翳、白斑、新生血管、软化、溃疡等。云翳、白斑如发生在角膜的瞳孔部位可引起不同程度的视觉障碍；角膜周边的血管增生可能为严重沙眼所生成；角膜软化见于婴幼儿营养不良、维生素 A 缺乏病等；老年环多为类脂质沉着，呈灰白色混浊环，见于老年人；凯-弗环（Kayser-Fleischer ring），是铜代谢障碍的结果见于肝豆状核变性（hepatolenticular degeneration），又称"威尔逊病（Wilson disease）"。

6. 虹膜 是眼球葡萄膜的最前端部分，中央的圆形孔洞即瞳孔，虹膜内有瞳孔括约肌与扩大肌，可调节瞳孔的大小。正常虹膜纹理近瞳孔部分呈放射状排列，周边呈环形排列。纹理模糊或消失见于虹膜炎症、水肿和萎缩。形态异常或有裂孔，见于虹膜后粘连、先天性虹膜缺损、外伤等。

7. 瞳孔 是虹膜中央的圆形孔洞，正常直径为 3~4mm，双侧等大、等圆。对瞳孔的检查应注意瞳孔的形状、大小、位置、双侧是否等圆、等大、对光反射、调节与集合反射等。注意检查方法及临床意义。

(1)**检查方法**

1)视诊瞳孔形状、大小，两侧是否等大、等圆。

2)检查对光反射：对光反射分直接反射和间接反射。检查时嘱受检者目视正前方，用手电筒光照射一侧瞳孔，被照的瞳孔立即收缩，移开光照后很快复原，称直接对光反射。以手隔开两眼，光照一侧瞳孔，另一侧瞳孔也同时收缩者，称间接对光反射。

3)检查调节、集合反射：检查时嘱受检者注视 1m 以外的目标（一般用示指竖立），然后将目标迅速移向眼球（距眼球约 20cm 处），正常人此时瞳孔逐渐缩小，称为调节反射；再次将目标由 1m 外缓慢移向眼球，双侧眼球向内集合，称为集合反射。

(2)**临床意义**

1)瞳孔大小形态异常：瞳孔缩小见于虹膜炎症、中毒（有机磷杀虫剂、毒蕈中毒）、药物反应（毛果芸香碱、吗啡、氯丙嗪等）等；瞳孔扩大见于外伤、颈交感神经刺激、青光眼绝对期、视神经萎缩、药物影响（阿托品、可卡因等）等。瞳孔大小不等，常提示有颅内病变，如脑外伤、脑肿瘤、脑疝等。双侧瞳孔不等大，且变化不定，可能为中枢神经和虹膜的神经支配障碍；如瞳孔不等大且伴有对光反射减弱或消失，往往为中脑功能损害的表现。瞳孔形状可因虹膜粘连而不规则。

2)反射异常：对光反射迟钝常见于浅昏迷，完全消失见于深昏迷。动眼神经功能损害时，调节反射和集合反射均消失。对光反射消失而集合反射存在者称阿-罗瞳孔（Argyll Robertson pupil），见于多发性硬化、脑外伤、梅毒等。

8. 眼球 注意检查方法及临床意义。

(1)**检查方法**

1)眼球外形：检查有无突出、下陷。

2)眼球运动：检查者将目标物（手指或棉签）置于受检者眼前 30~40cm 处，嘱受检者头部固定，眼球随目标方向移动，一般按受检者左→左上→左下，右→右上→右下 6 个方向的顺序进行。嘱受检者眼球随医师手指所示方向（水平或垂直）运动数次，观察是否出现震颤。

3)眼压：可采用指测法和眼压计测量法，应用指测法时，先让受检者向下看（不能闭眼），医师用两示指交替地轻按上眼睑,其余手指放在额部及颞部。如发现眼球张力异常,则需用眼压计进一步测量。

（2）临床意义

1）眼球突出：单侧眼球突出常见于局部炎症或眶内占位性病变,偶见于颅内病变。双侧眼球突出见于甲状腺功能亢进(甲亢),患者除突眼外,尚有以下眼征：①施特尔瓦格(Stellwag)征：瞬目(即眨眼)减少；②若弗鲁瓦(Joffroy)征：上视时无额纹出现；③冯·格雷费(von Graefe)征：眼球下转时上睑不能相应下垂；④默比乌斯(Mobius)征：表现为集合运动减弱,即目标由远处逐渐移近眼球时,两侧眼球不能适度内聚(图3-3-4)。

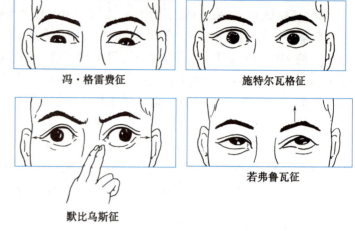

冯·格雷费征　　施特尔瓦格征

默比乌斯征　　若弗鲁瓦征

图3-3-4　甲亢眼征

2）眼球下陷：双侧眼球下陷见于严重脱水,单侧下陷见于霍纳综合征(Horner syndrome)或眶尖骨折。

3）眼球运动：支配眼肌运动的神经麻痹所发生的斜视,称为麻痹性斜视。其多见于脑炎、脑膜炎、脑脓肿、脑肿瘤、脑血管病。自发的眼球震颤见于耳源性眩晕、小脑疾病等。

4）眼压改变：眼压增高见于颅内压增高、青光眼；眼压降低见于各种原因所致的严重脱水、眼球萎缩等。

二、耳

耳是听觉和平衡器官,分外耳、中耳和内耳三个部分。

1.耳郭与外耳道　检查耳郭有无畸形、耳前瘘管、痛风结节及牵拉痛；外耳道有无溢液、流脓、出血。

（1）耳郭红肿伴热、痛见于急性炎症。耳郭皮下触及小而硬的结节见于痛风患者,称痛风石。

（2）外耳道局部红肿,耳屏有压痛,见于外耳道疖肿；外耳道流血见于局部外伤、中耳肿瘤或颅底骨折；外耳道有浆液或脓性分泌物,见于外耳道炎或中耳炎,后者多有恶臭。

2.鼓膜　观察鼓膜是否穿孔,如有须注意穿孔位置,如有溢脓并有恶臭,可能为胆脂瘤。

3.乳突　外壳由骨密质组成,内腔为大小不等的骨松质小房,乳突内腔与中耳道相连,检查时须注意乳突部有无压痛及红肿。乳突压痛、红肿见于化脓性中耳炎引流不畅导致的乳突炎,检查时可发现耳郭后方皮肤有红肿,乳突有明显压痛,有时可见瘘管或瘢痕等,严重时可继发耳源性脑脓肿或脑膜炎。

4.听力　见本篇第八章第一节。

三、鼻

1.鼻外观　检查时注意有无畸形、色素沉着、蝶形红斑、酒渣鼻、鼻翼扇动。外鼻普遍性增大见于肢端肥大症、黏液性水肿等；鞍鼻见于鼻骨骨折、鼻骨发育不良或先天性梅毒等；蛙状鼻见于肥大性或多发性鼻息肉；蝶形红斑见于系统性红斑狼疮；鼻尖鼻翼部皮肤发红变厚,并有毛细血管扩张和痤疮者称酒渣鼻；鼻翼扇动见于呼吸困难或高热患者。

2.鼻腔　检查时注意鼻中隔有无偏斜、穿孔；鼻腔分泌物、黏膜有无肿胀或充血、鼻出血。鼻腔通气不畅常见于鼻腔炎症引起黏膜肿胀或分泌物增多,长期单侧的鼻腔通气不畅,应注意有无息肉或肿瘤;大量清水样鼻涕是过敏性鼻炎或麻疹、猩红热的前驱征象;黄绿色黏稠带腥味的鼻涕,多见于化脓性鼻窦炎或慢性鼻炎等;鼻腔分泌物减少、黏膜干燥、鼻腔扩大伴嗅觉减退或消失,见于萎缩性鼻炎;双侧鼻出血多由全身疾病引起,如某些传染病、血液病及肝脾疾病等;女性周期性鼻出血,则应考虑子宫内膜异位症;单侧鼻出血见于外伤、鼻腔感染、局部血管损伤、肿瘤(如鼻咽癌)等。

3. 鼻窦　为鼻腔周围含气的空腔,共 4 对(图 3-3-5),都有窦口与鼻腔相通。鼻窦炎时出现鼻塞、流涕、头痛和鼻窦压痛。鼻窦检查以触诊为主,应双侧对比,检查顺序为额窦、筛窦、上颌窦(图 3-3-5)。鼻窦压痛多见于鼻窦炎。

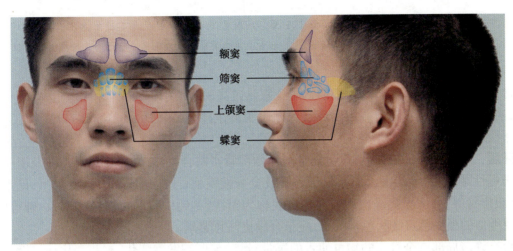

图 3-3-5　鼻窦位置示意图

(1)**额窦**:医师一手扶持受检者枕部,另一手拇指或示指置于眼眶上缘内侧用力向后向上按压;或双手固定头部,双侧拇指分别置于受检者左、右眼眶上缘内侧,用力向后向上按压。

(2)**筛窦**:医师双手置于耳后,双手拇指置于受检者鼻根部与眼内眦之间向内后方按压。

(3)**上颌窦**:医师双手置于受检者两侧耳后,双手拇指分别置于左、右颧部向后按压。

(4)**蝶窦**:不能在体表进行检查。

四、口

检查包括口唇、口腔内器官和组织以及口腔气味等。须观察口唇、口腔黏膜;检查牙齿、齿龈;观察舌体、舌苔、舌质,伸舌是否居中、有无震颤。

1. 口唇

(1)**颜色**:口唇苍白见于贫血、虚脱、主动脉瓣关闭不全等;口唇发绀为血液中还原血红蛋白增多所致,见于心肺功能不全等;口唇颜色深红见于发热性疾病或一氧化碳中毒。

(2)**口唇干燥并有皲裂**,见于严重脱水。口角糜烂,见于核黄素缺乏。口唇疱疹,见于肺炎球菌肺炎、流行性脑脊髓膜炎、疟疾等。

(3)**口唇突然发生非炎症性、无痛性肿胀**:见于血管神经性水肿。

(4)**口唇肥厚增大**:见于呆小病、黏液性水肿及肢端肥大症等。

(5)**唇裂**:见于先天性发育畸形。

(6)**口角歪斜**:见于面神经麻痹。

2. 口腔黏膜　出现蓝黑色色素沉着斑片多为肾上腺皮质功能减退;出现大小不等的黏膜下出血点或瘀斑可见于出血性疾病或维生素 C 缺乏;在第二磨牙的颊黏膜处出现帽针头大小白色斑点,周围红晕称麻疹黏膜斑,又称(Koplik)斑,对麻疹有早期诊断价值;黏膜充血、肿胀并伴有小出血点,称为黏膜疹,多为对称性,见于猩红热、风疹和某些药物中毒;黏膜溃疡可见于慢性复发性口疮;

鹅口疮(雪口病)见于衰弱的患者,也可见于长期使用广谱抗生素和抗肿瘤药者。

3. 牙齿 应注意有无龋齿、残根、缺牙和义齿等。如发现牙疾患,应按下列格式标明所在部位(图3-3-6)。

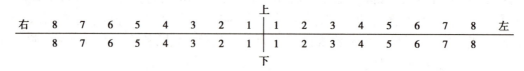

图 3-3-6 齿列标注格式

1. 中切牙,2. 侧切牙,3. 尖牙,4. 第一前磨牙,5. 第二前磨牙,6. 第一磨牙,7. 第二磨牙,8. 第三磨牙。

如 1| 为右上中切牙; |4 为右下第一前磨牙; 5|/|7 示右上第二前磨牙及左下第二磨牙为某种病变的部位。

正常牙齿为瓷白色;斑釉牙,为长期饮用含氟量过高的水所引起;单纯牙间隙过宽,可见于肢端肥大症;四环素牙,为儿童期常服用四环素致牙齿变黄;哈钦森牙(Hutchinson teeth),为先天性梅毒的重要体征之一。

4. 牙龈 正常牙龈呈粉红色,质坚韧且与牙颈部紧密贴合,检查时经压迫无出血及溢脓。牙龈水肿见于慢性牙周炎;牙龈缘出血常见于牙石或全身性疾病;牙龈挤压后有脓液溢出,见于慢性牙周炎、牙龈瘘管等;牙龈游离缘出现蓝灰色点线称为铅线,是铅中毒的特征;在铋、汞、砷等中毒时,也可出现类似的黑褐色点线状色素沉着,应结合病史注意鉴别。

5. 舌 许多局部或全身疾病均可使舌的感觉、运动与形态发生变化,这些变化往往能为临床提供重要的诊断依据。伸舌震颤见于甲状腺功能亢进;伸舌偏斜见于舌下神经麻痹。干燥舌见于鼻部疾病,严重干燥舌见于严重脱水;舌体肥大见于肢端肥大症和黏液性水肿患者;草莓舌见于猩红热和长期发热的患者;地图舌(或移行性舌炎)见于核黄素缺乏;牛肉舌见于叶酸缺乏时的糙皮病;裂纹舌见于核黄素缺乏;镜面舌(光滑舌)见于缺铁性贫血、恶性贫血及慢性萎缩性胃炎患者;毛舌(黑舌)见于久病衰弱或长期使用广谱抗生素的患者。

6. 咽部与扁桃体 咽部分为三个部分:鼻咽、口咽、喉咽部。咽部检查一般指口咽部,位于软腭平面之下、会厌上缘的上方;前方直对口腔,软腭向下延续形成前后两层黏膜皱襞,前面的黏膜皱襞称为舌腭弓,后面的黏膜皱襞称为咽腭弓,咽腭弓的后方称咽后壁。扁桃体位于舌腭弓和咽腭弓之间的扁桃体窝中。

(1)**咽部**:检查方法,受检查者取坐位,头略后仰,口张大并发"啊"音,此时医师用压舌板在舌的前2/3与后1/3交界处迅速下压,此时软腭上抬,在照明的配合下即可见软腭、腭垂、软腭弓、扁桃体、咽后壁等。

临床意义:咽部黏膜充血、红肿,分泌增多见于急性咽炎;若咽部黏膜充血、表面粗糙,淋巴滤泡呈簇状增殖见于慢性咽炎。

(2)**扁桃体**:如扁桃体红肿,有黄白色分泌物,见于扁桃体炎。表面可形成假膜,易剥离,白喉假膜不易剥离,若强行剥离,则易引起出血。扁桃体增大分三度:不超过咽腭弓者为Ⅰ度;超过咽腭弓者为Ⅱ度;达到或超过咽后壁中线者为Ⅲ度(图3-3-7)。

7. 喉 位于喉咽之下,向下连接气管。喉为软骨、肌肉韧带、纤维组织及黏膜所组成的一个管腔结构,是发音的主要器官。但声音的协调和语言的构成还需肺、气管、咽部、口腔、鼻腔、鼻窦等多方面的配合才能完成。以上任何部分发生病损时都会使声音发生变化。急性嘶哑或失声常见于急性炎症;慢性失声要考虑喉癌;喉的神经支配有喉上神经与喉返神经,上述神经受到损害,如纵隔或喉肿瘤时,可引起声带麻痹乃至失声。

8. 口腔气味 健康人口腔无特殊气味,特殊气味称为口臭,常提示各类疾病。

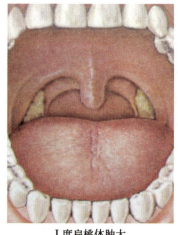 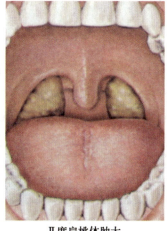 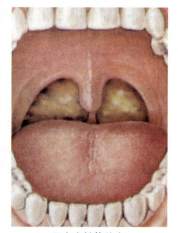

Ⅰ度扁桃体肿大　　　　　　Ⅱ度扁桃体肿大　　　　　　Ⅲ度扁桃体肿大

图 3-3-7　扁桃体位置及分度

(1)**口腔疾病**：牙龈炎、龋齿、牙周炎可产生臭味；牙槽脓肿常有腥臭味；牙龈出血常有血腥味。
(2)**非口腔疾病**：见本篇第二章第一节嗅诊检查。

五、腮腺

腮腺位于耳屏、下颌角、颧弓所构成的三角区内，正常腺体薄而软，触诊时摸不出腺体轮廓。腮腺肿大时可见到以耳垂为中心的隆起，并可触及边缘不明的包块。腮腺导管位于颧骨下 1.5cm 处，横过咀嚼肌表面，开口于上颌第二磨牙对面的颊黏膜上。检查时应注意导管口有无分泌物(图 3-3-8)。

腮腺肿大见于以下情况。

1. 急性流行性腮腺炎　腮腺迅速胀大，先为单侧，继而可累及对侧，检查时有压痛，急性期可能累及胰腺、睾丸或卵巢，腮腺导管可见红肿。

2. 急性化脓性腮腺炎　发生于免疫力低下的重症患者，多为单侧性，检查时在导管口处加压后有脓性分泌物流出，多见于胃肠道术后及口腔卫生不良者。

3. 腮腺肿瘤　混合瘤质韧，呈结节状，边界清楚，触诊可移动；恶性肿瘤质硬、有触痛感，发展迅速，与周围组织粘连，可伴面瘫。

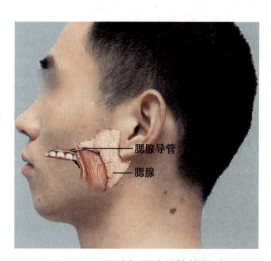

腮腺导管
腮腺

图 3-3-8　腮腺与腮腺导管位置图

(戴小丽)

第三节　颈　部

一、颈部外形与分区

正常人颈部直立，两侧对称，矮胖者较粗短，瘦长者较细长，男性甲状软骨比较突出，女性则平坦不显著，转头时可见胸锁乳突肌突起。头稍后仰，更易观察颈部有无包块、瘢痕和两侧是否对称。正常人在静坐时颈部血管不显露。

为描述和标记颈部病变的部位，颈部根据解剖结构，左、右侧进一步分为颈前三角和颈后三角。颈前三角为胸锁乳突肌内缘、下颌骨下缘与前正中线之间的区域。颈后三角为胸锁乳突肌的后缘、锁骨上缘与斜方肌前缘之间的区域。

二、颈部姿势与运动

正常人坐位时颈部直立,伸屈、转动自如,检查时应注意颈部静态与动态时的改变。

如头不能抬起,见于严重消耗性疾病的晚期、重症肌无力、脊髓前角细胞炎、进行性肌萎缩等。头部向一侧偏斜称为斜颈,见于颈肌外伤、瘢痕收缩、先天性颈肌挛缩和斜颈。先天性斜颈者的胸锁乳突肌粗短,如两侧胸锁乳突肌差别不明显时,可嘱受检者把头位复正,此时患侧胸锁乳突肌的胸骨端会立即隆起,为诊断本病的特征性表现。

颈部运动受限并伴有疼痛,可见于软组织炎症、颈肌扭伤、肥大性脊椎炎、颈椎结核或肿瘤等。颈部强直为脑膜刺激征,见于各种脑膜炎、蛛网膜下腔出血等。

三、颈部包块

颈部包块检查时注意部位、数目、大小、质地、活动度、压痛以及与邻近器官的关系。是否随吞咽向上移动。包块圆形、表面光滑、有囊样感、压迫能使之缩小,则可能为囊状瘤。若颈部包块弹性大又无全身症状,则应考虑囊肿的可能。淋巴结肿大,质地不硬,有轻度压痛时,可能为非特异性淋巴结炎;质地较硬,伴纵隔、胸腔或腹腔病变的症状或体征,考虑恶性肿瘤的淋巴结转移;全身、无痛性淋巴结肿大,多见于血液系统疾病。

四、颈部血管

1.颈静脉 正常人立位或坐位时颈外静脉常不显露,平卧时可稍见充盈,充盈的水平仅限于锁骨上缘至下颌角距离的下 2/3 以内。在坐位或半卧位(身体呈45°)时,如颈静脉明显充盈、怒张或搏动,为异常征象,提示颈静脉压升高,见于右心衰竭、缩窄性心包炎、心包积液或上腔静脉阻塞综合征。颈静脉搏动可见于三尖瓣关闭不全等。平卧位时若看不到颈静脉充盈,提示低血容量状态。

2.颈动脉 正常人颈部动脉的搏动,只在剧烈活动后心输出量增加时可见,且很微弱。安静状态下出现颈动脉的明显搏动,多见于主动脉瓣关闭不全、甲状腺功能亢进及严重贫血患者。

3.听诊颈部血管 颈部大血管处听到收缩期杂音应考虑颈动脉狭窄。其见于右心衰竭、缩窄性心包炎、心包积液、上腔静脉阻塞综合征,以及胸腔、腹腔压力增加等情况。

五、甲状腺

甲状腺位于甲状软骨下方和两侧(图3-3-9),正常重量为 15~25g,表面光滑,柔软不易触及。

1.视诊 检查时注意观察甲状腺的大小和对称性。正常人甲状腺外观不突出,女性青春发育期可略增大。检查时嘱受检者做吞咽动作,可见甲状腺随吞咽动作而向上移动,如不易辨认,则嘱受检者双手置于枕后,头后仰,再行观察。

2.触诊 比视诊更能明确甲状腺的轮廓及病变的性质。触诊包括甲状腺峡部和甲状腺侧叶的检查。触诊时应注意甲状腺的大小、质地、是否对称,有无结节、压痛及震颤等。

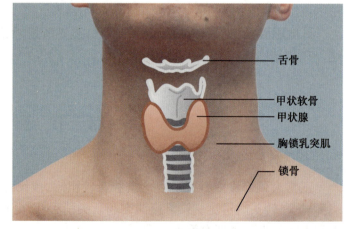

舌骨

甲状软骨

甲状腺

胸锁乳突肌

锁骨

图 3-3-9 甲状腺位置

（1）**甲状腺峡部**：甲状腺峡部位于环状软骨下方第二至第四气管环前面。检查者站于受检者前面用拇指或站于受检者后面用示指从胸骨上切迹向上触摸，可感到气管前软组织，判断有无增厚，请受检者吞咽，可感到此软组织在手指下滑动，判断有无增大与肿块。

（2）**甲状腺侧叶**：分为前面触诊和后面触诊两种方法（图 3-3-10）。前面触诊：一手拇指施压于一侧甲状软骨，将气管推向对侧，另一示、中指在对侧胸锁乳突肌后缘向前推挤甲状腺侧叶，拇指在胸锁乳突肌前缘触诊，配合吞咽动作，重复检查，可触及被推挤的甲状腺，相同手法检查另一侧。

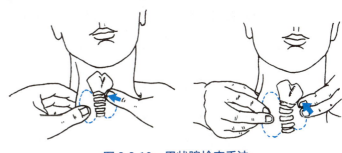

图 3-3-10　甲状腺检查手法

3. **听诊**　当甲状腺肿大时，用钟型听诊器直接放在肿大的甲状腺上，如能听到低调的连续性血管杂音，对诊断甲状腺功能亢进很有帮助。

4. **甲状腺肿大分度**　分为三度：不能看出肿大但能触及者为Ⅰ度；能看到肿大又能触及，但在胸锁乳突肌外缘以内者为Ⅱ度；超过胸锁乳突肌外缘者为Ⅲ度。

5. **甲状腺肿大常见原因**

（1）**甲状腺功能亢进**：肿大的甲状腺质地柔软，触诊时可有震颤，可能听到"嗡鸣"样血管杂音，是血管增多、增粗、血流增速的结果。

（2）**单纯性甲状腺肿**：腺体肿大很突出，可为弥漫性，也可为结节性，不伴有甲状腺功能亢进体征。

（3）**甲状腺癌**：触诊时包块可有结节感，不规则、质硬。因发展较慢，体积有时不大，易与甲状腺腺瘤、颈前淋巴结肿大相混淆。

（4）**慢性淋巴性甲状腺炎（桥本甲状腺炎）**：呈弥漫性或结节性肿大，表面光滑，质地似橡胶，可有质硬结节。

（5）**甲状旁腺腺瘤**：甲状旁腺位于甲状腺之后，发生腺瘤时可使甲状腺突出，检查时也随吞咽移动。

六、气管

正常人气管位于颈前正中部。

1. **检查方法**　检查时让受检者取舒适坐位或仰卧位，使颈部处于自然直立状态，检查者将示指与环指分别置于两侧胸锁关节上，然后将中指置于气管之上，观察中指是否在示指与环指中间，或以中指置于气管与两侧胸锁乳突肌之间的间隙，根据两侧间隙是否等宽来判断气管有无偏移。

2. **临床意义**　根据气管的偏移方向可以判断病变的性质。如肺不张、肺纤维化、胸膜粘连，可将气管拉向患侧；而大量胸腔积液、积气、纵隔肿瘤以及单侧甲状腺肿大，可将气管推向健侧。

此外，当主动脉弓动脉瘤时，心脏收缩可使瘤体膨大将气管压向后下，故而每随心脏搏动可触及气管的向下曳动，称为奥利弗（Oliver）征，亦称气管牵曳征。

临床实践

执助考点

练习题

（戴小丽）

第四章 | 胸部检查

胸部指颈部以下、腹部以上的区域。胸廓由12个胸椎和12对肋骨、锁骨及胸骨组成,其前部较短,背部稍长。胸部检查是体格检查中的重要部分,主要包括胸壁、胸廓、乳房、纵隔、支气管、肺、胸膜、心脏、血管和淋巴结等。

胸部物理检查包括视诊、触诊、叩诊和听诊四个部分。检查应在温度合适和光线充足的环境中进行。尽可能暴露全部胸廓,患者视病情或检查需要采取坐位或卧位,全面系统地按视、触、叩、听顺序进行检查。一般先检查前胸部及胸部两侧,然后再检查背部,检查时尽量减少患者的不适和不必要的体位变动。查体时医师要态度亲切、语言和蔼,动作轻柔,注意保暖及关爱患者。

第一节　胸部的体表标志

利用胸廓上的一些自然体表标志和人为划线,在胸部体检时,可以准确地描述胸壁和胸腔内脏器及其病变所在的部位和范围。

(一)骨骼标志

1. **胸骨**　胸骨位于前胸壁的正中。由胸骨柄、胸骨体及剑突三部分组成。

2. **胸骨柄**　为胸骨上端略呈六角形的骨块。其上部两侧与左、右锁骨的胸骨端相连接,下方则与胸骨体相连。

3. **胸骨上切迹**　位于胸骨柄的上方。正常情况下气管位于切迹正中。

4. **胸骨角**　胸骨柄与胸骨体交接处向前突起而成,又称路易斯角(Louis angle)。该角与第2肋软骨相连,为计数肋骨的重要标志。其位置相当于心房上缘、气管分叉部和第5胸椎水平。

5. **剑突**　为胸骨体下端的突出部分,呈三角形,其底部与胸骨体相连。正常人的剑突的长短存在很大差异。

6. **肋骨和肋间隙(左、右)**　肋骨共12对。胸骨角与两侧第2肋软骨相连,其下为第2肋间隙,其余以此类推。在前胸部两侧,第1~10肋骨与相应肋软骨连接,再与胸骨相连,第11~12肋骨不与胸骨相连,称为浮肋。在背部两侧肋骨与相应的胸椎相连。

7. **肩胛骨(左、右)**　位于背部两侧的上方,肩胛骨最下端称为肩胛下角。受检者取直立位,两上肢自然下垂时,肩胛下角位于第7或第8肋骨的水平,或相当于第8胸椎水平,亦为计数肋骨的重要标志。

8. **脊柱棘突**　是后正中线的标志。以第7颈椎棘突最为突出,其下即为胸椎的起点,可以此为计数胸椎的标志(图3-4-1)。

(二)自然陷窝和解剖区域

1. **胸骨上窝**　为胸骨柄上方的凹陷部,气管位于其后正中。

2. **锁骨上窝(左、右)**　为锁骨上方的凹陷部,相当于两肺尖的上部。

3. **锁骨下窝(左、右)**　为锁骨下方的凹陷部,其下界为第3肋骨下缘,相当于两肺尖的下部。

ER 3-4-1

教学课件

ER 3-4-2

思维导图

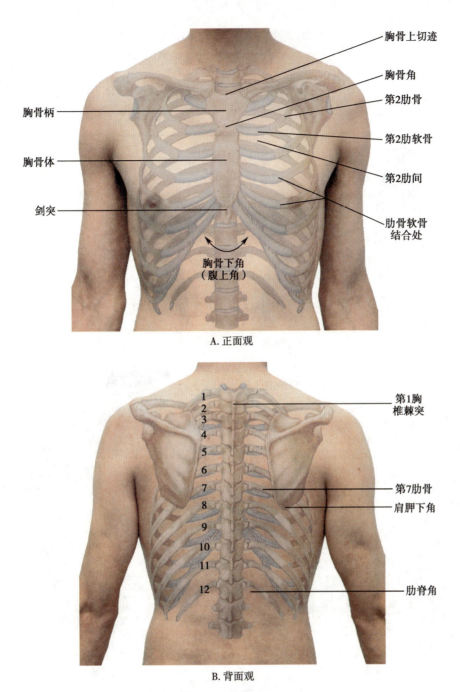

胸骨上切迹

胸骨角

第2肋骨

第2肋软骨

第2肋间

肋骨软骨
结合处

胸骨柄

胸骨体

剑突

胸骨下角
（腹上角）

A. 正面观

第1胸
椎棘突

第7肋骨
肩胛下角

肋脊角

B. 背面观

图 3-4-1　胸廓的骨骼结构

4.**腋窝（左、右）**　为上肢内上缘与胸壁相连的凹陷部。

5.**胸骨下角（腹上角）**　由 7~10 肋软骨构成的两侧肋弓,汇合于胸骨下端所形成的夹角。正常人为 70°~110°,瘦长者常为锐角,矮胖者常为钝角。

6.**肩胛上区（左、右）**　为肩胛冈以上的区域,相当于两肺尖的下部。

7.**肩胛下区（左、右）**　为两肩胛下角的连线与第 12 胸椎水平线之间的区域。后正中线将其分为左右两部分。

8.**肩胛间区**　为两肩胛骨内缘之间的区域。后正中线将其分为左右两部分。

9.**肋脊角（左、右）**　为第 12 肋骨与脊柱构成的夹角。肾脏及输尿管的上端位于该角的前方。

（三）垂直标志（图 3-4-2）

1.**前正中线（胸骨中线）**　为通过胸骨正中的垂直线。

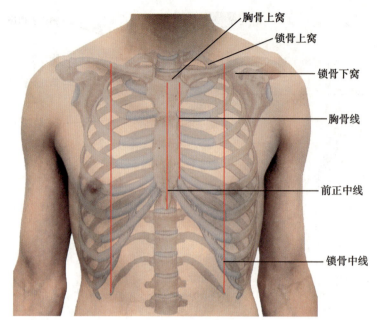

胸骨上窝
锁骨上窝
锁骨下窝
胸骨线
前正中线
锁骨中线

A. 正面观

肩胛间区
肩胛上区
肩胛区
后正中线
肩胛下区
肩胛线

B. 背面观

腋前线
腋窝
腋中线
腋后线

C. 侧面观

图 3-4-2 胸部体表标线与分区

2. **锁骨中线（左、右）** 为通过锁骨胸骨端与其肩峰端两点连线中点的垂直线。

3. **腋前线（左、右）** 通过腋窝前皱襞的垂直线。

4. **腋后线（左、右）** 通过腋窝后皱襞的垂直线。

5. **腋中线（左、右）** 通过腋窝顶部的垂直线，即腋前线与腋后线等距离的平行线。

6. **肩胛线（左、右）** 亦称肩胛下角线。当两臂自然下垂时，通过肩胛下角且与后正中线平行的垂直线。

7. **后正中线** 通过椎骨棘突的垂直线，即脊柱中线。

（张秀峰）

第二节　胸壁、胸廓与乳房

一、胸壁

检查胸壁时,除注意皮肤、脂肪、肌肉及淋巴结等以外,还应注意以下各项。

(一)静脉曲张

正常胸壁的静脉不易见到,当下腔静脉梗阻时,血流方向自下而上;当上腔静脉梗阻时,血流方向自上而下。血流方向检查方法见本篇第五章。

(二)皮下气肿

气体积存于皮下称为皮下气肿。检查方法:①用手按压皮肤,可有握雪感或捻发感;②用听诊器加压听诊,可听到类似捻发的声音。皮下气肿的产生多由肺、气管或胸膜受损,气体逸出积存皮下所致,偶见于胸壁的产气杆菌感染。严重时,气体可蔓延至颈部甚至全身。

(三)胸部压痛

轻轻按压胸部,一般无压痛。胸部压痛可见于:①肋间压痛,见于肋间神经炎;②肋软骨压痛,可伴局部肿胀,提示肋软骨炎;③胸壁局部压痛,多见于胸壁软组织炎症、脓肿或肋骨骨折等;④胸骨压痛及叩击痛,可见于白血病;⑤肌肉压痛,见于肌炎、流行性肌痛等。

(四)肋间隙

应注意肋间隙有无回缩或膨隆。吸气时肋间隙回缩提示呼吸道阻塞使气体不能自由地进入肺内。肋间隙膨隆见于大量胸腔积液、张力性气胸或严重慢性阻塞性肺疾病患者用力呼气时。

二、胸廓

正常胸廓两侧对称,成人胸廓前后径短于左右径,二者之比约为 1∶1.5;小儿和老年人胸廓前后径略小于横径或二者几乎相等。

(一)桶状胸(barrel chest)

胸廓前后径增大与左右径几乎相等,呈圆桶状,两侧肋骨平举,肋间隙变宽、饱满(图 3-4-3)。其见于慢性阻塞性肺疾病,亦可见于部分老年人或矮胖体型者。

(二)扁平胸(flat chest)

胸廓前后径不及左右径的一半,呈扁平状,多见于慢性消耗性疾病,如肺结核等,亦可见于瘦长体型者。

(三)佝偻病胸(rachitic chest)

佝偻病胸见于佝偻病的儿童,其表现如下。

1. 鸡胸(pigeon chest) 胸廓的上下径较短,前后径略长于左右径,胸骨下端前突,前胸部两侧肋骨凹陷(图 3-4-3)。

2. 肋骨串珠(rachitic rosary) 沿两侧各肋软骨与肋骨交界处隆起,形成串珠状。

3. 肋膈沟 又称哈里森沟(Harrison groove),胸部前下肋骨外翻,自胸骨剑突沿膈肌附着处向内凹陷,形成的带状沟。

4. 漏斗胸(funnel chest) 胸骨下部剑突处显著向内凹陷,形状似漏斗(图 3-4-3)。

(四)脊柱疾病引起的胸廓畸形

脊柱发育不良、结核、肿瘤、外伤等,均可引起脊柱变形,如前凸、后凹、侧凸等畸形,致使胸廓前后、左右极不对称,肋间隙变窄或增宽。严重畸形可引起呼吸、循环功能障碍。

(五)胸廓一侧或局部变形

胸廓局部隆起,见于心脏扩大、心包积液、主动脉夹层 A 型、胸壁肿瘤及肋软骨炎等。一侧膨隆,多为一侧胸腔积液、气胸、胸腔巨大肿瘤或代偿性慢性阻塞性肺疾病等。胸廓局部或一侧凹陷,

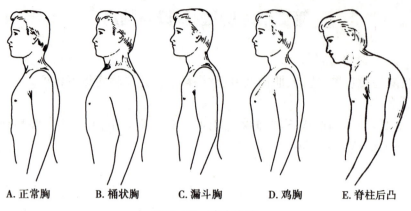

| A. 正常胸 | B. 桶状胸 | C. 漏斗胸 | D. 鸡胸 | E. 脊柱后凸 |

图 3-4-3　病态胸廓

可见于肺不张、肺纤维化和广泛胸膜肥厚粘连等。

三、乳房

正常男性和儿童乳头位于双侧锁骨中线第4肋间隙。女性乳房于青春期逐渐增大,呈半球形。中、老年女性乳房多下垂或呈袋状,妊娠期及哺乳期乳房增大前突或下垂,乳晕扩大,色素加深。

当检查乳房时,取坐位为宜,也可以仰卧位。应充分暴露双侧乳房,按照先健侧后患侧,依次使用视诊和触诊检查两侧乳房,不能只检查病变部位,以免漏诊。

(一)视诊

注意两侧乳房大小、形状、乳头位置是否对称。乳房皮肤有无红肿、溃疡、皮疹、瘢痕、色素沉着等。

两侧乳房不对称,见于一侧乳房发育不全、先天畸形、囊肿、炎症或肿瘤等。乳房局限性隆起或凹陷,皮肤水肿、毛囊下陷呈橘皮状、乳头上牵或内陷,常为乳腺癌体征。非哺乳期乳头有分泌物,表明乳腺导管病变,如为血性分泌物可能为乳腺癌。乳房红、肿、热、痛,严重时破溃,为乳腺炎表现。乳房瘘管及溃疡形成提示乳腺结核或脓肿。

男性乳房发育症,表现为一侧或两侧乳房发育,状如青春期女性乳房,见于肝硬化、内分泌功能障碍(如性腺功能减退症)、肿瘤(如睾丸及肾上腺皮质肿瘤)及药物作用(如雌激素、异烟肼)等。

(二)触诊

当触诊乳房时,受检者取坐位,双臂下垂,进行检查,然后双臂高举或双手叉腰进一步检查,先检查健侧,后检查患侧。检查时,以乳头为中心分别作一水平线和垂直线,将乳房分为四个象限(图3-4-4)。医师将手指和手掌平放在乳房上,向胸部方向轻施加压力,做滑动触诊。检查顺序为左乳房从外上象限开始,沿顺时针方向,由浅入深地触诊4个象限。最后触诊乳头。同法逆时针方向触诊右侧乳房。注意乳房的质地、弹性、有无压痛及肿块等,发现病变应详细记录。

乳房检查

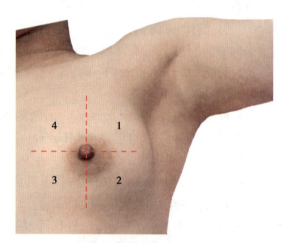

图 3-4-4　乳房病变的定位与划区

正常乳房柔软有弹性,可有颗粒及坚韧感,妊娠期乳房胀大而柔韧,哺乳期有结节样感。

乳房硬度增加,弹性减退,提示局部皮下组织浸润,为炎症或肿瘤所致。乳头失去弹性可能为乳晕下癌。压痛见于炎症、月经前和乳腺囊性增生。当触诊肿块时，应描述其部位、外形、大小、数目、质地、活动度及有无压痛等。恶性肿块外形多不规整、质硬、表面凹凸不平，活动度差，无压痛。同时应检查腋窝、锁骨上窝及颈部淋巴结。

（张秀峰）

第三节 肺与胸膜

当检查胸部时，受检者采取坐位或仰卧位，充分暴露胸部。室内环境应舒适、温暖，避免因寒冷诱发的肌颤干扰听诊音。检查顺序：先上后下，先前胸后侧胸及背部。应注意左右相应部位的对比。

一、视诊

（一）呼吸运动

正常人自主而有节律地呼吸，呼吸受中枢神经、神经反射及呼吸化学感受器的调节而实现。某些体液因素，如高碳酸血症可直接抑制呼吸中枢使呼吸变浅。低氧血症时可兴奋颈动脉窦及主动脉体化学感受器使呼吸变快。当代谢性酸中毒时，血 pH 降低，通过肺脏代偿性排出二氧化碳，使呼吸变深、变快。另外，呼吸节律还可受意识的支配。

呼吸运动是借膈肌和肋间肌的收缩和弛张使胸廓扩大和缩小，从而带动肺的扩张和回缩。正常情况下，吸气为主动运动，此时胸廓扩大，胸膜腔内负压增高，肺扩张，空气由口鼻经气管进入肺内。呼气为被动运动，此时肺弹力回缩，胸廓缩小，胸膜腔内负压降低，气体呼出。当成人静息呼吸时，潮气容积约为 500ml。

吸气时肋间肌收缩，可见胸廓前部肋骨向上外方移动，呼气时向内下方移动；吸气时膈肌收缩使腹部隆起，呼气时膈肌松弛，腹部回缩。

正常男性和儿童呼吸时，以膈肌运动为主，上腹部起伏动度较大，称为腹式呼吸；女性呼吸时，以肋间肌为主，胸廓起伏动度较大，称为胸式呼吸。正常人通常表现为混合式的呼吸运动。当肺和胸膜疾病时，如肺结核、肺炎、胸膜炎等，胸式呼吸减弱，腹式呼吸增强；腹膜炎、大量腹腔积液、腹腔巨大肿物等，腹式呼吸减弱，胸式呼吸增强。

呼吸运动增强：①双侧呼吸运动增强，多见于剧烈运动后、代谢性酸中毒，以及上、下呼吸道部分阻塞时；②单侧或局部呼吸运动增强，多见于代偿性。

呼吸运动减弱或消失：①双侧减弱或消失，见于慢性阻塞性肺疾病、双侧胸腔积液或气胸、呼吸肌麻痹及碱中毒等；②一侧减弱或消失，见于单侧大量胸腔积液、气胸、膈神经麻痹、胸膜肥厚粘连及大叶性肺炎等。

（二）呼吸频率、节律及深度变化

正常成人静息状态下，呼吸节律规整，深浅适度，频率为 12~20 次/min，婴幼儿较成人快。检查方法：检查者身体下蹲，眼睛与受检者仰卧位胸廓平视，计数受检者呼吸次数，并观察呼吸节律及深度；也可以按呼吸与脉搏之比为 1∶4 计数。

1.呼吸频率变化

(1)**呼吸过快**：指呼吸频率超过 20 次/min，见于发热、剧烈运动、大叶性肺炎、气胸及心力衰竭等。

(2)**呼吸过慢**：指呼吸频率低于 12 次/min，呼吸浅慢，见于麻醉剂（如吗啡）或镇静剂（如巴比妥类）过量和颅内压增高等。

2.呼吸深度变化 当重度代谢性酸中毒时，身体为排除过多的二氧化碳以调节血液的酸碱平

衡,出现深大呼吸,该呼吸称为深大呼吸或库斯莫尔呼吸,见于尿毒症代谢性酸中毒、糖尿病酮症酸中毒等。呼吸浅快,多见于肺炎、胸腔积液、气胸、间质性肺疾病、呼吸肌麻痹、大量腹腔积液、重度肠胀气等。

3.呼吸节律变化(图 3-4-5)

(1)**潮式呼吸**:亦称陈-施呼吸,是一种由浅慢逐渐变为深快,而后又变浅慢,此期持续 30 秒~2 分钟,随后经过 5~30 秒呼吸暂停,再重复上述过程的周期样呼吸。

(2)**间停呼吸**:亦称比奥呼吸,表现为有规律地呼吸几次后,突然停止,间隔几秒钟后又开始呼吸,如此周而复始。与潮式呼吸不同,该呼吸的节律和深度大致相等。

以上两种呼吸均表示呼吸中枢的兴奋性降低。临床上以潮式呼吸多见,而间停呼吸则提示病情更严重,常于呼吸停止前出现。两者多见于中枢神经系统疾病及某些中毒,如颅内压增高、脑炎、

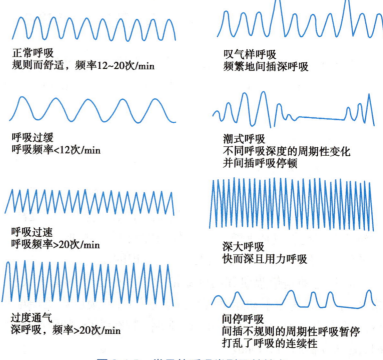

正常呼吸
规则而舒适,频率12~20次/min

呼吸过缓
呼吸频率<12次/min

呼吸过速
呼吸频率>20次/min

过度通气
深呼吸,频率>20次/min

叹气样呼吸
频繁地间插深呼吸

潮式呼吸
不同呼吸深度的周期性变化并间插呼吸停顿

深大呼吸
快而深且用力呼吸

间停呼吸
间插不规则的周期性呼吸暂停打乱了呼吸的连续性

图 3-4-5　常见的呼吸类型及其特点

脑膜炎、糖尿病酮症酸中毒、巴比妥中毒等。部分老年人熟睡时,亦可出现潮式呼吸,为脑动脉硬化、中枢神经供血不足的表现。

(3)**抑制性呼吸**:此为胸部发生剧痛所致的吸气时相突然中断,呼吸运动被短暂遏止,呈断续性浅快的呼吸。其多见于急性胸膜炎、胸膜恶性肿瘤、肋骨骨折等。

(4)**双吸气呼吸(抽泣样呼吸)**:为连续两次吸气,类似哭时的抽泣。其见于颅内压增高和脑疝前期。

(5)**叹息样呼吸**:患者自觉胸闷,在呼吸过程中,每隔一段时间发生一次深大呼吸及叹息声,亦称叹气样呼吸。其见于神经症。

ER 3-4-5

肺与胸膜的视诊

二、触诊

(一)胸廓扩张度

呼吸时,胸廓随之扩大和回缩,有一定运动度即胸廓扩张度(thoracic expansion)。检查方法:检查者将两手掌平放于前胸下部两侧,拇指沿肋缘指向剑突,拇指尖置于前正中线两侧对称部位;亦可将两手掌贴于背部肩胛下区对称部位,约于第 10 肋骨水平,两拇指在后正中线相遇或拇指与中线平行,并将两侧皮肤向中线轻推,嘱受检者做深呼吸,两手随之移动,观察两手拇指分开的距离(图 3-4-6)。正常两侧胸廓扩张度一致,两手拇指移动距离相等,当胸腔积液、气胸、肺不张、胸膜增厚及大叶性肺炎等,患侧胸廓扩张度减弱。

(二)语音震颤

语音震颤(vocal fremitus)为受检者发出语音时,声波起源于喉部,沿气管、支气管及肺泡,传到胸壁所引起共鸣的振动,可由检查者的手触及,故又称触觉语颤(tactile fremitus)。根据其振动的增

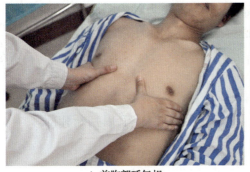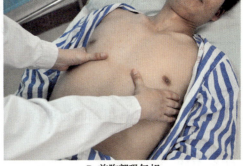

A. 前胸部呼气相 B. 前胸部吸气相

图 3-4-6 前胸部检查胸廓扩张度的方法

强或减弱,可判断胸内病变的性质。检查方法:检查者将左、右手掌的尺侧缘或掌面轻放于两侧胸壁的对称部位,嘱受检者用同等强度发长音"衣",手掌能感知振动。由上到下,由前胸到后背,由内到外,双手交换,左右对比(图 3-4-7)。

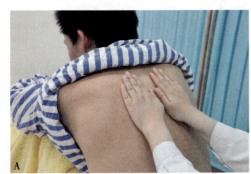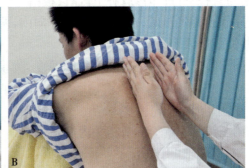

图 3-4-7 语音震颤检查

正常人胸部的语音震颤与受检者的年龄、性别、体型、音调的高低、胸壁的厚薄、邻近组织器官及检查的部位有关:①成人较儿童强;②男性较女性强;③瘦者较胖者强;④因前胸上部距声门较近,前胸上部较下部强;⑤因右肺尖较靠近气管,右胸上部较左胸上部强;⑥后背下部较上部强,肩胛间区较强。

病理情况下,影响语音震颤强度的主要因素有气管与支气管是否通畅、肺组织的密度、胸膜腔有无病变、胸壁传导是否良好等。

1. 语音震颤增强主要见于以下情况。

(1)**肺组织实变**:肺泡内有炎症浸润,肺组织密度增高,声波传导良好,如大叶性肺炎实变期、大面积肺梗死。

(2)**肺内大空腔**:肺内有接近胸壁的巨大空腔,且与支气管相通,声波在空腔中产生共鸣,若空腔周围有炎症浸润或与胸壁粘连,更有利于声波传导,如肺结核空洞、肺脓肿等。

(3)**压迫性肺不张**:如胸腔积液压迫肺组织,使肺膨胀不全,组织变致密,传导良好,在积液上方可触及语音震颤增强。

2. **语音震颤减弱或消失** 主要见于:①支气管阻塞:声波传导受阻,如阻塞性肺不张;②慢性阻塞性肺疾病:肺内含气量增多;③胸腔积液或气胸;④严重胸膜肥厚;⑤胸壁皮下气肿和水肿等。

(三)胸膜摩擦感

正常人胸膜光滑,胸膜腔内有少量浆液起润滑作用,呼吸时不产生摩擦感。当急性胸膜炎时,因纤维蛋白沉着于两层胸膜,使其表面变为粗糙,呼吸时脏胸膜和壁胸膜相互摩擦,触诊有似皮革相互摩擦的感觉,称为胸膜摩擦感(pleural friction fremitus),通常于呼、吸两相均可触及,但有时只能在吸气相末触及。该征象常于胸廓的下前侧部触及，因该处为呼吸时胸廓动度最大的区域。其见于纤维素性胸膜炎、渗出性胸膜炎早期或胸腔积液被吸收尚未形成粘连时。

ER 3-4-6

肺与胸膜的触诊

三、叩诊

胸壁叩诊是利用胸廓、肺组织的物理特性，叩击时产生不同音响，以判断肺部疾病的部位及其性质。

（一）叩诊方法

1. **体位**　患者可取坐位或仰卧位。当坐位检查前胸时，受检者取坐位两臂垂放，呼吸均匀，胸部稍向前挺；检查侧胸壁，嘱受检者举起上臂置于头部；检查背部，受检者上身稍前倾，头略低，双手交叉抱肩或抱肘。取卧位时，先仰卧位检查前胸、侧胸部，后嘱受检者取坐位检查背部。

2. **方法**　胸部叩诊有间接叩诊和直接叩诊两种方法（详见第三篇第一章第三节相关内容），以前者常用。叩诊前胸、侧胸及肩胛下区时，左手中指（板指）平置于肋间隙，与肋骨平行；叩诊肩胛间区时，板指与脊柱平行；叩诊肩胛下区时，板指与肋间隙平行。

3. **顺序**　自肺尖开始，自上而下，由外向内，两侧对比，逐个肋间隙进行叩诊。先前胸，再侧胸，后背部，并注意叩诊音的变化。

影响叩诊音的主要因素有胸壁组织厚度、胸膜及胸膜腔的状态、胸廓骨骼支架改变和肺组织的密度等。

（二）胸部叩诊音的种类

详见第三篇第一章第三节相关内容。

（三）正常胸部叩诊音

正常胸部叩诊呈清音，但因各部位含气量不同，胸壁的厚薄及邻近器官的影响，叩诊音的音响及音调亦不完全相同（图3-4-8）。①肺上叶较下叶体积小，含气量少，且胸上部肌肉较厚，故前胸上部较下部稍浊；②右肺尖位置较低，右肺上叶较左肺上叶体积小，且右侧胸大肌较厚，故右上肺较左上肺叩诊音稍浊；③左侧第3、4肋间靠近心脏，叩诊音较右侧相应部位稍浊；④右侧肺肝交界与重叠区，叩诊音稍浊；⑤背部肌肉较发达，故背部叩诊音较前胸稍浊；⑥左侧腋前线下方有胃泡的存在，叩诊呈鼓音，又称特劳伯（Traube）鼓音区，且大小随胃泡含气量多少而改变。

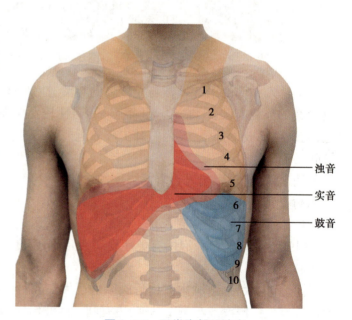

图 3-4-8　正常胸部叩诊音

（四）肺界叩诊

肺界叩诊采取由清音移至浊音的原则，由清音变浊音处即为相应的肺界。

1. **肺上界**　肺上界即肺尖宽度，内侧为颈肌，外侧为肩胛带。叩诊方法：受检者取坐位，双臂下垂，自斜方肌前缘中央部开始叩诊为清音，逐渐叩向外侧，当由清音变为浊音时，划一标记；然后再由上述中央部叩向内侧，直至清音变为浊音时，再划一标记。两标记之间的清音带的宽度即为肺尖的宽度，亦称克勒尼希峡（Kronig isthmus），宽度为4~6cm，右侧较左侧稍窄（图3-4-9）。清音带缩小或消失，见于肺尖含气量减少，如肺尖结核、肿瘤及胸膜肥厚；清音带增宽，见于肺尖含气量增加，如慢性阻塞性肺疾病或气胸。

2. 肺前界 正常人左肺前界相当于心脏的绝对浊音界,右肺前界相当于胸骨右缘。临床应用甚少。

3. 肺下界 当正常人平静呼吸时,肺下界在锁骨中线、腋中线、肩胛线的位置分别为第6、8、10肋间隙。两肺下界大致相同。叩诊方法:在右锁骨中线由上而下叩诊,清音变浊音为肝上界,浊音变实音即为肺下界;腋中线、肩胛线由上而下叩诊,清音变浊音即为相应的肺下界。左侧由于心浊音界的影响,可只叩出腋中线、肩胛线的肺下界。

图 3-4-9　正常肺尖宽度与肺下界移动度

清音区

移动范围

正常肺下界的位置可因体型、发育等情况不同而有差异,如矮胖体型、妊娠者可上移1肋间隙;瘦长体型者下移1肋间隙。病理情况下,如肺不张、肺纤维化、大量腹腔积液、腹腔巨大肿瘤、膈肌麻痹等,肺下界上移;慢性阻塞性肺疾病、腹腔脏器下垂,则肺下界下移。

4. 肺下界移动度 肺下界移动度相当于膈肌移动范围。叩诊方法:首先在平静呼吸时,于肩胛线自上而下叩诊,由清音至浊音时为肺下界,板指在原位不动,嘱受检者深吸气后屏住呼吸,在原位迅速叩诊,浊音即变为清音,然后向下叩诊至浊音处做标记,为肺下界最低点。待受检者恢复平静呼吸后,嘱受检者做深呼气并屏住呼吸,迅速于肩胛线自上向下叩诊,由清音至浊音时为肺下界最高点,并做标记。测量深吸气至深呼气时两个标记的距离,即为肺下界移动度,正常值为6~8cm(图3-4-9)。若小于4cm,即表示移动度减弱,可见于:①肺组织萎缩,如肺纤维化、肺不张等;②肺组织弹性减弱或消失,如慢性阻塞性肺疾病;③肺组织炎症和水肿;④局部胸膜粘连。以上病变均可使单侧或双侧的肺下界移动度减弱;大量胸腔积液、气胸、广泛胸膜肥厚粘连时,肺下界及其移动度均不能叩出。

(五)肺部病理叩诊音

在正常肺部的清音区,若出现浊音、实音、过清音或鼓音时,即为病理性叩诊音。病理性叩诊音的性质和范围取决于病变的大小、性质及病变部位的深浅。一般病变部位深度距体表5cm以上、病变范围直径小于3cm或少量胸腔积液,常不能分辨出叩诊音的改变。

1. 浊音和实音 浊音或实音出现于下列病变:①肺部大面积含气量减少,如肺炎、肺不张、肺栓塞及重度肺水肿等;②肺内有不含气的病灶,如肺内肿物、未液化的肺脓肿等;③胸腔积液、胸膜肥厚等;④胸壁的水肿、肿瘤等。

2. 鼓音 接近胸壁的肺内大空腔,其直径大于3~4cm时,病变区叩诊呈鼓音,如液化的肺脓肿、空洞型肺结核、肺囊肿、癌性肺空洞等;气胸时患侧呈鼓音。

3. 过清音 系由肺泡含气量增加且弹力减弱所致,性质介于清音和鼓音之间,见于慢性阻塞性肺疾病。

4. 浊鼓音 当肺泡壁松弛、肺泡含气量减少时,如压迫性肺不张、肺水肿、肺炎的充血期和消散期等,叩诊音呈兼有浊音和鼓音特点的混合音。

ER 3-4-7

肺与胸膜的
叩诊

四、听诊

肺部听诊,是肺部检查中最主要和最基本的方法。听诊注意事项:①受检者取坐位或卧位;

②嘱受检者微张口做均匀呼吸,必要时做深呼吸或咳嗽;③由肺尖开始自上而下,左右、上下对比,由前胸到侧胸,最后听背部。

(一)正常呼吸音

当正常人呼吸时,气流进出呼吸道及肺泡,发生湍流引起振动,产生音响,在体表可以听到,即呼吸音。根据呼吸音的强度、性质、音调、时相长短和不同的听诊部位,将呼吸音分为以下三种(图3-4-10,表3-4-1)。

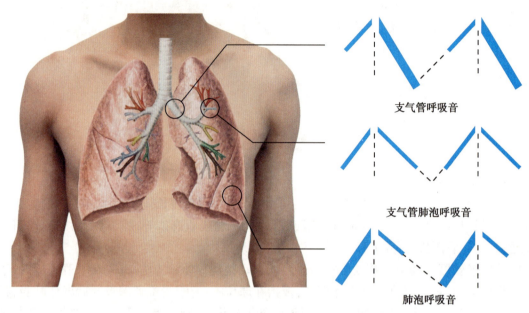

图 3-4-10 正常情况下呼吸音的分布及特点

表 3-4-1 3 种正常呼吸音特征的比较

特征	支气管呼吸音	支气管肺泡呼吸音	肺泡呼吸音
强度	响亮	中等	柔和
音调	高	中等	低
吸:呼	1:3	1:1	3:1
性质	管样	沙沙声,管样	轻柔沙沙声
正常听诊区域	胸骨柄	主支气管	大部分肺野

1. 支气管呼吸音(bronchial breath sound) 是呼吸时气流在声门、气管形成湍流所产生的声音,类似将舌抬高,经口腔呼气时所发出的"哈"音。吸气是主动运动,吸气时声门增宽,气流通过快;呼气是被动运动,声门变窄,气流通过较慢,因而呼气时相比吸气时相持续的时间长,音调较高,音响较强。听诊部位在喉部、胸骨上窝,背部第6、7颈椎及第1、2胸椎两侧。

2. 肺泡呼吸音(vesicular breath sound) 吸气时,气流经过支气管进入肺泡,冲击肺泡壁,使肺泡由松弛变为紧张,呼气时肺泡由紧张变为松弛,肺泡弹性的变化和气流产生的振动,形成肺泡呼吸音。此音类似上牙咬住下唇,吹气时发出的"夫"音。声音较柔和,性质呈吹风样。吸气为主动运动,单位时间内进入肺泡的气体流量大、流速快,肺泡维持紧张状态的时间较长,故吸气时相较呼气时相持续的时间长,音调较高,音响较强;而呼气是被动运动,呼气的气流逐渐减弱,肺泡随之松弛,音响逐渐变弱,在呼气时相终止前声音即消失,因而呼气时呼吸音较弱,音调较低,时相较短。除支气管呼吸音及支气管肺泡呼吸音分布区域的肺部听诊区域,均可听到肺泡呼吸音。

肺泡呼吸音的强弱,与呼吸的深浅、胸壁的厚薄、肺组织的弹性以及受检者的体型、年龄、性别等有关：①呼吸愈深愈快，肺泡呼吸音愈强；②年龄愈小、胸壁愈薄、肺组织的弹性愈好，肺泡呼吸音则愈强，所以儿童强于成人，青、中年强于老年人；③男性强于女性，系因男性呼吸运动力量较强，且皮下脂肪较少；④肺组织较多、肌肉较薄的部位，如乳房下部、腋窝下部、肩胛下区肺泡呼吸音较强，肺尖、肺底较弱。

3. 支气管肺泡呼吸音（bronchovesicular breath sound） 该呼吸音兼有支气管呼吸音和肺泡呼吸音二者的特点，亦称混合性呼吸音。其吸气相近似肺泡呼吸音，但音响较强，音调较高；呼气相近似支气管呼吸音，但音响较弱，音调较低，吸气相与呼气相大致相等。正常人听诊部位在胸骨角两侧，肩胛间区第3、4胸椎两侧及肺尖附近。

（二）异常呼吸音

1. 异常肺泡呼吸音

（1）**肺泡呼吸音减弱或消失**：其原因与进入肺泡的空气量减少、气流速度减慢及呼吸音传导障碍有关。其可出现于双侧、单侧或局部。常见原因有：①全身衰竭，呼吸无力；②胸廓活动受限，如胸痛、肋软骨骨化、肋骨切除等；③呼吸肌疾病，如重症肌无力、膈肌麻痹或痉挛等；④支气管狭窄或阻塞，如阻塞性肺不张、重症支气管哮喘等；⑤肺部疾病，如慢性阻塞性肺疾病、肺炎早期及肺纤维化等；⑥胸膜疾病，如气胸、胸腔积液及胸膜肥厚粘连等；⑦腹部疾病，如大量腹腔积液、腹部巨大肿瘤等。

（2）**肺泡呼吸音增强**：双侧肺泡呼吸音增强，系因呼吸运动及通气功能增强，使进入肺泡的空气增多和/或进入肺泡的气流速度加快所致，可见于运动后、发热、贫血及代谢性酸中毒等。一侧肺或胸膜疾病，健侧代偿性肺泡呼吸音增强。

（3）**呼气音延长**：因小气道狭窄或部分阻塞，使呼气阻力增加；或肺泡壁弹性减弱，使呼气驱动力下降，导致肺泡呼吸音呼气相延长。其常见于支气管哮喘、慢性阻塞性肺疾病等。

（4）**断续性呼吸音**：又称齿轮呼吸音，肺内局部炎症或小支气管狭窄，空气不能均匀、连续地进入肺泡，使肺泡呼吸音呈现断续或不规则间歇，常见于肺炎、肺结核等。当剧烈疼痛、寒冷、精神紧张时，亦可听到断续性肌肉收缩的附加音，但与呼吸运动无关，应予以鉴别。

（5）**粗糙性呼吸音**：多为呼吸道黏膜的炎症浸润或水肿，致使黏膜不光滑或有黏稠分泌物附着，气流通过不畅，产生湍流所致。其常见于支气管炎、支气管肺炎。

2. 异常支气管呼吸音 凡在肺泡呼吸音听诊范围内听到支气管呼吸音，即为异常支气管呼吸音，或称管状呼吸音。其常见于以下病变。

（1）**肺组织实变**：支气管呼吸音通过致密的实变部位，由于传导良好，在胸壁易于听到。实变范围愈大、愈浅，其声音愈强，反之则弱。其常见于大叶性肺炎实变期。

（2）**肺内大空腔**：当肺内空腔较大与支气管相通，且其周围肺组织有实变时，音响在空腔内产生共鸣，加之实变组织传导良好，故可在胸壁听到支气管呼吸音。

（3）**压迫性肺不张**：如胸腔积液压迫肺组织，使肺膨胀不全，组织变致密，传导良好，在积液上方可听到较弱且遥远的支气管呼吸音。

3. 异常支气管肺泡呼吸音（异常混合性呼吸音） 凡在正常肺泡呼吸音的部位，听到支气管肺泡呼吸音，即为异常支气管肺泡呼吸音。其产生机制是：①实变部位较深，被正常肺组织遮盖；②实变范围较小，且与正常肺组织相互掺杂存在，见于支气管肺炎、大叶性肺炎早期、肺结核等。在胸腔积液上方压迫性肺膨胀不全区域亦可听及此音。

（三）啰音

啰音（rales）是呼吸音以外的附加音。依据其性质的不同，分为干啰音和湿啰音两种。

1. 干啰音（rhonchi） 系由于气管、支气管或细支气管狭窄或部分阻塞，空气吸入或呼出时发生湍流所产生的声音。

（1）**产生机制**：气管、支气管及细支气管狭窄或部分阻塞，气流通过时，产生湍流或黏稠分泌物振动的音响。病理基础：①炎症引起的呼吸道黏膜充血、肿胀，黏稠分泌物增多；②支气管平滑肌痉挛；③管腔内有肿块、异物；④管壁外有淋巴结或肿物压迫（图3-4-11）。

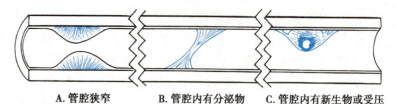

图3-4-11 干啰音产生的机制

A. 管腔狭窄　　B. 管腔内有分泌物　　C. 管腔内有新生物或受压

（2）**听诊特点**：①干啰音为一种持续时间较长、音乐性的呼吸附加音，音调较高；②吸气与呼气均可听到，大气道病变吸气时明显，而小气道病变呼气时明显；③强度、性质、部位和数量均易改变。

（3）**分类**：根据其音调高低分为以下两种。

1）鼾音（sonorous rhonchi）：又称低调干啰音，音调低（频率低于200Hz）而响亮，类似熟睡时的鼾声。其发生于气管或主支气管。

2）哨笛音（sibilant rhonchi）：又称高调干啰音，音调高（频率可达500Hz以上）似乐音，根据其性质被描述为哮鸣音。其多因中等直径以下的支气管，尤其是细支气管狭窄或痉挛所致（图3-4-12）。

（4）**临床意义**：发生于双侧肺部的干啰音，尤其是哮鸣音，常见于支气管哮喘、慢性阻塞性肺疾病和心源性哮喘；局限性干啰音，部位固定者，见于支气管结核或肿瘤。

2. 湿啰音（moist rales）

（1）**产生机制**：①呼吸过程中，气体通过气管、支气管及细支气管腔内的稀薄分泌物，如渗出液、痰液、血液及脓液等，形成的水泡破裂所产生的声音，又称水泡音（bubble sound）；②小支气管、细支气管管壁及肺泡壁因分泌物黏着而陷闭，吸气时突然被冲开重新充气所产生的爆裂音（crackles）。

（2）**听诊特点**：①断续而短暂，一次连续多个出现，两种或三种水泡音可同时存在；②吸气、呼气早期均可听到，但以吸气时或吸气末明显；③性质及部位易变性小，但咳嗽后可出现或消失。

（3）**分类**

1）按其发生的呼吸道直径分为大、中、小水泡音和捻发音：①大水泡音：又称粗湿啰音（coarse rales），产生于气管、主支气管或空洞内，于吸气早期出现，见于肺水肿、支气管扩张症、肺结核及肺脓肿空洞。昏迷或濒死的患者，无力咳出分泌物，可出现大水泡音，谓之痰鸣音。②中水泡音：又称中湿啰音（medium rales），产生于中等直径的支气管，多发生于吸气中期，常见于支气管炎、支气管肺炎等。③小水泡音：又称细湿啰音（fine rales），产生于小支气管和细支气管，多出现于吸气晚期，见于细支气管炎、支气管肺炎、肺淤血及肺梗死等（图3-4-12）。弥漫性肺间质纤维化患者，吸气晚期出现高调、近耳颇似撕开尼龙扣带时发出的声音，谓之velcro啰音。④捻发音（crepitus）：为一种极细而均匀一致的湿啰音，似在耳边用手捻搓一束头发所发出的声音，多于吸气末出现，发生于两肺下方，系因未展开或被少许分泌物黏合的细支气管和肺泡，吸气时被冲开重新充气，所产生的极细的高调爆裂音。其见于细支

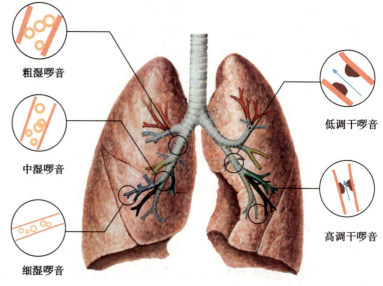

粗湿啰音

中湿啰音

细湿啰音

低调干啰音

高调干啰音

图3-4-12 湿啰音产生的部位

气管和肺泡充血及炎症,如肺炎早期、肺淤血、肺泡炎等。老年人或长期卧床患者,初次深呼吸时,可在肺底听到捻发音,经数次呼吸后消失,无临床意义。

2)按音响程度分为响亮性和非响亮性水泡音:①响亮性水泡音:又称响亮性湿啰音,声音响亮、清晰,是周围有良好的传导介质或在空洞内共鸣的结果,见于肺实变或空洞部位;②非响亮性水泡音:又称非响亮性湿啰音,声音较低,听时感觉遥远,是由于病变周围有较多的正常肺组织,使声波传导减弱。

(4)临床意义:局限性湿啰音,提示该部位有局限性病变,如肺炎、肺结核、支气管扩张症等;发生于两侧肺底,多见于心力衰竭所致的肺淤血、支气管肺炎等;两肺满布湿啰音,多为急性肺水肿和严重支气管肺炎。

(四)语音共振

受检者重复发“衣”的长音,声波经气管、支气管、肺泡传至胸壁,用听诊器可以听到柔和而不清晰的声音,称为语音共振(vocal resonance)。其发生机制及临床意义与语音震颤相同。语音共振减弱见于支气管阻塞、慢性阻塞性肺疾病、气胸、胸腔积液、胸膜肥厚、胸壁水肿、肥胖及胸壁皮下气肿等。

语音共振增强,根据强度及性质分为以下几种。

1. 支气管语音(bronchophony) 当有肺实变、压迫性肺不张、与支气管相通的巨大空洞时,语音共振增强,字音清晰,称为支气管语音,临床上该音常与语音震颤增强、异常支气管呼吸音,三者同时存在,而以支气管语音最灵敏。

2. 胸语音(pectoriloquy) 是一种更强、更响亮和较近耳的支气管语音,字音更清晰,容易听及,称为胸语音,见于大面积的肺实变。

3. 耳语音(whispered) 受检者用耳语声调反复发“衣”音,正常人在能听到肺泡呼吸音的部位,只能听到极微弱、模糊的音响,但当肺实变时,可听到音响增强、音调增高的耳语音。

(五)胸膜摩擦音

正常胸膜表面光滑,胸膜腔内有少量浆液润滑,呼吸时不产生音响。当胸膜由于炎症、纤维素渗出而变得粗糙时,随着呼吸两层胸膜相互摩擦发出的声音,通过听诊器听到,即胸膜摩擦音(pleural friction rub)。

1. 听诊特点 ①为断续、长短不一的声音,粗糙、响亮、如在耳边,似两手背或两张皮革相互摩擦的声音;②吸气和呼气均可听到,以吸气末呼气初最清楚,深吸气或在听诊器体件上加压时更明显,屏气时消失;③持续时间可长可短,可随体位改变,亦可随积液增多、两层胸膜被分开而消失,积液吸收过程中可再现;④最易在呼吸动度大的部位听到,如前下侧胸壁。

当靠近心包的胸膜发炎时,呼吸及心搏时均可听到胸膜摩擦音,称为胸膜心包摩擦音。

2. 临床意义 胸膜摩擦音常见于:①纤维素性胸膜炎、肺炎、肺栓塞等;②胸膜肿瘤和转移癌;③尿毒症;④严重脱水胸膜高度干燥时。

胸膜摩擦音与心包摩擦音应予以区别,前者屏气时消失;后者与心跳一致,屏气时,尤其在呼气末屏住呼吸时更清楚。

(张秀峰)

第四节　呼吸系统常见疾病的主要症状和体征

一、大叶性肺炎

大叶性肺炎(lobar pneumonia)是呈大叶分布的肺脏炎症病变。其常见病原菌为肺炎链球菌。病理改变可分为三期,即充血期、实变期和消散期。

【症状】

患者多为青壮年，受凉、疲劳、酗酒常为其诱因；起病多急骤，先有寒战，继则高热，体温可达39~40℃，常呈稽留热，患者诉头痛，全身肌肉酸痛，患侧胸痛，呼吸增快，咳嗽，咳铁锈色痰，数日后体温可急剧下降，大量出汗，随之症状明显好转。

【体征】

实变期的典型体征如下。

视诊：急性热面容，呼吸急促，鼻翼扇动，可见口周疱疹，可有发绀。患侧呼吸运动减弱。

触诊：患侧胸廓扩张度减弱，语音震颤增强。

叩诊：病变区呈浊音或实音。

听诊：病变区可听到异常支气管呼吸音、支气管语音，可有湿啰音。病变若累及胸膜，可闻及胸膜摩擦音。

二、胸腔积液

胸腔积液（pleural effusion）是指胸膜腔内积有超过正常数量的液体。根据积液的性质分为渗出液及漏出液两种。由胸膜的炎症、肿瘤或风湿病等引起者多为渗出液；由心力衰竭、低蛋白血症等所致者多为漏出液。

【症状】

胸腔积液少于300ml时症状多不明显，但少量炎症积液以纤维素性渗出为主的患者常诉刺激性干咳，患侧胸痛，于吸气时加重，患者喜患侧卧位以减少呼吸动度，减轻疼痛。当积液增多时，胸膜脏层与壁层分开，胸痛可减轻或消失。胸腔积液大于500ml的患者，常诉气短、胸闷，大量积液时因纵隔脏器受压而出现心悸，呼吸困难，甚至端坐呼吸并出现发绀。

【体征】

中等及中等量以上积液时，典型体征如下。

视诊：患者常取患侧卧位或端坐位，呼吸急促。患侧胸廓饱满，呼吸运动减弱或消失。

触诊：气管移向健侧，积液区语音震颤减弱或消失。积液上方由于肺组织受压，语音震颤可增强。

叩诊：积液区呈浊音或实音，液面上方呈浊鼓音。

听诊：积液区呼吸音减弱或消失。积液上方可听到异常支气管呼吸音。

三、气胸

气胸（pneumothorax）是指胸膜腔内积有气体，可因肺大疱破裂或肺组织病变侵及脏胸膜所致，亦可因外伤或胸膜穿刺引起。

【症状】

症状的轻重与发病的急缓、积气量的多少、原发病的性质以及肺功能状态有关。少量积气或起病缓者，症状不明显；起病急、积气多者，可突然胸痛、呼吸困难，严重者高度呼吸困难和发绀，并有大汗淋漓、烦躁不安，甚至休克。

【体征】

小量气胸可无明显体征，积气量多时可有以下体征。

视诊：患侧胸廓饱满，呼吸运动减弱。

触诊：气管移向健侧，患侧语音震颤减弱或消失。当左侧气胸时，心尖搏动触不到。

叩诊：患侧呈鼓音，当左侧气胸时，左心界叩不出；当右侧气胸时，肝浊音界下移。

听诊：患侧呼吸音减弱或消失。当左侧气胸时，心音遥远。

四、慢性阻塞性肺疾病

慢性阻塞性肺疾病(chronic obstructive pulmonary disease,COPD),多由慢性支气管炎发展所致,是由气管、支气管及其周围组织的慢性炎症,气道阻力增加,导致肺部终末细支气管远端气腔出现异常持久的扩张,并伴有肺泡壁和细支气管的破坏而无明显的纤维化。

【症状】

年龄多在中年以上。有慢性支气管炎的病史和症状,如长期咳嗽、咳痰或伴喘息。COPD 的主要症状是逐渐加重的呼吸困难。最初发生于较重体力活动时,随着病情进展,一般家务劳动、平地行走,甚至静息时亦感气短和胸闷。

【体征】

视诊:桶状胸,双侧呼吸运动减弱。

触诊:双侧胸廓扩张度及语音震颤减弱。

叩诊:双肺过清音,肺下界下移,肺下界移动度减弱,心浊音界缩小,肝浊音界下移。

听诊:双肺呼吸音减弱,呼气延长。当并发感染或出现急性加重时,双肺底可有干湿啰音。

五、支气管哮喘

支气管哮喘(bronchial asthma)是由多种细胞(如嗜酸性粒细胞、肥大细胞、T细胞、中性粒细胞、气道上皮细胞等)和细胞组分参与的气道慢性炎症。其可导致气道高反应性,通常出现广泛多变的可逆性气流受限,并引起反复发作的一系列症状。

【症状】

多在幼年或青年发病,反复发作,有一定季节性。发作前常有鼻痒、打喷嚏、流涕、干咳等先兆,继之突然出现呼气性呼吸困难或发作性胸闷和咳嗽,伴有喘鸣。常在夜间和/或清晨发作或加剧,经历数小时或数日,可自行缓解或经治疗缓解。发作将终止前,常常咳有许多稀薄痰液,气急减轻,发作停止。

【体征】

缓解期胸部体征不明显。发作时体征如下。

视诊:表情痛苦,端坐位,张口呼吸,双手前撑,两肩高耸,大汗淋漓,发绀。呼气性呼吸困难,胸廓饱满,双侧呼吸运动减弱。

触诊:双侧胸廓扩张度减弱,语音震颤减弱。

叩诊:双肺呈过清音,肺下界下移,肺下界移动度减弱。心浊音界缩小。

听诊:双肺可闻及哮鸣音,呼气延长。语音共振减弱。合并感染时可有湿啰音。

临床实践　执助考点

练习题

(张秀峰)

第五节　心　脏

心脏位于中纵隔内,在胸骨体和第 2~6 肋软骨后方,其上方与大血管相连,下方为膈,约 2/3 居正中线左侧,1/3 居右侧,心尖位于左前下方。

心脏检查包括心脏的视、触、叩、听诊,是诊断心血管疾病的基本手段。对于初步判断有无心脏疾病及其病因、性质等具有重要意义。许多心血管疾病经过上述检查,结合详细病史,常可得出正确诊断,或获得初步诊断方向再选择进一步的特殊检查。

在进行心脏检查时,需有一个安静、光线充足、温度适宜的环境,患者多采用仰卧位,医师多位于患者右侧,门诊条件下也可取坐位。患者应充分暴露胸部,不宜隔着衣服检查。

教学课件

思维导图

一、视诊

医师站在患者的右侧,两眼与患者胸廓同高,逐渐抬高视线使视线与胸廓呈切线位置。观察内容:心前区有无隆起、心尖搏动与心前区异常搏动等。

心脏视诊

(一) 心前区隆起

心前区是指心脏在前胸壁上的投影,正常情况下,胸部两侧相应部位基本对称。某些心脏病可使心前区隆起,多见于:①儿童期患心脏病,如法洛四联症;②儿童期风湿性心瓣膜病的二尖瓣狭窄所致的右心室肥大;③当大量心包积液时,心前区肋间隙外观饱满。

(二) 心尖搏动

心尖主要由左心室构成,心脏收缩初始期间,心脏发生逆时针旋转,心尖冲击心前区左下方胸壁,使肋间软组织向外搏动,称心尖搏动(apical impulse)。正常成人心尖搏动位于左侧第 5 肋间,锁骨中线内侧 0.5~1.0cm 处,频率 60~100 次/min,节律整齐,搏动的直径为 2.0~2.5cm。部分正常人心尖搏动不明显。

1.心尖搏动位置的改变　受生理性和病理性因素的影响。

(1)**生理情况下的改变**:心尖搏动的位置因体位、体型和呼吸的影响而有所变化。仰卧位时,心尖搏动略向上移;左侧卧位,心尖搏动可左移 2.0~3.0cm;右侧卧位,可右移 1.0~2.5cm;小儿、矮胖体型及妊娠者,心脏常呈横位,心尖搏动向上外方移动;瘦长体型者,心尖搏动向下内移位。

(2)**病理情况下的改变**:有心脏本身因素或心脏以外的因素。

1)心脏疾病:当左心室增大时,心尖搏动向左下移位;当右心室增大时,心尖搏动向左移位,但不向下移位;当右位心时,心尖搏动在右侧第 5 肋间。

2)胸部疾病:当一侧胸腔积液或积气时,心尖搏动向健侧移位;当一侧肺不张或胸膜粘连时,心尖搏动向患侧移位。心包与纵隔胸膜粘连,心尖搏动无移位。

3)腹部疾病:大量腹腔积液、腹腔巨大肿瘤等,使横膈位置升高,心尖搏动位置上移。

2.心尖搏动强度及范围的改变　受生理和病理情况的影响。

(1)**生理情况下的改变**:胸壁厚或肋间隙窄者,心尖搏动弱,范围缩小;胸壁薄或肋间隙宽者,心尖搏动强,范围较大。当剧烈运动或情绪激动时,心肌收缩力增加,心尖搏动增强。

(2)**病理情况下的改变**

1)心尖搏动增强:如甲状腺功能亢进、发热、贫血或左心室肥大心功能代偿期。

2)心尖搏动减弱:心肌病变(心肌炎、心肌病等)伴收缩功能降低,或左侧胸腔大量积液、积气;当慢性阻塞性肺疾病时,心尖搏动减弱或消失。

3)负性心尖搏动:当心脏收缩时,心尖搏动内陷,称为负性心尖搏动,见于粘连性心包炎。右心室明显增大致心脏顺时针转位,使左心室向后移位时,可出现负性心尖搏动。

(三) 心前区其他部位异常搏动

1.胸骨左缘第 2 肋间搏动　见于肺动脉扩张或肺动脉高压,也可见于正常青年人。

2. 胸骨左缘第 3、4 肋间搏动 见于右心室肥大。

3. 胸骨右缘第 2 肋间搏动 见于升主动脉扩张或主动脉弓动脉瘤。

4. 剑突下搏动 见于右心室肥大,特别是同时伴有慢性阻塞性肺疾病者。腹主动脉夹层时,或腹壁薄而凹陷的正常人,剑突下可见由腹主动脉导致的搏动。两者鉴别方法:嘱受检者深吸气,搏动增强则为右心室搏动,搏动减弱则为腹主动脉搏动;或将手指平放于剑突下,向上后方加压,如搏动冲击指尖且吸气时增强,则为右心室搏动,如搏动冲击手指掌面且吸气时减弱,则为腹主动脉搏动。

视诊心前区
异常搏动

二、触诊

触诊通常先用右手全手掌开始检查、置于心前区,然后逐渐缩小到用手掌尺侧(小鱼际)或示指、中指及环指指腹并拢同时触诊,必要时也可单指指腹触诊。

心脏触诊手法

(一)心尖搏动及心前区搏动

检查心尖搏动的位置、强弱和范围。当左心室肥大时,可感觉到触诊的手指被强有力的心尖搏动抬起并停留片刻,称抬举性搏动,是左心室肥大的有力的证据。对于复杂的心律失常患者,心尖搏动的触诊需结合听诊以确定第一心音、第二心音。

(二)震颤

震颤(thrill)是指用小鱼际或手指指腹触诊时感觉到的一种细微振动,其与猫呼吸时喉部产生的振动类似,又称"猫喘"。是器质性心血管疾病的特征性体征之一,其发生机制系血液形成涡流,引起瓣膜、心腔壁或血管壁产生振动传到胸壁所致。

触诊震颤

震颤具有重要临床意义,如触到震颤,则可肯定心脏或大血管有器质性病变,常见于某些先天性心血管疾病和狭窄性瓣膜病变。按出现的时期可分为收缩期、舒张期和连续性震颤三种。不同部位与时相震颤的常见相关病变如表 3-4-2 所示。

表 3-4-2 心前区震颤的临床意义

部位	时相	常见病变
胸骨右缘第 2 肋间	收缩期	主动脉瓣狭窄
胸骨左缘第 2 肋间	收缩期	肺动脉瓣狭窄
胸骨左缘第 3~4 肋间	收缩期	室间隔缺损
胸骨左缘第 2 肋间	连续性	动脉导管未闭
心尖区	舒张期	二尖瓣狭窄
心尖区	收缩期	重度二尖瓣关闭不全

(三)心包摩擦感

心包摩擦感是急性心包炎时在心前区或胸骨左缘第 3、4 肋间可触到的一种粗糙摩擦感。其发生机制:炎症时,心包膜纤维蛋白渗出致表面粗糙,心脏搏动时,脏、壁两层心包相互摩擦产生振动传至胸壁所致。

触诊心包
摩擦感

触诊特点:心脏收缩期和舒张期双相均能触知,在收缩期、前倾体位和呼气末更易触及。随心包腔内渗液增多,摩擦感消失。

三、叩诊

叩诊以确定心脏的大小、形态及其在胸腔内的位置。心脏左、右缘被肺遮盖的部分叩诊呈相对浊音,心脏及大血管为不含气器官,而不被肺遮盖的部分,叩诊呈绝对浊音(实音)。当叩诊时,受检者取仰卧位或坐位;采用间接叩诊法,板指与肋间平行(卧位时)或板指与肋间垂直(坐位时);叩击力度要适当。

（一）心脏浊音界

心脏浊音界指相对浊音界叩诊。顺序为先叩左界，后叩右界，由外向内，由下到上。当叩诊心脏左界时，从心尖搏动外2~3cm处由外向内进行，依次向上逐一肋间叩诊至第2肋间。当叩诊心脏右界时，沿着锁骨中线先叩出肝上界，自肝上界的上一肋间开始，由外向内逐一肋间向上叩诊，直至第2肋间为止；由外向内叩诊过程中，当叩诊音由清音变为相对浊音时，表示已达心脏边界。对各肋间叩得的浊音界逐一做出标记，并测量各浊音界的标记点与前正中线间的垂直距离及前正中线与左锁骨中线的间距。

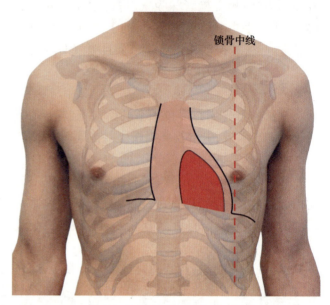

锁骨中线

（二）正常心界（相对浊音界）

正常人心左界在第2肋间几乎与胸骨左缘一致，其下方则逐渐左移形成一向左下方凸起的弧形。右界除第4肋间处于胸骨右缘稍外方，余各肋间几乎与胸骨右缘一致。正常人心脏相对浊音界与前正中线的平均距离如图3-4-13及表3-4-3所示。

图 3-4-13　心绝对浊音界和相对浊音界

表 3-4-3　正常成人心脏相对浊音界

右界/cm	肋间	左界/cm	右界/cm	肋间	左界/cm
2~3	2	2~3	3~4	4	5~6
2~3	3	3.5~4.5		5	7~9

注：正常成人左锁骨中线距前正中线的距离为8~10cm。

（三）心浊音界各部的组成（图3-4-14）

心左界第2肋间处相当于肺动脉段，第3肋间为左心房耳部，第4、5肋间为左心室；心右界第2肋间相当于上腔静脉和主动脉升部，自第3肋间以下为右心房。心上界相当于第3肋骨前端下缘水平，其上方即相当于第1、2肋间隙水平的胸骨部分的浊音区，称为心底部浊音区，为大血管在胸壁上的投影区；心下界由右心室及左心室心尖部组成；主动脉与左心室交接处的凹陷部，称为心腰部。

ER 3-4-19

心脏相对浊音界叩诊

（四）心浊音界改变及其临床意义

心浊音界可因心脏病变及心外因素的影响而发生改变。

1. 心脏因素

（1）**左心室增大**：心左界向左下扩大，心腰部角度变小而近似直角，心浊音界呈靴形（图3-4-15）。其常见于主动脉瓣关闭不全，故又称主动脉型心脏，也可见于高血压心脏病。

（2）**右心室增大**：当轻度增大时，仅心绝对浊音界增大，相对浊音界无明显改变；当显著增大时，心界向两侧扩大，心脏沿长轴顺钟向转位，故向左侧增大明显。其常见于肺源性心脏病、房间隔缺损等。

（3）**左心房增大及肺动脉段扩大**：胸骨左缘第2、3肋间心界增大，心腰部饱满或膨出，心浊音界呈梨形（图3-4-16），常见于二尖瓣狭窄，又称二尖瓣型心脏。

（4）**主动脉扩张及主动脉夹层A型**：胸骨右缘第1、2肋间浊音界增宽，常伴有收缩期搏动。

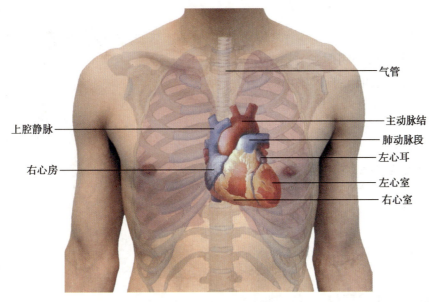

气管

主动脉结

肺动脉段

左心耳

左心室

右心室

上腔静脉

右心房

图 3-4-14　心脏各部在胸壁的投影

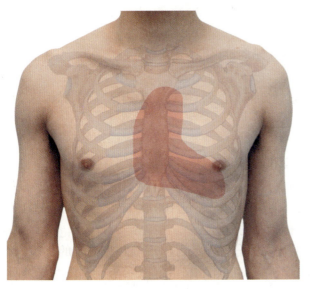

图 3-4-15　主动脉瓣关闭不全的心浊音界（靴形心）

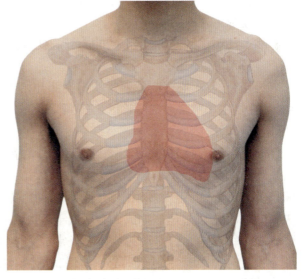

图 3-4-16　二尖瓣狭窄的心浊音界（梨形心）

典型心界改变

（5）**双心室增大及心包积液**：当双心室增大时，心界向两侧扩大，且左界向左下增大，称普大型，常见于扩张型心肌病、重症心肌炎、全心衰竭等；当心包大量积液时，心界向两侧扩大，绝对浊音界与相对浊音界几乎相同，心浊音界随体位改变而变化，坐位时心界呈三角形（烧瓶形），卧位时心底部增宽，心界近似球形。

　　2.**心外因素**

　　（1）**胸部因素**：大量胸腔积液或气胸心界向健侧移位；一侧胸膜粘连、增厚与肺不张心界向患侧移位；当慢性阻塞性肺疾病时，心浊音界缩小或叩不出。

　　（2）**腹部因素**：腹腔大量积液、巨大肿瘤及妊娠末期时心浊音界向左扩大。

四、听诊

　　心脏听诊是听取心脏正常或病理的音响，对心脏的状态或疾病做出判断或诊断。

　　当听诊心脏时，对疑有二尖瓣狭窄者，嘱患者取左侧卧位；对疑有主动脉瓣关闭不全者，取坐位且前倾上半身。

(一)心脏瓣膜听诊区

心脏各瓣膜开放与关闭时所产生的声音传导到前胸壁听诊最清楚的区域,称心脏瓣膜听诊区。传统的心脏瓣膜听诊区有(图3-4-17)以下五个部位。

1. 二尖瓣区(M) 位于心尖部,即左侧第5肋间锁骨中线稍内侧。当心尖发生移位时,选择心尖搏动最强点为二尖瓣听诊区。

2. 肺动脉瓣区(P) 位于胸骨左缘第2肋间。

3. 主动脉瓣区(A) 位于胸骨右缘第2肋间。

4. 主动脉瓣第二听诊区(E) 位于胸骨左缘第3肋间,又称厄尔布(Erb)区。

5. 三尖瓣区(T) 位于胸骨体下端左缘,即胸骨左缘第4、5肋间。

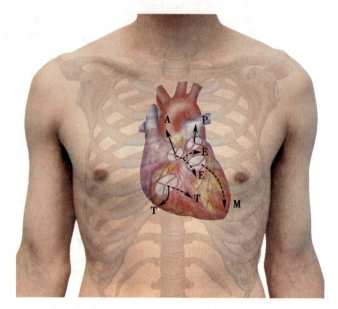

图 3-4-17 心脏瓣膜解剖部位及瓣膜听诊区
M. 二尖瓣区;P. 肺动脉瓣区;A. 主动脉瓣区;E. 主动脉瓣第二听诊区;T. 三尖瓣区。

除上述听诊区外,根据不同的心脏病变,还可听诊其他部位,如腋下、颈部等。

(二)听诊顺序

为防止遗漏,心脏听诊通常从心尖部开始按逆时针方向依次听诊,即二尖瓣区、肺动脉瓣区、主动脉瓣区、主动脉瓣第二听诊区、三尖瓣区。

(三)听诊内容

心脏听诊内容为心率、心律、心音、额外心音、杂音和心包摩擦音。

1. 心率 指每分钟心搏次数,计数时以第一心音为准。正常成人在安静、清醒的情况下心率为60~100次/min,老年人多偏慢,女性稍快,儿童较快。如成人心率超过100次/min,婴幼儿超过150次/min,称为心动过速。如成人心率低于60次/min,称为心动过缓。

2. 心律 指心脏搏动的节律。正常成人心律规整。部分青年人可出现随呼吸改变的心律,表现为吸气时心率增快,呼气时心率减慢,称为窦性心律不齐(sinus arrhythmia),一般无临床意义。听诊能够确定的心律失常最常见的是期前收缩(premature beat)和心房颤动(atrial fibrillation)。

(1)期前收缩:是由异位起搏点发出的过早冲动引起的心脏提前搏动。听诊的主要特点:①在规则心律的基础上,突然提前出现一次心搏,其后有较长一段间歇(又称代偿间歇);②提前出现的心搏第一心音增强,第二心音减弱或难以听到;③期前收缩可以联律的形式出现,每次正常心脏搏动之后出现一次期前收缩,称为二联律;每两次正常心脏搏动之后出现一次期前收缩,称三联律,依此类推。期前收缩的确诊有赖于心电图检查,听诊难以区别。

(2)心房颤动:是由心房异位节律点发出的冲动产生的多部位折返所致。听诊特点:①心律绝对不规则;②第一心音强弱不等;③心率大于脉率,这种脉搏脱漏的现象称为脉搏短绌(pulse deficit)。心房颤动常见于二尖瓣狭窄、甲状腺功能亢进等。

3. 心音 心音有4个。按其在心动周期中出现的先后顺序命名为第一心音(S_1)、第二心音(S_2)、第三心音(S_3)和第四心音(S_4)。通常听到的是S_1和S_2,在部分健康儿童和青少年可听到S_3。S_4一般听不到,如能听到则属于病理性。

(1)心音的发生机制及听诊特点

1)第一心音:标志心室收缩期开始。S_1是由于心室收缩开始时,二尖瓣和三尖瓣快速关闭,瓣叶及其附属结构突然紧张产生振动而发出声音。此外,血流的突然加速和减速导致的大血管和心室壁的振动及半月瓣的开放引起瓣叶的振动等因素,也参与S_1的形成。二尖瓣、三尖瓣关闭发出声音不能被人耳辨别,听诊为一个声音。

S_1听诊特点:①音调较低;②强度较响;③性质较钝;④历时较长(持续约0.1秒);⑤与心尖搏动同时出现;⑥心尖部听诊最清楚。

2)第二心音:标志心室舒张期开始。S_2是由心室舒张开始时,主动脉瓣和肺动脉瓣突然关闭引起瓣膜及血管壁振动及房室瓣开放产生震动所致。并且主动脉关闭在前,肺动脉关闭在后,但这两种成分不能被人耳辨别,听诊仅为一个声音。

S_2听诊特点:①音调较高;②性质较S_1清脆;③强度较S_1弱;④历时较短(约0.08s);⑤在心尖搏动之后出现;⑥心底部听诊最清楚。

正常情况下,心室收缩期在心动周期中占时较舒张期短,因此,S_1至S_2间隔较S_2至下一心动周期的S_1间隔短。

正确区分S_1和S_2具有重要的临床意义。S_1音调较S_2低,时限较长,在心尖部最响,S_2时限短,在心底部较响。只有准确地区分S_1和S_2,才能正确地判断心室的收缩期和舒张期,确定异常心音或杂音出现的时期及其与S_1、S_2的时间关系。

3)第三心音:出现在心室舒张早期快速充盈期末,血流冲击心室壁、腱索、乳头肌被动舒张时突然紧张振动所致。此音低钝而短促,强度弱,局限于心尖部或其内上方,仰卧位、呼气时较清楚。S_3通常只在部分儿童和青少年中可听到,在成人中一般听不到。

4)第四心音:出现在心室舒张晚期。一般认为此音的产生与心房收缩使房室瓣及其相关结构突然紧张、振动有关。此音低调、沉浊而弱,一般听不到,如能听到常为病理性,但偶可见于无器质性心脏病的老年人,心尖部及其内侧较明显。

ER 3-4-21
正常心音

(2)心音改变:

1)心音强度改变:除肺含气量多少、胸壁或胸腔病变等心外因素和是否有心包积液外,影响心音强度的主要因素是心肌收缩力、心室充盈程度及瓣膜位置的高低,瓣膜的结构及活动性等。

S_1强度改变如下。

增强:①二尖瓣狭窄时,S_1音调高而脆,呈拍击样,称拍击性S_1。其是由于心室充盈减慢,心室收缩时,二尖瓣位置低垂,二尖瓣关闭振动幅度大。②发热、贫血、甲状腺功能亢进等疾病时,心动过速,致使S_1增强。

减弱:①当二尖瓣关闭不全时,因收缩期血流反流入左心房,左心室舒张期过度充盈,二尖瓣漂浮,瓣膜闭合障碍及心室内压力上升速度较慢,S_1减弱。②主动脉瓣关闭不全时,舒张期左心室过度充盈及压力明显升高,心室收缩前二尖瓣已接近关闭位置,致S_1减弱。③当心肌炎、心肌病和心肌梗死时,心室肌收缩力减弱,致S_1减弱。

强弱不等:常见于心房颤动和三度房室传导阻滞。前者当两次心搏相近时S_1增强,相距远时则S_1减弱;后者当心房心室几乎同时收缩时S_1增强,又称大炮音。

S_2强度改变:主动脉和肺动脉内压力、半月瓣的弹性和完整性是影响S_2的主要因素。

S_2有两个主要成分,即主动脉瓣成分(A_2)和肺动脉瓣成分(P_2),通常A_2在主动脉瓣听诊区最清晰,P_2在肺动脉瓣听诊区最清晰。一般情况下,青少年$P_2>A_2$,成人$P_2=A_2$,而老年人$P_2<A_2$。

A_2增强:主动脉内压力增高瓣膜关闭有力,振动大,以致A_2增强。其可见于高血压、主动脉粥样硬化。

P_2增强:肺动脉内压力增高,瓣膜关闭有力,致P_2增强。其可见于二尖瓣狭窄伴肺动脉高压、左至右分流的先天性心脏病等。

A_2 减弱：由主动脉内压力降低或瓣叶钙化、纤维化丧失弹性所致。其主要见于低血压、主动脉瓣狭窄或关闭不全等。

P_2 减弱：主要由肺动脉内压力降低所致。其主要见于肺动脉瓣狭窄或关闭不全、低血压等。

S_1、S_2 同时改变：主要取决于心室肌收缩力、心输出量、声源至胸壁的距离及声音传导介质的改变。

S_1、S_2 同时增强：见于心脏活动增强时，如体力活动、情绪激动、贫血、甲状腺功能亢进、服用增强心肌收缩力的药物等；亦见于胸壁薄者。

S_1、S_2 同时减弱：见于心肌炎、心肌病、心肌梗死、心力衰竭等心肌严重受损和心输出量降低时。心包积液、左侧胸腔大量积液等，听诊时 S_1、S_2 均减弱。

ER 3-4-22
心音强度的改变

2）心音性质改变：当心肌严重受损时，S_1 失去原有的性质而与 S_2 相似，从而形成单音律。如果同时伴有心率增快，舒张期与收缩期的时限几乎相等时，听到的心音极似钟摆声，称为钟摆律。因其特征与节律类似胎儿心音，又称胎心律，其提示心肌严重病变，如重症心肌炎、大面积急性心肌梗死等。

3）心音分裂：在正常情况下，心室收缩时二尖瓣与三尖瓣关闭并非绝对同步，三尖瓣关闭迟于二尖瓣 0.02~0.03 秒；当心室舒张时肺动脉瓣关闭迟于主动脉瓣关闭 0.03 秒。由于这种非同步的时间差很小，人耳难以分辨，故听诊时 S_1、S_2 分别呈单一心音。如果某种原因使非同步的时间差增大，则听诊时发现一个心音分成两个声音的现象，称为心音分裂。

S_1 分裂：是由二尖瓣和三尖瓣的关闭时间明显不同步（>0.03 秒）所致。其常见于右束支传导阻滞，偶见于正常儿童与青年。

S_2 分裂：S_2 分裂是由于主动脉瓣和肺动脉瓣关闭明显不同步（>0.035 秒）（图 3-4-18）。其常见于下列情况：①生理分裂：多数正常人，特别是青少年，深吸气末可听到 S_2 分裂。这是由于深吸气时胸腔负压增加，右心室排血时间延长，肺动脉瓣关闭明显延迟。②持续分裂：系由于肺动脉瓣关闭时间明显延迟，或主动脉瓣关闭时间提前。前者常见于完全性右束支传导阻滞、二尖瓣狭窄等，后者常见于二尖瓣关闭不全、室间隔缺损等。③固定分裂：指 S_2 分裂和程度几乎不受呼气、吸气的影响，见于房间隔缺损。④反常分裂：又称逆分裂。指与一般分裂顺序相反，P_2 在前，A_2 在后。因主动脉瓣关闭延迟所致，见于完全性左束支传导阻滞、主动脉瓣狭窄等。此分裂于吸气时变窄，呼气时增宽。

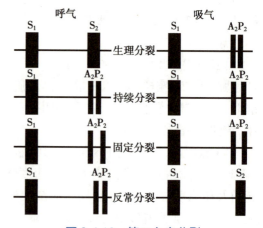

图 3-4-18　第二心音分裂

S_1. 第一心音；S_2. 第二心音；A_2. 主动脉瓣区第二心音；P_2. 肺动脉瓣区第二心音。

4. 额外心音　指在 S_1 和 S_2 之外的病理性附加心音。按其出现的时期不同，可分为收缩期额外心音和舒张期额外心音，多数出现在舒张期。

（1）**舒张期额外心音**：包括奔马律、开瓣音及心包叩击音。

1）奔马律（gallop rhythm）：由出现在 S_2 之后的病理性 S_3 或 S_4 与原有的 S_1、S_2 共同组成的韵律，由于存在心率增快，三音律犹如马奔跑时的蹄声，称为奔马律。按其出现的时间可分为以下三种。

舒张早期奔马律（protodiastolic gallop rhythm）：又称室性奔马律，是最常见的一种。它的出现提

ER 3-4-23
S_2 分裂的类型及形成原理

ER 3-4-24
第二心音分裂

ER 3-4-25
固定分裂

示有严重器质性心脏病,常见于心力衰竭、急性心肌梗死与心肌病等。其听诊最清楚部位:左室奔马律在心尖区,右室奔马律在剑突下或胸骨左缘第5肋间;左室奔马律呼气末明显,右室奔马律吸气时明显。

舒张晚期奔马律(late diastolic gallop rhythm):亦称房性奔马律,该音实为病理性增强的S_4。其多见于高血压心脏病、肥厚型心肌病等。听诊特点:音调低钝,强度较弱,出现在S_1之前(约0.1秒),听诊最清晰部位在心尖部稍内侧(如来自右心房者在胸骨左缘第3、4肋间),呼气末最响。

重叠奔马律(summation gallop rhythm):舒张早期和晚期奔马律如同时存在,可与S_1和S_2共同构成四音律。在显著的心动过速或P-R间期延长时,舒张早期奔马律与舒张晚期奔马律的额外音可相互重叠,形成重叠奔马律。

ER 3-4-26

舒张期奔马律

2)开瓣音(opening snap):又称二尖瓣开放拍击音。它是二尖瓣狭窄但瓣膜尚柔软弹性尚好时,紧随S_2之后出现的一个高调而清脆的额外音。在左侧第3、4肋间胸骨左缘至心尖之间最易听到,作为瓣膜弹性及活动尚好的间接指标,是二尖瓣分离术适应证的重要参考条件之一。

3)心包叩击音(pericardial knock):见于缩窄性心包炎。该音出现在S_2之后0.09~0.12秒,响度变化较大,响亮可具有拍击性质。在心尖部和胸骨下段左缘最清楚。临床上常见的额外心音如图3-4-19所示。

(2)**收缩期额外心音**:收缩期额外心音可分别发生于收缩早期、中期或晚期。

1)收缩早期喷射音:又称收缩早期喀喇音。它是由于主、肺动脉扩张或瓣膜狭窄时,当心室射血、半月瓣达到最大开放位时活动突然终止,引起紧张性振动而产生。

收缩早期喷射音出现在S_1之后0.05~0.07秒,音调高而清脆,时间短促。按其发生部位可分为肺动脉收缩期喷射音和主动脉收缩期喷射音。

肺动脉收缩期喷射音:该音在肺动脉瓣区最响,于呼气时增强。其常见于肺动脉高压、轻中度肺动脉瓣狭窄、房间隔缺损等疾病。

主动脉收缩期喷射音:该音在主动脉瓣区最响。其常见于主动脉瓣狭窄、原发性高血压、主动脉缩窄、主动脉瓣关闭不全等。

图3-4-19 额外心音

注:ej. 喷射音;click. 喀喇音;os. 开瓣音。

2)收缩中、晚期喀喇音:喀喇音出现在S_1后0.08秒者称收缩中期喀喇音,0.08秒以上者称收缩晚期喀喇音。其性质为音调高,时间短促而清脆。

心音异常还可见于医源性额外心音(图3-4-19),如:①人工起搏音:由置入心脏的人工起搏电极引起。发生于S_1前,呈喀喇样。②人工瓣膜音:由于置入的人工金属瓣膜在开放或关闭时撞击所致的金属乐声。

5. 心脏杂音(cardiac murmur) 是指心脏除心音和额外心音之外,在心脏收缩或舒张过程中出现的持续时间较长的异常声音。

(1)**杂音产生机制**:正常血流呈层流状态。杂音产生的具体机制如下(图3-4-20)。

1)血流加速:血流越快,易产生漩涡,杂音也越响。其常见于剧烈运动、发热、贫血、甲状腺功能亢进。

2)瓣膜口狭窄:产生湍流而出现杂音。器质性狭窄如二尖瓣狭窄、肺动脉瓣狭窄、主动脉瓣狭窄、先天性主动脉缩窄等;相对性狭窄见于心腔或大血管扩张导致的瓣膜口相对狭窄。

3）瓣膜关闭不全：心脏瓣膜关闭不全或相对关闭不全，血液经过关闭不全的部位会产生漩涡而出现杂音。如二尖瓣关闭不全的心尖区收缩期杂音、主动脉瓣关闭不全的主动脉瓣区舒张期杂音。

4）异常血流通道：异常通道形成分流，产生湍流而出现杂音。如室间隔缺损、动脉导管未闭等。

5）心腔内漂浮物：乳头肌或腱索断裂，残端在心腔内漂浮，干扰血流，产生湍流而出现杂音。

6）大血管瘤样扩张：血液流经扩张的血管瘤（如动脉瘤）时会形成涡流而产生杂音。

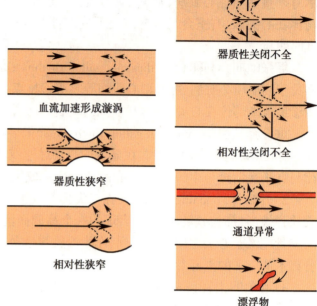

图 3-4-20　心脏杂音产生机制

（2）杂音听诊要点

1）部位：杂音最响部位与病变部位、血流方向有关。在某瓣膜听诊区最响，提示病变在该区相应的瓣膜。例如，杂音在心尖部最响，提示病变在二尖瓣。

2）时期：发生在 S_1 与 S_2 之间的杂音，称为收缩期杂音（systolic murmur，SM）。发生在 S_2 与下一心动周期的 S_1 之间者，称为舒张期杂音（diastolic murmur，DM）。杂音在收缩期和舒张期连续出现者，称为连续性杂音（continuous murmur）。杂音在收缩期与舒张期均出现但不连续，称为双期杂音。根据杂音在收缩期或舒张期出现的早晚和持续时间的长短，进一步分为早期、中期、晚期和全期杂音。例如：二尖瓣关闭不全的杂音可占据整个收缩期，称全收缩期杂音。临床上，舒张期和连续性杂音均为病理性，收缩期杂音则有病理性（器质性）或者功能性。

3）性质：是指杂音的音调和音色。临床上常用于形容杂音的音调为柔和、粗糙。杂音的音色为吹风样、隆隆样、喷射样、叹气样等。不同音调与音色的杂音，反映不同的病理变化。可根据杂音的性质，推断病变部位，吹风样杂音常见于二尖瓣区和肺动脉瓣区；柔和的吹风样杂音常为功能性杂音；二尖瓣区粗糙的吹风样收缩期杂音，常提示二尖瓣关闭不全；心尖部舒张期隆隆样杂音是二尖瓣狭窄的特征。主动脉瓣区喷射样杂音，见于主动脉狭窄。主动脉瓣区舒张期叹气样杂音，为主动脉瓣关闭不全的杂音。机器样杂音主要见于动脉导管未闭。乐音样杂音见于感染性心内膜炎、梅毒性主动脉瓣疾病等。一般而言，器质性杂音多较粗糙，功能性杂音多较柔和。

4）传导：杂音常沿血流方向传导，亦经周围组织扩散。根据杂音最响部位及其传导方向，可判断杂音来源及病理性质。二尖瓣关闭不全的收缩期杂音多向左腋下传导；主动脉瓣狭窄的收缩期杂音可向颈部传导；主动脉瓣关闭不全的舒张期杂音，自主动脉瓣第二听诊区沿胸骨左缘下传并可达心尖。有的杂音较为局限，如二尖瓣狭窄的舒张期杂音常局限于心尖区。一般杂音传导越远，则声音越弱，但性质不变。如果在两个瓣膜区听到时期和性质相同的杂音时，为了判断杂音是来自一个瓣膜区还是两个瓣膜区，可将听诊器从其中一个瓣膜逐渐移向另一听诊区，杂音最响处的瓣膜为病变瓣膜；移动时若杂音先逐渐减弱，当移近另一瓣膜区时，杂音又增强且性质不同，则可能为两个瓣膜均有病变。

5）强度与形态：即杂音的响度及其在心动周期中的变化。杂音的强度取决于：①狭窄程度：狭窄越重，杂音越强，但极度狭窄通过的血流极少，杂音反而减弱或消失；②血流速度：速度越快，杂音越强；③压力阶差：病变部两侧的压力差越大，杂音越响；④心肌收缩力：心肌收缩力减弱，杂音减弱。收缩期杂音的强度通常分为 6 级（表 3-4-4）。

表 3-4-4　杂音强度分级

级别	强度	听诊特点	是否触及震颤
1	最轻	杂音很弱,在安静环境下仔细听诊才能听到	无
2	轻度	较易听到的弱杂音	无
3	中度	杂音较响亮,容易听到	无或有
4	响亮	杂音响亮	有
5	很响	杂音很响亮,听诊器体件边缘接触胸壁即可听到	明显
6	最响	杂音极响亮,听诊器体件稍离胸壁一定距离亦能听到	强烈

杂音分级的记录方法:杂音级别为分子,6 为分母。例如,强度为 2 级的收缩期杂音,记录为 2/6 级收缩期杂音。

因舒张期杂音大多数为器质性,所以一般不分级,若分级,其标准可参照上述 6 级分级法。

一般认为,2/6 级以下杂音多为功能性,无病理意义,3/6 级及以上者多为器质性,有病理意义。但杂音的强度有时不一定与病变的严重程度呈正比。

杂音形态是指在心动周期中杂音强度的变化规律,用心音图记录,构成一定的形态,常见有五种:①递增型:杂音强度由弱逐渐增强,如二尖瓣狭窄的舒张期隆隆样杂音;②递减型:杂音强度由较强逐渐减弱,如主动脉瓣关闭不全的舒张期叹气样杂音;③递增递减型:又称菱形杂音,即杂音强度由弱转强,再由强转弱,如主动脉瓣狭窄的收缩期喷射样杂音;④连续性杂音:杂音由收缩期开始,先逐渐增强,至 S_2 时达最高峰,然后开始减弱,直到下一心动周期的 S_1 前消失,如动脉导管未闭时的杂音;⑤一贯型:杂音强度始终保持基本一致,如二尖瓣关闭不全的收缩期杂音(图 3-4-21)。

6)体位、呼吸和运动对杂音的影响:体位、深吸气和呼气、运动后可使某些杂音增强或减弱,有助于杂音的判定和鉴别。

体位:当左侧卧位时,二尖瓣狭窄的舒张期隆隆样杂音更明显;当坐位前倾时,主动脉瓣关闭不全的叹气样杂音更容易听到。迅速改变体位,如由蹲位或卧位迅速站立,回心血量瞬间减少,大多数心脏杂音减弱,而梗阻性肥厚型心肌病的杂音则增强。

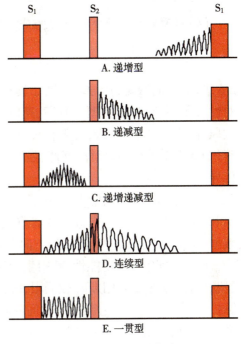

图 3-4-21　心脏杂音

呼吸:当深吸气时,胸腔内负压增大,回右心血量增多,从而使右心室输出量增加;同时,心脏沿长轴顺钟向转位,使三尖瓣更接近胸壁,使起源于右心的杂音增强。深呼气时,胸腔内压升高,左心回血量增多,输出量增加;同时,心脏逆钟向转位,使二尖瓣更接近胸壁,使起源于左心的杂音增强。

运动:心肌收缩力增强,心输出量和血流速度增加,器质性杂音增强。如二尖瓣狭窄时的杂音于运动后可明显增强。

(3)杂音的临床意义:对心脏病的诊断有重要价值,但有杂音不一定有心脏病,有心脏病也可无杂音。根据产生杂音的心脏部位有无器质性病变可区分为器质性杂音与功能性杂音;根据杂音的临床意义又可分为病理性杂音和生理性杂音。器质性杂音是指杂音产生部位有器质性病变存在,而功能性杂音包括:①生理性杂音;②全身性疾病造成的血流动力学改变产生的杂音(如甲状腺功能亢进);③有心脏病理意义的相对性关闭不全或狭窄引起的杂音。心脏局部虽无器质性病变,但它与器质性杂音又可合称为病理性杂音。生理性杂音必须符合以下条件：只限于收缩期、心脏无增大、杂音柔和、吹风样、无震颤。功能性杂音与器质性收缩期杂音的鉴别要点如表3-4-5所示。

表3-4-5 功能性杂音与器质性收缩期杂音的鉴别要点

鉴别要点	功能性	器质性
年龄	儿童、青少年多见	任何年龄
部位	肺动脉瓣区和/或心尖部	任何瓣膜区
性质	柔和、吹风样	粗糙，多样
持续时间	短	较长，常为全收缩期
强度	一般为2/6级或以下	常在3/6级以上
震颤	无	可有震颤
传导	较局限	较广泛
心脏形态	正常	有心房和/或心室增大

（4）各瓣膜区杂音的特点及临床意义

1）收缩期杂音

二尖瓣区：①功能性：可见于高热、中度贫血、甲状腺功能亢进等。杂音呈吹风样、柔和，一般在2/6级以下，时限短，传导较局限。具有心脏病理意义的功能性杂音是左心室扩张引起的二尖瓣相对性关闭不全，如扩张型心肌病、高血压心脏病、冠状动脉粥样硬化性心脏病等，杂音性质较粗糙、吹风样、强度2/6~3/6级，时限较长，可有一定的传导。②器质性：主要见于风湿性二尖瓣关闭不全等，杂音性质粗糙、吹风样、高调、强度大多在3/6级以上，占据整个收缩期，甚至遮盖S_1，常向左腋下传导。

主动脉瓣区：①功能性：见于升主动脉扩张，如高血压和主动脉粥样硬化。杂音呈喷射样，但较柔和，无震颤，常伴A_2亢进。②器质性：多见于主动脉瓣狭窄。杂音呈喷射样，为收缩中期递增递减型，粗糙，常伴有震颤，沿血流方向向颈部传导，且A_2减弱。

肺动脉瓣区：①功能性：其中生理性杂音在健康儿童或青少年中常见。杂音出现于收缩中期，呈吹风样，常在2/6级以下，较局限，卧位时明显；心脏病理情况下的功能性杂音为肺动脉高压、肺动脉扩张所致，见于二尖瓣狭窄、房间隔缺损等。②器质性：见于肺动脉瓣狭窄。杂音呈喷射样，为递增-递减型，一般在3/6级以上，向左上胸部及左颈部传导，常伴有震颤，P_2减弱。

三尖瓣区：①功能性：多数由右心室扩大引起相对性三尖瓣关闭不全所致，见于二尖瓣狭窄、肺源性心脏病。杂音为吹风样、柔和，吸气时增强。②器质性：极少见。

其他部位：当室间隔缺损时，可在胸骨左缘第3、4肋间隙处闻及响亮而粗糙的全收缩期杂音，伴震颤。

2）舒张期杂音

二尖瓣区：①器质性：主要见于风湿性心脏病二尖瓣狭窄。杂音在心尖区最响，出现于舒张中、晚期，呈隆隆样，递增型，较局限，常伴有S_1增强，可有开瓣音和震颤。②相对性：主要见于主动脉瓣关闭不全引起的相对性二尖瓣狭窄，其产生原因是主动脉反流的血液直接冲击二尖瓣前叶使之过早呈关闭状态及反流导致左心室舒张期压力增高，使二尖瓣基本处于半关闭状态，呈现相对狭窄。此杂音称为奥斯汀·弗林特杂音（Austin-Flint murmur）。

主动脉瓣区：主要见于风湿性主动脉瓣关闭不全。杂音出现于舒张早期，呈递减型，为柔和叹气样，在主动脉瓣第二听诊区最清楚，沿胸骨左缘向下传导。

肺动脉瓣区：多由肺动脉高压伴肺动脉扩张引起的瓣膜相对关闭不全所致。其常见于二尖瓣狭窄、肺源性心脏病等。杂音为舒张期递减型、吹风样、平卧吸气末增强,常伴 P₂ 亢进,称为格雷厄姆·斯蒂尔杂音(Graham-Steell murmur)。

三尖瓣区:当三尖瓣狭窄时,在胸骨下段左缘第 4、5 肋间可出现舒张期隆隆样杂音,深吸气时增强,但临床上极少见。

3)连续性杂音:动脉导管未闭时,主动脉内压力在收缩期和舒张期均高于肺动脉压,使血流从主动脉分流入肺动脉产生连续性杂音。杂音响亮而粗糙,类似机器转动时的噪声,故又称机器样杂音。杂音最响部位在胸骨左缘第 2 肋间,常伴有震颤。冠状动脉瘤破裂时也可出现连续性杂音。

6. 心包摩擦音(pericardial friction sound) 心包的壁层和脏层由炎症或理化因素致纤维蛋白沉积而变得粗糙时,两层心包随心脏搏动时产生摩擦而出现的声音。心包摩擦音粗糙、高调、搔抓样,收缩期与舒张期均可听到,以收缩期明显;可在整个心前区听到,以胸骨左缘 3、4 肋间最响,坐位前倾及呼气末最明显。心包摩擦音与胸膜摩擦音的主要区别是屏气时胸膜摩擦音消失,而心包摩擦音仍然存在。心包摩擦音常见于急性心包炎、急性心肌梗死等。

(张 蕾)

第六节 血 管

可为疾病的诊断提供很有价值的资料,是心血管检查的重要组成部分。本节重点阐述周围血管检查,包括脉搏、血压、血管杂音和周围血管征。

一、脉搏

脉搏全称为动脉脉搏。当检查脉搏时,主要用示指、中指和环指放于桡动脉处施加一定压力进行触诊,也可用脉搏计描记波形。检查时一般选择桡动脉,必要时选择颞动脉、颈动脉等。检查时应注意两侧脉搏情况对比,正常人两侧脉搏差异很小。当某些疾病时,可出现明显差异。如头臂型多发性大动脉炎,两侧桡动脉脉搏强弱不等,或一侧无脉搏。检查脉搏应注意其速度、节律、紧张度、强弱、波形及动脉壁弹性的情况。

(一)脉率

脉率即每分钟脉搏的次数。因年龄、性别、体力活动和精神情绪状态不同而有一定范围的变动。正常成人脉率在安静状态下为 60~100 次/min,儿童较快,老年人偏慢,女性稍快。正常人脉率与心率相等。某些心律失常,如心房颤动、期前收缩等,由于部分心脏收缩的每搏输出量过少,周围动脉不能产生搏动,故脉率少于心率。

(二)脉律

脉律是心脏节律的反映。正常人脉律规则,儿童、青少年和部分成人由于窦性心律不齐,可出现相应脉律不整,即吸气时脉率增快,呼气时减慢。各种心律失常如期前收缩或房室传导阻滞时,脉律不整,可出现二联脉、三联脉或脉搏脱漏;当心房颤动时,脉律绝对不规则,脉搏强弱不等,且脉率小于心率,后者又称脉搏短绌。

(三)紧张度

脉搏的紧张度与动脉硬化的程度有关。检查时,以近心端手指按压桡动脉,逐渐施压阻断血流,使远端手指触不到脉搏。通过施加压力的大小判断脉搏紧张度。

(四)强弱

脉搏的强弱取决于心脏每搏输出量、脉压和周围血管阻力大小。每搏输出量增大、脉压增大、周围动脉阻力减低时,脉搏增强而振幅大,称为洪脉,见于高热、甲状腺功能亢进、主动脉瓣关闭不全等。反之,脉搏减弱而振幅低,称为细脉或丝脉,见于心力衰竭、休克等。

（五）波形

脉搏搏动的情况可用脉波仪描记出具有一定形态的曲线,这一曲线称脉搏的波形。

1.正常脉搏波形 脉搏由升支、波峰和降支构成。升支陡直,其上升速度取决于左心室射血和动脉内压力上升速度,波峰圆钝,系血液向动脉远端运行的同时,部分逆反,冲击动脉壁所致;降支平缓,其下降速度取决于动脉内压力下降速度。在降支的早期有一切迹,继之以小的波峰,其发生与主动脉瓣关闭有关。

2.水冲脉（water-hammer pulse） 脉搏骤起骤落,犹如水浪冲过,故称为水冲脉。这是由脉压增大所致,见于主动脉瓣关闭不全、甲状腺功能亢进、严重贫血等。检查时检查者紧握其手腕掌面将受检者的手臂抬高过头,则明显感到桡动脉犹如水浪冲击。

3.交替脉（alternating pulse） 指节律正常而强弱交替出现的脉搏。其机制系左心室收缩力强弱交替所致。交替脉是左心衰竭的重要体征,常见于高血压心脏病、急性心肌梗死等。

4.奇脉（paradoxical pulse） 又称吸停脉。当正常人平静呼吸时,脉搏的强弱多无变化,或仅有轻度改变。当平静吸气时,脉搏明显减弱甚至消失的现象称为奇脉,常见于心包积液和缩窄性心包炎,是心脏压塞的重要体征之一。明显的奇脉触诊即可,不明显的可通过测量血压的方法发现,即收缩压在吸气时较呼气时降低 10mmHg（1mmHg≈0.133kPa）以上。奇脉是由左心室输出量减少所致。当心脏压塞时,心室舒张受限,吸气时体静脉回流右心血量的增加有限,而影响右心输出量,右心室排入肺循环的血量相应减少,肺循环受负压影响,肺血管扩张,从而使肺静脉回左心血量减少,左心室输出量锐减,脉搏减弱。此外,当心脏压塞时,受积液的压迫限制,心脏的整体容积相对固定,吸气时,右心室容积增加,左心室容积减少,导致左心室输出量减少,脉搏减弱,不能触及。

（六）动脉壁的情况

正常人动脉管壁光滑、柔软,有弹性。当正常动脉用手指压迫使其血流阻断时,其远端的动脉不能触及,如仍能触及,则提示动脉硬化。当动脉硬化明显时,动脉壁变硬,缺乏弹性,呈迂曲的索条状,可有结节。

二、血压

血压（blood pressure）通常指体循环动脉血压,是重要的生命体征。

（一）血压的测量

目前广泛采用的血压测量方法为袖带加压法,即间接测量法,又称科罗特科夫（Korotkoff）听音法。此法采用血压计测量。血压计有汞柱式、弹簧式和电子血压计,其中汞柱式血压计计量较准确、可靠。

1.测量方法 患者半小时内禁烟、禁咖啡、排空膀胱,在安静环境休息 5 分钟,采取仰卧位或坐位,全身放松,被测的右上肢裸露,自然伸直并轻度外展,肘部与心脏在同一水平。将袖带气囊部分中央对准肱动脉,紧贴皮肤缚于上臂,袖带下缘应在肘窝上 2~3cm 处。触及肱动脉搏动后,将听诊器体件置于搏动处,然后向袖带内快速充气,边充气边听诊,待肱动脉搏动声消失,继续充气使汞柱升高 20~30mmHg,随后以恒定速度（2~6mmHg/s）缓慢放气,持续地注视汞柱的下降。根据声音读取血压值,按科罗特科夫分期法,听到的第一次声响（第 1 期）时的汞柱数值为收缩压,随后拍击音有所减弱和带有柔和吹风样杂音称为第 2 期,在第 3 期当压力进一步降低而动脉血流量增加后,拍击音增强和杂音消失,然后声音突然变小而低沉为第 4 期,最终声音消失即达第 5 期,此时的汞柱数值为舒张压。血压测量一般取右上肢,至少测量 2 次,间隔 1~2 分钟,取其平均值。收缩压与舒张压之差为脉压（pulse pressure）,舒张压加 1/3 脉压为平均动脉压。有些疾病需要测量下肢血压。测量时,受检者取俯卧位,袖带的气囊分置于大腿后部,其下缘位于腘窝上方 3~4cm,听诊器体件置于腘窝处动脉上,判定收缩压、舒张压方法同上。正常人血管内测得的上下肢血压无明显差异,但袖带法测压,由于袖带宽度和肢体粗细差别的影响,测出的下肢血压高于上肢。

2. 记录方法 血压的计量单位采用毫米汞柱(mmHg),如 140/90mmHg。

3. 注意事项

(1)**测压条件**:①测压前 30min 内,受检者停止吸烟或饮用咖啡;②核对血压计,使汞柱顶端位于零点;③测压时血压计不能倾斜,汞柱保持垂直;④袖带与被测肢体间不应隔有衣物,袖带上方衣服不能过紧;⑤听诊器体件不可塞在袖带下面。

(2)**正确使用袖带**:袖带大小应适合患者的上臂臂围,至少应包裹 80% 上臂。

(二)血压标准

根据《中国高血压防治指南(2024 年修订版)》的标准,18 岁以上成人血压标准规定如表 3-4-6 所示。

表 3-4-6 成人血压水平的定义和分类

类别	收缩压(mmHg)		舒张压(mmHg)
正常血压	<120	和	<80
正常高值	120~139	和/或	80~89
高血压	≥140	和/或	≥90
1 级高血压(轻度)	140~159	和/或	90~99
2 级高血压(中度)	160~179	和/或	100~109
3 级高血压(重度)	≥180	和/或	≥110
单纯收缩期高血压	≥140	和	<90
单纯收缩期高血压	<140	和	≥90

注:当收缩压和舒张压分属于不同级别时,以较高的分级为准。

(三)血压变动的临床意义

1. 高血压 血压测值受多种因素的影响,如情绪激动、紧张、运动等。若在安静、清醒和未服用抗高血压药的条件下采用标准测量方法,至少 3 次非同日血压值达到或超过收缩压 140mmHg 和/或舒张压 90mmHg,即可认为有高血压;如果仅收缩压达到标准则称为单纯收缩期高血压。临床上绝大多数高血压为原发性高血压(高血压病),约占 95%;少数为继发性高血压(症状性高血压),约占5%。后者可见于慢性肾炎、肾动脉狭窄等。

2. 低血压 血压低于 90/60mmHg 时为低血压,常见于严重病症如休克、急性心肌梗死、心力衰竭、心脏压塞等,亦可见于极度衰弱者。低血压也可有体质的原因,患者自诉一贯血压偏低,一般无症状。

3. 双上肢血压差别异常 正常人两上肢血压略有差异,两侧收缩压可有 5~10mmHg 的差别,若超过此范围则属异常,见于多发性大动脉炎或先天性动脉畸形等。

4. 上下肢血压差异常 正常下肢血压高于上肢血压达 20~40mmHg,如下肢血压低于上肢应考虑主动脉缩窄或胸腹主动脉型大动脉炎等。

5. 脉压改变 脉压是指收缩压与舒张压之差,正常脉压为 30~40mmHg。脉压明显增大,结合病史可考虑甲状腺功能亢进、主动脉瓣关闭不全和动脉硬化等。若脉压减小,可见于主动脉瓣狭窄、心包积液及严重心力衰竭患者。

(四)动态血压监测

动态血压监测(ambulatory blood pressure monitoring,ABPM)是采用无创性的自动血压测量仪对受检者的血压进行 24 小时或更长时间的多时点检测。因此,能较可靠地反映受检者的血压及其变化。动态血压测量应使用符合国标标准（BHS 和 AAMI）的监测仪，按设定间期 24 小时连续地记录血压。一般设白昼时间为 6:00~22:00；每 15 分钟或 20 分钟测血压 1 次；晚间为 20:00~次日 6:00，每 30 分钟记录 1 次。动态血压的国内正常参考标准如下：24 小时平均血压值<130/80mmHg；白昼平均值<135/85mmHg；夜间平均值<120/70mmHg。正常情况下的夜间血压较白昼血压值低 10%~20%。凡是疑有单纯性诊所高血压（白大衣高血压）、隐蔽性高血压、顽固难治性高血压、发作性高血压或低血压，以及抗高血压治疗效果差的患者，应考虑做动态血压监测。

三、血管杂音及周围血管征

（一）静脉杂音

由于静脉压力低，不易出现湍流，故一般无杂音。临床上常见的有颈静脉哼鸣，在锁骨下，尤其是右侧可出现低调、柔和、连续性杂音，坐位及站立明显，以手指压迫颈静脉，杂音可消失。此外，门静脉高压引起腹壁静脉曲张时，可在脐周或上腹部闻及连续性静脉营营声。

（二）动脉杂音

如甲状腺功能亢进在甲状腺侧叶的连续性杂音极为多见；多由血流丰富造成；多发性大动脉炎的狭窄部位可听到收缩期杂音；当肾动脉狭窄时，在上腹部或腰背部可闻及收缩期杂音；当肺内动静脉瘘时，在胸部相应部位有连续性杂音；外周动静脉瘘时则在病变部位出现连续性杂音。

（三）周围血管征

脉压增大除可触及水冲脉外，还有以下体征。

1. 枪击音　在外周较大动脉表面，常选择股动脉，轻放听诊器膜型体件时可闻及与心搏一致短促如射击的声音。

2. 杜罗济埃（Duroziez）双重杂音　以听诊器钟型体件稍加压力于股动脉，可闻及收缩期与舒张期双期吹风样杂音。

3. 毛细血管搏动征　用手指轻压患者指甲末端或以玻片轻压患者口唇黏膜，使局部发白，当心脏收缩和舒张时则发白的局部边缘发生有规律的红、白交替改变即为毛细血管搏动征。

凡体格检查时发现上述体征及水冲脉可统称为周围血管征阳性，主要见于主动脉瓣关闭不全、甲状腺功能亢进和严重贫血等。

（张 蕾）

第七节　循环系统常见疾病的主要症状和体征

一、二尖瓣狭窄

二尖瓣狭窄（mitral stenosis）主要病因为风湿热，是风湿热反复发作后遗留的慢性心脏瓣膜损害。其主要病理生理改变为二尖瓣叶粘连及融合，左心房血液在舒张期流入左心室受阻，导致左心房增大，肺静脉和肺毛细血管压升高，血管扩张，肺淤血，继而使肺动脉压增高，右心室负荷增加，右心室肥厚与扩张，最终导致右心衰竭。

【症状】

失代偿期，症状为劳力性呼吸困难，病情进一步加重，出现阵发性夜间呼吸困难伴干咳，端坐呼吸甚至发生急性肺水肿；另外，夜间阵发性呼吸困难伴干咳，咳嗽致毛细血管破裂时，咳血痰，致支气管静脉破裂时，可有咯血，肺水肿时出现粉红色泡沫痰。

【体征】

视诊：常有二尖瓣面容，心尖搏动正常或向左移位。

触诊：心尖部常有舒张期震颤，左侧卧位时较明显。

叩诊:当轻度二尖瓣狭窄时,心浊音界无异常。当中度以上狭窄时,心腰部膨出,心浊音界可呈梨形。

听诊:①心尖区的低调、隆隆样、舒张中晚期杂音,呈递增型,左侧卧位时更清晰,这是二尖瓣狭窄最重要而又特征性的体征;②心尖部 S_1 增强;③部分可闻及开瓣音,提示瓣膜弹性良好;④肺动脉高压 P_2 亢进和分裂;⑤如肺动脉扩张可听到格雷厄姆·斯蒂尔杂音。

二、二尖瓣关闭不全

二尖瓣关闭不全(mitral insufficiency)可分为急性与慢性两种类型。急性常由感染或缺血坏死引起腱索断裂或乳头肌坏死,也可为人工瓣膜置换术后并发急性瓣周漏。慢性的病因可有风湿性、二尖瓣脱垂、冠心病乳头肌功能失调、老年性二尖瓣退行性变性等。

【症状】

轻度关闭不全者可无症状,较重者可有心悸、乏力、活动时气短等。

【体征】

视诊:左心室增大时,心尖搏动向左下移位。

触诊:抬举性心尖搏动,重度患者可触及收缩期震颤。

叩诊:心脏相对浊音界可向左下扩大,晚期左、右心室均增大时,浊音界向两侧扩大。

听诊:①心尖区可闻及响亮粗糙、音调较高的 3/6 级及以上全收缩期吹风样杂音,向左腋下和左肩胛下传导;②S_1 减弱或被杂音遮盖;③P_2 亢进和分裂。

三、主动脉瓣狭窄

主动脉瓣狭窄(aortic stenosis)可由风湿性、先天性畸形等引起。其主要改变是瓣口狭窄,左心室排血阻力变大,产生左心室肥厚,顺应性降低;主动脉平均压降低,心输出量减少,冠状动脉和周围动脉血流量减少。

【症状】

轻度狭窄者可无症状。中、重度狭窄者,大脑及心肌供血不足,可发生晕厥、呼吸困难及心绞痛。

【体征】

视诊:心尖搏动增强或向左下移位。

触诊:抬举性心尖搏动,胸骨右缘第 2 肋间可触及收缩期震颤。

叩诊:心浊音界正常或稍向左下扩大。

听诊:①在胸骨右缘第 2 肋间收缩期喷射样杂音,粗糙响亮,常在 3/6 级以上,向颈部传导;②A_2 减弱,伴呼气 S_2 反常分裂;③心尖部可有 S_4。

四、主动脉瓣关闭不全

主动脉瓣关闭不全(aortic insufficiency)由风湿性与非风湿性病因(瓣膜脱垂、感染性心内膜炎等)引起。主要病理生理改变为舒张期主动脉血液反流至左心室,使左心室容量负荷过重,继而扩张,左心室肥厚扩张,致心肌耗氧增多,且主动脉舒张压下降,冠状动脉供血不足;此外,反流导致的左心室容量和压力增加以及反流血液对二尖瓣前叶的冲击,使二尖瓣处于较高位置,形成相对性二尖瓣狭窄;反流使动脉舒张压降低,脉压增大。

【症状】

症状出现晚。可因心输出量增多有心悸、心前区不适,头晕、头部搏动感等症状。心肌缺血时可出现心绞痛。

【体征】

视诊：心尖搏动向左下移位，部分重度关闭不全者颈动脉搏动明显。且有随心搏出现的点头运动。

触诊：心尖搏动向左下移位，呈抬举性搏动。有水冲脉及毛细血管搏动征。

叩诊：心浊音界向左下扩大，心腰加深，心浊音区呈靴形。

听诊：①主动脉瓣第二听诊区可闻及叹息样舒张期杂音，呈递减型，可向心尖区传导，在坐位前倾时最清楚；②A$_2$减弱；③可有相对二尖瓣狭窄所致的心尖区出现柔和、低调的递减型舒张中晚期隆隆样杂音，即奥斯汀·弗林特杂音；④周围血管征：点头运动（点头征）、水冲脉、毛细血管搏动征、枪击音、杜罗济埃双重杂音。

五、心包积液

心包积液（pericardial effusion）是指心包腔内液体积聚过多（正常心包液为 30~50ml）。大量或迅速生成的积液，使心包腔内压力增高，心脏舒张受阻，导致静脉回流受阻，心输出量降低。积液量大时，出现急性心脏压塞而危及生命。

【症状】

心前区闷胀、心悸、呼吸困难、腹胀、水肿等，以及原发病的症状，如结核的低热、盗汗，化脓性感染的高热等。严重的心脏压塞可出现休克。

【体征】

视诊：心前区饱满，心尖搏动明显减弱甚至消失。吸气时，颈静脉扩张明显。

触诊：心尖搏动减弱或触不到，如能触及则在心浊音界内侧。在心包炎初期，可触及心包摩擦感。

叩诊：心浊音界向两侧扩大，且随体位改变受重力影响而变化。坐位心尖部增宽，卧位心底部增宽。

听诊：小量积液时可听到心包摩擦音；大量积液时心音弱而遥远，颈静脉怒张、肝颈静脉回流征阳性。由于左肺受压出现尤尔特征（Ewart sign），即左肩胛下区语颤增强，叩诊浊音，听诊可闻及支气管呼吸音。脉压减小，并可出现奇脉。

六、心力衰竭

心力衰竭（heart failure）指静脉回流正常，由心肌舒缩功能障碍引起心输出量减少，不能满足机体代谢需要的一种综合征。临床上以肺和/或体循环淤血及组织血液灌注不足为特征，又称充血性心力衰竭（congestive heart failure）。

【症状】

1. 左心衰竭 乏力，进行性劳力性呼吸困难，夜间阵发性呼吸困难、端坐呼吸，咳嗽、咳泡沫痰，少数出现咯血。

2. 右心衰竭 腹胀、食欲减退及少尿，甚至恶心、呕吐。

【体征】

1. 左心衰竭 主要为肺淤血的体征。

视诊：不同程度的呼吸急促，轻微发绀，端坐位。急性肺水肿时可有大量粉红色泡沫样痰，呼吸窘迫，并大汗淋漓。

触诊：重者可出现交替脉。

叩诊：除原有的心脏病体征外，常无特殊发现。

听诊：心率增快，心尖部及其内侧可闻及舒张期奔马律，P$_2$亢进，单侧或双侧肺底部可有细小湿啰音,急性肺水肿时双肺布满湿啰音和哮鸣音。

2.右心衰竭 主要是体循环淤血的体征。

视诊:颈静脉怒张,可有周围性发绀、水肿。

触诊:可触及不同程度的肝大、压痛及肝颈静脉回流征阳性。下肢或腰骶部等下垂部位凹陷性水肿,严重者可全身水肿。

叩诊:可有胸腔积液(右侧多见)与腹腔积液体征。

听诊:由于右心室扩大可在三尖瓣区闻及三尖瓣相对关闭不全的收缩期吹风样杂音,右心室舒张期奔马律。

除以上体征外,尚有原发性心脏病变和心力衰竭诱因的症状与体征。

临床实践

执助考点

练习题

(张 蕾)

第五章 | 腹部检查

腹部主要由腹壁、腹腔和腹腔内脏器组成。腹部范围上起横膈,下至骨盆。腹腔是身体最大的体腔,包含很多重要的脏器,主要有消化、泌尿、生殖、内分泌、血液及血管系统。

腹部检查是体格检查的重要组成部分,尤以腹部触诊最为重要。为避免触诊引起胃肠蠕动增加使肠鸣音发生变化而影响检查结果,腹部检查的顺序为视、听、触、叩,但记录时为了统一格式仍按视、触、叩、听的顺序。

腹部检查能评估腹部脏器功能是否异常,血管是否异常,能及早发现疾病,及时正确对症处理,提高疾病的治愈率。

第一节　腹部体表标志及分区

为了准确描写脏器病变和体征的部位和范围,常借助腹部的体表标志,人为地将腹部划分区域,以此反映各脏器的位置及其在体表的投影。

腹部体表标志

(一)体表标志

常用体表标志有胸骨剑突、肋弓下缘、脐、腹中线、腹直肌外缘、耻骨联合、髂前上棘、腹股沟韧带、髂嵴、竖脊肌(骶棘肌)外缘、腰椎棘突、第 12 肋骨及肋脊角等(图 3-5-1)。记录体征应详细描述部位及其与体表标志间的距离。

(二)腹部分区

目前常用以下两种分法。

1. 四区分法　通过脐划一条水平线与一条垂直线,两线交叉将腹部划分为左、右上腹和左、右下腹四个区(图 3-5-2)。各区主要脏器如下。

(1)**右上腹部**:肝、胆囊、幽门、十二指肠、小肠、胰头、结肠右曲、部分横结肠、腹主动脉、大网膜、右肾上腺、右肾。

(2)**右下腹部**:盲肠、阑尾、部分升结肠、小肠、右输尿管、充盈的膀胱、女性右侧卵巢和输卵管、增大的子宫、男性右侧精索。

(3)**左上腹部**:肝左叶、脾、胃、小肠、胰体、胰尾、结肠脾曲、部分横结肠、腹主动脉、大网膜、左肾上腺、左肾。

(4)**左下腹部**:乙状结肠、部分降结肠、小肠、左输尿管、充盈的膀胱、女性左侧卵巢和输卵管、增大的子宫、男性左侧精索。

四区分法常用且简单易行,但较粗略,难以准确定位。

2. 九区分法　左、右髂前上棘至腹中线连线的中点所构成的两条垂直线及左、右肋弓下缘连线与左、右髂前上棘连线的两条平行线交错构成的九个区域(图 3-5-3)。各区主要脏器如下。

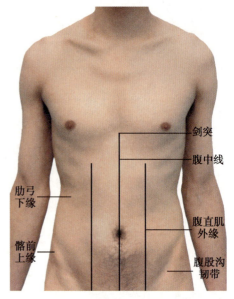

图 3-5-1　腹部体表标志示意图

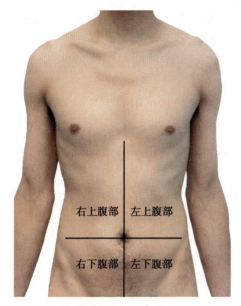
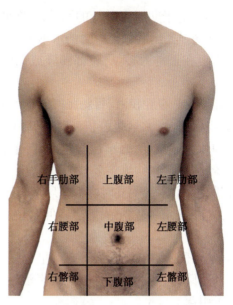

图 3-5-2　腹部体表分区示意图（四区分法）　　图 3-5-3　腹部体表分区示意图（九区分法）

（1）**右上腹部，即右季肋部**（right hypochondriac region）：肝右叶、胆囊、结肠右曲、右肾、右肾上腺。

（2）**右侧腹部，即右腰部**（right lumber region）：升结肠、空肠、右肾。

（3）**右下腹部，即右髂部**（right iliac region）：盲肠、阑尾、回肠末段、淋巴结、女性右侧卵巢及输卵管、男性右侧精索。

（4）**左上腹部，即左季肋部**（left hypochondriac region）：脾、胃、结肠脾曲、胰尾、左肾、左肾上腺。

（5）**左侧腹部，即左腰部**（left lumber region）：降结肠、空肠、回肠、左肾。

（6）**左下腹部，即左髂部**（left iliac region）：乙状结肠、淋巴结、女性左侧卵巢及输卵管、男性左侧精索。

（7）**上腹部**（epigastric region）：胃、肝左叶、十二指肠、胰头、胰体、横结肠、腹主动脉、大网膜。

（8）**中腹部，即脐部**（umbilical region）：十二指肠下部、空肠及回肠、下垂的胃或横结肠、输尿管、腹主动脉、肠系膜及淋巴结、大网膜。

（9）**下腹部**（hypogastric region），**即耻骨上部**：回肠、乙状结肠、输尿管、充盈的膀胱、增大的子宫。

九区分法定位准确，但因各区范围较小，包含脏器常常超过一个分区，加之患者体型不同，脏器位置可有差异。临床上常用四区分法，以九区分法补充其不足之处，如用上腹部、脐部、下腹部及腰部。

ER 3-5-4

腹部分区

（杨喜艳）

第二节　视　诊

视诊时医师站于患者右侧，首先自上而下俯瞰患者全腹，然后视线处于与患者腹平面同水平，自侧面方向观察。

（一）腹部外形

正常人腹部外形对称，腹壁厚薄的程度常与营养状况有关。腹部外形一般描述为平坦、凹陷或膨隆。前腹壁与肋缘至耻骨大致位于同一水平面上者称为腹部平坦，常见于发育营养良好的青壮年;前腹壁明显低于肋缘至耻骨的水平面者称为腹部凹陷,见于各种年龄消瘦者,特别是消瘦的老年人;前腹壁明显高出肋缘至耻骨的水平面者称为腹部膨隆,见于肥胖者。

腹部平坦在正常人多见,腹部膨隆或凹陷亦非完全异常,腹部明显膨隆或凹陷可能具有病理意义。

1. 全腹膨隆 腹腔积液、胃肠胀气、巨大腹块、妊娠、肥胖等均可引起。

(1)**腹腔积液**:当大量腹腔积液时,仰卧位呈蛙腹状,立位时则下腹隆起,可伴有脐部凸出。其常见于肝硬化失代偿期、缩窄性心包炎、严重右心衰竭、肾病综合征、胰源性腹腔积液、结核性腹膜炎、腹膜癌转移(肝癌、卵巢癌多见)等。

(2)**胃肠胀气**:胀气明显时腹部呈球形,转动体位时形状不变,常见于肠梗阻、中毒性肠麻痹等。

(3)**巨大肿块**:巨大卵巢囊肿患者仰卧位可见腹部中央膨隆,立位时膨隆以脐部为中心,脐本身不凸出。

(4)**其他**:妊娠晚期、肥胖症等亦可呈全腹膨隆,后者多见脐凹陷,与腹腔积液易鉴别。

2. 局部膨隆 腹腔内肿大的脏器、炎症性肿块、肿瘤、局部肠曲胀气、局部积液及腹壁上的肿物或疝等均可引起。

(1)上腹中部膨隆常见于肝左叶肿大、胃癌、胃扩张(如幽门梗阻、胃扭转)、胰腺肿瘤或囊肿等。右上腹膨隆常见于肝大(肿瘤、脓肿等)、胆囊肿大及结肠右曲肿瘤。左上腹膨隆常见于脾大、结肠脾曲肿瘤或巨结肠。腰部膨隆见于多囊肾、巨大肾上腺肿瘤、肾盂大量积水或积脓。脐部膨隆常因脐疝、腹部炎症性肿块(如结核性腹膜炎致肠粘连)引起。下腹膨隆常见于子宫增大(妊娠、肌瘤等)、卵巢肿瘤、膀胱充盈胀大,后者排尿后消失。右下腹膨隆常见于回盲部结核或肿瘤、克罗恩病及阑尾周围脓肿等。左下腹膨隆常见于降结肠及乙状结肠肿瘤,亦可因干硬粪块所致。

(2)局部膨隆可见于腹壁上肿块,如皮下脂肪瘤、结核性脓肿等。腹壁上肿块与腹腔内病变的鉴别方法是嘱患者抬头,使腹壁肌肉紧张,如肿块更加明显,则为腹壁肿块。

(3)局部膨隆近圆形者多为囊肿、肿瘤或炎症性肿块,有压痛、边缘不规则者多为炎症性肿块;呈条形者多为肠管病变如肠梗阻、肠套叠、肠扭转或巨结肠征等。伴有搏动者可能为动脉瘤,亦可能是附着在动脉瘤上面的脏器或肿块。膨隆随体位改变而明显移位者,可能为游走的脏器(肾、脾等)、带蒂肿物(卵巢囊肿等)或大网膜、肠系膜肿块。腹壁或腹膜后肿物(神经纤维瘤、纤维肉瘤等)则不随体位改变而移位。腹白线、脐、腹股沟或手术瘢痕部位的膨隆如增加腹压时出现,卧位或腹压降低消失,多为可复性疝。

3. 全腹凹陷 见于消瘦和脱水者。严重时前腹壁凹陷几乎贴近脊柱,肋弓、髂嵴和耻骨联合显露,腹部外形如舟状,称舟状腹(scaphoid abdomen),见于恶病质,如结核病、恶性肿瘤等慢性消耗性疾病,亦可见于神经性厌食、严重的甲状腺功能亢进、糖尿病及希恩综合征(Sheehan syndrome)。吸气时腹部凹陷见于膈肌麻痹和上呼吸道梗阻。

4. 局部凹陷 较为少见。其多因术后腹壁瘢痕收缩所致,患者站立位或加大腹压时凹陷更明显,如白线疝、切口疝。

(二)腹壁皮肤

检查腹壁皮肤时,除应注意以下几点外,详见第三篇第二章第二节相关内容。

1. 腹纹 妊娠纹分布在下腹部和髂部,与身体长轴平行,在妊娠后期呈浅蓝色,产后渐转白而长期存在。腹部紫纹可见于皮质醇增多症,分布较广,下腹部外侧、大腿上部及臀外侧。白纹见于肥胖症,过度肥胖,导致腹壁真皮裂开。

2. 瘢痕 腹部瘢痕多由手术、皮肤感染或外伤所致,特别是手术瘢痕,应注意询问原因。

3. 疝 脐疝多见于婴幼儿,成人可见于经产妇或大量腹腔积液患者;先天性腹直肌两侧闭合不良者可有白线疝;手术瘢痕愈合不良处可有切口疝。股疝位于腹沟韧带中部,多见于女性;腹股沟疝则位于腹股沟内侧,男性腹股沟斜疝可下降至阴囊,直立位或咳嗽用力时明显,卧位时可缩小或消失,如有嵌顿可引起急性腹痛。

4. 腹部体毛 男性:胸骨前的体毛可向下延伸达脐部,阴毛呈三角形分布,尖端向上,可沿前正中线直达脐部。女性阴毛为倒三角形,上缘为一水平线,止于耻骨联合上缘处,界限清楚。腹部体毛增多或女性阴毛呈男性型分布见于先天性肾上腺皮质增生症和皮质醇增多症。腹部体毛稀少见于腺垂体功能减退症、黏液性水肿和性腺功能减退症。

(三) 呼吸运动

成人男性及儿童,以腹式呼吸为主,女性则以胸式呼吸为主。当急性腹膜炎时,腹肌和膈肌痉挛强直,腹式呼吸运动受限;当膈肌上升(如腹腔积液)、剧烈腹痛、膈肌麻痹时,腹式呼吸运动减弱或消失。

(四) 腹壁静脉

正常人腹壁静脉一般看不清楚,但在腹壁皮肤薄而松弛的老年人中尚可看出。正常时脐水平线以上的腹壁静脉自下向上流入上腔静脉;脐水平线以下的腹壁静脉自上而下流入下腔静脉。

腹壁静脉显露或曲张,见于门静脉循环障碍或上、下腔静脉回流受阻。当门静脉高压时,脐部可见到曲张静脉如水母头样向四周放射(图3-5-4)。当下腔静脉阻塞时,脐水平线以下的腹壁静脉血流方向转向上(图3-5-5);当上腔静脉阻塞时,上腹部静脉血流方向转向下。

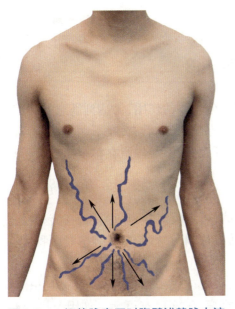

图3-5-4 门静脉高压时腹壁浅静脉血流分布和方向示意图

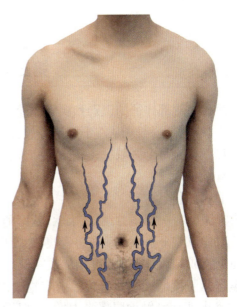

图3-5-5 下腔静脉梗阻时腹壁浅静脉血流分布和方向示意图

确定腹壁曲张静脉的血流方向,可判断静脉阻塞部位。检查方法:医师将右手示指和中指并拢压在一段没有分支的曲张静脉上,然后将一只手指沿着静脉紧压而向外移动7.5~10.0cm,挤空该段静脉中的血流,放松这一手指,另一指仍紧压静脉。如该段挤空的静脉迅速充盈,则血液是从放松的手指一端流向紧压的手指一端。再同法放松另一手指,观察静脉充盈速度,即可判断血流方向(图3-5-6)。

(五) 脐部

正常人脐与腹壁相平或稍凹陷。腹壁肥胖者脐常深陷;少年和腹壁菲薄者脐略凸出;脐明显凸出见于大量腹腔积液者。当腹内压显著增加时,脐可膨出,发生脐疝而呈质软半球形膨隆,直径约2cm。脐癌分原发性或转移性,脐轻度隆起变硬,表面凹凸不平,容易发生溃疡。脐部炎症,多为化脓性感染。

（六）胃肠型和蠕动波

正常人一般看不到胃肠型和蠕动波。当胃肠道发生梗阻时，梗阻近端的胃或肠段扩张而隆起，可呈现胃、肠的轮廓，称为胃型（gastral pattern）或肠型（intestinal pattern），同时伴有该部位的蠕动加强，可以看到蠕动波（peristaltic wave）。胃蠕动波从左肋缘下开始，缓慢地向右推进，到达右腹直肌旁（幽门区）消失，称为正蠕动波，自右向左的称逆蠕动波。当机械性肠梗阻时，在腹壁上可看到肠蠕动波和肠型。小肠梗阻所致蠕动波多见于脐部。以手指轻压腹壁，可促使蠕动波出现。当发生肠麻痹时，肠蠕动波消失。

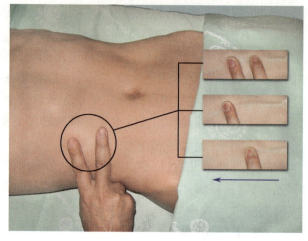

图 3-5-6　检查静脉血流方向手法示意图

（七）上腹部搏动

上腹部搏动大多由腹主动脉搏动传导而来，见于消瘦者，有时见于腹主动脉或其分支的动脉瘤及右心室肥大等。三尖瓣关闭不全，上腹部搏动亦较明显，乃由肝脏扩张性搏动所致。

ER 3-5-5

腹部视诊检查

（杨喜艳）

第三节　触　诊

腹部触诊对腹部体征的识别和疾病的诊断具有十分重要的作用，为达到满意的腹部触诊，触诊时应注意由浅入深，一般先从左下腹部开始，以逆时针方向，先左后右，自下而上，先检查健侧，后检查疼痛部位。检查每个区域后，医师的手应提起并离开腹壁，不能停留在整个腹壁上移动。再以上述手法检查下一区域。

（一）腹壁紧张度

正常人腹壁有一定张力，触之柔软，若医师手过凉，可致反射性腹肌紧张，在转移注意力后可消失。触诊时先以整个手掌平放在患者腹壁，使患者适应片刻，并感受患者腹壁紧张程度。某些病理情况可使全腹或局部腹肌紧张度增加或减低。

1. 腹壁紧张度增加　由于腹腔内容物增加如肠胀气或气腹，腹腔内大量腹腔积液（多为漏出液或血性渗出液）者，触诊腹部张力增大，但无腹肌痉挛，压痛可有可无。如因急性胃肠穿孔或脏器破裂所致急性弥漫性腹膜炎，腹膜刺激而引起腹肌痉挛、腹壁明显紧张，甚至强直硬如木板，称板状腹（board-like rigidity）；当结核性炎症或其他慢性病变时，由于发展较慢，对腹膜刺激缓慢，且有腹膜增厚和肠管、肠系膜的粘连，故形成腹壁柔韧而具抵抗力，不易压陷，称柔韧感（dough kneading sensation）或揉面感，亦可见于癌性腹膜炎。应注意脐周淋巴结，若触及肿大的淋巴结常提示腹膜转移癌。

局部腹壁紧张常因其下的脏器炎症波及腹膜而引起，如上腹或左上腹肌紧张常见于急性胰腺炎，右上腹肌紧张常见于急性胆囊炎，右下腹肌紧张常见于急性阑尾炎，也可见于胃穿孔。胃穿孔时胃内容物顺肠系膜右面侧流至右下腹，引起该部的肌紧张和压痛。年老体弱、腹肌发育不良、大量腹腔积液或过度肥胖的患者虽有腹膜炎症，但腹壁紧张可不明显，盆腔脏器炎症也不引起明显腹壁紧张。

2. 腹壁紧张度减低　多因腹肌张力降低或消失所致。检查时腹壁松软无力，失去弹性，全腹紧张度减低,见于慢性消耗性疾病或大量放腹腔积液后,亦见于经产妇或老年体弱、脱水的患者。脊髓损伤所致腹肌瘫痪和重症肌无力可使腹壁张力消失。局部紧张度减低较少见,多由于局部的腹肌瘫痪或缺陷。

(二) 压痛与反跳痛

正常腹部触诊时不引起疼痛,深压时仅有一种压迫不适感。真正的压痛(tenderness)多来自腹壁或腹腔内的病变。腹壁病变浅表,嘱患者抬头屈颈使腹壁肌肉紧张,此时触痛明显,有助于与腹腔内病变鉴别。腹腔内的病变如脏器的炎症、淤血、肿瘤、破裂、扭转以及腹膜的刺激(炎症、出血等)等均可引起腹部压痛,根据压痛部位可推测受累脏器(图 3-5-7)。阑尾炎早期局部可无压痛,后有麦氏点(亦称阑尾点)压痛。胰体和胰尾的炎症和肿瘤,可有左腰部压痛,胆囊的病变常有右肩胛下区压痛。胸部病变如下叶肺炎、胸膜炎、心肌梗死等也常在上腹部或季肋部出现压痛,盆腔疾病如膀胱、子宫及附件的疾病可在下腹部出现压痛。一些位置较固定的压痛点常反映特定的疾病,如位于右锁骨中线与肋缘交界处的胆囊点压痛标志胆囊的病变,位于脐与右髂前上棘连线中、外 1/3 交界处的麦氏点压痛标志阑尾的病变等。

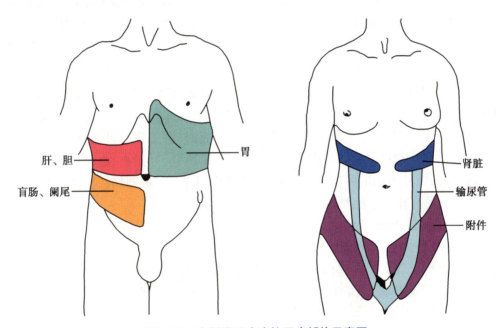

图 3-5-7 腹部常见疾病的压痛部位示意图

医师用手指按压患者腹部出现压痛后,稍停片刻,然后突然松开手指,患者感觉腹痛骤然加重,并常伴有痛苦表情或呻吟,称为反跳痛(rebound tenderness)。压痛是腹膜脏层有炎症波及,反跳痛是腹膜壁层已有炎症波及的表现。腹膜炎患者腹肌紧张,压痛和反跳痛,称腹膜刺激征(peritoneal irritation sign),亦称腹膜炎三联征。

(三) 腹内主要器官触诊

腹腔内重要脏器较多,如肝、脾、肾、胆囊、胰腺、膀胱和胃肠等,在其发生病变时,常可触到脏器肿大或局限性肿块,对诊断具有重要意义。

1.肝脏触诊

(1)触诊方法:常用单手触诊法和双手触诊法。

1)单手触诊法:较为常用,医师将右手四指并拢,掌指关节伸直,示指桡侧与肋缘大致平行地放在右侧腹部平脐的地方(若肝大,可从两侧髂前上棘连线处),在右锁骨中线上及前正中线上,随患者呼气时,手指压向腹壁深部;随患者吸气时,手指缓慢被动抬起,朝肋缘向上迎触下移的肝缘。如此反复进行,手指逐渐向肋缘移动,直到触及肝缘或肋缘为止,分别测量其与肋缘或剑突根部的距离,以厘米(cm)表示(图3-5-8)。

2)双手触诊法:医师右手位置同单手法,左手四指托住患者右腰部,拇指张开置于肋部。触诊时左手四指向上推,使肝下缘紧贴前腹壁下移,并限制右下胸扩张,以增加膈下移的幅度,吸气时下移的肝脏就更易碰到右手指,加强触诊的效果(图3-5-9)。

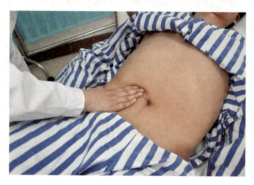

图 3-5-8　肝脏单手触诊示意图

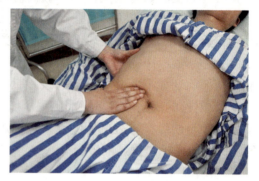

图 3-5-9　肝脏双手触诊示意图

(2)当触及肝脏时,应详细描写下列内容。

1)大小:正常成人肝脏一般在右肋缘下不能触及,仅少数正常人被触及,但在1cm以内;在剑突下触及的肝下缘,多在3cm以内,或不超过上腹部剑突下至脐连线的上1/3处。当右侧胸腔大量积液、慢性阻塞性肺疾病导致膈肌下降、腹壁松弛和内脏下垂时,肝下缘亦可触及。

肝大可分为弥漫性和局限性。弥漫性肝大由肝炎、脂肪肝、肝淤血、血吸虫病、肝硬化早期、白血病等所引起;局限性肝大由肝肿瘤、肝囊肿及肝脓肿等所致,并触到局部膨隆。肝脏缩小见于急性或亚急性重型肝炎及肝硬化晚期,表示病情极为严重。

2)边缘和表面状态:肝脏表面是否平滑,有无结节,边缘钝锐、是否整齐。肝淤血、脂肪肝表面平滑,肝癌表面高低不平,呈结节或巨块状,边缘不规则。

3)质地:一般分为三级,即质软(如触口唇)、质韧(触鼻尖)和质硬(如触前额)。肝癌质地最硬,肝硬化次之,急慢性肝炎质韧,肝囊肿或肝脓肿含有液体呈囊性感,大而表浅者,可触到波动感。

4)压痛:正常肝脏无压痛,肝包膜紧张或有炎症反应时则多有压痛。急性肝炎、肝淤血常有弥漫性轻度压痛,肝脓肿的压痛较明显,且局限于病变部位。

5)搏动:正常肝脏因炎症、肿瘤等原因引起的肝大并不伴有搏动。凡肝大未压迫到腹主动脉,或右心室未增大到向下推压肝脏时,均不出现肝脏搏动。如果触到肝脏搏动,应注意其为单向性还是扩张性。单向性搏动常为传导性搏动,因肝脏传导了其下面的腹主动脉的搏动所致,两手掌置于肝脏表面有被推向上的感觉。扩张性搏动为肝脏本身的搏动,见于三尖瓣关闭不全,由于右心室的收缩搏动通过右心房、下腔静脉而传导至肝脏,置两手掌于肝脏左、右叶上面,即可感到两手被推向两侧的感觉,称为扩张性搏动。

(3)**肝大的临床意义**:当急性肝炎时,肝脏可轻度肿大,表面光滑,边缘较钝,质地尚软,轻度压痛;当肝淤血时,肝脏可明显肿大,且常以左叶为主,表面平滑,边缘圆钝,有轻度压痛,肝颈静脉回流征阳性;脂肪肝所致肝大,表面光滑,质地柔软或稍韧,压痛常不明显;肝硬化早期,肝脏常肿大,晚期肝脏则缩小,质较硬,边缘锐利,表面可触及结节,无压痛;当肝癌时,肝脏明显肿大,质坚硬,表面有大小不等的结节及巨块,边缘不整,压痛明显;肝脓肿或肝囊肿可有局部囊性肿块,前者有明显的压痛和叩击痛,后者则无。

(4)**有时肝大而未能触及**,其原因可能有:①触诊手法有误:如肝脏过大,开始触诊时,右手置于肝脏上面，而不是肝缘下；右手压得太深，使得边缘下的腹壁紧张度增加，限制了肝脏随吸气下移等。②患者不能满意配合。③将右肾下极、右腹直肌上段的腱划或横结肠下缘等其他脏器与组织误为肝下缘者。

2. 胆囊触诊

（1）**触诊方法**：触诊方法与肝脏触诊相同。正常胆囊不能触及。胆囊肿大时，在右肋弓下腹直肌外缘可触到一张力较高、卵圆形或梨形的肿块，随呼吸而上下移动，质地取决于病变性质，如无局部腹壁紧张，则边界较清楚。

医师以左手掌放在受检者的右肋缘部，将拇指放在右侧腹直肌外缘与右肋弓交界处（胆囊点），拇指用力压迫腹壁后，嘱患者深呼吸（图 3-5-10）。在深吸气时，肿大的胆囊下移触碰医师的拇指，即可引起疼痛，此为胆囊触痛征；如因剧烈疼痛而致突然屏气，称为墨菲征（Murphy sign）阳性，见于急性胆囊炎。

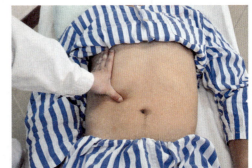

图 3-5-10 墨菲征检查示意图

（2）**胆囊肿大的临床意义**：胆囊肿大可能由胆汁淤滞、积脓所引起，也可由急性胆囊炎、结石、肿瘤所致。当胆总管结石胆道阻塞时，可发生明显黄疸，但胆囊常不肿大，乃因胆囊多有慢性炎症，囊壁因纤维化而皱缩，且与周围组织粘连而失去移动性所致。胰头癌压迫胆总管导致胆道阻塞、黄疸进行性加深，胆囊也显著肿大，但无压痛，称为库瓦西耶征（Courvoisier sign）阳性。

3. 脾脏触诊

（1）**触诊方法**：正常情况下脾脏不能触及。内脏下垂或左侧胸腔积液、积气时膈下降，可使脾脏向下移位。除此以外，能触到脾脏则提示脾大至正常 2 倍以上。脾脏明显肿大、位置较浅表时，用浅部触诊法。如肿大的脾脏位置较深，用双手触诊法进行检查。

脾脏触诊时应注意：医师左手置于患者左季肋部第 9~11 肋处的侧后方，将脾脏从后向前托起，右手平放于腹部与左肋弓垂直，从髂前上棘连线水平开始随患者腹式深呼吸自下而上进行触诊。脾脏轻度肿大而仰卧位不易触及时，患者改右侧卧位，右下肢伸直，左下肢屈髋、屈膝（图 3-5-11）。

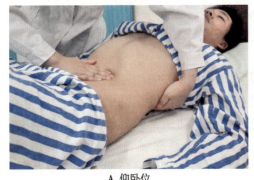
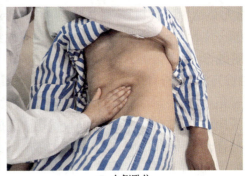

A. 仰卧位　　　　　　　　　B. 右侧卧位

图 3-5-11 脾脏触诊示意图

（2）**脾脏大小测量法**：临床上将脾大分为轻度、中度、高度。深吸气时，脾缘不超过肋下 2cm 为轻度肿大；超过 2cm，在脐水平线以上为中度肿大；超过脐水平线或前正中线则为高度肿大，即巨脾。当触及巨脾时，临床上常以三条线记录其大小，以厘米（cm）表示（图 3-5-12）。轻度脾大只作第Ⅰ线测量，明显肿大时加测第Ⅱ线和第Ⅲ线。

1）第Ⅰ线测量：左锁骨中线与左肋缘交点至脾下缘的距离。

2）第Ⅱ线测量：左锁骨中线与左肋缘交点至脾脏最远点的距离（应大于第Ⅰ线测量）。

3）第Ⅲ线测量：脾右缘至前正中线的最大距离。如脾脏高度增大向右越过前正中线，则测量脾右缘至前正中线的最大距离，以"+"表示；未超过正中线，测量脾右缘至正中线的最短距离，以"–"表示。

脾脏触诊除注意大小外，还应注意表面、边缘、硬度、压痛及摩擦感。

（3）**脾大的临床意义**：正常脾脏在肋下不能触及，如脾脏被触及应视为病理现象。伤寒、败血症、钩端螺旋体病、感染性心内膜炎及肝静脉血栓形成所引起的脾大常呈轻度，质地一般较软；慢性淋巴细胞白血病、淋巴瘤和肝硬化等可引起中度脾大，质地一般较硬；高度脾大、表面光滑者，见于慢性粒细胞白血病、疟疾、血吸虫病等，淋巴肉瘤的脾表面常有结节而不光滑；当脾周围炎或脾梗死，由于脾包膜病变累及壁腹膜，触诊脾脏时，可有摩擦感，也有明显压痛。

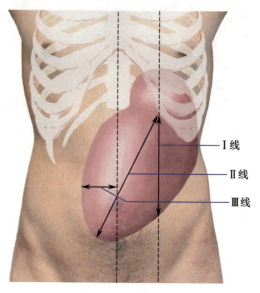

图 3-5-12　脾大测量法

有时脾大未能触到，其原因多与触诊手法不规范及实践较少有关。为避免漏诊，应按上述触诊方法仔细触摸。

（4）**易被误为脾大的原因**

1）肿大的肝左叶：可沿肿物边缘向右触诊，如发现与肝右叶相连，则为肝左叶。另外，肝左叶肿大不会引起脾浊音区扩大。

2）胰尾部囊肿：边缘钝圆，无切迹，不随呼吸移动。

3）肿大的左肾：它不同于脾脏之处在于无切迹，且边缘圆钝，位置较深。

4. 胰腺触诊　胰腺位于腹膜后，位置深而柔软，故不能触及。在上腹部相当于第 1、2 腰椎处，胰头及胰颈位于中线偏右，而胰体、胰尾在中线左侧。

深部触诊若在上腹部发现横形带状压痛区和腹肌紧张，并累及左肋脊角者，应考虑急性胰腺炎，若同时左侧腹部皮肤呈蓝色，则提示急性出血坏死性胰腺炎。如上腹深处触到横行条索状或块状、质硬而无移动性的肿物，应疑为慢性胰腺炎或胰腺癌。在左季肋部或上腹部肝下触到囊性肿物，表现光滑，位置固定，可无压痛，多系胰腺假性囊肿。

5. 肾脏触诊

（1）**触诊方法**：检查肾脏一般用双手触诊法，触诊右肾时，医师用左手掌托住其右后腰部，指尖放在右肋脊角处，右手掌平放在同侧季肋部，将微弯的手指末端置于肋弓下，随着患者腹式呼吸将右手逐渐压向深处，在呼气末，右手向下深压，直抵后腹壁，并试与同时将后腰推向前的左手接近，两手相互配合，易于触及肾脏（图 3-5-13）。如未触到，应让患者深吸气，使肾脏下降，有时能触及肾脏下极。如大部分都能触知，则可从触诊的两手间滑出，即为肾脏。当仰卧位未触及肾脏时，可变换体位（侧卧位、坐位、立位）再行触诊。

正常人的肾脏一般不能触及。瘦弱者可触及右肾下极；肾下垂、游走肾及肾脏代偿性肥大常可被触及。正常肾脏呈蚕豆形，有浮沉感，移动大，极易滑动，表面光滑，边缘钝圆，质地结实有弹性，可随呼吸上下移动。当触及肾脏时，可有类似恶心感。肾脏被触及时，应注意大小、形状、硬度、表面及移动度等。

（2）**肾脏病理性肿大的临床意义**：当肾脏病理性肿大到 1.5~2 倍时，即使没有向下移位也能被触知。肿大的原因可能是肾盂积水、脓肾、多囊肾、肾肿瘤等。当肾脏和输尿管疾病特别是急性炎症

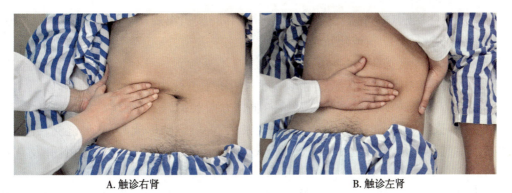

A. 触诊右肾　　　　　　　　　　B. 触诊左肾

图 3-5-13　肾脏触诊法示意图

性疾病时,可在患者的某些部位出现压痛点。腹面的压痛点有季肋点、上输尿管点和中输尿管点；背面的压痛点有肋脊点和肋腰点(图 3-5-14)。

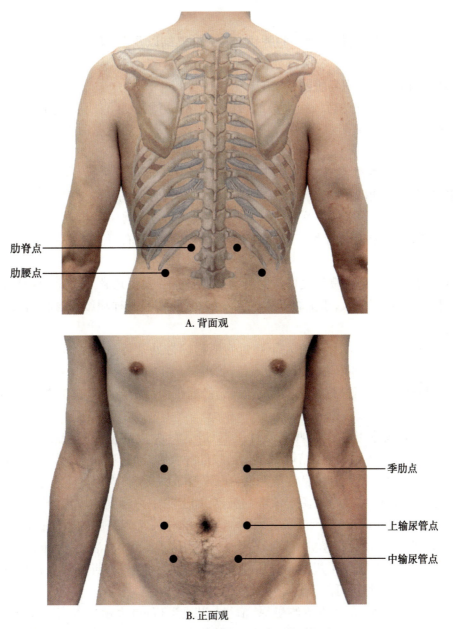

肋脊点

肋腰点

A. 背面观

季肋点

上输尿管点

中输尿管点

B. 正面观

图 3-5-14　肾脏和尿路疾病压痛点示意图

肾脏急性炎症性疾病(如肾盂肾炎)常于肋脊点和肋腰点出现压痛,上输尿管点或中输尿管点出现压痛提示输尿管结石、结核或化脓性病变。

6. 膀胱触诊 正常膀胱在空虚时隐存于盆腔内,不易触到。只有当膀胱积尿,充盈胀大时,才越出耻骨上缘而在下腹中部触到。膀胱触诊一般采用单手滑行法。

在仰卧屈膝情况下医师以右手自脐开始向耻骨方向触摸,触及肿块后应详查其性质,以便鉴别其为膀胱、子宫或其他肿物。膀胱增大多由积尿所致,呈扁圆形或圆形,触之囊性感,不能用手推移。在按压时憋胀有尿意,排尿或导尿后缩小或消失。可与妊娠子宫、卵巢囊肿及直肠肿物等鉴别。

膀胱胀大最多见于尿道梗阻(如前列腺良性增生或前列腺癌)、脊髓病(如截瘫)所致的尿潴留;也见于昏迷患者、腰椎或骶椎麻醉后、术后局部疼痛患者。如长期尿潴留致膀胱慢性炎症,导尿后膀胱亦常不能完全回缩。当膀胱有结石或肿瘤时,如果腹壁菲薄柔软,有时用双手触诊法,右手示指戴手套插入直肠内向前方推压,左手四指在耻骨联合上施压,可在腹腔的深处耻骨联合的后方触到肿块。

(四) 腹部肿块

除以上脏器外,腹部还可能触及一些肿块。肿大淋巴结以及良、恶性肿瘤,胃内结石,正常脏器与病理性肿块应予以鉴别。

1. 正常腹部可触及的组织与脏器

(1)**腹壁肌肉**:在腹肌发达者或运动员的腹壁中上部,可触及腹直肌肌腹、腱划,易误为腹壁肿物或肝缘。腹直肌在中线两侧对称出现,较浅表,于屈颈抬肩腹肌紧张时更明显,可与肝脏及腹腔内肿物区别。

(2)**肝下缘**:正常儿童、少数正常成人或内脏下垂者,于右肋弓下可触及肝下缘。

(3)**腹主动脉**:腹壁瘦薄松弛或腰椎明显前凸者,常在邻近脐的略左处触及搏动的腹主动脉,可无明显压痛。

(4)**右肾与左肾下极**:瘦弱者和经产妇由于腹壁松弛可触及右肾下极;左肾下极在内脏明显下垂时可触及。

(5)**盲肠**:右下腹近腹股沟韧带处可触到盲肠,呈圆柱状,表面光滑,可移动,无压痛。

(6)**横结肠**:正常较瘦的人,于上腹部可触到一横行索条,腊肠样粗细,光滑柔软,滑行触诊时可推动,即为横结肠。

(7)**乙状结肠**:正常的乙状结肠在左下腹近腹股沟韧带处常可被触及,呈平滑、稍硬的圆筒状,无压痛,向左右两侧可推动 3~5cm。当粪便滞留时,可触到粗索条状物。

(8)**腰椎椎体**:腹壁薄而松弛或腰椎明显前凸者,前正中线的后腹壁前方常可触及第 3~5 腰椎椎体,轮廓清楚,其右侧缘较易摸清。

2. 异常肿块 腹部肿块常由某些实质性脏器(肝、脾)肿大或扩大的空腔性内脏(如胆囊)、肿瘤、囊肿、炎症性组织或肿大的淋巴结等引起。当腹部触及肿块时,应鉴别其属何种脏器或组织,是炎症性或非炎症性,实质性或囊性,良性或恶性,在腹壁上还是腹腔内等。应注意下列各点。

(1)**部位**:各个部位的肿块常来源于该部的脏器,如上腹中部触到肿块常为胃或胰腺的肿瘤、囊肿或胃内结石;右肋下肿块常与肝和胆有关;两侧腹部的肿块常为结肠的肿瘤;脐周或右下腹不规则、有压痛的肿块常为结核性腹膜炎所致肠粘连;下腹两侧类圆形、可活动、有压痛的肿块可能系腹腔淋巴结肿大,如有较深、坚硬不规则的肿块则可能系腹膜后肿瘤;卵巢囊肿多有蒂,故可在腹腔内游走;腹股沟韧带上方的肿块可能来自卵巢及其他盆腔器官。

(2)**大小**:凡触及肿块,都要准确测量纵、横径[以厘米(cm)表示],以利于动态观察。临床上也可用实物比喻,如黄豆、蚕豆、鸡蛋、拳头等。如肿块大小变化不定,甚至消失,可能是痉挛充气的肠曲。

（3）**形态、表面与边缘**：触及肿块应注意其形态、轮廓和边缘，表面及边缘光滑与否，有无切迹等。如在右上腹触及边缘光滑的卵圆形肿块，应疑为胆囊积液。形成不规则、质地坚硬、表面不平滑者，多考虑恶性肿瘤。肿大的脾脏可有明显的切迹。

（4）**质地与硬度**：肿块是囊性抑或实质性，若为囊性，且壁薄者，质地柔软，见于囊肿、脓肿；实质性者，质地多中等硬或坚硬，见于炎症浸润肿块或肿瘤。

（5）**压痛**：急性炎症性肿块的压痛最明显，如右下腹的肿块，具有明显压痛，应怀疑阑尾脓肿；肝大压痛明显，常表示急性肝炎、肝脓肿等。

（6）**活动度**：如果肿块随着呼吸而上下移动，可能为肝、脾、胆囊、胃、肾或其肿物。能用手推动的肿块，可能来自胃、肠、肠系膜；腹膜后肿瘤及局部炎症性肿块，一般不能移动。

（7）**搏动**：消瘦者在腹部可看到和触到动脉的搏动，这是腹主动脉搏动传导所致。如果在腹中线附近触到有一扩张性搏动的肿块，多考虑腹主动脉及其分支的动脉瘤可能。

（8）**其他**：触到的腹部肿块还要确定与邻近脏器、皮肤和腹壁的关系。

（五）液波震颤

当腹腔有中等量以上游离腹腔积液存在时，如用手叩击腹部，可感到液波震颤（fluid thrill），或称波动感（fluctuation）。医师以左手掌贴于患者一侧腹部，用右手并拢的指端叩击对侧腹部，则腹腔积液的振动波可传至左手而被感知。为防止因腹壁本身振动传至对侧而发生误诊，可让另一人将一伸直的手掌尺侧缘轻压在脐部正中线上，阻止腹壁振动的传导（图 3-5-15）。

ER 3-5-6
腹部触诊检查

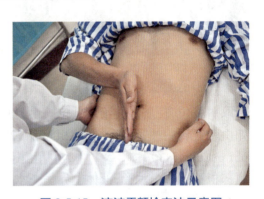
图 3-5-15 液波震颤检查法示意图

（杨喜艳）

第四节 叩 诊

腹部叩诊能补充和证实视诊和触诊的结果，叩诊能检查某些脏器的大小和叩痛，另外在胃肠道充气情况下，了解腹腔内有无积气、积液和肿块等。叩诊的手法有直接叩诊法和间接叩诊法，一般多采用间接叩诊法。特别注意已确诊为阑尾炎、多囊肾及肝肾移植术后的患者禁止进行叩诊。

（一）腹部叩诊音

腹部叩诊正常呈鼓音。只有肝、脾所在部位，增大的膀胱和子宫占据的部位，以及两侧腹部近腰肌处叩诊为浊音。叩诊可从左下腹开始逆时针方向至右下腹部，再至脐部，从而了解腹部叩诊音的总体印象。

鼓音程度随胃肠充气多少而不同。明显的鼓音可见于胃肠高度充气、麻痹性肠梗阻和胃肠穿孔等。当高度肝脾大、腹腔内肿瘤或大量腹腔积液时，鼓音范围缩小，可出现浊音或实音。

（二）腹腔积液叩诊

1. 检查时先让患者仰卧，腹中部由于含气的肠管在液面浮起，叩诊呈鼓音，两侧腹部因腹腔积液积聚叩诊呈浊音。医师自腹中部脐水平面开始向患者左侧叩诊，发现浊音时，板指固定不动，嘱患者右侧卧位，再度叩诊，如呈鼓音，表明浊音移动。同样方法向右侧叩诊，叩得浊音后嘱患者左侧卧，以核实浊音是否移动。这种因体位不同而出现浊音区变动的现象，称移动性浊音（shifting dullness）（图 3-5-16）。当腹腔内游离腹腔积液在 1 000ml 以上时，即可检查出移动性浊音。

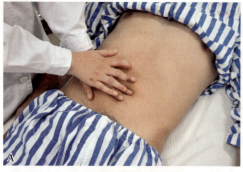
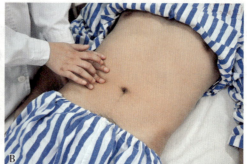
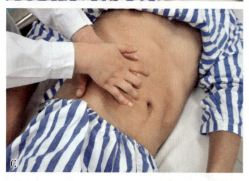

图 3-5-16　移动性浊音叩诊法示意图

2. 腹腔积液较少,移动性浊音阴性,若病情允许,患者取肘膝位,使脐部处于最低位。由侧腹部向脐部叩诊,如由鼓音转为浊音,提示腹腔积液有 120ml 以上,即水坑征(puddle sign)(图 3-5-17);也可让患者取站立位,如下腹部积液叩诊呈浊音,液体上界呈一水平线,水平线以上为浮动的肠曲,叩诊呈鼓音。

3. **卵巢囊肿和腹腔积液叩诊鉴别**　当患者取仰卧位时,腹部两侧有液体积聚,叩诊呈浊音,腹中部由于肠管内有气体而在液面上浮起,叩诊呈鼓音;卵巢囊肿则与腹腔积液相反,前者因肠管被压挤至腹部两侧,腹部两侧叩诊呈鼓音,腹中部却为浊音(图 3-5-18)。

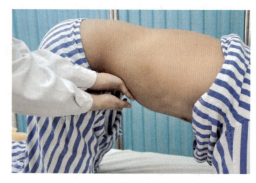

图 3-5-17　水坑征叩诊法示意图

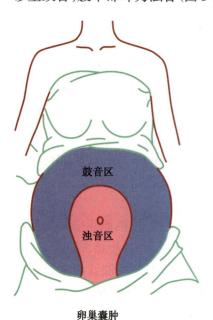

卵巢囊肿

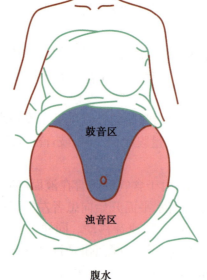

腹水

图 3-5-18　卵巢囊肿与腹诊鉴别示意图

4.腹腔积液的常见病因

（1）**肝硬化**：当肝硬化出现腹腔积液时，提示失代偿期。患者面色灰暗黝黑，可见蜘蛛痣和肝掌，腹壁和脐周静脉曲张。体检时肝脏硬度增加，脾大。

（2）**结核性腹膜炎**：除有腹腔积液外，多有发热、腹痛，腹部检查可有不同程度的柔韧感、压痛和反跳痛，移动性浊音可不明显。

（3）**心力衰竭**：亦可出现腹腔积液。此外，尚有呼吸困难、下肢水肿、口唇发绀、颈静脉怒张、肝大等心力衰竭的其他表现，并有器质性心脏病史。

（4）**肾病综合征**：肾病综合征如有腹腔积液，常伴有全身（颜面、躯干、四肢）高度水肿，并有大量蛋白尿。

（5）**腹膜癌**：腹膜癌的腹腔积液多由腹腔内或其他部位肿瘤转移所致，可触及质地较硬的原发肿瘤，但在大量腹腔积液、腹壁紧张等触诊困难的情况下，应先进行腹腔穿刺放液，腹腔积液减少后再行触诊，可帮助诊断。

（三）肿块的叩诊

在腹部触及肿块时，应行肿块体表叩诊，如该肿块发生于肝、胆囊及脾，这些脏器与腹壁间尚无肠管介入，则在其上的叩诊呈浊音。

（四）肝脏与胆囊叩诊

1. 叩诊可确定肝脏上、下界。肝脏本身不含气，故在不被肺所遮盖的部分，叩诊呈实音，为肝绝对浊音界；肝脏上界一部分被肺所遮盖，叩诊呈浊音，称为肝相对浊音界，是肝脏的真正上界。自肺区开始沿右锁骨中线向下叩至肝区，依次可叩得三个音响，即清音、浊音、实音。在确定肝下界时，可由腹部鼓音区向上叩，鼓音转为浊音处即为肝下界，如无肝缘增厚，一般叩得的肝下界比触得的肝下缘上移2~3cm。在确定肝上、下界时，要注意体形。匀称体形者的正常肝脏在右锁骨中线上，其上界在第5肋间，下界在右肋弓下缘，两者间的距离为9~11cm；在右腋中线上，上界在第7肋间，下界相当于第10肋骨水平；在右肩胛线上，上界在第10肋间。矮胖体形者肝上、下界均可高一肋间；瘦长体形者则低一肋间。

2. 肝浊音区缩小见于急性重型肝炎、胃肠胀气等；肝浊音区扩大见于肝炎、肝癌、肝淤血和肝脓肿等。肝浊音界消失（以在右腋中线上叩诊为准），代之以鼓音，是消化性溃疡或阑尾炎穿孔等的征象，由空气漏至腹腔内横膈下所致，亦可见于人工气腹或间位结肠（结肠位于肝与膈肌之间）。肝脏叩击痛对肝炎、肝脓肿有诊断意义。

3. 胆囊叩诊仅能检查有无叩击痛，因胆囊被肝脏遮盖，临床上不能用叩诊检查其大小。

（五）胃泡鼓音区

胃泡鼓音区又称特劳伯（Traube）区，在左前胸下部，为胃内含气所致，上为肺下缘及膈，下为肋弓，右为肝左叶，左为脾，呈半月形区。正常情况下，鼓音区大小取决于胃内含气量多少，亦与邻近器官和组织有关。当胃扩张时，此鼓音区肿大；肝脾大、心包积液或左侧胸腔积液者，该鼓音区缩小。

（六）肾脏叩诊

患者取坐位或侧卧位，医师用左手掌平贴在患者肾区（即肋脊角处），右手握空拳用轻至中等强度的力量向左手背徐徐叩击。正常时肾区无叩击痛，肾区叩击痛提示肾炎、肾盂肾炎、肾结石、肾结核及肾周围炎。

（七）膀胱叩诊

当膀胱充盈时，在耻骨联合上方可叩得浊音。尿液排出后，叩诊为鼓音，这是小肠遮盖膀胱所致。妊娠子宫、子宫肌瘤或卵巢囊肿等，在该区叩诊亦可呈浊音，鉴别方法是排尿后复查，如为尿潴留所致膀胱充盈，则浊音变为鼓音。

腹部叩诊检查

（杨喜艳）

第五节　听　诊

腹部听诊时应保持听诊器温暖,将听诊器膜件置于患者腹壁,按顺时针方向由左下腹开始全面听诊各区,尤其注意上腹部和脐部,注意肠鸣音的频率及特征,听诊血管杂音时听诊器稍加压置于腹部。

(一)肠鸣音

当肠蠕动时,肠管内气体和液体随之流动,产生一种断续的咕噜声(gurgling sound)或气过水声,称为肠鸣音(bowel sound)。

正常情况下,肠鸣音 4~5 次/min,当肠蠕动增强时,肠鸣音达 10 次/min 以上,但音调并不特别高亢,称肠鸣音活跃,见于急性胃肠炎、胃肠大出血时或服泻药后;如次数多且肠鸣音响亮、高亢,甚至呈叮当声或金属音调,称肠鸣音亢进,见于机械性肠梗阻。此类患者肠腔扩大,积气增多,活跃的肠鸣音可产生较强的共鸣,因而在腹部可听到高亢的金属性音调。肠鸣音在连续 3~5 分钟以上才听到 1 次者,称肠鸣音减弱。始终听不到者,称肠鸣音消失,常见于急性腹膜炎、肠麻痹。

(二)振水音

患者仰卧,医师用稍弯曲、并拢的手指在其上腹部连续迅速地冲击,将耳凑近可直接听到胃内气体与液体相撞击所发出的声音,称为振水音(succussion splash)。

正常人饮大量液体后,可出现振水音。但若在饭后 6 小时以上仍有振水音,表示胃潴留,见于幽门梗阻、胃扩张等。

(三)血管音

正常腹部无血管音。血管杂音有动脉性和静脉性杂音,有血管音者可见于以下情况(图 3-5-19)。

1. 肾动脉狭窄　多在脐上部正中线稍外侧(尤其是左侧)可听到强弱不等吹风样杂音,较粗糙。如同时有高血压,尤其是青年人,应疑为肾动脉狭窄。

2. 腹主动脉夹层　在腹部可听到较响亮的收缩期杂音,还可触及一搏动性肿块。

3. 腹主动脉狭窄　在腹部可听到收缩期杂音,下肢血压低于上肢,严重者足背动脉搏动消失。

4. 左叶肝癌　肿瘤压迫肝动脉或腹主动脉,或肝动脉血流量增多,流速加快,可在腹部相应部位听到吹风样杂音。

5. 门静脉高压　有显著的腹壁侧支循环或门脉系统扩张,在脐附近或剑突下部可听到一种连续性的静脉哼鸣(静脉营营音),音低弱,当按压脾脏时,此静脉哼鸣可增强。

ER 3-5-8
腹部听诊检查

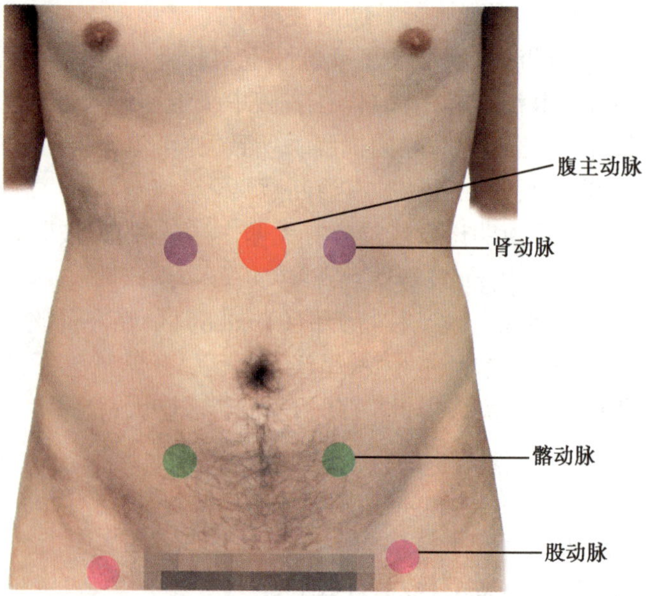

图 3-5-19　腹部动脉性杂音听诊部位示意图

（标注：腹主动脉、肾动脉、髂动脉、股动脉）

（杨喜艳）

第六节　腹部常见疾病的主要症状和体征

一、消化性溃疡

消化性溃疡（peptic ulcer，PU）是指主要发生在胃和十二指肠的慢性溃疡，是一种常见病，多发病。溃疡的形成与胃酸和胃蛋白酶的消化作用有关。

【症状】

上腹疼痛是主要症状，疼痛特点如下。

1.**部位**　胃溃疡多位于剑突下正中或偏左，十二指肠溃疡则位于上腹正中或稍偏右，两者部位的差异并非绝对。

2.**性质**　疼痛性质不一，可为持续性钝痛、胀痛、灼痛或剧痛等。

3.**节律性**　胃溃疡的疼痛多在餐后1小时内出现，至下一餐前已消失，即进食→疼痛→缓解。十二指肠溃疡疼痛多出现在两餐之间，持续至下次进餐后缓解，即疼痛→进食→缓解，又称为空腹痛。晚间睡前或夜间出现疼痛，称为夜间痛。

4.**长期性**　呈慢性过程反复发作，多则数年、数十年。

5.**周期性**　秋末至春初易发作，发作期与缓解期相交替。

6.**范围**　一般如手掌大小，有局限的压痛点。当溃疡较深，特别是穿透性者，疼痛可波及背部。

7.**诱因**　饮食不当、烟酒嗜好、气候骤冷、过度紧张或服用损伤胃的药物，致使疼痛发作或加重。

8.**缓解方法**　休息、进食和服抑酸剂能减轻或缓解。

9.**伴随症状**　嗳气、胀满、流涎、反酸等。

注意少数患者可无上腹疼痛或仅有轻微不适，容易漏诊。

【体征】

发作期如无并发症，仅于上腹疼痛区有压痛点，程度较轻。缓解期常无明显体征。

二、肝硬化

肝硬化（liver cirrhosis）是以正常肝小叶结构破坏和肝内循环障碍为特点的慢性肝病。病因很多，国内以病毒性肝炎所致的肝硬化最常见。临床上以肝功能损害和门静脉高压为主要表现，病程可分为代偿期和失代偿期。

【症状】

代偿期症状多较轻，缺乏特异性，常见乏力、食欲减退、厌油、恶心、上腹不适或隐痛、腹胀及腹泻等。失代偿期上述症状更加明显，并可出现腹腔积液、水肿、低热、黄疸、出血及肝性脑病等症状。

【体征】

代偿期：面颈、上胸、肩背及上肢等处可见毛细血管扩张或蜘蛛痣，手掌发红称为肝掌。轻度肝大，表面光滑，质地偏硬，多无压痛。其可呈轻、中度脾大。

失代偿期：上述体征加重，可有紫癜、黄疸，男性乳房发育，肝脏缩小，质地变硬，表面呈结节状，并有下列门静脉高压的表现。

1.**腹腔积液**　肝硬化晚期最突出的临床表现。腹腔积液出现后，腹壁紧张度增加，当直立时下腹隆起，当仰卧时则腰部膨隆呈蛙腹状。大量腹腔积液导致腹压显著增高，形成脐疝，触诊有波动感，叩诊有移动性浊音。腹腔积液本身压迫下腔静脉，可引起肾淤血和下肢水肿。

2.**侧支循环的建立与开放**　门静脉压力增高后，静脉回流受阻，使门静脉与腔静脉之间形成侧支循环。临床上重要的侧支循环有以下几种。

（1）**食管和胃底静脉曲张**：经门静脉系统的胃冠状静脉和经腔静脉系统的食管静脉形成侧支循

环,使食管下端和胃底部黏膜下形成静脉曲张破裂出血,表现为呕血、黑便及休克。

(2)**腹壁静脉曲张**:门静脉高压致脐静脉重新开放与腹壁静脉形成侧支,使腹壁静脉曲张,脐以上静脉血流向上流入上腔静脉;脐以下静脉血流向下流入下腔静脉。在脐附近或剑突下可听到呈连续性的静脉哼鸣。

(3)**痔静脉曲张**:门静脉系统的直肠上静脉与腔静脉系统的直肠下静脉和肛门静脉成侧支,扩张形成痔,易破裂出血。

3. **脾大** 因慢性淤血、纤维组织增生可呈轻、中度脾大伴脾功能亢进。上消化道大量出血时,脾脏可暂时缩小。

ER 3-5-9

肝硬化的临床表现

三、急性腹膜炎

当腹膜受到细菌感染或化学物质如胃、肠、胰液及胆汁等的刺激时,可引起腹膜急性炎症,称为急性腹膜炎(acute peritonitis)。临床上以细菌感染导致者最为严重。

【分类】

1. **按炎症范围分为弥漫性与局限性** 弥漫性炎症广泛,可侵犯整个腹腔;局限性者炎症被粘连分隔在腹膜腔的局限区域。

2. **按发病来源分为继发性和原发性** 继发性腹膜炎多见,主要由腹腔内脏器穿孔、炎症、损伤破裂或手术感染等引起。原发性腹膜炎病原体经血运而抵达腹腔,常见于免疫力低下的患者,如肾病综合征或肝硬化患者。

【症状】

1. **腹痛** 剧烈呈持续性,常因变换体位而加剧。疼痛多自原发病变部位开始,炎症扩散后可延及全腹,但仍以原发病灶部位明显。

2. **恶心、呕吐** 因腹膜受到刺激引起反射性恶心、呕吐,呕吐物为胃内容物。当出现麻痹性肠梗阻时,呕吐物中含有胆汁甚至粪便样物。

3. **全身症状** 常有发热、衰弱,甚至休克。

【体征】

体温骤升或下降,呼吸、脉搏加快,急性危重面容,眼眶凹陷,皮肤干燥。典型腹膜炎三联征:腹肌紧张、压痛和反跳痛。局限性腹膜炎局限于腹部的某一部位,以压痛最为显著;弥漫性腹膜炎常遍及全腹,腹式呼吸运动减弱或消失,腹壁运动受限。胃穿孔时腹肌因受胃酸强烈收缩呈板状,称板状腹。当胃肠穿孔时大量游离气体积聚于膈下,使肝浊音界缩小或消失。当腹腔内有较多积液时,可叩出移动性浊音;听诊常发现肠鸣音减弱或消失。

ER 3-5-10

急性腹膜炎的临床表现

四、急性阑尾炎

急性阑尾炎(acute appendicitis)是指阑尾的急性炎症性病变,是外科最常见的急腹症。

【症状】

早期上腹部或脐周疼痛,数小时后转移至右下腹部,可为隐痛、胀痛、跳痛或剧痛等。可有发热、恶心、呕吐、便秘或腹泻等。

【体征】

体温常轻、中度升高,一般在 37.5~38.5℃。病程早期尚未累及壁腹膜时,上腹或脐周有位置不定的压痛,右下腹可无压痛,数小时后右下腹部麦氏点有明显而固定的压痛和反跳痛,具有诊断意义。随着阑尾位置的变异,压痛点改变,但仍固定于一个位置。在左下腹加压并突然松手时,可引起右下腹痛,这是内脏移动和结肠内气体倒流而刺激炎症性阑尾所致,称为罗夫辛征(Rovsing sign)

阳性。嘱患者左侧卧位，右下肢向后过伸时引起右下腹痛，称腰大肌试验阳性，提示炎症性阑尾位置较深，贴近腰大肌。当取仰卧位，右腿前屈90°并内旋，引起右下腹痛，称闭孔肌试验阳性。提示炎症性阑尾位置较低，贴近闭孔内肌。当阑尾穿孔后，右下腹压痛和反跳痛更明显，伴有局部腹壁紧张；形成阑尾周围脓肿时，可触及有明显压痛的肿块。

五、肠梗阻

肠内容物通过肠道发生障碍称为肠梗阻（intestinal obstruction）。

【分类】

根据其发生的基本原因，可分为以下三类。

1. **机械性肠梗阻**　最常见。是各种原因引起肠腔狭小，影响肠内容物顺利通过，可因：①肠管受压：如粘连带或肿瘤压迫、嵌顿疝；②肠壁病变：如炎症、肿瘤；③肠腔填塞：如寄生虫、干结的粪块等。

2. **动力性肠梗阻**　肠腔无狭窄，肠壁肌肉运动紊乱，使肠蠕动丧失或肠管痉挛，肠内容物不能正常通过。临床又分为麻痹性肠梗阻和痉挛性肠梗阻，前者如急性弥漫性腹膜炎、腹部大手术后等均可发生，后者见于肠腔内外有外伤、异物或炎症病变等刺激时。

3. **血运性肠梗阻**　由肠系膜血管栓塞或血栓形成导致肠管缺血，肠内容物运行停滞。

另外按肠壁有无血运障碍，肠梗阻分为单纯性与绞窄性，后者伴有肠壁血运障碍；按梗阻的部位分为高位（如空肠上段）与低位（如回肠末段、结肠）梗阻；按梗阻的程度，分为完全性与不完全性肠梗阻；按发展得快慢，分为急性与慢性肠梗阻。

肠梗阻随病理过程的演变与发展，各类型可发生转化，并非一成不变。

【症状】

1. **腹痛**　当机械性肠梗阻时，梗阻近端肠段强烈蠕动，表现为阵发性绞痛，数分钟1次。小肠梗阻时腹痛的程度较结肠梗阻时严重，伴有肠鸣。

2. **呕吐**　早期有反射性呕吐，呕出胃内容物。高位肠梗阻呕吐早，呕出物多为胃和十二指肠内容物；低位肠梗阻呕吐出现晚，呕出物可呈粪样；当结肠梗阻时，很少出现呕吐。呕吐物如呈咖啡色或血性，提示肠管血运障碍。

3. **腹胀**　其程度取决于梗阻部位，高位肠梗阻腹胀不明显，低位肠梗阻和麻痹性肠梗阻腹胀显著，遍及全腹。

4. **肛门停止排气排便**　当完全性肠梗阻时，肛门停止排气、排便。但在高位性肠梗阻早期，能自行或在灌肠后排出梗阻以下肠腔内尚残存的粪便和气体。

【体征】

呈痛苦表情，脱水貌，脉搏细速，呼吸急促，甚至休克。

腹部膨隆，腹壁紧张，有压痛。机械性肠梗阻时可见肠型和蠕动波，听诊肠鸣音亢进，有气过水声或呈金属性音调；麻痹性肠梗阻时，则肠鸣音减弱或消失。

临床实践

执助考点

练习题

（杨喜艳）

第六章 ｜ 生殖器、肛门和直肠检查

教学课件　　思维导图

生殖器、肛门和直肠检查对临床诊断具有重要意义，应高度重视。检查时应向患者说明检查的目的、方法和重要性，以取得配合。当男医师检查女性患者时，必须有女医护人员或家属陪同。

第一节　男性生殖器

男性生殖器包括阴茎、阴囊、前列腺和精囊等。阴囊内有睾丸、附睾及精索等。检查时应让患者充分暴露下身，双下肢取外展位，先检查外生殖器阴茎及阴囊，后检查内生殖器前列腺及精囊。

一、阴茎

阴茎前端膨大部分为阴茎头，阴茎头、颈交界部位有一环形浅沟，称为阴茎颈或冠状沟。阴茎的皮肤在冠状沟前向内翻转覆盖在阴茎头上称为包皮，海绵体充血可使阴茎勃起。检查内容包括以下几项。

1.包皮　当成人阴茎松弛时，包皮不应掩盖尿道口，上翻可露出阴茎头。包皮上翻不能露出尿道口或阴茎头称为包茎（phimosis），可由先天性包皮口狭窄或炎症后粘连造成。包皮长过阴茎头但上翻后能露出尿道口和阴茎头称包皮过长（redundant prepuce），易引起炎症或包皮嵌顿，甚至成为致癌因素。

2.阴茎头与冠状沟　检查时应将包皮上翻暴露全部阴茎头和阴茎颈，观察其表面的色泽，有无充血、水肿、分泌物及结节等。正常阴茎头表面光滑红润、质地柔软。检查时如发现阴茎头部有硬结并伴有暗红色溃疡、易出血者应疑为阴茎癌，晚期阴茎癌呈菜花状，表面覆盖灰白色坏死组织，有腐臭味。阴茎头部如出现淡红色小丘疹融合成蕈状，呈乳头状突起，应考虑为尖锐湿疣。冠状沟处出现单个椭圆形硬质溃疡称为下疳，愈后遗留瘢痕，见于梅毒。

3.尿道口　尿道口开口于阴茎腹面，称尿道下裂。检查时用拇指和示指轻轻挤压阴茎头使尿道口张开，观察尿道口有无红肿、分泌物及溃疡。正常尿道口黏膜红润、清洁、无分泌物黏附。尿道口发红、附有分泌物并沿尿道有压痛者，见于尿道炎。

4.阴茎大小　正常成人长为7~10cm，阴茎过小，见于垂体功能减退症或性腺功能减退症；儿童阴茎呈成人型，见于肾上腺皮质肿瘤。

二、阴囊

检查时患者取立位或坐位，两腿分开，医师两手拇指置于阴囊前面，其余四指放在阴囊后面，双手同时触诊，进行对比。阴囊检查按以下顺序进行。

1.阴囊皮肤及外形　正常阴囊皮肤呈深暗色，多皱褶。视诊时注意观察阴囊皮肤有无皮疹、脱屑、溃烂等损害，观察阴囊外形有无肿胀、肿块。阴囊常见病变有以下几种。

（1）阴囊湿疹：阴囊皮肤增厚呈苔藓样，并有小片鳞屑；或皮肤呈暗红色、糜烂，有大量浆液渗出，有时形成软痂，伴有顽固性奇痒。

（2）**阴囊水肿**：阴囊皮肤常因水肿而紧绷，可为全身性水肿的一部分，如肾病综合征。其也可为局部因素所致，如局部炎症或变态反应、静脉血或淋巴液回流受阻等。

（3）**阴囊象皮病**：阴囊皮肤水肿粗糙、增厚如象皮样，多为血丝虫病引起的淋巴管炎或淋巴管阻塞所致。

（4）**阴囊疝**：肠管或肠系膜经腹股沟管下降至阴囊内所形成；表现为一侧或双侧阴囊肿大，触之有囊样感，有时可推回腹腔。但患者用力咳嗽使腹腔内压增高时可再降入阴囊。

（5）**鞘膜积液**：正常情况下鞘膜囊内有少量液体，当鞘膜本身或邻近器官出现病变时，鞘膜液体分泌增多而形成积液，则阴囊肿大触之有水囊样感。当鞘膜积液时，透光实验显示阴囊呈橙红色均质的半透明状，而阴囊疝和睾丸肿瘤则不透光。透光试验简便易行，方法是用不透明的纸片卷成圆筒，一端置于肿大的阴囊部位，对侧阴囊以手电筒照射，从纸筒另一端观察阴囊透光情况。也可把房间关暗，用手电筒照射阴囊后观察。

2. 精索　位于附睾上方，正常为柔软索状，无挤压痛，其内有输精管、动静脉血管、精索神经等。如出现挤压痛，并有局部皮肤红肿时，多为精索炎症；输精管有结节，呈串珠状，见于输精管结核；若沿精索触到类似蚯蚓团状感觉时，则为精索静脉曲张。

3. 睾丸　正常表面光滑柔韧，有弹性。检查时应两侧对比，注意大小、形状、硬度，有无压痛等。在阴囊中未触及睾丸，可能是隐睾；外伤或炎症如流行性腮腺炎、淋病等可引起睾丸急性肿痛；一侧睾丸肿大、坚硬并有结节应考虑睾丸肿瘤；睾丸过小多见于肥胖型生殖无能症。

4. 附睾　位于睾丸后外侧，上端膨大，下端细小，精子产生后排移到附睾中成熟。当急性附睾炎时，附睾肿痛；当慢性附睾炎时，附睾肿大且有压痛，触诊可触到结节。当附睾结核时，附睾肿痛，可触到结节状硬块，一般无挤压痛，附睾结核常有输精管增粗，呈串珠状；晚期的结核病灶可与阴囊皮肤粘连，破溃后形成瘘管经久不愈。

三、前列腺

前列腺位于膀胱下方，耻骨联合后约 2cm，包绕在尿道根部，腺体的排泄管开口于尿道内，距肛门约 4cm。

检查时患者取肘膝位，医师示指戴指套，涂适量润滑油，徐徐伸入肛门内，大约在 1 个半指节的深处，向腹侧可触到前列腺。正常前列腺中间有一浅沟，称中间沟，左、右两叶前列腺每叶约拇指指腹大小，表面光滑，质韧有弹性。中间沟消失，表面光滑有韧感，无压痛及粘连，见于前列腺良性增生；肿大并见明显压痛者，见于急性前列腺炎；表面凹凸不平质硬者，见于前列腺癌。

前列腺液送检，医师做直肠指检，自前列腺两侧向中间沟，自外上向内下方向按摩两三次，再沿中间沟顺尿道方向滑行挤压，即可有前列腺液由尿道口流出，取标本立即送检。

四、精囊

位于前列腺外上方，正常柔软，直肠指诊时不能触知。精囊病变常继发于前列腺，如精囊肿大、有压痛，见于精囊炎；精囊表面不平，呈结节状，见于精囊结核。

（昌大平）

第二节　女性生殖器

女性生殖器包括内外两部分，外生殖器又称外阴，包括阴阜、大阴唇、小阴唇、阴蒂、阴道前庭，内生殖器包括阴道、子宫、输卵管。一般情况下女性患者的生殖器不做常规检查，如全身性疾病疑有局部表现时可做外生殖器检查，疑有妇产科疾病时应由妇产科医师进行检查。检查时患者应排空膀胱,暴露下身,仰卧于检查台上,两腿外展、屈膝,医师戴无菌手套进行检查。

一、外阴

观察阴毛的多少及分布,阴蒂的大小、长短,大小阴唇有无畸形或水肿、炎症、湿疹、白斑、溃疡、赘生物、损伤等情况。用拇指和示指拨开两侧小阴唇,可见阴道前庭,前部有尿道口,后部有阴道口,观察有无红肿及异常分泌物,然后注意处女膜是否与婚史相符。

二、阴道壁和子宫颈

通过阴道窥器进行观察,注意黏膜的色泽。如为红色且有出血点,表示有炎症的可能;如为紫蓝色,则可能与妊娠有关。同时注意阴道分泌物量与性质。正常阴道分泌液不多,呈粥糊状,并为酸性。泡沫样分泌物见于滴虫性阴道炎。色白并含豆腐渣样分泌物,多是真菌感染所致。此外,还要观察阴道壁上有无溃疡、赘生物或瘘管。也可做涂片检查或活组织检查,明确诊断,特别警惕癌变。进一步检查子宫颈,要注意子宫颈的位置和方向,正常子宫颈口应朝下、朝后(向阴道后穹)。

还要注意子宫颈的大小,黏膜的颜色及有无由产伤引起的撕裂。子宫颈呈紫蓝色是妊娠的特征。当子宫颈炎时,子宫颈充血、肥大;有时颈管腺体增生,呈红色颗粒状,或变成息肉,质脆易出血。对严重子宫颈炎,应取活组织做病理检查。

三、双合诊盆腔检查

医师右手戴手套,用示指、中指两指伸在阴道内,左手的四指(除拇指外)在下腹部,双手配合进行双合诊检查(图 3-6-1),注意子宫大小、形状、位置、软硬度、活动度、有无结节或不规则感及压痛。正常情况下,一般摸不清输卵管,而卵巢偶能触及。两手之间如果扪到增厚的组织或有压痛的肿块,往往表示输卵管、卵巢或子宫旁组织有异常。

如系未婚女性,不便进行阴道检查时,可改用直肠-腹部双合诊。

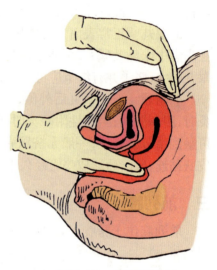

图 3-6-1 子宫触诊

(昌大平)

第三节 肛门与直肠

肛门与直肠检查通常采用视诊和触诊,可为临床提供许多重要体征,不能忽视,以免造成漏诊或误诊。

一、视诊

正常肛门周围皮肤颜色较深,皱褶呈放射状;当患者做排便动作时,皱褶变浅;当收缩肛门括约肌时皱褶加深。注意观察以下改变。

1. 肛门闭锁或狭窄 见于新生儿先天畸形,表现为新生儿无排便或排便困难。

2. 肛门外伤或感染 肛门有伤口或瘢痕,见于外伤或术后;肛门周围有局限性红肿和压痛,见于肛门周围脓肿。

3. 肛门裂 肛门黏膜有裂伤,可伴有梭形或圆形多发性小溃疡,排便时疼痛且出血,患者常因惧痛而抑制便意,以致大便干燥,加重症状。

4.痔 直肠下端黏膜下或肛管边缘皮下的内痔静脉丛或外痔静脉丛扩大和曲张所致的静脉团称为痔。临床分三种：肛门外口（齿状线以下）有紫红色柔软包块，表面为皮肤者为外痔，为直肠下静脉扩张所致；肛门内口（齿状线以上）有紫红色包块，表面为黏膜者为内痔，为直肠上静脉扩张所致，排便时可脱出肛外，严重时大便带血；兼有外痔和内痔表现者，为混合痔。

5.肛门直肠瘘 在肛门内及肛周可见瘘管开口，常有脓性分泌物流出，经久不愈，多继发于直肠脓肿。

6.直肠脱垂 指直肠黏膜脱出，又称脱肛。检查时嘱患者下蹲，用力屏气做排便动作，如在肛门外看到紫红色球状突出物即为直肠部分脱垂（直肠黏膜脱垂），如突出部分呈椭圆形块状物，表面有环形皱襞，即为直肠完全脱垂（直肠壁全层脱垂）。

二、触诊

对肛门或直肠的触诊，称肛诊或直肠指诊。方法简便易行，对肛门直肠的局部病变和某些盆腔疾病如阑尾炎、髂窝脓肿、前列腺和精囊病变、女性生殖器疾病等，均有重要的诊断价值。

1.体位 根据检查目的与病情，患者可采取三种体位。

（1）**仰卧位或截石位**：患者仰卧，臀部垫高，两腿屈曲、抬高并外展（图3-6-2），适用于重症体弱患者和直肠膀胱窝的检查，也可进行直肠双合诊检查盆腔疾病。

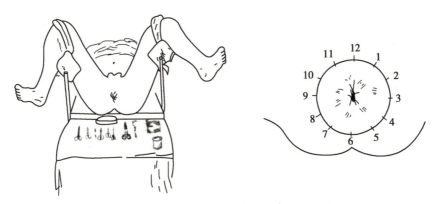

图 3-6-2 截石位检查示意图及钟位记录法

（2）**左侧卧位**：患者取左侧卧位，左腿伸直，右腿向腹部屈曲，臀部靠近检查台边缘，医师位于患者的背面检查（图3-6-3），适用于病重、年老体弱或女性患者。

（3）**膝胸位**：患者两肘关节屈曲，胸部俯于床面，双膝关节屈曲跪于检查床上（图3-6-4），用于检查直肠前部、精囊和前列腺疾病。

（4）**蹲位**：患者下蹲呈排大便的姿势，屏气向下用力。其适用于检查直肠脱出、内痔及直肠息肉等。

肛门与直肠检查所发现的病变如肿块、溃疡等应顺时针方向记录，并注明检查时患者所取体

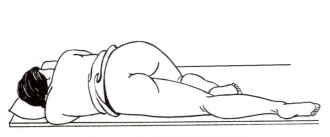

图 3-6-3 左侧卧位检查示意图

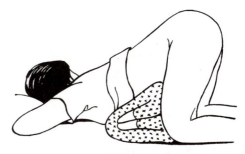

图 3-6-4 膝胸位检查示意图

位。膝胸位时肛门后正中点为 12 点钟位,前正中点为 6 点钟位,截石位的钟位与肘膝位相反(图 3-6-2)。

ER 3-6-3 临床实践
ER 3-6-4 练习题

2. 直肠指诊 医师戴手套(或指套),外涂适量润滑液,嘱患者张口深呼吸,用探查的示指先在肛门口轻轻按摩,待肛门括约肌松弛后,再将探查示指慢慢插入肛门,触摸肛门及直肠,有指征时,再进行双合诊。有剧烈触痛见于肛裂;触及波动感提示肛门、直肠周围脓肿;当触及表面柔软光滑、有弹性的小包块时,见于直肠息肉;触及表面凹凸不平、质地坚硬的肿物应疑为直肠癌。如指套上带有黏液、脓液或血液,提示炎症并可有组织破坏,留做涂片检查和送做细菌培养。

(昌大平)

第七章 | 脊柱与四肢检查

教学课件　　　思维导图

脊柱四肢检查时要充分暴露被检部位,按照视诊、触诊、叩诊等方法顺序进行。注意观察两侧对称性、活动度、肿胀、色泽、步态、畸形;触诊注意有无压痛、肿块的部位、范围、深度和性质。通过主动或被动运动检查各关节屈、伸、内收、外展及旋转等活动情况,判断有无活动受限、疼痛、异常声响及摩擦感等,检查时动作应轻柔,尽量减少患者痛苦。

第一节　脊　柱

脊柱主要功能为支撑体重、维持躯体各种姿势,是躯体活动的枢纽。由 7 个颈椎、12 个胸椎、5 个腰椎、5 个骶椎、4 个尾椎组成。脊柱病变时临床常表现为局限性疼痛、姿势或形态异常以及活动受限等。检查时患者取站立位或坐位,按视、触、叩的顺序进行检查。

一、脊柱弯曲度

正常人直立时脊柱有四个生理弯曲,即颈段稍向前凸,胸段稍向后凸,腰椎明显向前凸,骶椎则明显向后凸,近似 "S" 形。检查时,让患者取站立位或坐位,从后面观察脊柱有无侧弯。当轻度侧弯时,检查者用示指、中指或拇指沿脊椎的棘突以适当的压力往下划压,划压后皮肤出现一条红色充血痕,以此痕为标准,观察脊柱有无侧弯,正常人脊柱无侧弯。除以上方法检查外还应侧面观察脊柱各部形态,了解有无前后凸出畸形。

1. **脊柱后凸**　脊柱过度后弯称脊柱后凸,也称驼背,多发于胸段。脊柱后凸时前胸凹陷,头颈部前倾。小儿脊柱后凸,多为佝偻病引起;青少年脊柱后凸多为胸椎结核,病变常在胸椎下段及腰段,由于椎体被破坏、压缩,棘突向后明显凸出,形成特征性的成角畸形;成人胸段呈弧形后凸,脊柱强直固定,仰卧位时亦不能伸直,见于强直性脊柱炎;老年人骨质退行性变性,胸椎椎体被压缩而致脊柱后凸,多发生于上胸段。此外,外伤性胸椎体压缩性骨折,也是发生脊柱后凸的原因。

2. **脊柱前凸**　脊柱过度向前弯曲称脊柱前凸,多发生于腰椎。患者腹部明显向前,臀部明显向后凸出。其多见于大量腹腔积液、腹腔巨大肿瘤、髋关节结核、先天性髋关节脱位等,亦可见于妊娠晚期。

3. **脊柱侧凸**　脊柱离开后正中线向两侧偏曲称为脊柱侧凸,侧凸严重时可出现肩部及骨盆畸形。根据侧凸的性状分为姿势性和器质性两种:姿势性侧凸早期脊柱的弯曲度多不固定,改变体位可使侧凸得以纠正,如平卧位或向前弯腰时侧凸可消失。其多见于儿童发育期坐立位姿势不良、椎间盘突出症及脊髓灰质炎后遗症等;器质性侧凸改变体位不能使侧凸得到纠正,见于先天性脊柱发育不全、肌营养不良、慢性胸膜肥厚或粘连及脊髓性肌萎缩等。

二、脊柱活动度

正常人脊柱有一定的活动度,但各部位的活动范围明显不同,颈椎、腰椎段活动范围最大,胸椎段活动度小,骶椎和尾椎段几乎不活动。当检查颈椎段活动度时,医师用手固定受检者的两肩,以头部正直为中位,嘱受检者颈椎做前屈、后伸、侧弯、左右旋转等动作,正常颈段前屈、后伸各为45°,左、右侧弯各45°,左、右旋转约60°。当检查腰椎段活动度时,医师用手固定受检者的骨盆,腰段正常前屈约45°,后伸约35°,左、右侧弯各30°,旋转45°。

脊柱活动范围受限,常见于肌纤维组织炎及韧带损伤、骨质增生、椎间盘突出、结核或肿瘤浸润及脊椎骨折或脱位。当已有脊柱外伤怀疑有骨折或关节脱位可能时,注意检查局部有无肿胀或变形,应避免脊柱活动,以防损伤脊髓。

三、脊柱压痛与叩击痛

1. 压痛 当检查脊椎压痛时,受检者取坐位,检查者用右手拇指从枕骨粗隆开始自上而下逐个按压脊椎棘突及椎旁肌肉,观察有无压痛。正常人脊椎无压痛,若某一部位有压痛,提示压痛部位的脊柱或肌肉可能有病变或劳损。常见的病变有脊柱结核、椎间盘突出症及外伤或骨折;当急性腰肌纤维炎或劳损时,两侧椎旁肌肉有压痛。

2. 叩击痛 脊柱叩击痛的检查法有两种。①直接叩击法:用叩诊锤或中指直接叩击各椎体棘突,多用于检查胸椎和腰椎;②间接叩击法:又称传导痛或冲击痛,嘱受检者取坐位,检查者用左手掌面置于受检者头顶上,右手半握拳以小鱼际肌部叩击左手手背,观察受检者脊柱各部位有无疼痛。正常人脊椎无叩击痛,叩击痛的部位多提示病变所在,常见于脊椎结核、骨折、肿瘤及椎间盘突出症等。

四、脊柱检查临床常用试验

1. 杰克逊(Jackson)压头试验 受检者取坐位,检查者将双手重叠置于受检者头顶部,向下适当加压:如出现颈痛或上肢放射痛即为阳性,多见于颈椎病及颈椎间盘突出症。

2. 拾物试验 将一物品置于地上,嘱受检者拾起。腰椎正常者可两膝伸直,腰部自然弯曲,俯身将物品拾起(图 3-7-1)。如其先以一手扶膝蹲下,腰部挺直用手接近物品,即为阳性,多见于腰椎病变如腰椎间盘突出症、腰肌外伤及炎症。

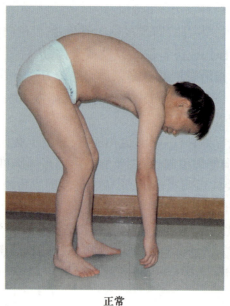
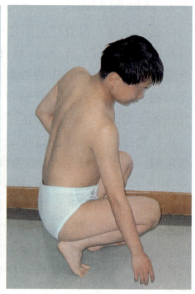

正常　　　　　　　　不正常

图 3-7-1　拾物试验

(杜庆伟)

第二节　四肢与关节

四肢及关节检查以视诊与触诊为主,两者相互密切配合,以关节检查为重点,并注意软组织的状态、肢体位置、形态及活动度等有无异常。

一、上肢检查

（一）长度

用目测法观察双上肢长度，嘱受检者双上肢向前手掌并拢比较其长度，或用软尺测量肩峰至桡骨茎突或中指指尖的距离为全上肢长度。上臂长度则为肩峰至尺骨鹰嘴的距离。前臂长度为鹰嘴突至尺骨茎突的距离。正常情况下双上肢长度相等，如长度不等见于先天性短肢畸形、骨折重叠和关节脱位等。

（二）肩关节

嘱受检者脱去上衣，取坐位，观察双肩姿势外形有无倾斜。正常双肩对称呈弧形，如肩关节弧形轮廓消失导致肩峰突出呈"方肩"，多见于肩关节脱位或三角肌萎缩。嘱受检者做自主运动，观察有无活动受限，肩关节可外展90°，前屈90°，内收45°，后伸35°，旋转45°。当肩关节周围炎时，关节的各方向活动均受限，称冻结肩。冈上肌腱炎时肩关节外展达60°范围时感疼痛，超过120°时则消失。肩关节外展开始即痛，但仍可外展，见于肩关节炎；当肩肱关节或肩锁骨关节脱位时，搭肩试验常为阳性，即杜加斯征（Dugas sign）阳性，嘱受检者用患侧手掌平放于对侧肩关节前方，如不能搭上而前臂不能自然贴紧胸壁，提示肩关节脱位。此外肩关节周围存在不同部位的压痛点，对鉴别诊断有重要意义，如肱骨大结节压痛可见于冈上肌肌腱损伤。

（三）肘关节

正常肘关节两侧对称，伸直肘关节时轻度外翻，称携物角，检查时嘱受检者两上肢伸直，手掌向前，左右对比，正常为5°~15°，如此角>15°则为肘外翻，<15°为肘内翻。肘部骨折、脱位可引起肘关节外形改变，如髁上骨折时，可见肘窝上方突出，为肱骨下端向前移位所致；桡骨头脱位肘窝外下方向桡侧突出；肘关节后脱位鹰嘴向肘后方突出，Hüter线及Hüter三角（肘关节伸时肱骨内外上髁及尺骨鹰嘴形成的连线，和屈肘时形成的三角）解剖关系改变（图3-7-2），并注意观察双侧肘关节及肘窝部是否饱满、肿胀。肘关节活动正常范围为屈135°~150°，伸10°，旋前80°~90°，旋后80°~90°。触诊时还要注意其周围皮肤温度，有无肿块，肱动脉搏动，桡骨小头是否有压痛，滑车淋巴结有无肿大等。

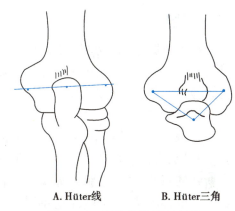

A. Hüter线　　　B. Hüter三角

图 3-7-2　肘关节关系示意图

（四）腕关节及手

手的自然休息姿势呈半握拳状，其功能位置为腕背伸30°并稍偏尺侧，拇指于外展时掌屈曲位，其余各指屈曲，腕关节稍背伸约20°，向尺侧倾斜约10°，拇指尖靠达示指关节的桡侧，其余四指呈半屈曲状，屈曲程度由示指向小指逐渐增大，且各指尖均指向舟骨结节处。因外伤、关节炎、骨关节结核而腕关节肿胀，腕关节背侧或旁侧局部隆起多见于腱鞘囊肿，腕背侧肿胀见于腕肌腱腱鞘炎或软组织损伤。手指关节出现梭形肿胀见于类风湿关节炎，骨性关节炎也出现指关

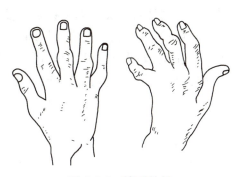

图 3-7-3　梭形关节

节梭形肿胀（图3-7-3）。腕部手掌常见的畸形有：①腕垂症见于桡神经损伤。②猿掌见于正中神经损伤。③爪形手，手指呈鸟爪样见于尺神经损伤，进行性肌萎缩；脊髓空洞症和麻风等。④餐叉样畸形见于科利斯（Colles）骨折（桡骨远端骨折）。

杵状指（acropachy）指手指或足趾末端增生、肥厚，呈杵状膨大，又称槌状指。特点是指（趾）

甲从根部到末端呈弧形隆起,指(趾)端背面皮肤与指(趾)甲所构成的基底角等于或大于180°(图3-7-4)。

杵状指(趾)产生机制,可能与肢体末端慢性缺氧、代谢障碍和中毒性损害有关。临床常见于支气管扩张、慢性肺脓肿、脓胸、原发性支气管肺癌、发绀型先天性心脏病、亚急性感染性心内膜炎、肝硬化、锁骨下动脉瘤等。

匙状指,又称反甲,表现为指甲变薄,中央凹陷,边缘翘起,表面粗糙有条纹(图3-7-5),常见于缺铁性贫血和高原疾病。腕关节正常活动范围为伸约40°,屈50°~60°,外展约15°,内收约30°。各指关节可以伸直,屈可紧握成拳。

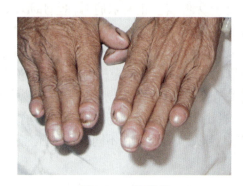

图3-7-4 杵状指

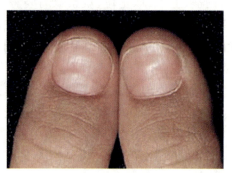

图3-7-5 匙状指

二、下肢

检查下肢应充分暴露,左右对比。先进行一般外形检查,可用软尺测量或双侧对比双下肢长度是否一致,一侧肢体缩短见于先天性短肢畸形、骨折或关节脱位。同时观察双下肢外形是否对称,有无静脉曲张和肿胀,皮肤有无出血点、溃疡及色素沉着等,然后做下肢各关节的检查。

(一)髋关节

先视诊髋关节疾病所致的异常步态,常见的有:①跛行,多见于髋关节结核,脊髓灰质炎后遗症,股骨头无菌性坏死等。②臀中肌步态(鸭步),见于先天性双侧髋关节脱位,髋内翻和脊髓灰质炎所致的双侧臀中、小肌麻痹等。③呆步,常见于髋关节强直,化脓性髋关节炎。再视诊有无畸形,让患者取仰卧位,双下肢伸直,使患侧髂前上棘连线与躯干正中线保持垂直,腰部自然放松,腰椎放平贴于床面观察关节有无内收、外展及旋转畸形,如果有,多见于髋关节脱位、股骨干及股骨头骨折错位。同时注意髋关节周围有无肿胀、肌肉萎缩、肿块、窦道及瘢痕等改变。

当触诊检查时,注意有无压痛和波动感,髋关节有积液时可触及波动感,若该处空虚,可能为髋关节后脱位,如此处硬韧饱满,可能为髋关节前脱位。并嘱受检者下肢伸直,检查者以拳叩击足跟,如髋部疼痛,则提示髋关节炎或骨折。

髋关节活动度为屈曲130°~140°,后伸15°~30°,外展30°~45°,内收20°~30°,外旋与内旋各45°。

(二)膝关节

当正常人双脚并拢直立时,两膝及双踝均能靠拢。如双脚内踝部靠拢时两膝却向外分离而呈“O”状,称膝内翻(genu varum)或“O”形腿畸形(图3-7-6)。当两膝靠拢时,两内踝分离使两小腿向外方呈“X”形弯曲,称膝外翻(genu valgum)或“X”形腿畸形(图3-7-7)。膝内、外翻畸形见于佝偻病和大骨节病等。如膝关节匀称性胀大,双侧膝眼消失并突出,多见于膝关节积液。

同时观察膝关节周围皮肤有无发红、灼热及窦道形成。当膝关节炎症时,双膝眼处压痛;髌骨软骨炎时髌骨两侧有压痛;膝关节间隙压痛提示半月板损伤。发现膝关节周围的肿块,应注意大

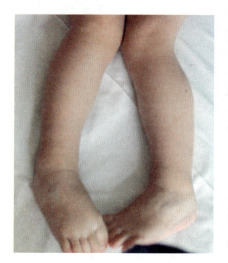

图 3-7-6　膝内翻

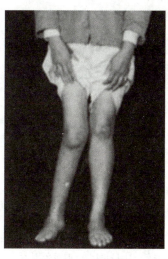

图 3-7-7　膝外翻

小、硬度、活动度，有无压痛和波动感等。

当浮髌试验检查时，让受检者取平卧位，下肢伸直放松，检查者一手虎口卡于患膝髌骨上方，并加压压迫髌上囊，使关节液集中于髌骨底面，另一手示指垂直按压髌骨并迅速抬起时髌骨与关节面有碰触感，松手时髌骨浮起，按压即为浮髌试验阳性，提示有中等量以上关节积液（50ml）（图3-7-8）。膝关节活动度为屈曲可达 120°～150°，伸 5°～10°，内旋 10°，外旋 20°。

（三）踝关节与足部

检查时先将双侧鞋袜脱去，一般让受检者取站立或坐位时进行，在不负重情况下，观察足弓是否正常、过高或消失，踝关节有无肿胀。如均匀肿胀见于踝关节扭伤、结核、化脓性关节炎和类风湿关节炎；足背或内、外踝下方局限肿胀见于腱鞘炎或腱鞘囊肿；足趾皮肤温度变冷、肿胀，皮肤呈乌黑色见于缺血性坏死。

当膝关节固定时，正常人足掌可向内翻、外翻均达 35°。若足掌部呈固定形内翻、内收畸形，称足内翻，常见于脊髓灰质炎后遗症。足掌部呈固定形外翻、外展畸形，称足外翻，见于胫后肌麻痹。当正常人站立时，足的纵弓下方可以插入一个指头，足纵弓塌陷，足跟外翻，前半足外展，形成足旋前畸形，横弓塌陷，前足增宽，足底前部形成胼胝，称为扁平足。

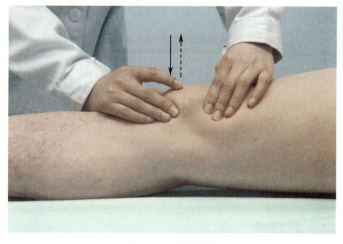

图 3-7-8　浮髌试验

踝足部触诊时应注意有无压痛点，跟腱的张力，足底内侧跖筋膜有无挛缩，足背动脉搏动有无减弱。方法是检查者将示指、中指和环指末节指腹并拢，放置于足背 1～2 趾长伸肌肌腱间触及有无搏动感。当检查活动度时，嘱受检者主动活动或检查者检查时做被动活动。正常踝关节与足的活动范围为踝关节背伸 20°～30°，跖屈 40°～50°；跟距关节：内、外翻各 30°。跗骨间关节：内收 25°，外展 25°；跖趾关节：跖屈 30°～40°，背伸 45°。

脊柱与四肢检查

弓形足、痉挛性偏瘫步态

临床实践

执助考点

练习题

（杜庆伟）

第八章 | 神经系统检查

教学课件　　思维导图

神经系统检查包括脑神经、运动功能、感觉功能、神经反射、脑膜刺激征及自主神经功能检查。在进行神经系统检查时，首先要评估患者对外界刺激的反应状态，即意识状态，本章中的许多检查均要在患者意识清晰状态下完成。完成神经系统检查常需准备一定的检查工具，如叩诊锤、棉签、大头针、音叉、双规仪、试管、电筒、检眼镜以及嗅觉、味觉测试用具等。

第一节　脑　神　经

脑神经（cranial nerves）共 12 对。其中嗅神经、视神经和听神经为特殊感觉神经；动眼神经、滑车神经、展神经、副神经和舌下神经为单纯运动神经；三叉神经、面神经、舌咽神经和迷走神经为支配运动和感觉的混合神经。脑神经检查对颅脑疾病的定位极为重要，检查时应按序进行，以免遗漏，并注意左右对比。

一、嗅神经

嗅神经（olfactory nerve）司嗅觉，为第Ⅰ对脑神经。其感受器在鼻黏膜，嗅觉中枢位于大脑的颞叶。检查前先确定患者是否鼻孔通畅、有无鼻黏膜病变。然后嘱患者闭目，依次检查双侧嗅觉。先压住一侧鼻孔，用患者熟悉的、无刺激性气味的物品（如醋、松节油、肉桂油、白酒、香烟或香皂等）置于另一鼻孔下，让患者辨别嗅到的各种气味。然后，换另一侧鼻孔进行测试，注意双侧比较。根据检查结果可判断患者的一侧或双侧嗅觉状态。如能排除鼻黏膜病变，嗅觉障碍常见于同侧嗅神经损害，如嗅沟病变压迫嗅球、嗅束可引起嗅觉丧失。

二、视神经

视神经（optic nerve）司视觉，为第Ⅱ对脑神经。感受器在视网膜，视觉中枢位于大脑枕叶。检查包括视力、视野和眼底检查。

1. **视力**　通常采用国际标准视力表分别检查两眼远视力和近视力。对视力减退较严重者，可让患者在 50cm 处说出指数，如不能辨认眼前指动，可在暗室中用电筒照射眼，光感消失为失明。

2. **视野**　是两眼固视前方所能看到的最大空间范围，分为周边视野和中心视野。

（1）**周边视野检查**：手动法粗略测试：患者与检查者相对而坐，距离约 1m，两眼分别检查。如检查右眼，则嘱其用手遮住左眼，右眼注视检查者的左眼，此时，检查者亦应将自己的右眼遮盖；然后，检查者将其手指置于自己与患者中间等距离处，分别自上、下、左、右等不同的方位从外周逐渐向眼的中央部移动，嘱患者在发现手指时，立即示意。如患者能在各方向与检查者同时看到手指，则大致属正常视野。

（2）**中心视野检查**：目标可以是检查者的脸，受检者遮住一眼，然后询问是否可以看到检查者的脸。如果只能看到一只眼或没看到口，则可能存在中心视野缺损。

若对比检查法结果异常或疑有视野缺失，可利用视野计做精确的视野测定。视野计测试法：见

《眼科学》相关部分。

3. 眼底 检查一般要求在暗室中进行，医师和患者都不戴眼镜。检查时受检者背光而坐，眼球正视前方。检查右眼时，医师站在受检者右侧，用右手持镜、右眼观察；左眼则相反。先将镜盘拨回到"0"，然后将检眼镜移近到尽可能接近受检眼，以不接触睫毛为准，观察眼底，一般不需散瞳。

观察视盘的大小、形状、色泽，边缘是否清晰。观察视网膜动、静脉，注意血管的粗细、行径、管壁反光、分支角度及动静脉交叉处有无压迫或拱桥现象，正常动脉与静脉管径之比为 2 : 3。观察黄斑部，注意其中心凹反射是否存在，有无水肿、出血、渗出及色素紊乱等。观察视网膜，注意有无水肿、渗出、出血、脱离及新生血管等。检查后应记录视盘的形状大小、色泽、边缘以及视网膜和血管情况。

三、动眼、滑车及展神经

动眼神经（oculomotor nerve）、滑车神经（trochlear nerve）、展神经（abducent nerve）系第Ⅲ、Ⅳ、Ⅵ对脑神经，共同管理眼球运动，可同时检查。检查时需注意眼裂外观、眼球运动、瞳孔及对光反射、调节反射等，检查方法详见本篇第三章第二节相关内容。

四、三叉神经

三叉神经（trigeminal nerve）系第Ⅴ对脑神经，为混合神经，主要支配面部感觉和咀嚼肌运动。

1. 面部感觉 嘱受检者闭眼，以针刺检查痛觉、棉絮检查触觉和盛有冷或热水的试管检查温度觉。注意双侧及内外对比，观察受检者的感觉反应是否减退、消失或过敏，并确定感觉障碍的区域。

2. 角膜反射 嘱受检者睁眼向内侧注视，以捻成细束的棉絮从其视野外接近并轻触外侧角膜，避免触及睫毛。正常反应为被刺激侧迅速闭眼，称为直接角膜反射。如刺激一侧角膜，对侧也出现眼睑闭合反应，称为间接角膜反射。直接反射消失，间接反射存在，见于患侧面神经瘫痪（传出障碍）；直接与间接角膜反射均消失见于三叉神经病变（传入障碍）。

3. 运动功能 以上下门齿中缝为标准，当观察受检者张口时下颌有无偏斜；再让其做咬合动作，比较两侧颞肌和咀嚼肌的肌力。当一侧运动支有病变时，张口时下颌偏向患侧，该侧咀嚼肌肌力减弱或出现萎缩。当三叉神经有刺激性病损时，可有该分支的放射痛，局部按压常可诱发疼痛。

五、面神经

面神经（facial nerve）系第Ⅶ对脑神经，为混合神经，主要支配面部表情肌运动和舌前 2/3 味觉。

1. 运动功能 检查时，先观察额纹、眼裂、鼻唇沟及口角两侧是否对称，然后嘱患者做皱额、闭眼、露齿、微笑、鼓腮或吹哨动作，观察两侧运动是否对称。面神经受损可分为周围性和中枢性损害两种，一侧面神经周围性（核或核下性）损害时，患侧额纹变浅或消失、眼裂增大、鼻唇沟变浅、口角下垂，不能皱额、闭眼，微笑或露齿时口角歪向健侧，鼓腮及吹口哨时病变侧漏气。当中枢性（核上的皮质脑干束或皮质运动区）损害时，由于上半部面肌受双侧皮质运动区的支配，皱额、闭眼无明显影响，仅病变对侧眼裂以下颜面部肌肉瘫痪，鼻唇沟变浅、口角下垂、不能吹口哨等。

2. 味觉检查 嘱受检者伸舌，用棉签蘸少量不同味感的物质如糖水、盐水、醋或奎宁溶液分次涂于一侧舌面。患者用手指指出事先写在纸上的甜、咸、酸或苦四个字之一。先试可疑侧，再检查另一侧，注意两侧对比。面神经损害者则舌前 2/3 味觉丧失。

六、前庭蜗神经

前庭蜗神经（vestibulocochlear nerve），又称位听神经（acoustic nerve），系第Ⅷ对脑神经，包括前庭及耳蜗两种感觉神经。

1. 听力检查　可先用粗略的方法了解受检者的听力。检测方法：在静室内嘱受检者闭目坐于椅子上，并用手指堵塞一侧耳道，医师持手表或以拇指与示指互相摩擦，自1m以外逐渐移近受检者耳部，直到受检者听到声音为止，测量距离，同样方法检查另一耳。比较两耳的测试结果并与检查者（正常人）的听力进行对照。正常人一般在1m处可闻机械表声或捻指声。精测方法是使用规定频率的音叉或电测听设备进行测试。

听力减退见于耳道有耵聍或异物、听神经损害、局部或全身血管硬化、中耳炎、耳硬化等。粗测发现受检者有听力减退，则应进行精确的听力测试和其他相应的专科检查。

2. 前庭功能检查　询问受检者有无眩晕、平衡障碍。检查有无自发性眼球震颤。通过外耳道灌注冷、热水试验或旋转试验，观察有无前庭功能障碍所致的眼球震颤反应减弱或消失。

七、舌咽神经、迷走神经

舌咽神经（glossopharyngeal nerve）、迷走神经（vagus nerve）系第Ⅸ、Ⅹ对脑神经，两者在解剖与功能上关系密切，临床上常同时受损。

1. 运动功能　检查时，注意受检者有无声音嘶哑、饮水呛咳、吞咽困难，并嘱其张口发"啊"音，观察悬雍垂有无偏斜，软腭上抬是否对称。当一侧神经受损时，该侧软腭上抬减弱，悬雍垂偏向健侧；当双侧神经麻痹时，悬雍垂虽居中，但双侧软腭上抬受限，甚至完全不能上抬。

2. 咽反射　用压舌板轻触左侧或右侧咽后壁，正常者出现咽部肌肉收缩和舌后缩及作呕表现。

3. 感觉功能　可用棉签轻触两侧软腭和咽后壁，观察有无感觉异常。另外，舌后1/3的味觉减退为舌咽神经损害，检查方法同面神经。

八、副神经

副神经（accessory nerve）系第Ⅺ对脑神经，支配胸锁乳突肌和斜方肌。检查时注意肌肉有无萎缩和/或斜颈，双肩是否在同一水平上。当嘱受检者耸肩及转头运动时，检查者给予阻力，对比两侧肌力。当副神经受损时，向对侧转颈和同侧耸肩无力或不能，同侧胸锁乳突肌及斜方肌萎缩、垂肩和斜颈。

九、舌下神经

舌下神经（hypoglossal nerve）系第Ⅻ对脑神经，支配舌肌运动。检查时嘱受检者伸舌，观察有无伸舌偏斜、舌肌萎缩及肌束震颤。单侧舌下神经麻痹时伸舌舌尖偏向患侧，双侧麻痹者则伸舌不能。

ER 3-8-3

脑神经检查

（杜庆伟）

第二节　运动功能

运动包括随意运动和不随意运动，随意运动由锥体束司理，不随意运动（不自主运动）由锥体外系和小脑司理。

一、肌力

肌力（muscle strength）是指肌肉运动时的最大收缩力。检查时令患者做肢体伸屈动作，检查者从相反方向给予阻力，测试患者对阻力的克服力量，并注意两侧比较。肌力的记录采用0~5级的六级分级法。

0级　完全瘫痪，测不到肌肉收缩。

1级　可见肌肉收缩但无肢体活动。

2级　肢体可做水平移动,但不能抵抗自身重力,即不能抬离床面。

3级　肢体能抬离床面,但不能抗阻力。

4级　能抗阻力,但不完全。

5级　正常肌力。

根据肌力减退的程度不同将瘫痪分为完全性瘫痪和不完全性瘫痪(轻瘫)。检查轻瘫时,可嘱受检者双上肢平举,掌心向上,轻瘫侧上肢逐渐下垂和旋前;对于意识障碍患者或婴幼儿,可通过疼痛刺激观察肢体活动的范围和力量进行判断。

根据病变部位不同可分为中枢性瘫痪(上运动神经元性瘫痪)和周围性瘫痪(下运动神经元性瘫痪)。二者鉴别如表 3-8-1 所示。

表 3-8-1　中枢性与周围性瘫痪的鉴别

鉴别点	中枢性瘫痪	周围性瘫痪
范围	一个以上肢体瘫痪	个别或几个肌群受累
肌张力	增高(痉挛性瘫痪)	降低(弛缓性瘫痪)
肌萎缩	无(可因失用引起轻度萎缩)	明显萎缩
腱反射	增强或亢进	减弱或消失
病理反射	阳性	阴性

根据瘫痪范围不同分为以下类型。

1.**单瘫**　为单一肢体的瘫痪,见于大脑皮质运动区或脊髓前角的局限性损害,如脊髓灰质炎。

2.**偏瘫**　为一侧肢体随意运动丧失,并伴有同侧中枢性面瘫及舌瘫,是对侧大脑半球运动区或内囊部损害的结果,多见于颅内病变和脑卒中。

3.**截瘫**　双侧下肢或四肢瘫痪,见于脊髓横贯性损害,如脊髓外伤、炎症等。

4.**交叉瘫**　表现为病变侧脑神经周围性麻痹与对侧肢体的中枢性瘫痪,见于一侧脑干病变所致。

二、肌张力

肌张力(muscular tone)是指肌肉在静止状态时的紧张度和被动运动时遇到的阻力,其实质是一种牵张反射,即骨骼肌受到外力牵拉时产生的收缩反应,这种收缩是通过反射中枢控制的。检查时嘱患者肌肉放松,检查者根据触摸肌肉的硬度以及伸屈其肢体时感知肌肉对被动伸屈的阻力做判断。

1.**肌张力增高**　触诊时肌肉有坚实感,患者被动伸屈时阻力增高。可分两种:①痉挛状态:表现在患者被动伸屈时,开始阻力较大,终末时突然减弱,如开折水果刀样感受,也称为折刀肌张力增高,系锥体系损害;②铅管样强直:伸肌和屈肌的肌张力均增高,做被动运动时各个方向的阻力增加是均匀一致的,为锥体外系损坏。在此基础上若伴有震颤,当被动伸屈患肢时,有如扳齿轮样顿挫感,又称齿轮状肌张力增高。

2.**肌张力减低**　触诊时肌肉松软,被动屈伸患肢时感觉到阻力减低,也可以表现为关节过伸。其常见于周围神经病、脊髓前角灰质炎、小脑病变和肌源性病变等。

三、不自主运动

不自主运动是指患者在意识清楚的情况下,随意肌不自主收缩所产生的一些无目的异常动作,多为锥体外系损害的表现。

1. 震颤 震颤是两组拮抗肌交替收缩所引起的不自主动作,分为以下几类。

(1)**静止性震颤**:震颤静止时表现明显,而运动时减轻,睡眠时消失,常伴肌张力增高,见于帕金森病。

(2)**动作(意向)性震颤**:震颤在休息时消失,动作时发生,愈近目的物愈明显,见于小脑疾病。

(3)**扑翼样震颤**:患者双臂向前平举,使其双手和腕部悬空,出现两手快落慢抬的动作与飞鸟扑翼相似,主要见于肝性脑病早期。

(4)**其他**:小震颤又称细震颤,系手指的细微震颤,闭目平伸双臂时易检出,见于甲状腺功能亢进及神经衰弱患者。

2. 舞蹈样运动 为肢体不规则、无目的、无节律的不自主运动。表现为做鬼脸、转颈、耸肩、手指间断性伸屈、摆手和伸臂等舞蹈样动作,精神紧张时加重,睡眠时减轻或消失,见于儿童期脑风湿性病变、亨廷顿舞蹈症、肝豆状核变性等。

3. 手足徐动症 为手指或足趾的一种缓慢持续的伸展扭曲动作,见于脑性瘫痪、肝豆状核变性和脑基底节变性。

四、共济运动

机体任一动作的完成均依赖于某组肌群协调一致的运动,称共济运动(coordinate movement)。这种协调主要靠小脑的功能以协调肌肉活动、维持平衡和帮助控制姿势,也需要运动系统的正常肌力,前庭神经系统的平衡功能,头、眼、身体动作的协调,以及感觉系统对位置的感觉共同参与作用。这些部位的任何损伤均可出现共济失调(ataxia)。

1. 指鼻试验 嘱受检者前臂伸直、外旋,以示指触碰自己鼻尖,先慢后快,先睁眼、后闭眼重复进行,观察是否准确,双侧分别检查对比。小脑半球病变出现同侧指鼻不稳准;如睁眼时指鼻准确,闭眼时出现障碍则为感觉性共济失调。

2. 对指试验 受检者张开双上肢,使双手示指由远而近互碰指尖,观察动作是否准确。

3. 快速轮替动作 受检者伸直手掌并以前臂做快速旋前、旋后动作,或一手用手掌、手背连续交替拍打对侧手掌,共济失调者动作缓慢、不协调。

4. 跟-膝-胫试验 受检者仰卧,先抬起一侧下肢,然后将足跟放在对侧膝关节上,并沿胫骨前缘徐徐向下推移直达踝部,先睁眼、后闭眼,双下肢分别进行,当小脑损害时,动作不稳;感觉性共济失调者则闭眼时足跟难以寻到膝关节。

5. 龙贝格征(Romberg sign) 又称闭目难立征。受检者双足平行靠拢直立,双上肢向前平伸,先睁眼后闭眼,观察其姿势平衡。当感觉性共济失调时,睁眼站立稳,闭眼时不稳,称为龙贝格征阳性,为后索病变;小脑性共济失调时无论睁眼闭眼均站立不稳,闭眼更明显,为小脑病变。

运动功能检查

(杜庆伟)

第三节　感觉功能

检查者必须在受检者意识清醒和精神状态正常时进行,以取得充分合作。检查时让受检者闭目,充分暴露检查部位,将刺激物由感觉障碍区移向正常区,如感觉过敏也可由正常区移向障碍区。要注意左右侧和远近端的对比,明确感觉障碍的种类、性质、程度和范围。如果患者无神经系统疾病的临床症状或其他体征,感觉功能的检查可以简要地分析远端指、趾的正常感觉是否存在,检查仅仅选择触觉、痛觉和振动觉。否则,患者需依次进行下列的感觉功能检查。

一、浅感觉

1. 痛觉　用别针针尖轻刺受检者皮肤,注意两侧对比,记录感觉障碍类型(正常、过敏、减退或消失)与范围。痛觉障碍见于脊髓丘脑侧束损害。

2. 触觉　用棉签或软毛刷轻触受检者皮肤或黏膜,询问有无感觉。触觉障碍见于脊髓丘脑前束和后索病损。

3. 温度觉　用盛凉水(5~10℃)或热水(40~50℃)的试管交替接触受检者皮肤,嘱其辨别冷、热感。温度觉障碍见于脊髓丘脑侧束损害。

二、深感觉

深感觉是来自肌肉、肌腱和关节等深部组织的感觉,包括运动觉、位置觉和振动觉。深感觉障碍见于后索病损。

1. 运动觉　嘱受检者闭目,检查者轻轻夹住患者的手指或足趾两侧,上或下做伸屈动作,令患者说出"向上"或"向下"。

2. 位置觉　将受检者肢体摆成某种姿势,请受检者描述该姿势或用对侧肢体模仿。

3. 振动觉　用振动的音叉(128Hz)柄置于骨突起处(如内、外踝,手指、桡尺骨茎突、胫骨、膝关节等),询问有无振动感觉及持续时间,判断两侧有无差别。

三、复合感觉

复合感觉又称皮质感觉,是大脑综合分析的结果,在深、浅感觉正常情况下,在了解大脑皮质病变时才做此检查。

1. 体表图形觉　用钝物在受检者皮肤上画出简单图形(如圆形、方形、三角形),让其辨别并回答,须左右对比。如有障碍,常为丘脑水平以上病变。

2. 实体觉　嘱受检者单手触摸熟悉的某种物品(如硬币、纽扣、钥匙等),并回答物品的名称,先查功能差的一侧,再查另一只手。功能障碍见于皮质病变。

3. 两点辨别觉　以钝脚分规轻轻刺激皮肤上的两点(小心不要造成疼痛),如受检者有两点感觉,再逐渐缩小双脚规距,直至其感觉到一点为止,测其实际间距,两侧比较。正常情况下,手指的辨别间距是2mm,舌是1mm,脚趾是3~8mm,手掌是8~12mm,后背是40~60mm。当触觉正常而两点辨别觉障碍时则为额叶病变。

ER 3-8-5

感觉功能检查

4. 皮肤定位觉　是测定触觉定位能力的检查,医师用手指或棉签轻触皮肤某处,让受检者用手指出被触部位,皮肤定位觉障碍见于皮质病变。

(杜庆伟)

第四节　神经反射

反射是神经系统活动的基本形式,它是对刺激的非自主性反应。神经反射通过反射弧完成,反射弧包括感受器、传入神经元、中枢、传出神经元及效应器等,反射弧中任一环节有病变都可影响反射,使其减弱或消失;反射又受高级神经中枢控制,如锥体束以上病变,可使反射活动失去抑制而出现反射亢进。反射包括生理反射和病理反射,根据刺激的部位,又可将反射分为浅反射和深反射两部分。

一、浅反射

浅反射是指刺激皮肤、黏膜或角膜引起的肌肉快速收缩反应。角膜反射、咽反射和软腭反射见本章第一节。

1. 腹壁反射（abdominal reflex） 受检者仰卧,双下肢稍屈曲使腹壁放松,检查者用钝头竹签迅速由外向内分别沿肋缘下、脐水平及腹股沟上轻划腹部皮肤,在受刺激的部位可见腹壁肌收缩(图3-8-1)。腹壁反射的传入、传出神经皆为肋间神经。反射中枢:上腹壁为胸髓第7~8节;中腹壁为胸髓第9~10节;下腹壁为胸髓第11~12节。双侧上、中、下腹壁反射均消失见于昏迷和急性腹膜炎患者;一侧上、中、下腹壁反射消失见于同侧锥体束损害。此外,肥胖、老年及经产妇有的腹壁过于松弛也会出现腹壁反射减弱或消失,应予以注意。

2. 提睾反射（cremasteric reflex） 用钝头竹签由下向上轻划股内侧上方皮肤(图3-8-1),可引起同侧提睾肌收缩,使睾丸上提,其传入与传出神经皆为生殖股神经,中枢为腰髓第1~2节。双侧反射消失为腰髓第1~2节病变。一侧反射减弱或消失见于锥体束损害。局部病变如腹股沟疝、阴囊水肿等也可影响提睾反射。

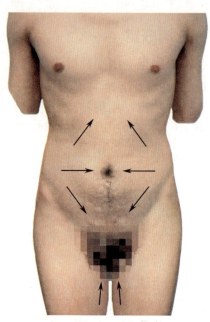

图 3-8-1　腹壁反射与提睾反射

3. 跖反射（plantar reflex） 用钝头竹签由后向前划足底外侧至小趾掌关节处再转向趾侧,正常表现为足趾向跖面屈曲(巴宾斯基征阴性)。足跖反射的传入、传出神经为胫神经,中枢为骶髓第1~2节。反射消失为骶髓第1~2节病变。

4. 肛门反射（anal reflex） 用钝头竹签轻划肛门周围皮肤,可看到肛门外括约肌收缩。肛门反射的传入、传出神经皆为肛尾神经,中枢为骶髓第4~5节。反射障碍为骶髓第4~5节、肛尾神经病变。

二、深反射

深反射是指刺激骨膜、肌腱引起的反射,又称为腱反射。检查时受检者肢体肌肉要放松。检查者叩击力量要均等一致,并注意两侧对比。

反射强度通常分为以下几级。

0:反射消失。

1+:肌肉收缩存在,但无相应关节活动,为反射减弱。

2+:肌肉收缩并导致关节活动,为正常反射。

3+:反射增强,可为正常或病理状况。

4+:反射亢进并伴有阵挛,为病理状况。

1. 肱二头肌反射（biceps reflex） 受检者肘部半屈曲,前臂稍旋前,医师用左手拇指按住其肘关节稍上方的肱二头肌肌腱,其余四指托住肘关节,然后用右手持叩诊锤适当用力直接叩击置于肱二头肌肌腱的左手拇指,正常反应为肱二头肌收缩、前臂屈曲(图3-8-2)。肱二头肌反射的传入、传出神经皆为肌皮神经,中枢为颈髓第5~6节。

2. 肱三头肌反射（triceps reflex） 受检者坐位或卧位,肘部半屈曲,检查者用左手托住其肘关节,并用叩诊锤直接叩击尺骨鹰嘴突上方的肱三头肌肌腱,正常反应为肱三头肌收缩,前臂稍伸展(图3-8-3)。肱三头肌反射的传

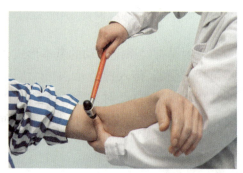

图 3-8-2　肱二头肌反射

入、传出神经皆为桡神经,中枢为颈髓第6~7节。

3.桡骨膜反射(brachioradialis reflex) 受检者前臂半屈半旋前,检查者以左手轻托受检者腕关节上方,然后以叩诊锤叩击桡骨下1/3处或桡骨茎突,正常反应为前臂旋前、屈肘(图3-8-4)。桡骨膜反射的传入神经为桡神经,传出神经为正中神经、桡神经、肌皮神经,中枢为颈髓第5~6节。

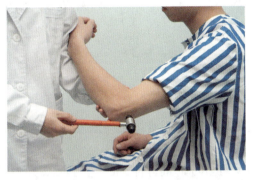

图 3-8-3 肱三头肌反射

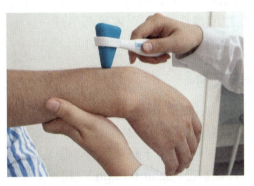

图 3-8-4 桡骨膜反射

4.膝反射(patellar reflex) 当坐位检查时,受检者小腿完全松弛下垂,卧位时检查者以左手在其腘窝处托起其膝关节使之屈曲约120°,然后用右手持叩诊锤叩击髌骨下方的股四头肌肌腱,可引起小腿伸展(图3-8-5)。膝反射的传入、传出神经皆为股神经,中枢为腰髓第2~4节。

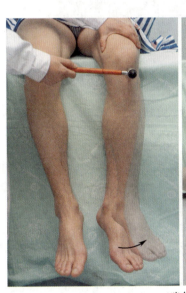

坐位

卧位

图 3-8-5 膝反射

5.跟腱反射(achilles tendon reflex)**又称踝反射**(ankle reflex) 受检者仰卧,髋关节及膝关节屈曲,下肢取外旋外展位。检查者左手将患者足部背屈成直角,以叩诊锤叩击跟腱,反应为腓肠肌收缩,足向跖面屈曲(图3-8-6)。跟腱反射的传入、传出神经皆为胫神经,中枢为骶髓第1~2节。

6.阵挛(clonus) 在锥体束以上病变,深反射亢进时,用力使相关肌肉处于持续性紧张状态,该组肌肉发生节律性收缩,称为阵挛。常见的有以下两种。

(1)**髌阵挛**(patellar clonus):受检者仰卧位,下肢伸展,医师用拇指及示指捏住髌骨上缘,突然用力向远端推动数次,然后保持一定推力,阳性反应为股四头肌节律性收缩,髌骨上下快速运动(图3-8-7),系腱反射极度亢进表现。

（2）**踝阵挛**（ankle clonus）：受检者仰卧，检查者用左手托住受检者腘窝部，使髋、膝关节放松并稍屈曲，右手持受检者足掌前端，突然用力使踝关节背屈并维持之。阳性表现为腓肠肌与比目鱼肌发生连续性节律性收缩，而致足部呈现交替性屈伸动作（图 3-8-8），意义同上。

浅反射、深反射检查

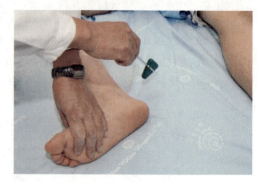

图 3-8-6 跟腱反射

三、病理反射

当病理反射是指锥体束受损时，大脑失去了对脑干和脊髓的抑制作用而出现的异常反射。1 岁半以内的婴幼儿由于锥体束尚未发育完善，可出此类反射，且多为两侧，不属于病理反射。常见病理反射如下。

1. **巴宾斯基征**（Babinski sign） 检查方法同跖反射。若踇趾背伸，余趾呈扇形展开为阳性表现（图 3-8-9）。

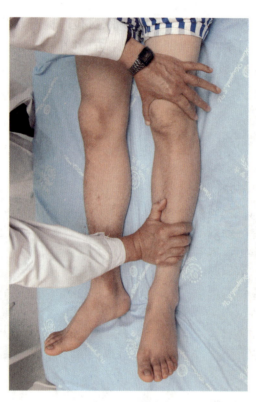

图 3-8-7 髌阵挛

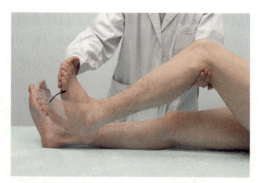

图 3-8-8 踝阵挛

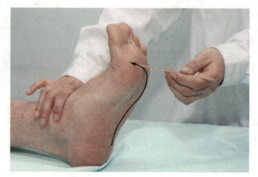

图 3-8-9 巴宾斯基征

2. **奥本海姆征**（Oppenheim sign） 检查者用拇指及示指沿受检者的胫骨前缘用力由上向下滑压，阳性表现同巴宾斯基征（图 3-8-10）。

3. **戈登征**（Gordon sign） 检查者用拇指和其他四指分置于受检者腓肠肌两侧，以适当的力量捏压，阳性表现同巴宾斯基征（图 3-8-11）。

4. **查多克征**（Chaddock sign） 可用钝头竹签划受检者外踝下方及足背外缘，阳性表现同巴宾斯基征。

以上 4 种体征临床意义相同，均提示锥体束损害，其中巴宾斯基征是最典型的病理反射。

5. **霍夫曼征**（Hoffmann sign） 通常认为是病理反射，但也有认为是深反射亢进的表现，反射

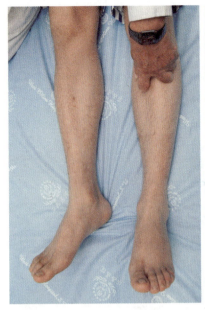
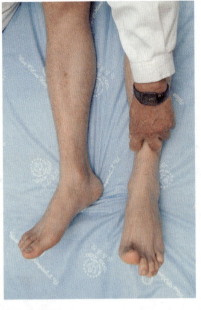

图 3-8-10　奥本海姆征

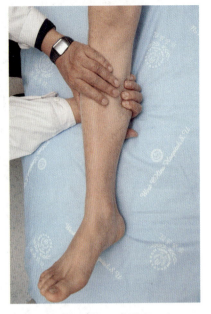

图 3-8-11　戈登征

中枢在颈髓第 7 节~胸髓第 1 节。检查者用左手持受检者腕关节上方，使其腕关节稍处于过伸位，右手以中指及示指夹住受检者中指第二节，稍向上提，并用拇指向下弹刮其中指指甲，若出现受检者拇指及其他四指屈曲动作为阳性表现（图 3-8-12 ）。

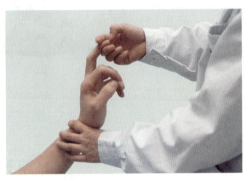

图 3-8-12　霍夫曼征

四、脑膜刺激征

脑膜刺激征是脑膜受激惹的体征，常见于各种脑膜炎、蛛网膜下腔出血和颅内压增高等。

1. **颈强直**　受检者去枕仰卧，双下肢伸直，检查者用右手掌置于受检者前胸上部，左手托受检者枕部做被动屈颈动作测试其颈肌抵抗力，若下颏不能贴近前胸且有阻力时，提示为颈强直。在除外颈椎或颈部肌肉局部病变后，即可认为脑膜刺激征阳性。

2. **克尼格征（ Kernig sign ）**　受检者仰卧，一侧下肢屈髋、屈膝成直角，检查者用手抬高其小腿。正常人膝关节可伸达 135° 以上（图 3-8-13 ）。阳性表现为伸膝受限，并伴有疼痛和屈肌痉挛，有时还可引起对侧下肢屈曲。

3. **布鲁津斯基征（ Brudzinski sign ）**　受检者仰卧，双下肢伸直，检查者用左手托其枕部，右手按于其胸前，然后使头部被动前屈，若出现双髋与膝关节同时屈曲则为阳性（图 3-8-14 ）。

五、拉塞格征

拉塞格征（ Lasegue sign ）为神经根受刺激的表现。受检者仰卧，双下肢伸直，检查者抬高其一侧下肢。正常人伸直的下肢抬高可达 70° ，若抬高小于 30° 并出现股后肌群疼痛时为阳性。其常见于腰椎间盘突出症或腰骶神经根炎等所致的坐骨神经痛。

ER 3-8-7　病理反射检查
ER 3-8-8　脑膜刺激征检查

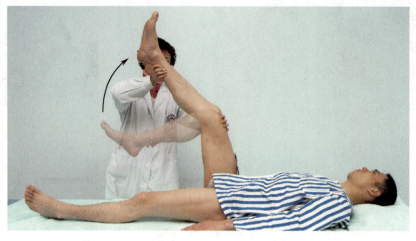

图 3-8-13　克尼格征

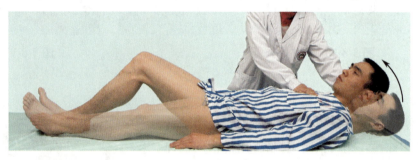

图 3-8-14　布鲁津斯基征

（杜庆伟）

第五节　自主神经功能

自主神经分为交感神经与副交感神经两个系统,主要功能是调节内脏、血管及腺体等活动,在大脑皮质及下丘脑的调节下,协调整个机体内、外环境的平衡。临床常用检查方法有以下几种。

1. 眼心反射　受检者仰卧,双目自然闭合,计数脉率。然后检查者用左手示指和中指分别置于左、右两侧眼球,逐渐加压一侧眼球,但不能使受检者感到疼痛,加压 20~30 秒后计数 1 分钟脉率,与加压前进行比较。正常人加压后每分钟脉搏减少 4~12 次。减少 12 次/min 以上者为阳性,提示副交感(迷走)神经兴奋性增高;加压后脉搏不减少反而增加者,提示交感神经功能亢进。必须指出,操作时不可同时压迫两侧眼球,以防发生心搏骤停。

2. 卧立位试验　先计数受检者卧位时脉率,然后迅速起立站直,再计数脉率。如由卧位到立位脉率增加 10~12 次/min 以上时为阳性,表示交感神经兴奋性增高。由立位到卧位,脉率减慢 10~12次/min 以上为阳性,提示迷走神经兴奋性增高。

3. 皮肤划痕试验　是通过观察局部毛细血管的舒缩反应来了解自主神经功能的检查法。

（1）**白色划纹征**:用钝头竹签轻而快地划过皮肤,经 8~12s 后,因血管收缩,出现白色划纹,正常时可持续 1~5 分钟即自行消失。如果超过 5 分钟为阳性,提示交感神经兴奋性增高。

（2）**红色划纹征**:用钝头竹签稍加压力划过皮肤,经 5~10s 后因血管扩张,局部出现红色划纹,正常人可持续 7~8 分钟。如果持续时间较长,而且基底逐渐增宽或皮肤隆起、水肿,提示副交感神经兴奋性增高或交感神经麻痹。

4. 竖毛反射　竖毛肌由交感神经支配。将冰块置于患者颈后或腋窝,数秒钟后可见竖毛肌收缩,毛囊处隆起如鸡皮。根据竖毛反射障碍的部位来判断交感神经功能障碍的范围。

5. 发汗试验 常用碘淀粉法,即以碘 1.5g,蓖麻油 10ml,与 95% 乙醇 100ml 混合成稀碘酊涂布于皮肤,干后再敷以淀粉。皮下注射毛果芸香碱 10mg,作用于交感神经节后纤维而引起出汗,出汗处淀粉变蓝色,无汗处皮肤颜色不变,可协助判断交感神经功能障碍的范围。

6. 瓦尔萨尔瓦(Valsalva)动作 患者深吸气后,在屏气状态下用力做呼气动作 10~15 秒。计算此期间最长心搏间期与最短心搏间期的比值,正常人大于或等于 1.4,如小于 1.4 则提示压力感受器功能不灵敏或其反射弧的传入纤维或传出纤维损害。

(杜庆伟)

第六节　神经系统常见疾病的主要症状和体征

一、面神经麻痹

面神经麻痹或称贝尔(Bell)麻痹是因茎乳孔内面神经非特异性炎症所致的周围性面神经麻痹。

【症状】

任何年龄均可发病,以 20~40 岁最为多见,男性略多,具有以下特点:绝大多数为一侧,双侧者甚少。通常急性起病,表现为口角歪斜、流涎、讲话漏风。吹口哨或爱笑时尤为明显。可于 48 小时内达到高峰。有的患者在起病前几天有同侧耳后、耳内乳突区或面部的轻度疼痛。

【体征】

可见患侧面部表情肌瘫痪。额纹消失、眼裂扩大、鼻唇沟变浅、口角下垂、口角歪向健侧。患侧不能做皱额、蹙眉、闭目、露齿、鼓气和吹口哨等动作。闭目时瘫痪侧眼球转向上外方,露出角膜下的白色巩膜,称贝尔(Bell)现象。当鼓气和吹口哨时,因患侧口唇不能闭合而漏气。当进食时,食物常滞留于患侧的齿颊间隙内,并常有涎自该侧淌下。

二、脑梗死

脑梗死(cerebral infarction)是指脑部血流循环障碍,缺血缺氧所致的局限性脑组织缺血性坏死或软化。脑梗死是脑血管病中最常见的一种类型,约占全部急性脑血管病的 70%。

【症状】

中老年患者多见,亚急性起病,病前有脑梗死的危险因素,如高血压、糖尿病、冠心病及血脂异常等。部分病例在发病前可有短暂性脑缺血发作。临床表现取决于梗死灶的大小和部位,主要表现为局灶性神经功能缺损的症状和体征,如偏瘫、偏身感觉障碍、失语、共济失调等,部分可有头痛、呕吐、昏迷等全脑症状。患者一般意识清楚,在发生基底动脉闭塞或大面积脑梗死时,病情严重意识障碍,甚至有脑疝形成,最终导致死亡。

【体征】

主要体征依据闭塞的责任血管而定。

1. 颈内动脉 病变同侧单眼暂时失明,同侧霍纳征(Horner sign),即病变侧瞳孔缩小,眼睑下垂,眼裂变小,眼球轻度内陷,颜面少汗或无汗;病变对侧肢体有不同程度的瘫痪或感觉障碍,优势半球损害可有失语。

2. 大脑前动脉 皮质支闭塞表现为病变对侧下肢运动及感觉障碍,同时伴有小便功能障碍,面部和上肢少有受累;深支闭塞出现病变对侧中枢性面、舌和上肢瘫痪。其亦可出现淡漠、欣快等精神症状。

3. 大脑中动脉 皮质支闭塞表现为病变对侧偏瘫及感觉障碍,以面部和上肢为主;深支闭塞出现病变对侧上下肢程度一致的偏瘫;主干闭塞出现病变对侧偏瘫,偏身感觉障碍和偏盲(三偏征)。若在优势半球,还有失语。

4. 椎基底动脉 基底动脉主干闭塞可出现四肢瘫痪、延髓麻痹、昏迷,常迅速死亡。若其主要分支小脑后下动脉闭塞,出现病变同侧霍纳征,同侧共济失调,同侧第Ⅸ、Ⅹ脑神经麻痹,交叉性感觉障碍(同侧面部及对侧半身痛、温觉减退);基底动脉个别分支闭塞,则出现与闭塞部位相应的交叉性瘫痪,构成不同的综合征。

三、重症肌无力

重症肌无力(myasthenia gravis,MG)是一种由乙酰胆碱受体(AChR)抗体介导、细胞免疫依赖、补体参与,累及神经-肌肉接头突触后膜,引起神经-肌肉接头传递障碍,出现骨骼肌收缩无力的获得性自身免疫性疾病。

【**症状**】

主要临床表现为骨骼肌无力、易疲劳,晨轻暮重,活动后加重,休息和应用胆碱酯酶抑制剂后症状明显缓解、减轻。

【**体征**】

最常见、最早出现的症状是眼外肌无力所致对称或非对称性上睑下垂和/或双眼复视,见于80%以上的重症肌无力患者;瞳孔大小与对光反射正常;咀嚼肌受累可致咀嚼困难;咽喉肌受累出现构音障碍、吞咽困难、鼻音、饮水呛咳及声音嘶哑等;颈肌以屈肌受累为著,出现头颈活动障碍、抬头困难或不能;肢体各组肌群均可出现肌无力症状,以近端为著;呼吸肌无力可致呼吸困难、无力,部分患者可出现肌无力危象,需行人工辅助呼吸。

| 临床实践 | 执助考点 | 练习题 |

本篇小结

检体诊断是每位临床医生和医学生必须掌握的基本功,也是评价和考核每一位临床医生基本技能的重要组成部分。学习了各器官系统的检查之后,学生应学会融会贯通,综合应用,面对临床病例能够从头到脚全面系统地、井然有序地进行全身体检。

(杜庆伟)

第四篇

实验诊断

学习目标

1. 掌握：血液一般检测、尿液一般检测、粪便一般检测、脑脊液检测、浆膜腔积液检测的基本内容及临床意义；出血与血栓疾病筛选实验的临床意义；肾小球和肾小管损伤的诊断指标及临床意义；急性和慢性肝损伤检验项目的选择和临床意义；钾、钠、氯、钙测定的临床意义，糖代谢、脂类代谢、心肌损伤标志物、内分泌紊乱检测的主要项目和临床意义；感染免疫、自身免疫、肿瘤标志物的筛查项目及临床意义；病原体检测的临床意义。

2. 熟悉：血细胞、尿有形成分的形态特征。

3. 了解：临床检验各标本采集要求及注意事项；检验结果的影响因素；临床检验常规检测仪器的工作原理和应用评价。

4. 具有合理选择项目、正确解释和应用结果的能力。具有实验诊断基本技术，如对血细胞形态、血细胞计数、尿液一般检测、粪便一般检测等能进行基本实验操作。

5. 能与患者及家属解释检验项目的必要性和重要性，正确讲述标本采集方法；能与检验人员进行专业沟通，正确解释检验结果；能将实验诊断的基本知识和技能应用于农村社区的健康检查、慢性病管理、疾病预防等卫生工作。

ER 4-0-1

掌握实验诊断
的重要性

第一章 | 概 论

ER 4-1-1　　　　ER 4-1-2

教学课件　　　思维导图

　　实验诊断学是运用细胞学、物理学、化学、免疫学、血液学、微生物学、寄生虫学、分子生物学等理论、技术与方法，对人体的血液、体液、分泌物、排泄物、组织细胞等标本进行检验，以获得反映机体功能状态、病理变化、病因等客观资料，为疾病诊断与鉴别诊断、病情判断、治疗方案选择、疗效监测、预后评估等提供客观依据的一门独立学科。实验诊断学是联系基础医学与临床医学的桥梁，属于临床基础课，是诊断学的主要教学内容之一。

　　目前临床实验室已基本实现了检验手段多样化、装备自动化、试剂商品化、标本微量化、方法标准化、流程信息化等，这有利于临床快速、准确进行疾病诊断与观察。床旁检验（point of care test，POCT）项目逐渐增多可帮助临床更便捷地进行疾病筛查。同时，循证医学也要求临床经济、合理选用诊疗项目，这需要学习实验诊断学时明确学习任务、重点、方法与目标，以便步入临床课程学习乃至临床实践时能尽快进入角色。

一、实验诊断学的主要内容

（一）临床血液学检测

　　红细胞、白细胞、血小板的数量及形态检验、溶血性贫血的实验诊断、骨髓细胞学检测、血型与输血检测。

（二）出血与血栓疾病检测

　　止血和凝血功能、抗凝和纤溶功能检验。

（三）排泄物、分泌物和体液检测

　　尿液、粪便、脑脊液、浆膜腔积液和痰液等排泄物、分泌物、体液的常规检测。

（四）临床常用生物化学检测

　　糖、蛋白质、脂类、激素、部分营养元素、电解质和酸碱平衡的检验，肝脏、肾脏、心肌及胰腺损伤的检验，内分泌功能的检验。

（五）临床常用免疫学检测

　　免疫功能评价、抗感染免疫指标检测、自身免疫病检测、肿瘤标志物检测等。

（六）临床常见病原学检测

　　标本采集与运送、常用病原学检验手段和临床应用、细菌耐药性检测、性传播疾病病原体检测。

二、实验诊断学的应用范围

（一）临床应用

　　实验诊断学为疾病诊断、鉴别诊断、辅助诊断、治疗方案选择、疗效观察、预后判断、复发监测等提供了科学依据。

（二）流行病预防

　　流行病学调查可及时发现传染病的传染源及各种致病因素，为防止疾病传播、制订预防或控制措施提供依据。

(三) 社会普查

对人群检测可了解社会群体的卫生状况及健康水平，及时发现遗传性疾病及潜在性疾病等，为制定卫生政策、预防疾病、保护环境及规划保健机构设置等提供依据。

(四) 健康咨询

实验诊断可为社会群体提供健康咨询服务，以促进身体健康、减少疾病、建立正确的生活方式。此外，其还可为计划生育、优生优育提供依据。

三、实验诊断的影响因素

实验诊断的质量保证受许多因素影响，包括实验前、实验中和实验后三个主要过程。

(一) 实验前因素

检验结果出错 60% 以上来自实验前。影响因素包括标本采集与处理、项目选择与医嘱、人种、民族、年龄、性别、月经周期与妊娠、精神状态、采血时间、运动、体位、饮食、饮酒和咖啡、吸烟、药物作用、居住地区和海拔等。

(二) 实验中因素

标本前处理、仪器、试剂、实验方法、质控物与标准品、人员素质、安全性、成本等。

(三) 实验后因素

检测结果的记录、检验报告的书写、计算机输入、与临床沟通等。

四、实验诊断学的常用参数

(一) 参考区间

医学检验的最终目的是判断受检标本正常与否，故每种检验项目都应有判断标准，即参考区间（reference interval）。参考区间是指由健康人群 95% 抽样（正态分布）测定值的范围。参考区间受年龄、性别、种族、地域、环境、遗传、饮食、活动、体位、习惯、职业等诸多因素的影响，也受标本采集、实验方法、仪器、试剂、技术人员素质等影响。因此各实验室应建立自己的参考区间。

(二) 医学决定水平

医学决定水平（medicine decision level, MDL）指临床上必须采取措施的检测水平，通过观察测定值是否高于或低于这些限值，以确定或排除某种疾病、对某些疾病分级或分类、预示将出现某些生理或病理变化、对预后做出估计等。以参考区间为基础，根据早期诊断、疗效观察、流行病学调查等检测的不同目的，确定不同的临界值。医学决定水平不同于参考区间，同一检测项目可有几个医学决定水平。如需进一步检查、采取治疗和急救措施、估计预后等不同的医学决定水平。

(三) 危急值

危急值（critical values）是医学决定水平的一种，是指某些检验结果异常超过一定界值，可能危及患者生命，医师必须紧急处理。危急值提示患者可能正处于生命危险的边缘状态，应给予及时、有效治疗就可能挽救患者生命。当结果为危急值时，必须及时排除技术和人为因素，立即与临床沟通。危急值的制订各医院不尽相同，需要临床科室与实验室根据病种差异商讨制订。

五、实验诊断学的临床应用与评价

根据循证医学要求，检验项目选择与应用应注意从疾病诊治需要出发，做到有的放矢，避免滥用和杜绝浪费，充分考虑实验诊断的针对性、有效性、经济性和及时性。目前检验项目逐渐增多，临床选择与应用检验项目时要充分考虑检验方法的灵敏度、特异度及准确度，避免出现误诊与漏诊现象。检验结果解释一定要紧密结合临床进行分析，才能做出合理结论。为更全面了解患者的功能状态，有时还应选择一些非特异性项目组合，以获得患者更多信息，为某些疾病的筛查、选择性用药及药物副作用评价提供重要信息。

六、实验诊断学的学习目标

通过学习与训练,应在以下几个方面得到加强。

(一)会看、会开检验项目

系统掌握检验项目临床意义以便看懂检验报告;培养科学临床思维,结合病例分析训练,能准确开出相关检验项目,提高分析及解决问题的能力及诊断水平。

(二)树立严格的质量意识

学习实验室检测前临床的决策依据、患者准备和标本采集,以及检验后对结果的分析,结合实验操作训练或观摩,深刻理解质量控制在检验中的重要意义。

(三)强化服务意识

提高综合分析临床资料的能力和诊断水平,借助病例讨论与训练,明确各种检验手段的正确运用与分析,合理使用卫生资源,树立以患者为中心、为提高人民健康水平与患者生活质量而学习的目标。

根据课程性质,充分利用基础知识、密切联系临床、做好阶段总结,培养医学生诊治临床常见疾病的能力。学会临床思维,合理运用实验诊断手段及结果,结合其他临床资料综合分析,更好地进行疾病诊断和防治工作。

(许建成)

第二章 | 临床血液学检测

ER 4-2-1 教学课件　ER 4-2-2 思维导图

血液由细胞成分(红细胞、白细胞和血小板)和血浆组成,临床上常根据血液成分的变化来诊断、协助诊断血液系统疾病及相关系统疾病。

第一节　血液一般检测

血液一般检测是对血液成分的一些基础指标进行测定和形态学描述的实验室检查,包括血液常规检测(blood routine test)、有形成分形态学观察等。

一、红细胞参数检测

红细胞参数检测项目主要包括红细胞计数(red blood cell count,RBC)、血红蛋白(hemoglobin,Hb)测定、血细胞比容(hematocrit,HCT)、红细胞平均体积(mean corpuscular volume,MCV)、红细胞平均血红蛋白量(mean corpuscular hemoglobin,MCH)、红细胞平均血红蛋白浓度(mean corpuscular hemoglobin concentration,MCHC)、红细胞体积分布宽度(red blood cell volume distribution width,RDW)等。

(一)红细胞计数和血红蛋白测定

RBC 和 Hb 测定是血液一般检测的基本检测项目。

【参考区间】

健康人群 RBC 和 Hb 参考区间如表 4-2-1 所示。

表 4-2-1　健康人群 RBC 和 Hb 参考区间

对象	RBC/(×10^{12}/L)	Hb/(g·L^{-1})
成年男性	4.3~5.8	130~175
成年女性	3.8~5.1	115~150
新生儿	6.0~7.0	170~200

【临床意义】

1. 生理变化

(1)增多:见于胎儿、新生儿、高原居民等。当剧烈运动或情绪激动时,RBC 和 Hb 可一过性增多。

(2)减少:见于 6 个月~2 岁婴儿、老年人及妊娠中后期等。

2. 病理性变化

(1)增多:指单位容积血液 RBC 及 Hb 高于参考区间上限。①相对性增多,因血浆容量减少,使红细胞容量相对增加。其常见于严重吐泻和大面积烧伤、大量出汗等。②绝对性增多,按病因可分为继发性和原发性增多两类。继发性红细胞增多症是血红细胞生成素增多所致,红细胞增多程度与缺氧程度成正比，见于阻塞性肺气肿、肺源性心脏病、发绀型先天性心脏病、异常血红蛋白病等。红细胞生成素非代偿性增加与某些肿瘤或肾脏疾病有关，如肾癌、肝细胞癌、卵巢癌、肾胚胎瘤、肾上腺皮质腺瘤、子宫肌瘤、肾盂积水及多囊肾等。原发性增多见于真性红细胞增多症。

（2）减少：指单位容积血液 RBC 及 Hb 低于参考区间下限，常称贫血（anemia）。根据病因和发病机制可将贫血分为红细胞生成减少、红细胞破坏增多、红细胞丢失过多。根据 Hb 减少程度可将贫血分为四级：①轻度贫血 Hb<参考区间下限；②中度贫血 Hb<90g/L；③重度贫血 Hb<60g/L；④极重度贫血 Hb≤30g/L。

（二）血细胞比容测定

HCT 是指血细胞在血液中所占容积的比值。

【参考区间】

男性 0.40~0.50L/L（40%~50%），女性 0.35~0.45L/L（37%~48%）。

【临床意义】

HCT 与红细胞的体积和数量有关。

1. 增高 见于：①血液浓缩，其引起的 HCT 常达 0.50 以上，可作为计算补液量的参考；②各种原因所致红细胞绝对性增多，真性红细胞增多症时，HCT 可达 0.60 以上。

2. 减低 见于各种贫血和血液稀释。HCT 减低程度与 RBC、Hb 值不完全一致，常将三者结合起来，计算红细胞三种平均值，用于贫血形态学分类。

（三）红细胞三种平均值

1. MCV 指每个红细胞的平均体积，以飞升（fl）为单位，$1L=10^{15}fl$。

2. MCH 指每个红细胞内血红蛋白平均含量，以皮克（pg）为单位，$1g=10^{12}pg$。

3. MCHC 指每升红细胞平均所含血红蛋白浓度，以 g/L 为单位。

[参考区间]

MCV、MCH、MCHC 参考区间如表 4-2-2 所示。

表 4-2-2　MCV、MCH、MCHC 参考区间

人群	MCV/fl	MCH/pg	MCHC/($g \cdot L^{-1}$)
成人	80~100	27~34	320~360
新生儿	86~120	27~36	250~370

[临床意义]

三种平均值主要用于贫血的形态学分类（表 4-2-3）。

表 4-2-3　贫血形态学分类及病因

贫血类型	MCV/fl	MCH/pg	MCHC/($g \cdot L^{-1}$)	病因
正常细胞性贫血	80~100	27~34	320~360	再生障碍性贫血（AA）、急性失血性贫血、多数溶血性贫血、白血病等
大细胞性贫血	>100	>34	320~360	巨幼细胞贫血（MA）、恶性贫血
单纯小细胞性贫血	<80	<27	320~360	慢性感染、炎症、肝病、尿毒症、恶性肿瘤、风湿性疾病等所致贫血
小细胞低色素性贫血	<80	<27	<320	缺铁性贫血（IDA）、铁利用不良性贫血、慢性失血性贫血

（四）红细胞体积分布宽度

反映外周血红细胞体积大小异质性的参数，常用变异系数（CV）表示。RDW 对贫血诊断有重

要意义。

【参考区间】

RDW-CV：11.5%~14.5%。

【临床意义】

1. 用于缺铁性贫血（iron deficiency anemia，IDA）的筛选诊断和疗效观察 95%的IDA患者RDW值增大，且早于其他参数（如MCV、MCH），但无特异性；铁剂治疗有效时RDW值进一步增大，呈一过性，随后降至正常。

2. 鉴别诊断小细胞低色素性贫血 IDA患者RDW值增大；轻型β-珠蛋白生成障碍性贫血RDW值正常。

3. 用于贫血形态学分类（MCV/RDW分类法） 对贫血病因分析及鉴别，此分类法比三种平均值分类法更有临床意义（表4-2-4）。

表4-2-4 贫血的MCV/RDW分类法

MCV	RDW	分类	常见疾病
减低	正常	小细胞均一性贫血	珠蛋白生成障碍性贫血、球形红细胞增多症等
	增大	小细胞非均一性贫血	IDA
正常	正常	正细胞均一性贫血	急性失血性贫血
	增大	正细胞非均一性贫血	AA、阵发性睡眠性血红蛋白尿症（PNH）、葡萄糖-6-磷酸脱氢酶缺乏症（G6PD）等
增大	正常	大细胞均一性贫血	部分AA
	增大	大细胞非均一性贫血	MA、骨髓增生异常综合征（MDS）

注：IDA. 缺铁性贫血（iron deficiency anemia）；AA. 再生障碍性贫血（aplastic anemia）；PNH. 阵发性睡眠性血红蛋白尿症（paro-xysmal nocturnal hemoglobinuria）；G6PD. 葡萄糖-6-磷酸脱氢酶缺乏症（glucose-6-phosphate dehydrogenase deficiency）；MA. 巨幼细胞贫血（megaloblastic anemia）；MDS. 骨髓增生异常综合征（myelodysplastic syndrome）。

二、白细胞参数检测

白细胞参数主要包括白细胞计数（white blood cells count，WBC）和白细胞分类计数，外周血白细胞分为三类五种，即粒细胞（granulocyte，GRAN）、淋巴细胞（lymphocyte，L）、单核细胞（monocyte，M）三大类，其中粒细胞又分为中性粒细胞（neutrophil，N）[包括中性杆状核粒细胞（neutrophilic stab granulocyte，Nst）和中性分叶核粒细胞（neutrophilic segmented granulocyte，Nsg）]、嗜酸性粒细胞（eosinophil，E）、嗜碱性粒细胞（basophil，B）三种。

ER 4-2-3
临床实践

（一）白细胞计数

【参考区间】

成人：$(3.5~9.5)\times10^9/L$；新生儿：$(15~20)\times10^9/L$。

【临床意义】

WBC高于参考区间上限称为白细胞增多，低于参考区间下限称为白细胞减少。白细胞总数变化主要受中性粒细胞数量影响，淋巴细胞数量较大改变也会引起白细胞总数变化。

（二）白细胞分类计数

【参考区间】

成人白细胞分类计数参考区间如表4-2-5所示。

【临床意义】

各种白细胞数量变化的临床意义如下。

表 4-2-5　中国成人白细胞分类计数参考区间

细胞类型	百分比/%	绝对值/（×10^9/L）
中性粒细胞（N）	40~75	1.8~6.3
淋巴细胞（L）	20~50	1.1~3.2
单核细胞（M）	3.0~10.0	0.1~0.6
嗜酸性粒细胞（E）	0.4~8.0	0.02~0.52
嗜碱性粒细胞（B）	0~1	0~0.06

1. 白细胞总数与中性粒细胞　外周血白细胞以中性粒细胞为主。中性粒细胞具有趋化、变形、黏附、吞噬和杀菌功能，在机体防御和抵抗病原体侵袭中起重要作用。

（1）生理变化：外周血白细胞值有年龄和个体差异，新生儿~2 岁幼儿较成人高。午后较清晨高。妊娠中晚期及分娩、剧烈运动、饱餐、高温、严寒等均可致暂时性增多。

（2）增多：WBC 高于参考区间上限为白细胞增多。中性粒细胞增多常见于以下情况。

1）急性感染或化脓性炎症：为中性粒细胞增多最常见原因。当感染局限或轻微时，WBC 可正常，中性粒细胞增多；当中度感染时，WBC 高于参考区间上限；当严重感染时 WBC 常高于 $20×10^9$/L。

2）急性中毒：化学药物中毒（催眠药、有机磷杀虫药）、生物毒素（昆虫毒、蛇毒、毒蕈）、代谢性中毒（糖尿病酮症酸中毒、尿毒症）等 WBC 可增多，均以中性粒细胞增多为主。

3）急性大出血：WBC 在 1~2 小时内迅速上升，常达 $20×10^9$/L，以中性粒细胞增多为主。与外出血者相比，内出血者 WBC 增多更显著，可作为早期诊断内出血的参考指标。

4）严重组织损伤或急性溶血：严重外伤、烧伤、大手术和急性心肌梗死等在 12~36 小时内，WBC 常增多，以中性粒细胞增多为主。急性溶血 WBC 增多，以中性粒细胞增多为主。

5）白血病及恶性肿瘤：急性及慢性粒细胞白血病，骨髓增殖性疾病 WBC 异常增多；恶性肿瘤晚期，特别是消化道肿瘤如肝癌、胃癌等，WBC 增多。

（3）减少：WBC 低于参考区间下限为白细胞减少。中性粒细胞减少是指中性粒细胞绝对值低于参考区间下限。中性粒细胞<$0.5×10^9$/L 时称为粒细胞缺乏症，患者感染风险极大。中性粒细胞减少常见于以下情况。

1）感染：某些病毒性感染是常见原因，如流行性感冒、病毒性肝炎、传染性单核细胞增多症等。某些革兰氏阴性菌感染，如伤寒、副伤寒等。某些原虫感染，如疟疾、黑热病等。

2）血液系统疾病：如再生障碍性贫血（AA）、巨幼细胞贫血（MA）、类白血病、骨髓增生异常综合征（MDS）、骨髓转移癌等，常同时伴红细胞和/或血小板减少。

3）理化损伤：是引起白细胞减少的常见原因。药物，如抗肿瘤药和免疫抑制剂、降糖药、氯霉素等；化学物质，如苯、铅、汞等中毒；放射线损伤，放射物质可直接损害造血干细胞和骨髓微环境。

4）单核巨噬细胞系统功能亢进：如脾功能亢进、门脉性肝硬化、淋巴瘤等疾病。

5）免疫性破坏增加：药物所致变态反应性粒细胞缺乏最常见，也可见于自身免疫病。

2. 嗜酸性粒细胞

（1）增多：指外周血嗜酸性粒细胞绝对值高于参考区间上限。其见于：①寄生虫病，尤其是引起组织损伤的线虫、吸虫、绦虫等寄生虫感染；②变态反应性疾病，如药物过敏、荨麻疹、食物过敏等；③皮肤病，如湿疹、剥脱性皮炎、天疱疮、银屑病等；④急性传染病，血嗜酸性粒细胞一般减少，但猩红热例外；⑤血液病和恶性肿瘤，如慢性粒细胞白血病、恶性淋巴瘤等。

（2）减少：指外周血嗜酸性粒细胞绝对值低于参考区间下限。其见于：①急性传染病早期、大手术及烧伤等应激状态，糖皮质激素分泌增多使嗜酸性粒细胞减少；②长期使用肾上腺糖皮质激素后。

3. 嗜碱性粒细胞

(1)增多:病理性增多指外周血嗜碱性粒细胞绝对值高于参考区间上限。其见于:①变态反应性疾病,如荨麻疹;②慢性粒细胞白血病,与类白血病鉴别,前者增多,后者正常;③恶性肿瘤特别是转移癌。

(2)减少:嗜碱性粒细胞减少一般无临床意义。

4. 单核细胞

(1)增多:病理性增多指外周血单核细胞绝对值高于参考区间上限。其见于:①感染性疾病,如结核、感染性心内膜炎、带状疱疹病毒感染、疟疾、黑热病等;②血液病,如急性单核细胞白血病、淋巴瘤、恶性组织细胞病等;③结缔组织病,如系统性红斑狼疮(SLE)、类风湿关节炎、多发性肌炎等;④急性感染恢复期等。

(2)减少:单核细胞减少一般无临床意义。

5. 淋巴细胞

(1)增多:婴儿出生4~6天,外周血中性粒细胞与淋巴细胞各占50%,2~3岁时淋巴细胞可达70%左右,4~5岁淋巴细胞与中性粒细胞再次各占50%,随后二者比例逐渐与成人接近。这种淋巴细胞增高可持续到6~7岁。应注意病理红细胞和血小板聚集因素造成的淋巴细胞假性增多。①原发性淋巴细胞增多症多为造血系统或淋巴系统某种内在缺陷导致淋巴细胞恶性增生,如急性和慢性淋巴细胞白血病、恶性淋巴瘤等。②反应性淋巴细胞增多症为继发于感染、中毒、细胞因子或未知因素产生的生理性或病理反应导致,如传染性单核细胞增多症、百日咳鲍特菌感染、应激性淋巴细胞增多症(如外伤、手术、心肌梗死、急性心力衰竭、镰状细胞危象或癫痫持续状态等)、超敏反应(如昆虫叮咬、药物不良反应)、持续性淋巴细胞增多症等。

(2)减少:①遗传性病因,如先天性免疫缺陷性疾病、基因多形性等引起的淋巴细胞减少。②获得性病因,如AA、感染性疾病(艾滋病、结核、麻疹等)、医源性(放疗、细胞毒性化疗、糖皮质激素、抗淋巴细胞球蛋白等)、系统性自身免疫病等。③特发性$CD4^+T$细胞减少症。

三、血小板参数检测

血小板参数包括血小板计数(platelet count,PLT)、血小板平均容积(mean platelet volume,MPV)、血小板体积分布宽度(platelet distribution width,PDW)等,是诊断止血和凝血障碍的重要指标。

(一)血小板计数

PLT可辅助诊断出血性疾病、了解骨髓增生情况、术前准备等。

【参考区间】

血小板计数:$(125\sim350)\times10^9/L$。

【临床意义】

1. 生理变化 午后比清晨略高,进食和剧烈活动后增多;冬季高于夏季;静脉血高于末梢血;新生儿较低,出生3个月后达成人水平;月经前可稍减低;妊娠中后期增高,分娩后1~2天降至正常。

2. 病理变化

(1)增多:可增加血液黏滞性,其见于:①原发性增多,如骨髓增殖性肿瘤,如慢性粒细胞白血病早期、真性红细胞增多症、原发性血小板增多症、原发性骨髓纤维化前期等。②反应性增多,一般不超过$500\times10^9/L$,如急性感染、急性出血、溶血性贫血等疾病。

(2)减少:其见于:①血小板生成减少,如急性白血病、AA、化学品及药物的毒性作用等;②血小板破坏过多和消耗亢进,如上呼吸道感染、免疫性血小板减少症(ITP)、自身免疫病、弥散性血管内凝血(DIC)等;③血小板分布异常,如脾大、血液被稀释等。

（二）血小板平均容积

血小板平均容积即每个血小板的平均体积，为血细胞分析仪的计算值。

【参考区间】

血小板平均容积：7~11fl。

【临床意义】

分析 MPV 应结合 PLT 的变化。

1. 增多 其见于：①血小板破坏增加而骨髓代偿功能良好者；②造血功能抑制解除后，MPV 增加是造血功能恢复的首要表现。

2. 减少 其见于：①骨髓造血功能不良，血小板生成减少；②半数白血病患者 MPV 减低；③MPV 随 PLT 持续下降，是骨髓造血功能衰竭的指标之一。

（三）血小板体积分布宽度

PDW 反映血小板体积大小离散度，用单个血小板体积大小的 CV 表示。

【参考区间】

血小板体积分布宽度：15%~17%。

【临床意义】

1. 增多 反映血小板大小悬殊，见于急性髓系白血病、MA、慢性粒细胞白血病、脾切除、巨大血小板综合征、血栓性疾病等。

2. 减少 反映血小板均一性高，见于反应性血小板增多症等。

四、血细胞形态检查

（一）红细胞形态检查

红细胞的正常及异常形态如图 4-2-1、图 4-2-2 所示。

1. 红细胞正常形态 呈双凹圆盘形，在血涂片中为圆形，直径 6~9μm，平均 7.5μm。红细胞厚度边缘部约 2μm，中央约 1μm，染色后四周呈浅橘红色，而中央呈淡染区。

2. 红细胞异常形态

(1)大小异常

1）小红细胞（microcyte）：直径小于 6μm。其常见于低色素性贫血，如 IDA。细胞体积变小，中央淡染区扩大。球形红细胞直径也小于 6μm，但其厚度增加，血红蛋白充盈好，细胞着色深，中央淡染区消失。

2）大红细胞（macrocyte）：直径大于 10μm。其常见于溶血性贫血、急性失血性贫血、MA。

3）巨红细胞（megalocyte）：直径大于 15μm。其常见于叶酸和/或维生素 B_{12} 缺乏所致的 MA。巨红细胞常呈椭圆形，内含血红蛋白量高，中央淡染区常消失。

4）红细胞大小不均（anisocytosis）：红细胞大小悬殊，直径可相差一倍以上。这种现象见于病理造血，反映骨髓红细胞系增生明显旺盛。增生性贫血如 IDA、部分类型溶血性贫血、慢性失血性贫血等，当贫血达中度以上时，可见某种程度的红细胞大小不均。MA 红细胞大小不等尤为明显。

(2)形态异常

1）球形红细胞（spherocyte）：直径小于 6μm，厚度大于 2.9μm。细胞体积小，圆球形，表面积与体积比下降，染色后着色深，中央淡染区消失，主要见于遗传性球形红细胞增多症。自身免疫性溶血性贫血（autoimmune hemolytic anemia，AIHA）、红细胞酶缺陷的溶血性贫血也可见到少量球形红细胞。

2）椭圆形红细胞（elliptocyte，ovalocyte）：呈卵圆形或两端钝圆的长柱状。血涂片约有 1% 椭圆形红细胞属正常现象。遗传性椭圆形红细胞增多症严重贫血时椭圆形红细胞可达 15% 以上。MA 也可见少量椭圆形红细胞。

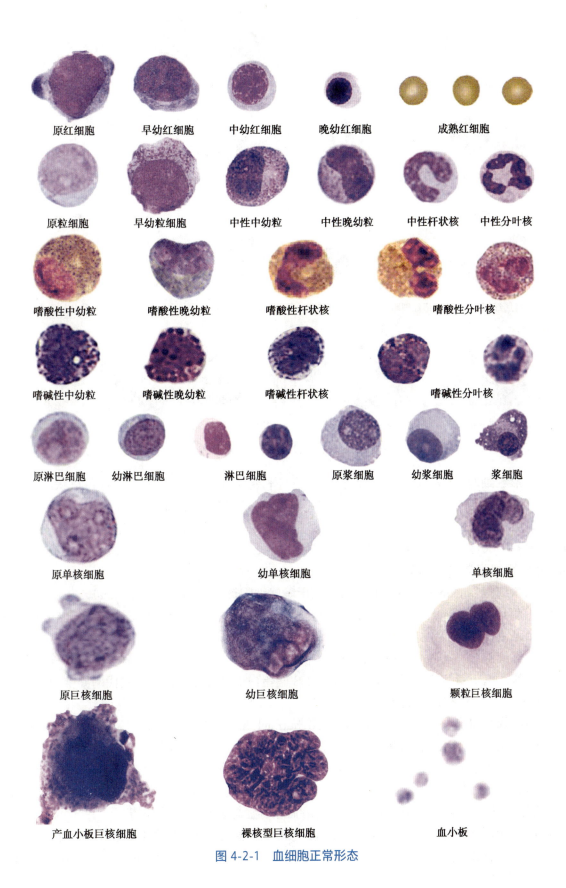

图 4-2-1 血细胞正常形态

原红细胞　早幼红细胞　中幼红细胞　晚幼红细胞　成熟红细胞

原粒细胞　早幼粒细胞　中性中幼粒　中性晚幼粒　中性杆状核　中性分叶核

嗜酸性中幼粒　嗜酸性晚幼粒　嗜酸性杆状核　嗜酸性分叶核

嗜碱性中幼粒　嗜碱性晚幼粒　嗜碱性杆状核　嗜碱性分叶核

原淋巴细胞　幼淋巴细胞　淋巴细胞　原浆细胞　幼浆细胞　浆细胞

原单核细胞　幼单核细胞　单核细胞

原巨核细胞　幼巨核细胞　颗粒巨核细胞

产血小板巨核细胞　裸核型巨核细胞　血小板

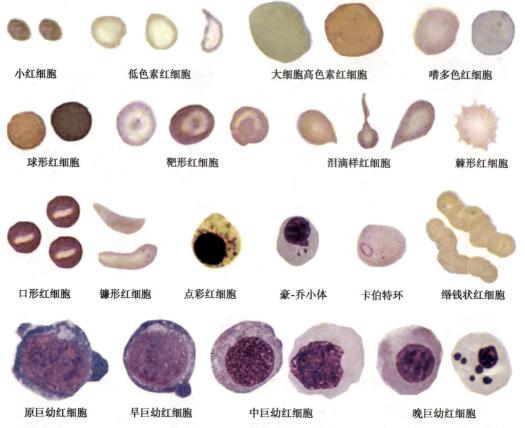

小红细胞　　低色素红细胞　　大细胞高色素红细胞　　嗜多色红细胞

球形红细胞　　靶形红细胞　　泪滴样红细胞　　棘形红细胞

口形红细胞　　镰形红细胞　　点彩红细胞　　豪-乔小体　　卡伯特环　　缗钱状红细胞

原巨幼红细胞　　早巨幼红细胞　　中巨幼红细胞　　晚巨幼红细胞

图 4-2-2　红细胞常见异常形态

3）口形红细胞（stomatocyte）：中央淡染区呈扁平裂缝状，像微张口的嘴形或鱼口状。健康人偶见，DIC 及酒精中毒可见少量，遗传性口形红细胞增多症时口形红细胞可高达 10% 以上。

4）靶细胞（target cell）：中央淡染区扩大，中心部位因血红蛋白存留而深染，形状似射击之靶。有的靶细胞中央深染区像从红细胞边缘延伸出的半岛状或柄状。珠蛋白生成障碍性贫血、异常血红蛋白病，靶细胞常占 20% 以上。

5）镰状细胞（sickle cell）：形如镰刀状，见于镰状细胞贫血（sickle cell anemia）。

6）泪滴形细胞（dacryocyte，teardrop cell）：呈泪滴状或手镜状，见于骨髓纤维化，也可见于珠蛋白生成障碍性贫血、溶血性贫血等。

7）棘红细胞（acanthocyte）或刺突细胞（spur cell）：膜外呈长短不一、间隔分布不匀称的棘形、刺状突起。其常见于棘红细胞增多症（先天性无 β 脂蛋白血症），也可见于脂质代谢异常、脂肪吸收不良、脾切除后、色素性视网膜炎等。

8）钝齿状红细胞（echinocyte，crenated cell，burr cell）：膜外呈短而间隔均匀的钝锯齿状突起。其常见于肝病、尿毒症、丙酮酸激酶缺乏症、消化性溃疡、胃癌、肝素治疗等。

9）破碎红细胞（schistocyteschistocyte，schizocyte）：为红细胞碎裂产生的碎片，形态呈非规律性改变，如梨形、新月形、长圆形、哑铃形、逗点形、角形、盔形等。其常见于微血管病性溶血性贫血、心脏瓣膜溶血、DIC、血栓性血小板减少性紫癜、溶血尿毒症综合征及严重烧伤。

10）红细胞缗钱状排列（rouleaux formation）：红细胞连在一起呈串条状，称缗钱状排列。其常见于多发性骨髓瘤、巨球蛋白血症。输液中存在减低红细胞表面负电荷的低分子量药物也可引起红细胞缗钱状排列。

11）红细胞形态不整（poikilocytosis）：也称异形红细胞增多，指外观和形状变异的红细胞增多，见于与红细胞形态改变有关的贫血。

（3）着色异常

1）低色素性（hypochromic）：瑞特-吉姆萨染色（Wright-Giemsa stain）后红细胞染色过浅，中央淡染区扩大，提示血红蛋白含量明显减少。其常见于 IDA、珠蛋白生成障碍性贫血、铁粒幼细胞贫血，也可见于某些血红蛋白病。

2）高色素性（hyperchromic）：瑞特-吉姆萨染色后红细胞着色深，中央淡染区消失，提示平均血红蛋白含量增高。其常见于 MA。

3）嗜多色性（polychromatic）：瑞特-吉姆萨染色后红细胞呈淡灰蓝或灰红色，为刚脱去细胞核的网织红细胞，体积较正常红细胞稍大，称嗜多色性红细胞或多染性红细胞。健康人外周血中约占1%。反映骨髓造血功能活跃、红细胞系增生旺盛、红细胞释放量增加。其常见于增生性贫血，尤以溶血性贫血最多见。

（4）**结构异常**：指瑞特-吉姆萨染色后红细胞内存在特殊有形成分或结构。

1）嗜碱性点彩（basophilic stippling）：红细胞内含有细小蓝色点状物质，有时与嗜多色性并存，可见于骨髓增生旺盛的贫血，如 MA 等。铅中毒时出现嗜碱性点彩的量增多并呈粗颗粒状点彩，可用于铅中毒筛查。

2）豪-乔小体（Howell-Jolly body）：红细胞内含有圆形紫红色小体，直径为 1~2μm，1 个或数个，是核碎裂残余物或染色质断裂、丢失，亦可出现于晚幼红细胞中。其常见于溶血性贫血、MA、纯红白血病及其他增生性贫血。

3）卡伯特环（Cabot ring）：成熟红细胞内出现一条细淡紫红色线状体，呈环形或"8"字形，可能是纺锤体残余物。其常见于溶血性贫血、MA、铅中毒及白血病等。

4）有核红细胞（nucleated erythrocyte）：新生儿血涂片中可见有核红细胞，成人若出现属病理现象，提示红细胞需求量、释放量明显增加或血髓屏障破坏。其常见于各种溶血性贫血、白血病、骨髓纤维化、骨髓转移癌。

（二）白细胞形态检查

1.外周血正常白细胞形态（图 4-2-1）

（1）**中性粒细胞**：圆形，直径 10~15μm。胞质丰富，有许多细小均匀、散在分布染紫红色的嗜中性颗粒。核染色质粗糙不均，排列成小块状，染深紫红色。根据细胞核的形态可分为：①中性杆状核粒细胞，即核径最狭窄处大于最宽处的 1/3，常呈马蹄形等，为不完全成熟细胞；②中性分叶核粒细胞，即核径最狭窄处小于最宽处的 1/3，常分 2~4 叶，各叶的大小形状、排列不同。

（2）**嗜酸性粒细胞**：圆形，直径 13~15μm。胞质内充满粗大、整齐、均匀紧密排列的橘黄色或橙红色嗜酸性颗粒。胞核多为两叶，眼镜状，深紫色。

（3）**嗜碱性粒细胞**：圆形，直径 10~12μm。胞质内有少量粗大但大小不均、排布不规则的黑蓝色嗜碱性颗粒，常覆盖于胞核面上。胞核多为 2~3 叶，被颗粒遮盖使分叶形状模糊。

（4）**淋巴细胞**：分为大淋巴细胞与小淋巴细胞，前者直径在 10~15μm，占 10%；后者直径为6~10μm，占 90%。胞体呈圆形或椭圆形。大淋巴细胞胞质丰富，为蔚蓝色，小淋巴细胞胞质很少，为深蓝色。胞核均呈圆形或椭圆形，偶见凹陷，为深紫色，染色质聚集成块状。

（5）**单核细胞**：胞体大，直径 14~20μm，圆形或不规则形。其胞质较多，为淡蓝色或灰蓝色，内含较多细小、灰尘样紫红色颗粒。其胞核大，核形不规则，呈肾形、马蹄形等，常折叠扭曲，为淡紫红色，染色质细致、疏松如网状。

2.外周血异常白细胞形态（图 4-2-3）

（1）**中性粒细胞形态异常**

1）中性粒细胞中毒性改变：①大小不均，见于病程较长的化脓性炎症或慢性感染；②中毒颗粒，胞质出现粗大，大小不等，分布不均，深红色或紫黑色中性颗粒，称为中毒颗粒，见于各种化脓性感

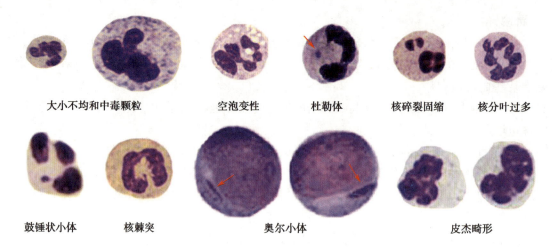

大小不均和中毒颗粒　　　　　空泡变性　　　　　杜勒体　　　　核碎裂固缩　　　　核分叶过多

鼓锤状小体　　　　　核棘突　　　　　　　　奥尔小体　　　　　　　　皮杰畸形

图 4-2-3　白细胞常见异常形态

箭头所示为杜勒体或奥尔（Auer）小体。

染、败血症、恶性肿瘤、中毒、严重传染病、大面积烧伤等；③空泡变性，胞质或胞核内出现一个或数个大小不等空泡，见于严重感染，特别是败血症时，可能是由细胞受损后胞质发生脂肪变性所致；④杜勒小体（Döhle body），胞质因毒性变化出现局部发育不良而保留的嗜碱性区域，圆形或梨形，瑞特-吉姆萨染色呈天蓝色或蓝黑色小体，直径为 1~2μm，显示胞核与胞质发育不平衡，也可见于单核细胞中。其为感染严重的标志，可与中毒颗粒伴随出现。

2）巨多分叶核中性粒细胞：胞体较大，直径达 16~25μm，核分叶过多，常超过 5 叶，核染色质疏松。多见于 MA 或应用抗代谢药治疗后。

3）与遗传有关的中性粒细胞形态异常：可见于 Pelger-Huët 畸形、Chediak-Higashi 畸形、奥-赖（Alder-Reilly）畸形、梅-黑（May-Hegglin）畸形。

（2）中性粒细胞的核象变化：核象变化指外周血中性粒细胞核的分叶状况，反映粒细胞的成熟程度。在病理情况下，中性粒细胞的核象变化有两种（图 4-2-4）。

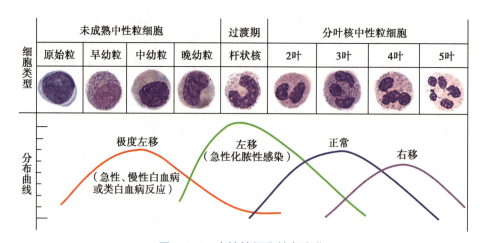

图 4-2-4　中性粒细胞核象变化

1）核左移：指外周血杆状核或杆状核以上的幼稚粒细胞增多，超过 5%。①再生性左移，核左移伴 WBC 增多，反映机体反应性强，骨髓造血功能旺盛。其常见于感染，如急性化脓性感染、急性中毒、急性溶血、失血、类白血病反应等，白血病也可引起核左移，与细胞分化、成熟紊乱有关。②退化性左移，核左移伴 WBC 减少或正常，反映机体反应低下，骨髓造血功能减退或粒细胞成熟障碍，见于 AA、粒细胞减少症、败血症、伤寒等。

2）核右移：指外周血中性粒细胞细胞核出现分 5 叶核或以上分叶，超过 3%。常伴 WBC 减少，反映造血功能衰退或造血物质缺乏。其常见于 MA、恶性贫血、应用抗代谢药等。炎症恢复期出现一过性核右移为正常现象。病程进展期突然出现核右移提示预后不良。

（3）**异型淋巴细胞**（atypical lymphocyte）（图 4-2-5）：当一些病原体（主要是病毒）感染机体时，淋巴细胞被激活变成活化的淋巴细胞，外周血可见到与常规形态相比有变异的不典型淋巴细胞，称为异型淋巴细胞，主要是 $CD8^+$ T 淋巴细胞。根据细胞形态学特点将其分为 I 型（泡沫型）、II 型（不规则型）、III 型（幼稚型）。

  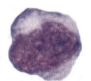

I 型　浆细胞型　　　　　　II 型　单核细胞型　　　　　　III 型　幼稚细胞型

图 4-2-5　异型淋巴细胞

（三）血小板形态检查

血小板是骨髓中成熟巨核细胞脱落下来的小块胞质。正常血小板为圆形、椭圆形或不规则形，直径 2~4μm。胞质淡蓝色或淡红色，中央含细小的嗜天青颗粒。血小板常见异常形态如图 4-2-6 所示。

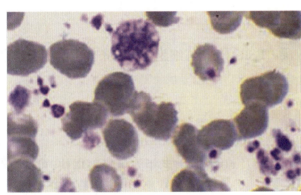 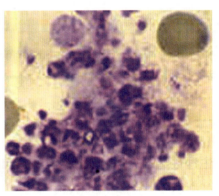

大小不一、巨大血小板　　　　　　　　　　聚集的血小板

图 4-2-6　血小板常见形态异常

血小板形态变化的意义如下。

1. **大小的变化**　血小板明显大小不均，巨大的血小板直径可以大至 20~50μm，主要见于 ITP、急性及慢性髓系白血病、某些反应性骨髓增生旺盛的疾病。

2. **形态的变化**　正常人血小板为成熟型，也可看到少量形态不规则或畸形血小板，但所占比值一般少于 2%。颗粒过多、过少的血小板一般比值不超过 7%。异常血小板的比值超过 10% 具有临床意义。正常幼稚型增多见于急性失血后，病理性幼稚型增多见于原发性和反应性血小板疾病。当骨髓巨核细胞增生旺盛时，尤其是 ITP 出现血小板减少危象和粒细胞白血病时，可以见到大量蓝色巨大血小板。

3. **血小板分布情况**　功能正常的血小板在外周血涂片上常可聚集成团或成簇。原发性血小板增多症，血小板聚集成团、成片可以占满整个油镜视野。当 AA 时，血小板明显减少。血小板无力症则不出现聚集成堆的血小板。

五、网织红细胞参数检查

网织红细胞（reticulocyte，Ret）是介于晚幼红到成熟红细胞之间未完全成熟的红细胞。由于胞质中尚残存有多少不等的核糖体、核糖核酸等嗜碱性物质，用新亚甲蓝或煌焦油蓝活体染色后，呈蓝绿色网点状结构，故称 Ret，Ret 较成熟红细胞稍大，直径 $8 \sim 9.5 \mu m$。

Ret 参数包括：①Ret 百分比，该值是评价骨髓红系造血功能的最简单方法；②Ret 绝对值，该值比 Ret 百分比能更准确反映骨髓造血的实际情况。

【参考区间】

百分比：成人 0.005~0.015（百分数为 0.5%~1.5%）。

儿童：0.05~0.015（百分位数为 0.5%~1.5%）。

新生儿：0.03~0.06（百分位数为 3%~6%）。

绝对值：$(24 \sim 84) \times 10^9/L$。

【临床意义】

Ret 计数是反映骨髓造血功能灵敏的指标，对贫血的诊断、鉴别诊断及疗效观察等具有重要意义。

1. 增多 反映骨髓红细胞系增生旺盛，常见于溶血性贫血、急性失血、IDA、MA 及某些贫血患者治疗后。

2. 减少 反映骨髓造血功能减低，常见于 AA，骨髓病性贫血骨髓中异常细胞大量浸润，使红细胞增生受到抑制，Ret 也减少。

六、红细胞沉降率检查

红细胞沉降率（erythrocyte sedimentation rate，ESR），是指红细胞在一定条件下沉降的速率。

【参考区间】

男：0~15mm/h（第一小时末）；

女：0~20mm/h（第一小时末）。

【临床意义】

1. 生理性增快 月经期、妊娠 3 个月以上女性及 60 岁以上老年人可轻度增快，可能与生理性贫血或纤维蛋白原含量增加有关。

2. 病理性增快 ①各种炎症性疾病：急性炎症时由于血液 α_2 巨球蛋白、C 反应蛋白、纤维蛋白原和免疫球蛋白等增加，促进红细胞聚集，使 ESR 增快；慢性炎症如结核、风湿热等因纤维蛋白原和免疫球蛋白增加，活动期 ESR 增快，而病情好转或静止期 ESR 则减慢或正常，故动态观察 ESR 变化，有助于病情监控和预后判断。②组织损伤或坏死：如大手术、创伤、心肌梗死等。③恶性肿瘤：肿瘤组织坏死、继发感染及贫血等使 ESR 增快。④球蛋白增高的疾病：如 SLE、多发性骨髓瘤、巨球蛋白血症、黑热病、亚急性感染性心内膜炎、慢性肾炎等。⑤其他：如贫血、高胆固醇血症等。

（樊　华，潘　颖）

第二节　血液特殊检测

一、溶血性贫血的实验室检查

溶血性贫血（hemolytic anemia，HA）指各种原因导致红细胞寿命缩短、破坏增多，而骨髓造血功能无法代偿而发生的一类贫血。红细胞在血管内被破坏者为血管内溶血，在血管外单核巨噬细胞系统丰富的组织中被破坏者为血管外溶血。临床上按病因和发病机制可分为两大类，即红细胞内在缺陷所致和红细胞外部因素所致的溶血性贫血。前者多为遗传疾病，如遗传性球形红细胞增多症等，但也有获得性疾病，如 PNH。细胞外部因素所致溶血性贫血均为获得性疾病。除 RBC、Hb、Ret、外周血红细胞形态等贫血的一般实验室检查外，HA 实验室检查可分为三个方面：①红细胞破坏增加的检查；②红系代偿性增生的检查；③针对红细胞自身缺陷和外部异常的检查。前两者属于 HA 筛查试验，用于确定是否存在溶血及溶血部位。后者为 HA 特殊检查，用于确定病因和鉴别诊断。

（一）溶血性贫血的筛查

1. 血浆游离血红蛋白测定

[参考区间]

<50mg/L。

[临床意义]

血管内溶血时血浆游离血红蛋白明显增高，而血管外溶血时血浆游离血红蛋白不增高。AIHA、珠蛋白生成障碍性贫血可轻度增高。

2. 血清结合珠蛋白测定

[参考区间]

0.7~1.5g/L。

[临床意义]

各种溶血血清结合珠蛋白均有减低，血管内溶血减低显著。肝脏疾病、传染性单核细胞增多症、先天性无结合珠蛋白血症等也可减低或消失。感染、创伤、恶性肿瘤、SLE、糖皮质激素治疗、口服避孕药、肝外阻塞性黄疸等结合珠蛋白可增高。

3. 含铁血黄素尿试验（Rous 试验） 铁离子在酸化的亚铁氧化钾溶液中生成蓝色亚铁氰化铁，即普鲁士蓝反应。如尿液中脱落的肾小管上皮细胞存在含铁血黄素，显微镜下观察尿沉渣，肾小管上皮细胞中可有深蓝色物质出现，即为阳性。

[参考区间]

阴性。

[临床意义]

慢性血管内溶血可呈现阳性，并持续数周。其常见于 PNH，在溶血初期可阴性。

（二）红细胞膜缺陷的检测

红细胞渗透脆性试验（erythrocyte osmotic fragility test） 红细胞渗透脆性试验是测定红细胞对不同浓度低渗氯化钠（NaCl）溶液的抵抗力，即红细胞的渗透脆性。红细胞在低渗 NaCl 溶液中逐渐膨胀甚至破裂而溶血，以被检红细胞最小抵抗力（开始溶血时 NaCl 溶液的浓度）和最大抵抗力（完全溶血时 NaCl 溶液的浓度）表示。

[参考区间]

开始溶血：0.42%~0.46%（4.2~4.6g/L）NaCl 溶液。

完全溶血：0.28%~0.34%（2.8~3.4g/L）NaCl 溶液。

[临床意义]

（1）增高：当开始溶血及完全溶血时，NaCl 溶液的浓度均较正常对照提前两管（0.04%）或更高，即开始溶血>0.50%、完全溶血>0.38% NaCl 溶液时为脆性增高。其主要见于遗传性球形红细胞增多症。温抗体型 AIHA、遗传性椭圆形红细胞增多症也可增高。

（2）减低：常见于珠蛋白生成障碍性贫血，也可见于 IDA、某些肝硬化及阻塞性黄疸等。

（三）红细胞酶缺陷的检测

红细胞酶缺陷所致溶血性贫血又称为红细胞酶病，是指参与红细胞代谢（主要是糖代谢）的酶由基因缺陷,导致活性改变而发生溶血的一组疾病。

1. 高铁血红蛋白还原试验　在被检血液中加入亚硝酸钠使血红蛋白变成棕色高铁血红蛋白,当血液中有足量还原型辅酶Ⅱ(NADPH)时,棕色高铁血红蛋白又被高铁血红蛋白还原酶还原成亚铁型血红蛋白。当葡萄糖-6-磷酸脱氢酶(G6PD)含量与活性正常时,由磷酸戊糖代谢途径生成的NADPH足以完成上述还原反应。反之,则还原速度减慢,甚至不能还原。

　　[参考区间]

高铁血红蛋白还原率>75%;高铁血红蛋白 0.3~1.3g/L。

　　[临床意义]

减低:葡萄糖-6-磷酸脱氢酶缺乏症和伯氨喹型药物溶血性贫血患者由于 G6PD 缺陷,高铁血红蛋白还原率明显下降。

2. 氰化物-抗坏血酸试验　抗坏血酸钠与氧合血红蛋白(HbO₂)反应产生过氧化氢(H₂O₂),氰化钠能抑制过氧化氢酶使 H₂O₂ 不被分解,于是 H₂O₂ 与还原型谷脱甘肽(GSH)发生反应,产生氧化型谷脱甘肽(GSSG),NADPH 使 GSSG 再还原为 GSH。如红细胞中催化 NADPH 形成的 G6PD 缺陷,则 GSH 产生减少,蓄积的 H₂O₂ 会把亚铁型 HbO₂ 氧化成棕色高铁血红蛋白。

　　[临床意义]

健康人血液 4 小时以上变成棕色,纯合子 G6PD 缺陷者在 2 小时内变色,杂合子 3~4 小时变色。

3. 变性珠蛋白小体生成试验　G6PD 缺陷可致红细胞内 GSH 含量减少,随之出现高铁血红蛋白增高,最后形成变性珠蛋白小体/海因茨小体(Heinz body)。取 G6PD 缺陷者血液,再加乙酰苯肼于 37℃温育 2~4 小时,推薄血片,用 1% 煌焦油染色。计算含 5 个或更多珠蛋白小体的红细胞百分比。

　　[参考区间]

<30%。

　　[临床意义]

G6PD 缺陷病、不稳定血红蛋白病、α 地中海贫血等变性珠蛋白小体常高于 45%。

4. G6PD 荧光斑点试验和活性测定　在 G6PD 和氧化型辅酶Ⅱ(NADP)存在下,G6PD 能使 NADP 还原成 NADPH,后者在紫外线照射下会发出荧光。NADPH 的吸收峰在波长 340nm 处,可通过单位时间生成 NADPH 的量来测定 G6PD 活性。

　　[参考区间]

健康人有强荧光。健康人酶活性为(4.97±1.43)U/g Hb。

　　[临床意义]

G6PD 缺陷者荧光很弱或无荧光;杂合子或某些 G6PD 变异体者则可能有轻度到中度荧光。

5. 丙酮激酶荧光筛选试验和活性测定　在二磷酸腺苷存在条件下,丙酮酸激酶催化烯醇式磷酸丙酮酸变为丙酮酸,在还原型辅酶Ⅰ(NADH)存在情况下,丙酮酸被乳酸脱氢酶作用转变成乳酸,此时有自发荧光能力的 NADH 变为 NAD,荧光消失。

　　[参考区间]

丙酮酸激酶活性正常,荧光在 20 分钟内消失。酶活性(15.1±4.99)U/g Hb。

　　[临床意义]

丙酮酸激酶严重缺陷(纯合子)荧光 60 分钟不消失;杂合子荧光 25~60 分钟消失。

(四) 珠蛋白生成异常的检测

1. 血红蛋白电泳

　　[参考区间]

健康人电泳图谱显示 4 条区带,最靠近阳极端为量多的 HbA,其后为量少的 HbA₂,再后为两条量更少的红细胞内非血红蛋白成分（NH_1 和 NH_2）。

[临床意义]

（1）HbA_2 增高：是诊断轻型 β-珠蛋白生成障碍性贫血的重要依据。个别恶性贫血、叶酸缺乏所致 MA、某些不稳定血红蛋白病也会增高。

（2）HbA_2 减低：IDA 及铁粒幼细胞贫血 HbA_2 减低。

2. 胎儿血红蛋白酸洗脱试验 HbF 抗酸能力较 HbA 强。把固定的血涂片置于酸性缓冲液中保湿一定时间，只有含 HbF 红细胞不被洗脱，再用伊红染色而呈鲜红色。

[临床意义]

脐带血、新生儿、婴儿阳性，成人小于 1%。轻型珠蛋白生成障碍性贫血仅少数红细胞呈阳性，重型者阳性红细胞明显增多。

3. 胎儿血红蛋白测定或 HbF 碱变性试验 碱性溶液中 HbF 不易变性沉淀，其血红蛋白可变性被沉淀。测定滤液中血红蛋白含量，即 HbF 含量。

[参考区间]

成人<2%；新生儿 55%~85%；1 岁左右同成人。

[临床意义]

β-珠蛋白生成障碍性贫血明显增高，重型者高达 80%~90%。急性白血病、AA、纯红白血病、淋巴瘤等也可轻度增高。

（五）自身免疫性溶血性贫血检测

AIHA 为体内免疫发生异常，产生自身抗体和/或补体，结合在红细胞膜上，红细胞破坏加速而引起的一组溶血性贫血。

抗球蛋白试验/库姆斯试验（Coombs test）：抗球蛋白抗体是完全抗体，可与多个不完全抗体的 Fc 段相结合，导致红细胞凝集现象，称库姆斯试验阳性。直接库姆斯试验阳性说明患者红细胞表面上包被有不完全抗体，而间接库姆斯试验阳性则说明患者血清中存在不完全抗体。

[参考区间]

直接、间接库姆斯试验均呈阴性反应。

[临床意义]

（1）阳性见于新生儿溶血病、AIHA、SLE、类风湿关节炎、恶性淋巴瘤、甲基多巴及青霉素型等药物性溶血反应。

（2）AIHA 大多属于温抗体型（即 37℃条件下作用最强，主要为 IgG），但也有小部分属冷抗体型（主要为 IgM），故必要时在 4℃条件下进行试验，排除假阴性反应。AIHA 大多为 IgG 型抗体。

（3）间接库姆斯试验主要用于 Rh 或 ABO 妊娠免疫性新生儿溶血病母体血清中不完全抗体的检测。其很少用于 AIHA 诊断。

（六）阵发性睡眠性血红蛋白尿症有关检测

1. 酸化血清溶血试验 酸化血清溶血试验（acidified-serum hemolysis test）又称哈姆试验（Ham test）。PNH 患者的红细胞对补体敏感性增高，在酸化的血清中（pH 6.6~6.8），经 37℃孵育，会发生溶血。此法较灵敏，假阳性较少。

[参考区间]

阴性。

[临床意义]

阳性主要见于 PNH，某些 AIHA 发作严重时也可阳性。

2. CD55、CD59 检测 PNH 是一种后天获得性基因突变所致的克隆性疾病，其异常血细胞膜糖化肌醇磷脂锚蛋白（GPI-anchor）如 CD55、CD59 等表达明显减低或缺乏，导致红细胞对补体的敏感性增强而产生溶血性贫血。用带有荧光素的 CD55、CD59 单克隆抗体标记红细胞和中性粒细胞,经流式细胞术进行检测和计数,计算阴性细胞的百分比。

【参考区间】

正常人外周血中 CD55 阴性和 CD59 阴性的红细胞和中性粒细胞均少于 5%。

PNH 患者通常大于 10%。

【临床意义】

流式细胞术检测异常血细胞是目前诊断 PNH 最直接、最灵敏、最特异的方法。

二、缺铁性贫血的实验室检查

(一)血清铁检测

血清铁(serum iron)为与转铁蛋白结合的铁,其含量不仅取决于血清铁的含量,还受转铁蛋白影响。

【参考区间】

男性:10.6~36.7μmol/L,女性:7.8~32.2μmol/L。

【临床意义】

1. 增高 ①铁利用障碍:如铁粒幼细胞贫血、AA、铅中毒等。②铁释放增多:如溶血性贫血、急性肝炎、慢性活动性肝炎等。③铁蛋白增多:如白血病、含铁血黄素沉着症、反复输血等。④铁摄入过多:如铁剂治疗过量。

2. 减低 ①铁缺乏:如 IDA。②慢性失血:如月经过多、消化性溃疡、恶性肿瘤、慢性炎症等。③摄入不足:如长期缺铁饮食;生长发育期的婴幼儿、青少年,生育期、妊娠期及哺乳期女性等。

(二)血清转铁蛋白检测

转铁蛋白(transferrin,Tf)是血浆中能与 Fe^{3+} 结合的球蛋白,主要功能是转运铁。体内仅 1/3 的 Tf 呈铁饱和状态。每分子 Tf 可与 2 个 Fe^{3+} 结合并将铁转运到骨髓和其他需铁的组织。Tf 主要在肝脏中合成,所以 Tf 也可作为判断肝脏合成功能的指标。Tf 也是一种急性时相反应蛋白。

【参考区间】

28.6~51.9μmol/L。

【临床意义】

1. 增高 常见于妊娠期、应用口服避孕药、慢性失血、IDA。

2. 减低 常见于铁粒幼细胞贫血、AA、营养不良、重度烧伤、肾衰竭、遗传性转铁蛋白缺乏症、急性肝炎、慢性肝损伤及肝硬化等。

(三)血清总铁结合力检测

正常情况下,血清铁仅与 1/3 的 Tf 结合,2/3 的 Tf 未能与铁结合,未与铁结合的 Tf 称为未饱和铁结合力。每升血清 Tf 能结合的最大铁量称为总铁结合力(total iron binding capacity,TIBC),即为血清铁与未饱和铁结合力之和。

【参考区间】

男性:50~77μmol/L。

女性:54~77μmol/L。

【临床意义】

1. 增高 ①Tf 合成增加:如 IDA、红细胞增多症、妊娠后期等。②Tf 释放增加:如急性肝炎、亚急性重型肝炎等。

2. 减低 ①Tf 合成减少:如肝硬化、慢性肝损伤等。②Tf 丢失:如肾病综合征。③铁缺乏:如肝脏疾病、慢性炎症、消化性溃疡等。

（四）血清转铁蛋白饱和度检测

血清转铁蛋白饱和度（transferrin saturation，Tfs）反映达到饱和铁结合力的 Tf 所结合的铁量，以血清铁占 TIBC 的百分比表示。

【参考区间】

33%~55%。

【临床意义】

1. 增高 ①铁利用障碍：如 AA、铁粒幼细胞贫血等。②血色病：Tfs 大于 70% 为诊断血色病的可靠指标。

2. 减低 常见于 IDA。Tfs 小于 15% 并结合病史即可诊断 IDA，其准确性仅次于铁蛋白，但较 TIBC 和血清铁灵敏。另外，Tfs 减低也可见于慢性感染性贫血。

（五）血清铁蛋白检测

血清铁蛋白（serum ferritin，SF）是去铁蛋白（apoferritin）和铁核心 Fe^{3+} 形成的复合物，SF 的铁核心 Fe^{3+} 具有强大结合铁和贮备铁的能力，以维持体内铁的供应和血红蛋白的相对稳定性。

【参考区间】

男性：15~200μg/L。

女性：12~150μg/L。

【临床意义】

ER 4-2-5

临床实践

SF 是铁的贮存形式，其含量变化可作为判断是否缺铁或铁负荷过量的指标。

1. 增高 ①体内贮存铁增加：如原发性血色病、继发性铁负荷过大等。②SF 合成增加：如炎症、肿瘤、白血病、甲状腺功能亢进等。③贫血：如溶血性贫血、AA、恶性贫血等。④组织释放增加：如肝坏死、慢性肝病等。

2. 减低 常见于 IDA、大量失血、长期腹泻、营养不良等。SF 也可以作为营养不良的流行病学调查指标。

（樊华，潘颖）

第三节　骨髓检查

骨髓检查包括细胞形态学检查、组织化学检查、病理学检查、免疫学检查、细胞遗传学及分子生物学检查、病原学检查等。最基本、最重要、最易开展的仍是光学显微镜下经瑞特染色（Wright staining）后的细胞形态检查。

一、骨髓检查的适应证、禁忌证与临床应用

（一）适应证

1. 外周血细胞数量、成分及形态异常。

2. 不明原因的肝脾大、淋巴结肿大。

3. 不明原因的发热、骨痛或恶病质、ESR 增快、骨质破坏、黄疸、紫癜等。

4. 怀疑肿瘤骨转移、异常蛋白血症。

5. 某些恶性血液病化疗后疗效观察等。

（二）禁忌证

1. 严重凝血功能障碍，如血友病。

2. 穿刺部位有感染。

3. 妊娠晚期女性慎做骨髓穿刺。

4. 小儿及不合作者不宜做胸骨穿刺。

二、骨髓涂片细胞学检查及正常骨髓象特征

（一）肉眼观察
选择血膜厚薄适当、有骨髓小粒的涂片染色。

（二）骨髓涂片的低倍镜检查
1. 判断取材、涂片、染色是否满意。

2. **判断骨髓有核细胞增生程度** 根据多个视野有核细胞与成熟红细胞的比例估计增生程度，可分5级（表4-2-6）。

表 4-2-6　骨髓增生程度五级估计标准

增生程度	有核细胞/成熟红细胞	有核细胞/高倍镜视野	常见病例
增生极度活跃	1∶1	>100	各种白血病
增生明显活跃	1∶10	50~100	各种白血病、增生性贫血
增生活跃	1∶20	20~50	正常、某些贫血
增生减低	1∶50	5~10	AA
增生极度减低	1∶200	<5	AA

注：AA. 再生障碍性贫血（aplastic anemia）。

3. **观察巨核细胞** 低倍镜下计数，油镜下分类。

4. **观察涂片边缘或片尾有无体积较大或异常病理细胞** 如转移癌细胞等。

（三）正常骨髓象特征
1. 有核细胞增生活跃,粒细胞系：红细胞系（G∶E）为（2~4）∶1。

2. 各系统、各阶段比例正常,相互间比例正常。

(1) **粒细胞系**：比例最大,为 40%~60%,其中原粒细胞<2%,早幼粒细胞<5%,以后阶段除分叶核细胞少于杆状核细胞外,均依次增多。嗜酸性粒细胞<5%,嗜碱性粒细胞<1%。

(2) **红细胞系**：幼红细胞占骨髓有核细胞的 15%~25%,其中原始红细胞<1%,早幼红细胞<5%,中、晚幼红细胞各为 10% 左右。

(3) **淋巴细胞系**：占 20%~25%,以成熟淋巴细胞为主,原始及幼稚淋巴细胞罕见。

(4) **单核细胞及浆细胞系**：单核细胞<4%,浆细胞<2%,通常都是成熟阶段。

(5) **巨核细胞系**：通常一张涂片（1.5cm×3cm）上可见巨核细胞 7~35 个,主要为颗粒型巨核细胞和产血小板型巨核细胞,血小板易见,散在或成堆出现。

(6) **其他细胞**：巨噬细胞、组织嗜碱性粒细胞等可少量存在。

3. 红细胞、血小板及各种有核细胞形态正常。

4. 无血液寄生虫及其他异常细胞。

三、常用血细胞组织化学染色

（一）髓过氧化物酶（myeloperoxidase,MPO）染色
【结果】

胞质无蓝黑色颗粒者为阴性反应,出现细小颗粒、分布稀疏者为弱阳性反应,颗粒粗大而密集者为强阳性反应。

【临床意义】

鉴别急性白血病（acute leukemia,AL）类型：急性粒细胞白血病呈阳性反应;急性早幼粒细胞白

血病呈强阳性反应;急性单核细胞白血病呈弱阳性反应;急性淋巴细胞白血病、巨核细胞白血病呈阴性反应。MPO 染色对急性粒细胞白血病与急性淋巴细胞白血病的鉴别最有价值。

(二) 中性粒细胞碱性磷酸酶(neutrophilic alkaline phosphatase,NAP)染色

【结果】

碱性磷酸酶主要存在于成熟阶段的中性粒细胞,其他血细胞均阴性。阳性反应为胞质出现灰色到棕黑色颗粒,反应强度分 5 级,即"–""1+""2+""3+""4+"。结果以阳性细胞百分比和积分值表示。成人 NAP 为 10%~40%,积分值 40~80 分。

【临床意义】

NAP 活性可因年龄、性别、应激状态、月经周期、妊娠及分娩等因素有一定生理变化。病理情况下,NAP 活性变化常有助于某些疾病的诊断和鉴别诊断。NAP 用于以下诊断与鉴别诊断。

1. 鉴别感染性质 病毒感染减低,细菌感染增强。

2. 鉴别慢性粒细胞白血病与类白血病反应 前者减低,后者增高。

3. 鉴别急性白血病类型 急性粒细胞白血病减低,急性淋巴细胞白血病增高。

4. 鉴别 PNH 与 AA 前者降低,后者增高。

5. 鉴别恶性组织细胞病与反应性组织细胞增生症 前者减低,后者增高。

(三) 非特异性酯酶(non-specific esterase,NSE)染色

【结果】

此酶主要存在于单核系细胞,胞质出现有色沉淀为阳性,急性单核细胞白血病细胞强阳性,可被氟化钠抑制。原单核细胞阴性或弱阳性,幼单核细胞和单核细胞阳性。粒系细胞一般阴性或弱阳性,急性粒细胞白血病粒系细胞阴性或弱阳性,但阳性不被氟化钠抑制。淋巴细胞一般阴性。

【临床意义】

非特异性酯酶染色主要用于急性单核细胞白血病与急性粒细胞白血病鉴别。

(四) 糖原染色/过碘酸希夫染色(periodic acid-Schiff staining,PAS)

【结果】

胞质出现红色为阳性。阳性反应物呈颗粒状、小块状或弥漫均匀红色。PAS 反应阳性程度通常以强阳性、阳性、弱阳性和阴性表示,也有用阳性百分比(观察同一类型细胞的阳性细胞比)和积分值表示。

正常血细胞的 PAS 反应:原粒细胞阴性,早幼粒细胞至中性分叶核粒细胞均阳性,随细胞成熟阳性反应程度渐增强;单核细胞弱阳性;淋巴细胞大多阴性,少数可弱阳性;幼红细胞和红细胞均阴性;巨核细胞和血小板均阳性,巨核细胞阳性程度随细胞发育成熟而增强,成熟巨核细胞多强阳性。

【临床意义】

1. 红血病或红白血病幼红细胞强阳性,积分值明显增高,有助于与其他红细胞系统疾病鉴别,严重 IDA、重型珠蛋白生成障碍性贫血及 MA,部分病例的个别幼红细胞可呈阳性。

2. 急性粒细胞白血病,原粒细胞阴性或弱阳性,阳性物质呈细颗粒状或均匀淡红色;急性淋巴细胞白血病原淋和幼淋细胞常阳性,阳性物质呈粗颗粒状或块状;急性单核细胞白血病原单核细胞大多阳性,呈弥漫均匀红色或细颗粒状,有时胞质边缘处颗粒较粗大。故 PAS 对三种急性白血病类型的鉴别有一定参考价值。

3. 巨核细胞 PAS 染色阳性,有助于识别不典型巨核细胞,如急性巨核细胞白血病(M_7)和 MDS 的小巨核细胞;戈谢细胞(Gaucher cell)PAS 强阳性,有助于与尼曼-皮克(Niemann-Pick)细胞鉴别;腺癌细胞强阳性,骨髓转移 PAS 可与白血病细胞鉴别。

几种常见类型急性白血病的细胞化学染色结果如表 4-2-7 所示。

表 4-2-7　常用细胞化学染色对急性白血病的鉴别诊断

染色方法	急性淋巴细胞白血病	急性粒细胞白血病	急性单核细胞白血病
MPO 染色	（－）	分化差的原始细胞（－）~（＋），分化好的原始细胞（＋）~（+++）	（－）~（＋）
PAS	（＋），成块或粗颗粒状	（－）或（＋），弥漫性淡红色或细颗粒状	（－）或（＋），弥漫性淡红色或细颗粒状
NSE 染色	（－）	（－）~（＋），NaF 抑制<50%	（＋），NaF 抑制≥50%

（五）铁染色

【结果】

细胞外铁:（＋）~（++）;细胞内铁:铁粒幼红细胞 12%~44%（各实验室有一定差异）。

【临床意义】

铁染色主要用于贫血的诊断和鉴别诊断。

1. IDA 细胞外铁消失,细胞内铁明显减低或为零,治疗后内、外铁迅速增高。

2. 非缺铁性贫血,如珠蛋白生成障碍性贫血、溶血性贫血、MA、AA、白血病和多次输血后等,外铁、内铁正常或增高;感染、肝硬化、慢性肾炎、尿毒症等外铁明显增高,内铁减少。

3. 铁粒幼细胞贫血内外铁均显著增高,可见环形铁粒幼红细胞（含铁粒 5 个以上,并环绕核周 1/3 以上）,占有核红细胞 15% 以上;难治性贫血伴环形铁粒幼红细胞增多,环形铁粒幼红细胞也>15%。

四、骨髓活组织检查

骨髓活组织检查（bone marrow biopsy,BMB）简称骨髓活检,是观察骨髓组织结构和空间定位,补充骨髓涂片检查的有效方法。

（一）适应证

1. 骨髓穿刺多次失败（怀疑骨髓纤维化、骨髓转移癌、多发性骨髓瘤、毛细胞白血病、某些急性及慢性白血病及骨髓硬化症等）。

2. 血常规显示全血细胞减少,反复骨髓穿刺均为"血稀"或骨髓增生低下,病态造血,怀疑 AA、MDS 及低增生性白血病。

3. 某些贫血、原因不明发热、脾或淋巴结肿大、骨髓涂片检查不能确诊者。

4. 观察白血病疗效。

（二）骨髓活检的临床应用

骨髓活检能保持造血组织的天然结构,以便于判断红髓和脂肪组织比例。骨髓活检可全面了解骨髓增生程度、有核细胞密度及其布局。骨髓活检可避免血窦血稀释,对骨髓纤维化、毛细胞白血病有确诊作用,能提示 MDS 向急性粒细胞白血病的转化,对"干抽"有鉴别作用。

五、免疫学检查

细胞免疫分型也称细胞免疫标记（表型）检测,是用单克隆抗体及免疫学技术对细胞膜表面和/或细胞质存在的特异性抗原检测,借以分析细胞所属系列、分化程度和功能状态的方法（表4-2-8）。

免疫学分类对于双表型白血病、慢性淋巴细胞白血病（CLL）、毛细胞白血病、慢性粒细胞白血病急变期细胞的分类和诊断也具有重要作用。急性白血病的免疫表型特点见表4-2-9。

表 4-2-8　急性白血病的免疫诊断标志

分类	一线单抗	二线单抗
B 淋巴系	CD22*、CD19、CD10、CD79a*	CD20、CD24、Cyμ、SmIg
T 淋巴系	CD3*、CD7、CD2	CD1、CD4、CD5、CD8
髓系	CD13、CD117	CD33、CD14、CD15、CD11、CD61
	Anti-MPO*	CD41、CD42、血型糖蛋白 A
非系列特异性	TdT**、HLA-DR	CD34

注:*.胞质表达;**.胞核表达。

表 4-2-9　急性白血病的免疫分型

	B 淋巴标记				T 淋巴标记			髓系标记			非系列特异性	
	CD10	CD19	CD22c/m*	CD79a	CD3c/m	CD7	CD2	CD13	CD117	MPO	TdT	HLA-DR
B 系 ALL	+[①]	+	+/-	+	-	-	-	-	-	-	+[②]	+
T 系 ALL	-	-	-	-	+/-	+	+/-	-	-	-	+	-[③]
AML	-	-	-	-	-[⑥]	-	-	+	+	+[⑦]	-[④]	+[⑤]

注:ALL:急性淋巴细胞白血病(acute lymphoblastic leukemia);AML:急性髓系白血病(acute myeloid leukemia)。*:c/m 为胞质或细胞膜;①急性早 B 前体细胞白血病为阴性;②急性 B 细胞白血病为阴性(SmIg 阳性);③少于 10% 的 T-ALL 阳性;④某些 AML-M_1 型阳性;⑤AML-M_3 型阴性;⑥少部分(小于 10%) AML 阳性;⑦AML-M_7 型阴性。

六、细胞遗传学及分子生物学检查

染色体检查又称染色体核型分析。该方法培养特定细胞后,经特殊制片和显带技术,光学显微镜下观察分裂中期的染色体,确定染色体的数目及结构是否畸变。

AML 核型异常(如染色体易位、缺失、重排等)检出率达 93%,其在病程中较稳定,是可靠的分子标志,有助于白血病的诊断及分型(表 4-2-10)。

表 4-2-10　常见白血病的遗传学改变

常见白血病亚型	染色体异常	融合基因
M_2	t(8;21)(q22;22)	AML1::MTG8
M_3	t(15;17)(q22;q12)	PML::RARA
M_4E_0	inv/del(16)(q22)	CBFB::MYH11

慢性粒细胞白血病典型特点是有费城染色体(Ph 染色体)t(9;22)(q34;q11),是由 9 号染色体长臂上 C-ABL 原癌基因易位至 22 号染色体长臂的断裂点簇集区(BCR)形成的 BCR::ABL 融合基因。

七、常见血液疾病的血液学特征

(一)贫血

1.缺铁性贫血

[血常规]

①Hb、RBC、HCT 均减少。②MCV、MCH、MCHC 低于参考区间下限。③Ret 增多或正常。④红细胞形态同骨髓改变,WBC 分类计数正常。

[骨髓象]

①骨髓增生活跃或明显活跃。②红系增生显著,以中、晚幼红细胞增多为主,粒红比减低。

③幼红细胞个体小,胞质少,边缘不整,嗜碱蓝染,呈"核老质幼"改变,成熟红细胞大小不均匀,以小细胞为主,中心淡染区扩大,甚至出现环形红细胞。④粒系比值、形态大致正常或比值相对减少。⑤巨核细胞和血小板正常。⑥骨髓铁染色示细胞外铁消失,内铁减少。

[其他检查]

血清 SF 及血清铁低于参考区间下限。

2. 巨幼细胞贫血(megaloblastic anemia,MA)

[血常规]

RBC、Hb 减低,形态改变同骨髓象;WBC 正常或稍低,中性粒细胞胞体偏大,核右移;血小板正常或减少,可见巨大血小板;Ret 正常或轻度增多。

[骨髓象]

①骨髓增生明显活跃,粒红比减低。②红系显著增生,幼红细胞比例>40%,以早、中幼红细胞阶段为主,幼红细胞成熟障碍,形态异常;巨幼红细胞常>10%,特点为胞体大、胞质丰富、核染色质与同期细胞比细致、疏松、核质发育不平衡,呈"核幼质老"现象,核形不规则及多核巨幼红细胞;核分裂象易见,可见嗜碱性点彩红细胞、卡伯特环、豪-乔小体;成熟红细胞大小不均匀,中心淡染区消失。③粒系自中性中幼粒后有巨型变,常见巨晚幼粒和巨杆状粒细胞(为病变早期表现),成熟粒细胞分叶过多。④巨核系可见分叶过多,核染色质细致疏松,胞质颗粒稀疏、减少。

[其他检查]

①血清维生素 B_{12}<100pg/ml;②血清叶酸<3ng/ml。

3. 再生障碍性贫血(aplastic anemia,AA)

[血常规]

全血细胞减少,Ret 减少,成熟 RBC 形态正常,WBC 分类计数以成熟淋巴细胞为主,中性粒细胞比值减少。

[骨髓象]

①骨髓增生减低或极度减低。②红系、粒系、巨核系均受抑制,早期幼稚细胞罕见,比值减低,巨核细胞罕见或缺如,血小板减少。③非造血细胞(包括淋巴细胞、浆细胞、组织嗜碱性粒细胞、组织细胞等)相对增多,比例>50%。④细胞化学染色 NAP 增高,PAS 幼红细胞阴性,细胞内、外铁增高。⑤骨髓活检有助于 AA 诊断。

ER 4-2-6

临床实践

(二)白血病

白血病可分为急性和慢性两大类。1976 年法国、美国、英国(FAB)三国白血病协作组制订了急性白血病分类和诊断标准,将急性白血病分为急性淋巴细胞白血病(acute lymphoblastic leukemia,ALL)和急性髓系白血病(acute myeloid leukemia,AML),已为世界各国采用。前者分为三型:L_1、L_2、L_3 型;后者分为八型:M_0(急性髓系白血病微分化型)、M_1(急性粒细胞白血病未成熟型)、M_2(急性粒细胞白血病部分成熟型)、M_3(急性早幼粒细胞白血病)、M_4(急性粒-单核细胞白血病)、M_5(急性单核细胞白血病)、M_6(急性红白血病)、M_7(急性巨核细胞白血病)。

20 世纪 80 年代以来世界卫生组织(WHO)髓系和淋巴肿瘤分类法将患者临床特点与形态学和细胞化学、免疫、细胞遗传学和分子生物学结合起来,形成 MICM 分型。

1. 急性白血病　各种急性白血病都有相似的血液学特征。

[血常规]

①白细胞增多性白血病,WBC 多在(10~50)×10^9/L 之间,分类易见幼稚细胞。②白细胞减少性白血病,WBC 减少,分类不易见到幼稚细胞。③RBC 和 Hb 显著减少;PLT 常<50×10^9/L。

[骨髓象]

①骨髓增生明显活跃或极度活跃。②一般情况下白血病细胞应>20%。③核分裂象增多。

④其他系列血细胞均受抑制。

[其他检查]

细胞化学染色、免疫学检查、染色体及分子生物学检查等。

2. 慢性粒细胞白血病

[血常规]

①WBC 显著增多，一般在（100~300）×10⁹/L，甚至达 1 000×10⁹/L。②分类可见各阶段粒细胞，以中性中幼粒细胞以下阶段为多，原始、早幼粒细胞<10%，嗜酸和嗜碱性粒细胞增多。③PLT 早期增多，晚期减少。

[骨髓象]

①骨髓增生极度活跃。②粒系极度增生，G：E 达到（10~50）：1。③粒系增生以中性中幼、晚幼及杆状核粒细胞为主，嗜酸、嗜碱性粒细胞增多，原始细胞数<10%，粒细胞形态可有异常。④红系细胞受抑制，成熟红细胞形态正常。⑤巨核细胞早期显著增多，PLT 增多，晚期均减少。⑥NAP 活性显著减低。

ER 4-2-7

临床实践

[其他检查]

90%~95% 病例可检出 Ph 染色体。可检测到 *BCR::ABL* 融合基因。

（樊 华，潘 颖）

第四节　输血检测和临床用血

血型（blood group）是血液各种成分以抗原为表现形式的遗传多态性标志。由若干个紧密邻接的（而其间又极少重组）同源基因所编码的一个或多个抗原组成的血型体系，称为血型系统。在非特指的情况下，血型特指红细胞血型。目前国际输血协会已经确认并命名 36 个红细胞血型系统，这些血型系统与人类输血关系最密切的是 ABO 血型系统，其次是 Rh 血型系统。人类白细胞和血小板既有与红细胞相同的抗原，也有其自己的特有抗原。

一、红细胞血型及血型鉴定

（一）ABO 血型系统

1. 分型原则　ABO 血型根据红细胞表面是否有 A 抗原或 B 抗原，血清是否存在抗 B 抗体或抗 A 抗体将血型分四型（表 4-2-11）。

表 4-2-11　ABO 血型系统的基本分型

血型	红细胞膜抗原	血浆中抗体	基因型
A	A	抗 B 抗体	A/A 或 A/O
B	B	抗 A 抗体	B/B 或 B/O
O	无	抗 A 抗体、抗 B 抗体	O/O
AB	A 和 B	无	A/B

2. 血型抗体　ABO 血型抗体有天然抗体和免疫抗体。天然抗体以 IgM 型为主，输注异型抗原或母子血型不合妊娠产生的免疫性抗体主要是 IgG 型。IgM 型抗体分子量大，不能通过胎盘，IgG 型抗体分子量小，能通过胎盘，可引起新生儿溶血病。

3. 亚型　为同一血型抗原，但结构和性能上或抗原位点数有一定差异所引起的变化。ABO 血型以 A 亚型最重要，主要是 A₁ 抗原和 A₂ 抗原。A₁ 亚型红细胞具有 A₁ 和 A 抗原，血清中只含抗 B

抗体；A_2 亚型红细胞只有 A 抗原，血清中除含抗 B 抗体外，有 1%~2% 的人含抗 A_1 抗体。

4. 血型鉴定 IgM 型抗体在盐水介质中可与相应红细胞发生肉眼可见的凝集反应。用抗 A 血型抗体和抗 B 血型抗体，检测红细胞膜表面是否存在 A 抗原和 B 抗原，以确定血型的方法称正定型，用 A_1 和 B 型红细胞，检测血清或血浆中是否存在抗 A 抗体和抗 B 抗体，以确定血型的方法称反定型。临床常用试管法和微柱凝胶免疫试验（MGIA）检测。ABO 血型鉴定结果判断如表 4-2-12 所示。

表 4-2-12　ABO 血型系统定型试验结果判定

血型	标准血清+被检红细胞（正定型）			标准红细胞+被检血清（反定型）		
	抗 A 抗体（B 血清）	抗 B 抗体（A 血清）	抗 A 抗体和抗 B 抗体（O 血清）	A 细胞	B 细胞	O 细胞
A	+	−	+	−	+	−
B	−	+	+	+	−	−
O	−	−	−	+	+	+
AB	+	+	+	−	−	−

注："+" 为凝集，"−" 为不凝集。

5. 临床意义 ①ABO 血型抗体多为 IgM 型，首次血型不合的输血即可发生严重输血反应，故输血前血液相容性试验是必要步骤，经交叉配血血液相容后方能输血。若 A 亚型患者不规则抗 A_1 效价高时，还应选择输注同亚型血，或在紧急情况下选择输注 O 型红细胞。②器官移植要考虑血型问题，ABO 抗原为强移植抗原，血型不合极易引起排斥反应，导致移植失败。③IgG 型抗体能通过胎盘，可引起新生儿溶血病，且第一胎就可出现，以 O 型母亲的后代 A 型或 B 型胎儿多见。④ABO 血型检测还可用于法医学亲缘鉴定和个体识别以及某些相关疾病的调查。

（二）Rh 血型系统

1. 抗原 Rh 血型系统是最复杂的红细胞血型系统，共 54 个抗原，与临床密切相关的主要有 5 种，抗原强弱依次为 D>E>C>c>e。D 抗原最强，分布最广，在输血中也更有临床意义。临床上已习惯将含 D 抗原的红细胞称为 Rh 阳性，不含 D 抗原的红细胞称为 Rh 阴性。编码 Rh 血型基因由 2 个高度同源并紧密连锁的 *RHD* 和 *RHCE* 基因组成，*RHD* 基因编码 D 抗原，*RHCE* 基因编码 C、c、E、e 抗原。Rh 阴性人 *RHD* 基因缺失或不表达。

2. 抗体 Rh 抗体绝大多数为 IgG 型免疫性抗体，因 Rh 血型不合的输血或妊娠等而产生，但在免疫应答早期也可有部分 IgM。抗体主要有五种，即抗 D、抗 E、抗 C、抗 c、抗 e 抗体，以抗 D 抗体最常见。

3. RhD 变异型 RhD 变异型分为弱 D 和部分 D。弱 D 以前又称 D^u 型，是指不能被 IgM 抗 D 凝集，只能在 IgG 抗 D 的抗球蛋白试验中凝集的 D 抗原。现在定义为抗原表位没有改变，抗原量减少的 D 变异型。部分 D 是指一类缺乏某种抗原表位的 D 抗原。因此，D 变异型易被误定为 Rh 阴性。D 变异型的意义在于，如果将 D 变异型血输给 D 阴性患者，则可能产生抗 D 抗体，部分 D 型人接受 D 阳性血也可能会产生抗 D 抗体。故部分 D 型人若作为受血者应输注 Rh 阴性血，弱 D 或部分 D 作为献血者应视为 Rh 阳性。

4. 血型鉴定 临床上一般只做 D 抗原鉴定。抗 D 血清为免疫性抗体，需用酶法、聚凝胺法、库姆斯试验法或微柱凝胶库姆斯试验等，方能与相应红细胞发生肉眼可见的凝集。

5. 临床意义 ①绝大多数人含有 D 抗原，血清中无抗 D 抗体，当输血或妊娠被 D 抗原致敏产生抗 D 抗体后，如果输入 Rh 阳性血液，会发生输血反应。②可引起新生儿溶血病，多从第二胎开始发病，且随着胎次的增加而病情加重，以 RhD 阴性母亲的后代 RhD 阳性胎儿多见，但可用抗 D 免疫球蛋白预防。

二、交叉配血试验

（一）概念

配血试验是检查供、受者血中是否含不相合的抗原和抗体成分。将供者红细胞与受者血清的反应称主侧，供者血清与受者红细胞的反应称次侧，两者合称为交叉配血。交叉配血是输血前必做的检查项目，目的：①防止 ABO 血型鉴定错误；②发现不规则抗体；③发现 ABO 血型以外的配血不合。目前以 MGIA、聚凝胺配血法较好，除能检出 IgM、IgG 抗体外，还能发现引起溶血性输血反应的大多数抗体。

（二）结果判断

当同型血之间做交叉配血时，主侧管与次侧管均无凝集反应，表示配血完全相合，可以输血；当不论何种原因导致主侧管有凝集时，则绝不可输用。异型配血（供血者系 O 型，受血者为 A 型或 B 型）主侧管无凝集及溶血，次侧管出现凝集，但凝集较弱，效价<1∶200，可试输注少量（不超过200ml）该型血液。

三、新生儿溶血病检测

新生儿溶血病（hemolytic disease of the newborn，HDN）指由母子血型不合引起的同种免疫性溶血性疾病。血型血清学检测是诊断关键，分以下三个步骤。

（一）血型检测

检查产妇、胎儿父亲的 ABO 及 Rh 血型，查患儿血型应注意免疫性抗体阻断作用，宜用库姆斯试验。

（二）母体抗体检测

①ABO-HDN：应先中和破坏产妇血清天然抗体后再查免疫性抗体。②Rh-HDN：可直接查免疫性抗体。

临床实践

（三）患儿抗体检测

①直接库姆斯试验：查患儿红细胞上是否已吸附免疫性抗体，适用于除 ABO 血型以外的 HDN。②释放试验：经加热（ABO-HDN）或加乙醚（Rh-HDN）后，吸附在红细胞表面的免疫性抗体又能从红细胞上释放出来，取含抗体的释放液加红细胞做间接库姆斯试验，阳性表示患儿红细胞上吸附有免疫性抗体。③游离抗体检测：即用间接库姆斯试验法，检测患儿血浆中有无来自母体的游离抗体。以上为患儿血型血清学三项试验，以前两项最重要。

练习题

（樊 华，潘 颖）

教学课件　　思维导图

第三章 ｜ 出血与血栓性疾病检测

生理状态下,血管壁、血小板、凝血系统、抗凝物质及纤溶系统之间的动态平衡而使血液在血管内循环流动,故既不会溢出血管外发生出血,也不容易在血管内发生凝固而形成血栓。当平衡遭到破坏,就会引起出血与血栓性疾病。

目前,临床凝血试验已经广泛应用于临床出血和血栓性疾病的诊断、溶栓治疗前后的观察、患者术前的止血功能检测和判断。

第一节　常用出血与血栓性疾病的筛选试验

血管内皮损伤后,内皮下组织成分暴露,并激活血小板发生黏附、聚集、释放反应,形成血小板血栓,也称为一期止血。

生理性止血

一、一期止血缺陷筛选试验

一期止血缺陷是指血管壁、血小板异常引起的止血功能缺陷。

（一）血小板计数

血小板数量减少会影响止血功能,当减低到一定程度常会发生自发性出血。详见本篇第二章相关内容。

（二）出血时间

一定条件下皮肤毛细血管刺破后,开始出血到自然停止所需要的时间称出血时间(bleeding time,BT)。BT 与毛细血管壁的结构和功能、血小板的数量和功能、毛细血管与血小板的相互作用有关。目前常用模板式出血时间测定器(template bleeding time,TBT)法。

【参考区间】

TBT 法:(6.9±2.1)min,>9min 为异常。

【临床意义】

BT 是筛查血管与血小板有无异常较灵敏的试验,要求对皮肤切口的深度和长度固定,测定结果较为准确。BT 延长见于:①血小板数量异常,如原发性或继发性血小板减少性疾病,原发性或继发性血小板增多性疾病等;②血小板功能异常,如遗传和获得性血小板功能缺陷症等;③血管壁异常,如遗传性毛细血管扩张症、维生素 C 缺乏症、血管性血友病(von Willebrand disease,vWD)等;④药物影响,应用抗血小板药如阿司匹林、抗凝血药如肝素、溶栓药如重组组织纤溶酶原激活物等;⑤严重的凝血因子缺乏或抗凝血物质增多。

临床实践

二、二期止血缺陷筛选试验

二期止血是凝血、抗凝血、纤溶相互协调有序完成的过程,血浆中一系列凝血因子经级联酶促反应依次活化,启动内源和外源性凝血途径,从而形成纤维蛋白,使血液发生凝固的过程

(图 4-3-1)。二期止血缺陷是指血液凝固和抗凝血功能异常引起的缺陷。

(一)活化部分凝血活酶时间测定

在乏血小板血浆中,加入足量的活化接触因子激活剂(白陶土)和部分凝血活酶(代替血小板磷脂),再加 Ca^{2+} 以满足内源性凝血的全部条件,观察血浆凝固所需时间,即为活化部分凝血活酶时间(activated partial thromboplastin time, APTT)。

【参考区间】

31~43 秒,超过正常对照 10 秒以上为异常。

【临床意义】

APTT 是检查内源性凝血、血友病等较为特异和灵敏的方法。

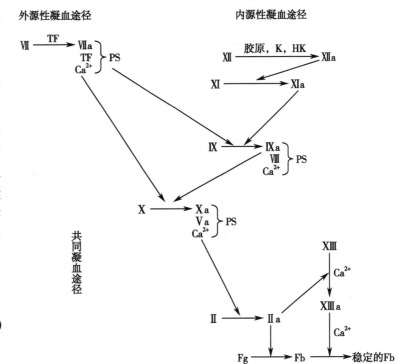

图 4-3-1　血液凝固过程

PS:蛋白 S(protein S),Fg:纤维蛋白原(fibrinogen),Fb:纤维蛋白(fibrin)。

当凝血因子为正常的 15%~30% 即可延长,且血小板异常不影响。

1.延长 ①内源性因子Ⅷ、Ⅸ、Ⅺ及共同凝血途径因子Ⅹ、Ⅴ、Ⅱ、Ⅰ缺乏症;②抗凝物或凝血因子抑制物增多,也可为狼疮抗凝物的筛选试验。

2.缩短 血栓前状态,如 DIC 及其他血栓性疾病等。

3.肝素治疗监测的首选指标 以正常对照的 1.5~2.5 倍为安全有效范围。

(二)血浆凝血酶原时间测定

被检血浆中加入组织凝血活酶(组织因子)和 Ca^{2+},即可满足外源性凝血的全部条件,观察血浆凝固所需的时间称血浆凝血酶原时间(prothrombin time, PT)测定。仪器法检测 PT 常衍生计算出相关指标。

【参考区间】

1.PT 11~13 秒,超过正常对照 3 秒以上为异常。

2.凝血酶原时间比(prothrombin ratio, PTR) 1.0±0.05,PTR=受检者 PT/正常对照 PT。

3.国际标准化比值(international normalized ratio, INR) 1.0±0.1,INR=PTR^{ISI}(ISI 为国际灵敏度指数)。

【临床意义】

PT 是测定外源性凝血系统较灵敏和最常用的筛选试验,也是反映肝脏合成功能、储备功能、病变严重程度及预后的重要指标。

1.延长 外源性凝血因子Ⅶ以及共同途径因子Ⅴ、Ⅹ、Ⅱ和Ⅰ减低,获得性多见,如 DIC、原发性纤溶亢进症、维生素 K 缺乏、肝病、循环中抗凝物增多等。

2.缩短 先天性因子Ⅴ增多、口服避孕药、高凝状态及血栓性疾病等。

3.PTR、INR 是监测口服抗凝血药的首选指标 以 PTR 1.5~2.0、INR 2.0~2.5 为宜,INR 不宜>3.0 和<1.5。

（三）血浆纤维蛋白原含量测定

被检血浆中加入一定量凝血酶后,可使血浆纤维蛋白原(fibrinogen,FIB/Fg)转变为纤维蛋白,比浊法可计算出纤维蛋白原含量。

【参考区间】

凝血酶法(Clauss 法):2~4g/L。

【临床意义】

用于出血性疾病或血栓形成性疾病的诊断及溶栓治疗监测。

ER 4-3-5

临床实践

1.增高 见于糖尿病、急性心肌梗死、急性传染病、风湿病、急性肾小球肾炎、肾病综合征、大面积烧伤、多发性骨髓瘤、休克、妊娠高血压综合征、急性感染、恶性肿瘤以及血栓前状态、大手术后、部分老年人等。

2.减低 见于 DIC、原发性纤溶亢进症、重症肝炎或肝硬化、低(无)纤维蛋白原血症。

三、病理性抗凝物质筛查试验

正常情况下,循环血液中抗凝物质可对抗凝血因子的凝血作用,二者的平衡是血液保持循环流动的基础,当平衡被打破,抗凝物质增多则可发生出血。

凝血酶时间

凝血酶时间(thrombin time,TT)即受检血浆中加入标准凝血酶溶液后,血浆凝固所需的时间。

【参考区间】

16~18 秒,超过正常对照 3 秒为异常。

【临床意义】

TT 是病理性抗凝物质最常用的筛查指标。

1.延长 ①纤溶活性增强。②抗凝血酶类物质增多及纤维蛋白原量及结构异常,如低(无)纤维蛋白原血症、异常纤维蛋白原血症、肝素类物质存在等。③链激酶、尿激酶溶栓治疗时的监护指标,控制在正常对照 1.5~2.5 倍为佳。

2.缩短 无临床意义。

四、纤溶活性筛选试验

纤溶是指纤溶酶原在特异性激活物的作用下转化为纤溶酶,降解纤维蛋白和其他蛋白质的过程。纤溶系统的主要功能是使体内形成的纤维蛋白凝块或纤维蛋白原溶解,防止血栓形成或使已形成的血栓溶解,血流保持通畅,纤溶活性增强可致出血,纤溶活性减低可致血栓。

（一）优球蛋白溶解时间测定

优球蛋白包括血浆纤维蛋白原、纤溶酶原和纤溶酶原激活物,但不含纤溶酶抑制物。其在酸性(pH 4.5)低离子强度溶液中可被沉淀,经离心除去上清液纤溶酶抑制物后,将沉淀溶解于缓冲液,加 Ca^{2+} 或凝血酶后使其凝固,观察凝块完全溶解的时间,即为优球蛋白溶解时间(euglobulin lysis time,ELT)。本法灵敏度低,特异度高。

【参考区间】

加钙法:(129.8±41.1)分钟;加酶法:(157.0±59.1)分钟。

【临床意义】

1.延长 120 分钟不溶解提示纤溶活性减低,如血栓前状态、血栓性疾病、应用抗纤溶药等。

2.缩短 70 分钟内完全溶解,说明纤溶活性增强,见于原发性或继发性纤溶亢进症。

（二）血浆纤维蛋白（原）降解产物测定

血浆含血浆纤维蛋白（原）降解产物［fibrin（ogen）degradation products，FDP］时，可与 FDP 抗体包被的胶乳颗粒发生肉眼可见的凝集反应。FDP 是纤溶酶作用于纤维蛋白原或纤维蛋白的裂解片段总称。

【参考区间】

血浆<5mg/L。

【临床意义】

增高见于原发性纤溶和继发性纤溶，后者如急性静脉血栓形成、急性心肌梗死、严重肺炎、大手术后、恶性肿瘤、休克、DIC 等。

（三）血浆 D-二聚体检测

D-二聚体（D-dimer，D-D）是 FDP 的组成成分，是纤溶酶作用于交联纤维蛋白后的裂解片段，为继发性纤溶亢进症的特有降解产物。

【参考区间】

乳胶凝集试验：阴性；酶联免疫吸附试验（ELISA）定量：<0.256mg/L，>0.5mg/L 有临床意义。

【临床意义】

临床实践

对鉴别原发性和继发性纤溶有重要价值。

1. 正常可排除深静脉血栓和肺血栓栓塞症。

2. 增高见于 DIC、恶性肿瘤、急性早幼粒细胞白血病、肺血栓栓塞症、深静脉血栓形成等。

3. 临床上也利用其水平变化判断溶栓治疗效果。

（任吉莲）

第二节　出血与血栓性疾病试验项目的选择和应用

出血与血栓性疾病在临床较常见，导致出血与血栓性疾病的原因很多，临床可检测血液循环动态平衡的各种机制，鉴别出血原因，判读血栓形成状态，并可监测溶栓治疗效果。

一、常用筛选试验项目选择和应用

（一）一期止血缺陷筛选试验项目选择和应用

一期止血主要反映血管壁结构与功能状况、血小板数量与功能，常用筛选项目为 BT 和 PLT（表 4-3-1）。

表 4-3-1　一期止血缺陷项目选择及应用

检测结果	临床应用
BT、PLT 均正常	健康人、单纯血管壁通透性或脆性增加所致血管性紫癜，如过敏性紫癜、单纯性紫癜
BT 延长、PLT 减少	原发性和继发性血小板减少性紫癜
BT 延长、PLT 正常	血小板功能异常如遗传性、获得性血小板功能异常或 vWD、低(无)纤维蛋白原血症
BT 延长、PLT 增多	原发性和继发性血小板增多症

注：vWD. 血管性血友病(von Willebrand disease)。

（二）二期止血缺陷筛选试验项目选择和应用

二期止血主要与凝血因子功能和活性有关，常用筛选项目为 APTT、PT，APTT 反映内源性凝血系统因子活性，PT 反映外源性凝血系统因子活性（表 4-3-2）。

表 4-3-2　二期止血缺陷项目选择及应用

检测结果	临床应用
APTT、PT 均正常	健康人、遗传性或获得性因子 XIII 缺乏症
APTT 延长、PT 正常	内源性途径因子缺陷（如遗传性和获得性因子Ⅷ、Ⅸ、Ⅺ缺乏症）或肝素治疗
APTT 正常、PT 延长	外源性途径异常（如遗传性和获得性因子Ⅶ缺乏症）或口服抗凝血药治疗
APTT、PT 均延长	共同途径因子缺乏（如遗传性和获得性因子Ⅴ、Ⅹ、Ⅱ、Ⅰ），病理性抗凝物质增多

（三）纤溶活性筛选试验项目选择和应用

纤溶系统活性筛选项目常用 FDP 和 D-D，FDP 为纤维蛋白（原）降解产物，D-D 为交联纤维蛋白降解产物（表 4-3-3）。

表 4-3-3　纤溶活性筛选试验项目选择和应用

检测结果	临床应用
FDP 和 D-D 均正常	出血症状可能与原发性或继发性纤溶症无关
FDP 和 D-D 均延长	继发性纤溶，如 DIC 和溶栓治疗后
FDP 延长、D-D 正常	原发性纤溶，如严重肝病、恶性肿瘤、某些感染等
FDP 正常、D-D 延长	理论上仅反映交联纤维蛋白被降解，即继发性纤溶。实际上为 FDP 假性正常，见于 DIC、动脉或静脉血栓、溶栓治疗等

注：DIC. 弥散性血管内凝血（disseminated intravascular coagulation）。

二、出血性疾病试验项目选择和应用

1. 血小板量和质异常　选择 PLT、BT、血小板形态、血小板黏附试验（platelet adhesion test，PAdT）、血小板聚集试验（platelet aggregation test，PAgT）等。

2. 遗传性凝血因子缺乏　选择 APTT、PT、TT、Fg、血管性血友病因子抗原（vWF：Ag）、凝血因子Ⅶ、凝血因子Ⅷ、凝血因子Ⅸ、凝血因子Ⅺ促凝活性等。

3. 获得性凝血功能异常　包括严重肝病、依赖维生素 K 因子缺乏、循环抗凝物增多、原发性和继发性纤溶，选择 PLT、血小板功能试验、APTT、PT、Fg、TT、抗凝血酶（antithrombin，AT）、蛋白 C（protein C，PC）活性、蛋白 S（protein S，PS）抗原测定、ELT、D-D 和 FDP 等。

ER 4-3-7

临床实践

三、血栓性疾病试验项目选择和应用

（一）血栓前状态

1. 筛查试验　常选择 APTT、PT、Fg、PLT、PAgT 等。前两项缩短，后三项增高。

2. 主要试验　vWF：Ag、β-血小板球蛋白（β-thromboglobulin，β-TG）、可溶性纤维蛋白单体复合物测定、AT 活性、FDP、D-D 等。当血栓前状态时，前三项增高，而 AT 减低，FDP 和 D-D 减少。

3. 其他试验　是鉴别和判断血管内皮、血小板、凝血因子和纤溶活性的特殊指标。

凝血酶调节蛋白和/或内皮素-1（血管内皮受损时增高）、P-选择素和/或 11-去氢血栓素 B 测定（血小板激活时增高）、凝血酶原片段 1+2 和/或纤维蛋白肽 A 测定以及凝血酶抗凝血酶复合物测定（凝血酶活性增强时增高）、组织因子活性测定（外源凝血系统凝血活性增强时此值增高）、纤溶酶抗纤溶酶复合物测定（纤溶酶活性减低时该指标减低）等。

（二）弥散性血管内凝血

我国制订了 DIC 诊断标准，结合临床基础疾病及临床表现，其中试验指标同时有以下 3 项以上异常者即可诊断。①PLT<100×10^9/L 或进行性下降,肝病、白血病患者 PLT<50×10^9/L。②血浆 Fg<1.5g/L 或进行性下降,或>4g/L,白血病及其他恶性肿瘤<1.8g/L,肝病<1.0g/L。③3P 试验阳性或血浆 FDP>20mg/L,肝病、白血病 FDP>60mg/L,或 D-D 水平增高或阳性。④PT 缩短或延长 3 秒以上,肝病、白血病延长 5 秒以上,或 APTT 缩短或延长 10 秒以上。

上述指标动态监测对 DIC 的诊断意义更大,但缺乏早期诊断价值,早期诊断可选用血栓与止血标志物检测(如血小板活化产物、凝血因子活化标志物等)。

四、抗凝与溶栓治疗监测项目选择和应用

抗凝及溶栓治疗过程中必须选择相应指标做实验室监测,以防止药物过量引起出血或用量不足达不到预期效果(表 4-3-4)。

表 4-3-4　抗凝溶栓治疗监测项目选择

药物	指标	检测范围
普通肝素	APTT	维持正常 1.5~2.0 倍,或测定血浆肝素浓度维持在 0.2~0.4U/ml
	PLT	维持正常,<50×10^9/L 应停药,并查明减少原因
	AT	维持正常 80%~120% 之间为宜。<70% 效果减低,<50% 效果明显减低,<30% 则失效
口服抗凝血药	PT	PTR 维持 1.5~2.0 为佳;WHO 推荐 2.0~2.5 为宜,INR 不宜>3.0,<1.5 示抗凝无效
溶栓药	TT	安全值为正常 1.5~2.5 倍
	Fg	维持 1.2~1.5g/L,<1.0g/L 有出血危险
	FDP	维持 300~400mg/L 为宜
抗血小板药	BT	维持治疗前 1~2 倍
	PLT	维持(50~60)×10^9/L
	PAgT	最大振幅降至患者基础对照值 40%~50% 为宜

练习题

（任吉莲）

第四章 | 排泄物、分泌物及体液检测

教学课件　　思维导图

第一节　尿液检测

尿液（urine）是血液经肾小球滤过、肾小管和集合管重吸收与排泄所产生的终末代谢产物，尿液组成和性状可反映机体代谢状况，并受机体各系统功能状态影响。因此，尿液检测（urine examination）不仅对泌尿系统疾病的诊断、疗效观察有重要意义，而且对其他系统疾病的诊断、预后判断也有重要参考价值，是实验诊断最常用的检验项目之一。目前，尿液检测采用尿干化学分析仪和尿沉渣分析仪法，已基本实现自动化，但不能完全取代尿液显微镜检测。

一、尿液一般检测

（一）尿液一般性状检测

1. 24 小时尿量　是指 24 小时内排出的尿液总量，简称尿量（urine volume）。尿量受内分泌功能、神经与精神因素、温度、活动量、饮食、药物等因素影响。

[参考区间]

成人 1.0~2.0L/24h。

[临床意义]

尿量反映肾小球滤过功能、肾小管重吸收功能及尿路是否通畅。

（1）多尿：尿量>2.5L/24h 称多尿。生理性多尿见于饮水过多，精神紧张，输液或应用利尿剂、脱水剂后等；病理性多尿见于急性肾衰竭多尿期、慢性肾盂肾炎、慢性进行性肾衰竭、甲状腺功能亢进、糖尿病、尿崩症等。

（2）少尿或无尿：尿量<0.4L/24h 或<17ml/h 称少尿，尿量<0.1L/24h 或 12 小时内完全无尿液排出称无尿。生理性少尿见于出汗过多、水摄入不足等。病理性少尿分为：①肾前性少尿，因血容量减低等所致的肾小球滤过减低所致，如大面积烧伤、大出血、休克、心功能不全等；②肾性少尿，因肾实质损伤所致，如急性肾衰竭少尿期、慢性肾衰竭、急性间质性肾炎等；③肾后性少尿，因各种原因导致的尿路梗阻、膀胱功能障碍等，如尿路结石、肿瘤、外伤等。

2. 颜色和透明度

[参考区间]

尿液颜色：淡黄色；尿液透明度：清晰透明。

[临床意义]

尿液颜色主要与尿液色素、服用药物等有关。尿液透明度与尿液酸碱度、温度、盐类结晶、放置时间有关。

（1）血尿：尿液含一定量红细胞称为血尿，此时隐血试验阳性、显微镜下可见红细胞。尿中血液>1ml/L 即可呈现淡红色，称为肉眼血尿；若尿外观变化不明显，离心后显微镜下红细胞>3 个/HP（高倍视野），称镜下血尿。血尿多见于泌尿系统炎症、结石、肿瘤、结核、外伤等，也见于血友病、血小板减少性紫癜等血液系统疾病。

（2）**血红蛋白尿和肌红蛋白尿**：血红蛋白和肌红蛋白出现于尿中，可使尿液呈浓茶色、红葡萄酒色或酱油色。血红蛋白尿主要见于严重血管内溶血，如溶血性贫血、血型不合的输血反应、PNH等。肌红蛋白尿常见于挤压综合征、缺血性肌坏死等。健康人剧烈运动后，也可偶见肌红蛋白尿。

（3）**胆红素尿**：当尿液内含大量结合胆红素时，尿液呈深黄色，胆红素定性试验阳性，尿液振荡后产生的泡沫亦呈黄色，见于胆汁淤积性黄疸及肝细胞性黄疸等。

（4）**脓尿和菌尿**：尿液含大量白细胞等炎症性渗出物称脓尿，呈黄白混浊；尿液含细菌称为菌尿，大量细菌可呈云雾状，静置后不下沉。脓尿和菌尿见于泌尿系统感染，如肾盂肾炎、膀胱炎等。

（5）**乳糜尿和脂肪尿**：乳糜尿是指混入淋巴液的尿液。脂肪尿是指尿液中含脂肪，可查到脂肪小滴。乳糜尿见于丝虫病及肾周围淋巴管梗阻。脂肪尿见于脂肪挤压损伤、骨折、肾病综合征等。

（6）**结晶尿**：尿液含高浓度盐类结晶可使尿液呈黄白色、灰白色、淡粉红色，大量碳酸盐结晶排出的尿液可呈泡沫状。

3. **尿密度（urine specific gravity）** 又称"尿比重"，是指4℃条件下尿液与同体积纯水质量之比，为尿液中溶解固体物的相对浓度。尿比重高低因尿液水分、盐类及有机物含量而异，病理情况下受葡萄糖、蛋白及有形成分影响。

[参考区间]

健康成人随机尿1.015~1.025，晨尿>1.020。

[临床意义]

24小时连续多次测量尿比重，动态观察尿比重变化，比单次尿比重测定更有意义。干化学法测定尿比重结果只能作为过筛。准确评价肾浓缩-稀释功能宜做尿渗量测定。

（1）**高比重尿**：尿量少伴有高比重，见于急性肾小球肾炎、急性肾衰少尿期、脱水、周围循环衰竭等；尿量多伴有高比重，见于糖尿病等。

（2）**低比重尿**：见于慢性肾小球肾炎、急性肾衰竭多尿期、慢性肾盂肾炎、尿崩症等。

4. **尿酸碱度** 即为尿pH，是反映机体酸碱平衡状态和肾脏调节能力的指标。生理情况下尿pH主要受饮食影响，素食者多偏碱，肉食者多偏酸。尿液放置过久细菌可分解尿素，使尿液偏碱性。

[参考区间]

成人：随机尿pH 4.5~8.0，平均约6.5。

[临床意义]

检测尿pH是诊断酸中毒或碱中毒的重要指标，并可用于调节结石患者饮食状态，以便帮助机体解毒、促进药物排泄。

（1）**减低**：见于酸中毒，高热，痛风，口服氯化铵、维生素C等酸性药物。低钾性碱中毒排泄酸性尿为其特征之一。

（2）**增高**：见于碱中毒、尿潴留、膀胱炎、应用利尿剂、肾小管性酸中毒等。

（3）**尿pH与结晶形成**：酸性尿能阻止碱性结晶形成（如碳酸钙结晶、磷酸钙结晶等）；碱性尿能防止酸性结晶形成（如草酸钙结晶、尿酸结晶、胱氨酸结晶等）。

5. **气味（odor）** 正常新鲜尿液呈微弱芳香气味，并受食物影响。氨臭味提示有细菌分解尿素；烂苹果味提示糖尿病酮症酸中毒；蒜臭味提示有机磷中毒；鼠臭味见于苯丙酮尿症。

（二）尿液化学检测

1. **尿蛋白（proteinuria，PRO）** 尿蛋白质含量>150mg/24h（或>100mg/L），蛋白质定性试验呈阳性，称为蛋白尿。

[参考区间]

定量：0~80mg/24h；定性：阴性。

[临床意义]

（1）生理性蛋白尿

1）体位性蛋白尿：如青少年直立性蛋白尿。

2）功能性蛋白尿：如剧烈运动后、发热、寒冷刺激、精神紧张等。蛋白定量常<1g/24h。

（2）病理性蛋白尿

1）肾小球性蛋白尿：是指肾小球滤过膜损伤，血浆蛋白大量滤出，超过了肾小管重吸收能力而形成的蛋白尿。其常见于肾小球肾炎、肾病综合征等原发性肾小球损伤性疾病；也可见于糖尿病、高血压、SLE、妊娠高血压综合征等继发性肾小球损伤性疾病。根据病变滤过膜损伤程度及蛋白尿组分可分为选择性和非选择性蛋白尿。①选择性蛋白尿：以清蛋白为主，并有少量低分子量蛋白质（β_2-MG），尿中无大分子量蛋白质（IgG、IgA、IgM、C3、C4），半定量多在3+~4+，典型病种是肾病综合征。②非选择性蛋白尿：肾小球毛细血管壁有严重损伤断裂，尿中有大分子量免疫球蛋白、补体，中分子量清蛋白及低分子量 β_2-MG。半定量在1+~4+，几乎均是原发性肾小球疾病。

2）肾小管性蛋白尿：是指近端肾小管病变对原尿中低分子量蛋白质重吸收功能障碍所致的蛋白尿。以 α_1、β_2 微球蛋白为主，清蛋白或有轻度增加，蛋白定量在 1~2g/24h，见于肾盂肾炎、肾小管性酸中毒、间质性肾炎、重金属中毒、药物（如庆大霉素、多黏菌素 B 等）及肾移植术后。

3）混合性蛋白尿：是指肾小球和肾小管均受损而出现的蛋白尿。如肾小球肾炎或肾盂肾炎后期，以及可同时累及肾小球和肾小管的全身性疾病，如糖尿病、SLE 等。

4）组织性蛋白尿：是指肾组织破坏或肾小管分泌的蛋白质增多所形成的蛋白尿。以 T-H 糖蛋白为主，常见于尿路感染，蛋白质定量在 0.5~1g/24h 之间。

5）溢出性蛋白尿：是指血浆出现异常增多的低分子量蛋白质，超过肾小管重吸收能力所致的蛋白尿。如血红蛋白尿、肌红蛋白尿、本周蛋白尿等。

6）假性蛋白尿：尿中混入大量血、脓、黏液等成分而导致蛋白尿定性试验阳性。

2. 尿葡萄糖（urine glucose，GLU）　血浆葡萄糖含量>8.88mmol/L，或肾小管重吸收能力下降，尿糖定性为阳性，称葡萄糖尿，简称糖尿。

[参考区间]

定性：阴性。

[临床意义]

（1）血糖增高性糖尿：血糖超出肾小管重吸收阈值为主要原因，亦可同时伴肾小管损伤而重吸收阈值下降。其常见于糖尿病、皮质醇增多症、甲状腺功能亢进、嗜铬细胞瘤、胰腺疾病等。

（2）血糖正常性糖尿：又称肾性糖尿，是指近端肾小管重吸收能力减退，肾糖阈减低引起的糖尿，见于慢性肾炎、肾病综合征、间质性肾炎和家族性糖尿等。

（3）暂时性糖尿：非病理因素引起的一过性糖尿。其常见于饮食性糖尿、应激性糖尿、新生儿糖尿、妊娠性糖尿及药物性糖尿。

（4）非葡萄糖性糖尿：进食乳糖、半乳糖、果糖等过多或体内代谢紊乱大量生成，可出现相应的糖尿。

（5）假性糖尿：尿液中含有某些还原性物质，如维生素 C、尿酸等，以及一些随尿液排出的药物，如水杨酸、阿司匹林等，可出现假阳性反应。

3. 尿酮体（urine ketone body，KET）　酮体是乙酰乙酸、β-羟丁酸和丙酮三种脂肪代谢中间产物的总称。当血酮体增高超过肾阈值时，尿酮体检测呈阳性，称酮尿。酮体检测实际上是测定丙酮和乙酰乙酸。

[参考区间]

定性：阴性。

（1）**糖尿病性酮尿**：常伴酮症酸中毒，酮尿是糖尿病性昏迷前期指标，常伴高血糖和糖尿，而对接受苯乙双胍等双胍类药物治疗者，虽出现酮尿，但血糖、尿糖正常。

（2）**非糖尿病性酮尿**：高热、严重呕吐、腹泻、长期饥饿、禁食、过分节食、酒精性肝炎、肝硬化等，因糖代谢障碍而出现酮尿。

4. 尿胆红素（urine bilirubin, BIL） 病理情况下，血清结合胆红素增高超过肾阈值即从尿中排出，称为胆红素尿。

[参考区间]

定性：阴性。

[临床意义]

尿胆红素检测主要用于黄疸的诊断和鉴别诊断，尿胆红素阳性常出现在血清胆红素增高之前，见于肝细胞性黄疸、胆汁淤积性黄疸。

5. 尿胆原（urobilinogen, URO） 为结合胆红素在肠道被细菌还原生成的无色胆素原成分，肠道吸收后经肾脏从尿排出。

[参考区间]

定性：弱阳性（阳性 1∶20 稀释后阴性）。

[临床意义]

尿胆原与尿胆红素联合检测可用于黄疸的诊断和鉴别诊断。肝细胞性黄疸、溶血性黄疸尿胆原增高，胆汁淤积性黄疸时减低或阴性。

6. 尿血红蛋白浓度 又称为隐血试验（BLD）。生理状态下，红细胞在单核巨噬细胞系统被破坏。血浆微量血红蛋白与结合珠蛋白形成 Hb-Hp 复合物，不能从尿中排出。故健康人尿血红蛋白含量极微。

[参考区间]

定性：阴性。

[临床意义]

阳性见于：①各种原因所致血红蛋白尿，如葡萄糖-6-磷酸脱氢酶缺乏症、PNH、血型不合的输血反应、恶性疟疾、免疫性溶血性贫血等；②泌尿系统炎症、出血导致的血尿。

7. 尿亚硝酸盐（urine nitrite, NIT） 尿液含食物或蛋白质代谢产生的硝酸盐，如感染大肠埃希菌或其他含硝酸盐还原酶的细菌，则可将硝酸盐还原为亚硝酸盐。

[参考区间]

定性：阴性。

[临床意义]

NIT 为泌尿系统细菌感染的筛检试验。

8. 尿白细胞（urine leukocyte, LEU） 试带法对完整粒细胞和破坏粒细胞均可检出，阳性程度与粒细胞含量呈正比，但与淋巴细胞、单核细胞不反应，故 LEU 只代表粒细胞含量。

[参考区间]

定性：阴性。

[临床意义]

阳性提示尿液内粒细胞增高，泌尿系统有感染，但阴性不能排除感染。

（三）尿液有形成分检测

尿液有形成分（urine formed element）是指来自泌尿道，并以可见形式渗出、排出、脱落和结晶所形成的物质，也称为尿沉渣（urinary sediment）。尿液有形成分的种类和形态变化因疾病和病程不同而多种多样。显微镜检测中,尿液细胞、管型、结晶等成分的分类和认定是进行泌尿系统炎症、肿瘤等疾病的定位诊断、鉴别诊断和预后判断的重要依据。

1. 细胞　尿液常见细胞有:红细胞、白细胞、上皮细胞、吞噬细胞等。

(1)红细胞:尿液典型正常红细胞为淡黄色、圆盘状。受 pH、渗透压及红细胞来源的影响,红细胞形态可发生变化。

1)参考区间:玻片法:0~3 个/HP,定量检测:0~5 个/μl。

2)临床意义:新鲜尿的红细胞形态对鉴别肾性血尿和非肾性血尿有重要价值。用相差显微镜可将血尿分三种:①均一性血尿,也称非肾小球性血尿,提示肾小球以外的泌尿系统疾病,如膀胱炎、膀胱结石、尿道狭窄、前列腺疾病等。②非均一性血尿,也称肾小球性血尿,是肾性出血的明确表现,见于肾小球肾炎、肾病综合征等。③混合性血尿,尿液出现均一性和非均一性两种红细胞称混合性血尿。

(2)白细胞:新鲜尿白细胞外观完整、无明显退行性变性,胞质内颗粒清晰,胞核清楚,常分散存在。脓细胞是指炎症过程破坏或死亡的中性粒细胞,外形多不规则,结构模糊,胞质内充满粗大颗粒,核不清楚,细胞常成堆聚集,细胞间界限不明显。

1)参考区间:玻片法:0~5 个/HP;定量检测:0~10 个/μl。

2)临床意义:尿中有大量中性粒细胞多为泌尿系统感染,如肾盂肾炎、膀胱炎、尿道炎、前列腺炎等。大量淋巴细胞及单核细胞增多见于肾移植术后排斥反应、慢性炎症等。病毒性感染淋巴细胞增多。

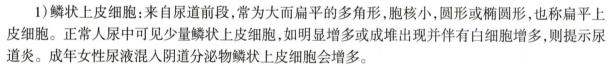

ER 4-4-4

临床实践

(3)上皮细胞:尿液上皮细胞来自尿道至肾的整个泌尿系统,上皮细胞检查对泌尿系统疾病有定位诊断的价值。

1)鳞状上皮细胞:来自尿道前段,常为大而扁平的多角形,胞核小,圆形或椭圆形,也称扁平上皮细胞。正常人尿中可见少量鳞状上皮细胞,如明显增多或成堆出现并伴有白细胞增多,则提示尿道炎。成年女性尿液混入阴道分泌物鳞状上皮细胞会增多。

2)柱状上皮细胞:来自尿道中段、前列腺、精囊、尿道腺等处,正常人尿中几乎看不见柱状上皮细胞,如大量出现,提示慢性尿道炎、慢性前列腺炎、慢性膀胱炎。

3)移行上皮细胞:被覆于肾盂、输尿管、膀胱和近膀胱段等处的上皮细胞,其形态随着腔内尿量增减而变化。正常尿中无或有少量移行上皮细胞,肾盂、输尿管、膀胱炎症可大量出现,并伴白细胞和红细胞增多。

4)肾小管上皮细胞:正常尿液中无肾小管上皮细胞,出现或增多提示肾小管有病变。某些慢性炎症可见肾小管上皮细胞发生脂肪变性,胞质中充满脂肪颗粒,称为脂肪颗粒细胞,颗粒覆盖在细胞核上,又称为复粒细胞。

2. 管型　是蛋白质、细胞或碎片在肾小管、集合管中凝固而形成的圆柱状蛋白质聚集体。管型类型、性质对各种肾炎的诊断有重要的意义。

(1)透明管型:由 T-H 糖蛋白、清蛋白和 NaCl 构成。健康人偶见,增多见于肾实质性病变。

(2)细胞管型:管型中细胞含量超过管型体积的 1/3。按所含细胞分为:①红细胞管型,见于肾小球肾炎等所致肾实质出血,常与肾小球性血尿同时存在;②白细胞管型,见于肾盂肾炎等肾实质感染性疾病,为上尿路感染的标志物;③肾上皮细胞管型,见于各种原因所致的肾小管损伤;④混合管型,同时含各种细胞和颗粒物质的管型,见于各种肾小球疾病。

(3)颗粒管型:管型中颗粒总量超过管型体积的 1/3。颗粒管型提示肾脏有实质性损伤,多见于急性及慢性肾小球肾炎、肾盂肾炎、慢性铅中毒及肾移植的急性排斥反应。

(4)脂肪管型:管型中脂肪滴含量超过管型体积的 1/3,为肾小管上皮脂肪变性后脱落形成,见于肾病综合征、亚急性肾小球肾炎、慢性肾小球肾炎肾病型等。

（5）**蜡样管型**：提示肾单位有严重淤滞现象，见于严重肾小管变性坏死、肾小球肾炎晚期、肾衰竭等。

（6）**肾衰竭管型**：由蛋白质及坏死脱落的上皮细胞碎片构成，见于急性肾衰竭多尿期，出现慢性肾衰竭，提示预后不良。

3. **结晶**　原尿中溶解的各种物质在不同 pH、胶体浓度、温度等条件下，溶解度不同，当某溶质浓度超出所处环境的溶解度时，将形成结晶析出。

（1）**生理性结晶**：主要是盐类结晶，多无临床意义，如出现大量草酸钙结晶，并伴较多红细胞，则提示结石的可能性。

（2）**病理性结晶**：主要有胱氨酸结晶、亮氨酸结晶、酪氨酸结晶、胆红素结晶、胆固醇结晶等。胱氨酸结晶见于遗传性胱氨酸尿症患者。酪氨酸结晶体见于急性肝功能衰竭、急性磷中毒等，有大量组织坏死病变。

二、尿液特殊检测

（一）尿微量清蛋白

在无尿路感染和心力衰竭情况下，尿液有少量清蛋白，但常规定性方法不易测出，称尿微量清蛋白（microalbumin，mAlb）。

【参考区间】

尿微量清蛋白<30mg/24h。

【临床意义】

1. **糖尿病肾病早期诊断与监测**　尿微量清蛋白是糖尿病患者发生肾小球微血管病变最早期的指标之一。尿微量清蛋白持续>30~300mg/24h 为早期糖尿病肾病的诊断指标。

2. **高血压肾病**　尿微量清蛋白是高血压病患者并发肾脏损伤指征之一。

3. **其他疾病**　如狼疮性肾炎、泌尿系统感染、心力衰竭、隐匿性肾炎等也可出现尿微量清蛋白。

（二）本周蛋白

本周蛋白（Bence-Jones protein，BJP）是免疫球蛋白的轻链部分，有 κ 型和 λ 型，能自由通过肾小球滤过膜，浓度超过肾小管重吸收阈值可从尿中排出。其特点是 pH 为（4.9±0.1）、温度为 56℃ 左右时，BJP 开始混浊、凝固，达 90~100℃ 时溶解，温度降至 56℃ 左右时，蛋白又开始混浊、凝固，故又称凝溶蛋白。血清和尿液蛋白电泳可出现 M 区带。

【参考区间】

定性：阴性。

【临床意义】

多发性骨髓瘤、巨球蛋白血症、原发性淀粉样变性等患者的血清或浓缩尿中可检出 BJP。此外，恶性淋巴瘤、慢性淋巴细胞白血病、转移癌、慢性肾炎、肾盂肾炎、肾癌等也可出现 BJP。

（三）人绒毛膜促性腺激素

人绒毛膜促性腺激素（human chorionic gonadotropin，hCG）是胎盘滋养层细胞分泌产生，可促进性腺发育的一种糖蛋白激素。

【参考区间】

血 hCG：男性或非妊娠妇女：≤5IU/L；绝经期后女性：≤10IU/L。

【临床意义】

1. 诊断早期妊娠：受孕 1 周后 hCG 即可增高，8~10 周达高峰，12 周后逐渐下降，产后 5~6 天消失。

2. 辅助诊断异位妊娠：异位妊娠血清 hCG 含量低于正常妊娠。

3. 滋养细胞肿瘤诊断与监测：葡萄胎、恶性葡萄胎、绒毛膜细胞癌等妊娠滋养细胞疾病，hCG 浓度比正常妊娠女性显著增高，且持续不降，连续定量测定 hCG 结合超声检测，即可做出诊断。

4. 某些肿瘤筛查：可作为精原细胞瘤、睾丸畸胎瘤等肿瘤筛查的标志物，但必须结合临床综合分析。

（杨志云）

第二节　粪便检测

粪便（feces）是食物在体内消化的最终产物，由未消化的食物残渣、消化道分泌物、肠道黏膜脱落物、大量细菌、无机盐和水分等组成。粪便检测（feces test）主要用于诊断和筛查消化系统炎症、出血、寄生虫感染及肿瘤等。

一、一般性状检测

1. **量**　正常成人排便次数多为每天 1 次，100~300g。随食物种类、进食量和消化器官的功能状态而异。肠道上段疾病可见排便次数减少、排便量增加；肠道下段疾病可见排便次数增多、排便量减少。

2. **颜色与性状**　健康人粪便排出时为棕黄色圆柱形软便，婴儿粪便呈黄色或金黄色糊状。病理情况下可见如下改变。

（1）**黏液便**：正常粪便中的少量黏液与粪便均匀混合不易察觉。小肠炎症黏液均匀混在粪便中；大肠炎症黏液附着于粪便表面；脓血性黏液附着于粪便提示直肠肿瘤或炎症、溃疡性结肠炎、细菌性痢疾、肠结核等。

（2）**鲜血便**：呈鲜红色，提示下消化道出血，如肠息肉、癌、肛裂或痔疮等。患有痔疮时常在排便之后有鲜血滴落，而其他疾病鲜血附着于粪便表面。

（3）**脓性及脓血便**：肠道下段病变，如痢疾、溃疡性结肠炎、局限性肠炎、结肠或直肠癌等，常表现为脓性及脓血便，脓或血的多少取决于炎症类型及程度。阿米巴痢疾以血为主，血中带脓，呈暗红色稀果酱样；细菌性痢疾以黏液及脓为主，脓中带血。

（4）**柏油样便**：呈暗褐色或黑色，质软、有光泽如柏油状，称为柏油样便，提示上消化道出血。服铋剂、药用炭、中药后也可呈黑色，但无光泽且隐血试验阴性，食用较多动物血制品及内脏、口服铁剂等也可使粪便呈黑色，隐血试验（化学法）亦可阳性，应注意鉴别。

（5）**白陶土样便**：呈灰白色，较松散，见于各种原因引起的胆管阻塞患者。

（6）**米泔样便**：呈白色淘米水样，含有黏液块，量大、稀水样，见于重症霍乱、副霍乱患者。

（7）**水样或糊状便**：见于各种感染和非感染性腹泻，如急性胃肠炎、假膜性肠炎（黄绿色）、肠道孢子虫感染等。

（8）**胶冻状便**：见于过敏性肠炎、慢性细菌性痢疾等。

（9）**细条带状便**：提示直肠和肛门狭窄，见于直肠癌、肛裂。

3. **气味**　正常粪便有臭味，主要因细菌作用的产物吲哚、硫化氢、粪臭素等引起。恶臭见于慢性肠炎、胰腺疾病、消化道大出血、结肠或直肠癌溃烂等；鱼腥味见于阿米巴性肠病；酸臭味见于脂肪酸分解或糖类异常发酵。

4. **寄生虫**　肠道寄生虫感染可从粪便排出蛔虫、蛲虫、钩虫、绦虫等较大虫体或节片，粪便寄生虫检验有助于寄生虫感染的确诊。

5. **结石**　粪便排出的结石主要是胆结石，较大者肉眼可见，常见于应用排石药物或碎石术后。

二、化学和免疫学检测

粪便化学检测有 pH 检测、隐血试验、粪胆素、粪胆原及脂肪测定等,以粪便隐血试验(fecal occult blood test,FOBT)开展最为广泛。胃肠道少量出血(出血量<5ml)粪便外观无变化,肉眼和显微镜检测均不能证实的出血,称隐血。化学或免疫学方法证实微量出血的试验,称隐血试验。

【参考区间】

阴性。

【临床意义】

隐血试验对消化道出血鉴别诊断有一定意义。消化性溃疡呈间断性阳性,消化道恶性肿瘤呈持续性阳性,药物致胃黏膜损伤、溃疡性结肠炎、钩虫病等常为阳性。

三、显微镜检测

粪便涂片显微镜镜检可发现细胞、寄生虫卵、真菌、细菌和原虫等病理成分,有助于消化系统各种疾病的诊断。

1. 细胞 正常粪便无红细胞、吞噬细胞和肿瘤细胞,偶见白细胞,少见柱状上皮细胞。肠道炎症白细胞增多,以中性分叶核粒细胞为主,白细胞多少与炎症部位和程度有关。①嗜酸性粒细胞增多,见于过敏性肠炎、肠道寄生虫病。②红细胞见于肠道下段炎症或出血,如细菌性痢疾、结肠癌、溃疡性结肠炎、直肠息肉、急性血吸虫病等。细菌性痢疾红细胞少于白细胞,多分散存在且形态正常。阿米巴痢疾红细胞多于白细胞,多成堆出现并有残碎现象。③上皮细胞见于肠壁炎症,如假膜性肠炎。④巨噬细胞增多见于细菌性痢疾、急性出血性肠炎、溃疡性结肠炎和直肠炎。⑤癌细胞见于肠道肿瘤。

2. 食物残渣 主要观察淀粉颗粒、脂肪滴、肌原纤维、结缔组织和弹力纤维、植物细胞和植物纤维等。

3. 结晶 正常粪便中可见各种盐类结晶,均无病理意义。查到夏科-莱登结晶,常与阿米巴痢疾、钩虫病等肠道寄生虫感染及过敏性肠炎有关,同时伴嗜酸性粒细胞增多。棕色晶体提示胃肠道出血。

4. 微生物和寄生虫卵 病理情况下菌群失调可发生假膜性肠炎,见于长期使用广谱抗菌药物、免疫抑制剂和各种慢性消耗性疾病;真菌见于长期使用广谱抗菌药物、免疫抑制剂和化疗后患者,以假丝酵母菌最常见;寄生虫卵见于寄生虫感染,常见的有蛔虫卵、血吸虫卵、钩虫卵、蛲虫卵、华支睾吸虫卵。阿米巴原虫滋养体见于急性阿米巴痢疾的脓血便;隐孢子虫为艾滋病患者及儿童腹泻的重要病原体;蓝氏贾第鞭毛虫主要引起儿童慢性腹泻。

ER 4-4-6

临床实践

四、粪便检测试验项目选择和应用

1. 肠道感染性疾病 粪便检测是诊断急性及慢性腹泻必需的实验室检测项目,如肠炎、细菌性痢疾、阿米巴痢疾、霍乱、假膜性肠炎、伤寒等,除一般性状检测外,粪便显微镜检测及培养有诊断及鉴别诊断价值。

2. 肠道寄生虫病 蛔虫病、钩虫病、鞭虫病、蛲虫病、姜片虫病、绦虫病、血吸虫病、华支睾吸虫病等,可根据粪便涂片找到相应虫卵而确定诊断。

3. 消化吸收功能过筛试验 慢性腹泻患者常规的粪便镜检,若有较多淀粉颗粒、脂肪滴或肌原纤维等,常提示慢性胰腺炎等胰腺外分泌功能不全,可进一步检测。

4. 消化道肿瘤过筛试验 粪便隐血持续性阳性提示胃肠道恶性肿瘤,间歇性阳性提示消化道溃疡,可进一步做内镜检查。粪便涂片找到癌细胞可确诊为结肠癌、直肠癌。

（杨志云）

第三节　脑脊液检测

脑脊液(cerebrospinal fluid, CSF)主要是由脑室脉络丛细胞分泌的无色透明液体,循环于脑室、蛛网膜下腔和脊髓中央管中。生理情况下,血-脑屏障对血浆各种物质的通透性有选择性,并维持中枢神经系统内环境相对稳定。中枢神经系统任何部位发生感染、炎症、肿瘤、外伤、水肿、出血、阻塞等都可引起脑脊液性状和成分改变。故脑脊液检测对神经系统疾病的诊断、疗效观察和预后判断有重要意义。

一、一般性状检测

1. **颜色**　正常脑脊液为无色透明液体。病理情况下脑脊液颜色可发生如下变化。

(1)**红色**:见于脑室或蛛网膜下腔出血,也见于穿刺性出血。

(2)**黄色**:见于陈旧性蛛网膜下腔出血,也可见于椎管梗阻、重症黄疸。

(3)**乳白色**:多因白细胞增高所致,见于化脓性脑膜炎。

(4)**绿色**:见于铜绿假单胞菌性脑膜炎。

(5)**黑褐色**:见于脑膜黑色素瘤。

2. **透明度**　正常脑脊液清晰透明。病毒性脑膜炎、神经系统梅毒等因细胞数量轻度增加,脑脊液仍清晰透明或微浊;结核性脑膜炎脑脊液细胞数中度增加,呈毛玻璃样混浊;化脓性脑膜炎脑脊液细胞数极度增加,呈乳白色混浊。

3. **凝块或薄膜**　正常脑脊液中不含纤维蛋白原,放置24小时后不会形成凝块或薄膜。当脑脊液纤维蛋白原增高时,脑脊液易发生凝固。化脓性脑膜炎标本采集后1~2小时即出现凝块或沉淀;结核性脑膜炎标本放置12~24小时后可在表面形成薄膜,此薄膜涂片检测结核分枝杆菌阳性率极高;病毒性脑膜炎无凝块和薄膜。

二、化学和免疫学检测

（一）蛋白质

生理状态下由于血-脑屏障的作用,脑脊液中蛋白质含量甚微,不到血浆含量的1%,主要为清蛋白。

【参考区间】

定性[潘迪试验(Pándy test)]:阴性;定量:腰椎穿刺0.15~0.45g/L。

【临床意义】

病理情况下,脑脊液中蛋白质含量的测定有助于神经系统疾病的诊断。增高见于:①中枢神经系统的感染,如化脓性脑膜炎显著增高,结核性脑膜炎中度增高,病毒性脑膜炎轻度增高;②脑出血或蛛网膜下腔出血;③中枢神经系统肿瘤;④蛛网膜下腔梗阻,如脊髓肿瘤、蛛网膜下腔粘连、椎间盘突出等,由于脑脊液长期滞留,蛋白质常超过1.5g/L,出现蛋白-细胞分离现象。

（二）葡萄糖

生理状态下,脑脊液葡萄糖含量为血糖浓度的50%~60%,主要受血糖浓度、血-脑屏障通透性及脑脊液中糖分解速度的影响,因此应同时送检血浆或血清葡萄糖,计算脑脊液/血清葡萄糖比。

【参考区间】

腰椎穿刺:2.5~4.5mmol/L;脑脊液/血清葡萄糖比大于0.4~0.5。

【临床意义】

脑脊液/血清葡萄糖比减低见于：①化脓性脑膜炎，因细菌分解葡萄糖，早期即有显著减低或缺如；②结核性脑膜炎、新型隐球菌性脑膜炎常在中、晚期减低，但不如化脓性脑膜炎时显著；③脑肿瘤、神经梅毒等糖含量减低。

（三）氯化物

正常脑脊液蛋白质含量较少，为维持脑脊液和血液渗透压平衡，脑脊液氯化物的含量较血浆高20%左右。

【参考区间】

成人120~130mmol/L。

【临床意义】

（1）**减低**：见于化脓性脑膜炎、结核性脑膜炎、新型隐球菌脑膜炎，其中结核性脑膜炎减低最明显，减低程度与病情轻重相关。病毒性脑膜炎氯化物无变化。

（2）**增高**：主要见于慢性肾功能不全、肾炎、尿毒症等。

三、显微镜检测

细胞计数有细胞总数计数和白细胞计数，分类主要分为两类，单个核细胞（淋巴细胞、单核细胞、内皮细胞）和多个核细胞（粒细胞）。取沉渣瑞特染色分类计数，对临床指导意义更大。

【参考区间】

白细胞：成人（0~8）×10⁶/L；红细胞：无；细胞分类：以单个核细胞为主，多为淋巴细胞和单核细胞（7：3），偶见内皮细胞。

【临床意义】

1. **白细胞总数增高** WBC>10×10⁶/L即有临床意义。白细胞增高提示神经系统炎症、感染或恶性肿瘤等，急性期增高明显，慢性期多为轻度增高。脑脊液WBC>100×10⁶/L需考虑感染性疾病。

2. **中性粒细胞增高** ①化脓性脑膜炎可达（1 000~20 000）×10⁶/L，以中性分叶核粒细胞为主。②结核性脑膜炎、病毒性脑膜炎、新型隐球菌脑膜炎、梅毒感染等病变早期中性粒细胞增高。③中枢神经系统白血病。

3. **淋巴细胞增高** ①结核性脑膜炎：WBC常<500×10⁶/L，早期以中性分叶核为主，很快转为淋巴细胞增多，粒细胞、淋巴细胞、浆细胞同时存在是其特点。②病毒性脑膜炎：WBC常<200×10⁶/L，以淋巴细胞为主，可见浆细胞和巨噬细胞。③新型隐球菌脑膜炎：细胞轻中度增多，以淋巴细胞为主，可见中性粒细胞和浆细胞。④其他感染：如梅毒、寄生虫等。⑤中枢神经系统肿瘤、药物性脑病等。

4. **嗜酸性粒细胞增高** 见于寄生虫感染、真菌感染、急性多发性神经炎、淋巴细胞白血病中枢神经系统浸润等。

5. **肿瘤细胞和白血病细胞** 找到即可确诊肿瘤、转移癌或中枢神经系统白血病。

6. **红细胞** 蛛网膜下腔出血可见大量红细胞和中性分叶核粒细胞。

四、病原体检测

1. **寄生虫** 脑脊液涂片可查到的寄生虫有血吸虫、肺吸虫、弓形虫、阿米巴滋养体等，钩端螺旋体做培养可阳性，免疫学方法可查到脑囊虫、梅毒螺旋体等。

2. **细菌** 怀疑细菌感染可做革兰氏染色，怀疑结核分枝杆菌感染可做抗酸染色，怀疑新型隐球菌感染可做墨汁染色，多次送检可提高阳性率。其亦可用商用培养瓶培养扩增和平板接种方法进行后续鉴定。

ER 4-4-7

临床实践

五、脑、脑膜疾病的脑脊液特点

常见脑、脑膜疾病的脑脊液特点如表 4-4-1 所示。

表 4-4-1 常见脑、脑膜疾病的脑脊液特点

疾病	外观	蛋白质	葡萄糖	氯化物	细胞计数及分类	细菌
化脓性脑膜炎	混浊,有凝块	↑↑↑	↓↓↓	↓	重度至极度增多,以中性粒细胞为主	化脓菌
结核性脑膜炎	微混浊,呈毛玻璃样,静置后有薄膜形成	↑↑	↓↓	↓↓	重度增多,早期中性粒细胞为主,以后淋巴细胞为主	结核分枝杆菌
病毒性脑膜炎	清晰或微浊	↑	正常	正常	轻度至中度增多,以淋巴细胞为主	无
流行性乙型脑炎	清晰或微混浊	↑	正常	正常	中度增多,早期以中性粒细胞为主,后期以淋巴细胞为主	无
新型隐球菌脑膜炎	清晰或微混浊	↑	↓	↓	轻度至中度增多,淋巴细胞为主	新型隐球菌
脑室及蛛网膜下腔出血	血性	↑	↑	正常	中度至重度增多,以红细胞为主	无

六、脑脊液试验项目选择和应用

1. 中枢神经系统感染性疾病的诊断与鉴别诊断 可通过一般性状检测、显微镜检测、化学及免疫学检测等相关指标进行诊断与鉴别诊断。

2. 脑部肿瘤的诊断 发现白血病细胞可确诊中枢神经系统白血病。脑脊液涂片找到肿瘤细胞,则有利于脑部肿瘤诊断。

3. 中枢神经系统疾病的治疗及疗效观察 如脑膜白血病可注射化疗药物,新型隐球菌性脑膜炎可腰椎穿刺注射两性霉素 B,通过脑脊液检测观察疗效。

(杨志云)

第四节 浆膜腔积液检测

人体胸腔、腹腔、心包腔统称为浆膜腔。生理状态下浆膜腔内含少量液体,由浆膜壁层毛细血管内静水压作用产生,主要起润滑作用,一般不易采集。病理状态下,浆膜腔内大量液体潴留而形成浆膜腔积液(serous membrane fluid),积液随部位不同分为胸腔积液、腹腔积液(腹水)、心包腔积液等。根据积液产生原因及性质又分为渗出液(exudate)和漏出液(transudate)两大类。漏出液为非炎症性积液,主要由血浆胶体渗透压减低、毛细血管内流体静脉压增高、淋巴管阻塞等原因引起;渗出液多为炎症性积液,主要由感染性和非感染性(如外伤、化学刺激、肿瘤、风湿性疾病等)原因所致。

一、一般性状检测

1. 颜色与透明度 漏出液多为淡黄色透明或半透明,渗出液多为深黄色。根据病因不同,颜色可有改变:黄色脓样见于化脓性感染;红色见于恶性肿瘤、急性结核性胸膜炎、急性结核性腹膜炎、出血性疾病、外伤或内脏损伤;黄绿色见于铜绿假单胞菌感染;乳白色见于淋巴管阻塞等。细胞、细菌、蛋白质含量较多常呈不同程度混浊。

2. 凝固性 漏出液纤维蛋白原含量较低,一般不易凝固;渗出液含纤维蛋白原、细菌及组织裂

解产物,易出现凝固。

3. **比重** 漏出液比重多<1.015;渗出液含多量蛋白及细胞,比重多>1.018。

二、化学和免疫学检测

1. **黏蛋白定性试验(李凡他试验)** 浆膜腔上皮细胞受炎症刺激产生黏蛋白量增加,黏蛋白是酸性糖蛋白,其等电点 pH 为 3~5,故可在稀醋酸溶液中析出,产生白色沉淀。漏出液黏蛋白含量少,多为阴性;渗出液含有大量黏蛋白,多呈阳性。

2. **蛋白定量** 漏出液蛋白总量多<25g/L,渗出液蛋白总量多>30g/L,介于二者之间,则需综合判断。

3. **葡萄糖** 漏出液葡萄糖含量与血糖相似;渗出液葡萄糖常被细菌或细胞中的酶分解而减少,甚至无糖;癌性积液葡萄糖含量减少,若明显减少提示肿瘤广泛浸润,积液易找到癌细胞,预后不良;葡萄糖含量减低还见于类风湿性积液、非化脓性细菌感染性积液等。

4. **其他检测项目** 乳酸、乳酸脱氢酶、腺苷脱氨酶、溶菌酶、淀粉酶及肿瘤标志物等检测项目对积液性质鉴别有重要意义。

三、显微镜检测

1. **细胞总数及白细胞计数** 漏出液白细胞较少,多<100×10^6/L;渗出液白细胞较多,常>500×10^6/L。

2. **细胞分类** 漏出液主要为淋巴细胞和间皮细胞,渗出液因病因不同而异。中性粒细胞增高见于化脓性积液、结核性积液早期;淋巴细胞增高见于慢性炎症如结核性、梅毒性及肿瘤性积液等;嗜酸性粒细胞增高见于过敏性疾病、寄生虫病、淋巴瘤等所致积液。

3. **脱落细胞** 浆膜腔积液中检出恶性细胞是诊断原发性或继发性恶性肿瘤的重要依据。

四、病原体检测

1. **寄生虫** 乳糜样积液应检查微丝蚴,怀疑棘球蚴病可查棘球蚴头节和小钩,怀疑阿米巴感染可查阿米巴滋养体。

ER 4-4-8

临床实践

2. **细菌** 可选择涂片染色、细菌培养与免疫学检测等,多次送检可提高阳性率。

五、浆膜腔积液试验项目选择和应用

浆膜腔积液检测主要用于鉴别积液类型,即漏出液与渗出液的鉴别(表 4-4-2);鉴别积液性质,即良性与恶性积液的鉴别;寻找积液病原,检测有无细菌、寄生虫、肿瘤细胞等,以提供炎症与非炎症、良性与恶性等的实验室鉴别依据。

表 4-4-2　漏出液与渗出液鉴别要点

鉴别要点	漏出液	渗出液
原因	非炎症所致	炎症、肿瘤、化学或物理刺激
外观	淡黄色	不定,可为深黄色、红色、乳白色
透明度	透明、半透明	常呈混浊
比重	<1.015	>1.018
凝固性	不自凝	能自凝
黏蛋白定性	阴性	阳性

鉴别要点	漏出液	渗出液
蛋白质定量/(g·L^{-1})	<25	>30
葡萄糖定量	与血糖相近	常低于血糖
细胞计数/(×10^6/L)	常<100	>500
细胞分类	以淋巴细胞、间皮细胞为主	根据不同病因分别以中性粒细胞或淋巴细胞为主
癌细胞	未找到	可找到癌细胞或病理性核分裂
细菌学检测	未找到	可找到病原菌
积液/血清总蛋白比值	<0.5	>0.5

1. 一般性状检测 为浆膜腔积液常规检测项目,用于渗出液与漏出液的鉴别,常与病原体联合检测确诊感染类型。

2. 生化和免疫学检测 主要协助渗出液病因诊断、良性与恶性浆膜腔积液的鉴别。

3. 脱落细胞学检测 为浆膜腔积液常规检测项目,鉴别是否有肿瘤转移、种植,可结合肿瘤标志物检测等综合判断。

(杨志云)

第五节 痰液检测

痰液(sputum)是气管、支气管及肺泡腺上皮细胞所分泌的黏液。健康人痰液很少,只有呼吸道黏膜和肺泡受刺激时,分泌物增多,可有痰液咳出。病理情况下痰中可出现血细胞、病原体、癌细胞等,痰液检测可协助呼吸系统疾病的诊断。

(一)一般性状检测

一般性状检测包括颜色、量及性状,详见第一篇第六节咳嗽与咳痰。

(二)显微镜检测

【参考区间】

正常痰液可见来自口腔的鳞状上皮细胞、支气管柱状上皮细胞、尘细胞及少量白细胞。

【临床意义】

1. 细胞

(1)**红细胞**:见于支气管扩张、肺部肿瘤、肺结核等。

(2)**白细胞**:中性粒细胞增多见于各种炎症,嗜酸性粒细胞增多见于支气管哮喘、过敏性支气管炎、肺吸虫病,淋巴细胞增多见于肺结核等。

(3)**上皮细胞**:见于炎症或其他呼吸系统疾病。

(4)**肺泡巨噬细胞**:吞噬含铁血黄素的肺泡巨噬细胞称含铁血黄素细胞,即心衰细胞,见于心力衰竭引起的肺淤血、肺梗死、肺出血等;吞噬炭末者称炭末细胞,见于吸入大量烟尘者。

(5)**癌细胞**:痰中见脱落的癌细胞,对肺癌的诊断和分类有一定价值。

2. 病原学

(1)**病原体**:痰涂片革兰氏染色可识别病原体种类,抗酸染色可识别分枝杆菌,必要时需结合细菌培养和药敏试验。

(2)**寄生虫及虫卵**:肺部寄生虫感染常见有肺吸虫卵、溶组织阿米巴滋养体等,偶见有蛔虫蚴、钩虫蚴及肺棘球蚴病的棘球蚴、肺孢子虫等。

(三）痰液检测试验项目选择和应用

1. 肺部感染性疾病的病原学诊断 取痰液涂片革兰氏染色,可大致识别为何种细菌感染;如严格取材进行细菌培养,则可鉴定菌种;药物敏感试验可指导临床用药。

2. 开放性肺结核的诊断 当肺部不典型病变影像学诊断有困难时,借助于痰涂片抗酸染色,若发现分枝杆菌,则可诊断为开放性肺结核,不但可指导治疗,而且有助于控制传染源,减少结核病传播。

ER 4-4-9

练习题

3. 肺癌的诊断 可依据早期临床症状、胸部 X 线检查、痰液涂片检测及纤维支气管镜等分析。

4. 肺部寄生虫病的诊断 若痰液中发现寄生虫、虫卵或滋养体,可诊断肺部寄生虫病。

（杨志云）

第五章 ｜ 肾脏病常用实验室检测

教学课件　　思维导图

肾脏是人体重要器官,主要功能是生成尿液,维持体内水、电解质、蛋白质、酸碱等代谢平衡。此外,肾脏还分泌一些重要生理活性物质,如肾素、促红细胞生成素、活性维生素 D 等,具有调节血压、钙磷代谢和红细胞生成等重要功能。肾功能包括肾小球滤过功能、肾小管重吸收及酸化等功能。肾功能检测对肾脏疾病的诊断、预后及疗效判断具有十分重要的意义。

第一节　肾小球功能检测

肾小球主要功能为滤过作用,评估滤过功能最重要的参数是肾小球滤过率(glomerular filtration rate,GFR)。正常成人每分钟流经肾脏的血液量为 1 200~1 400ml,其中血浆量为 600~800ml,血浆约 20% 经肾小球滤过,产生滤过液为 120~160ml/min,此即单位时间(分钟)内经肾小球滤出的血浆液体量,称肾小球滤过率。为测定 GFR,临床设计了各种物质的肾血浆清除率试验。

肾血浆清除率指肾脏在单位时间(分钟)内,能将多少毫升血浆中所含的某种物质全部加以清除,结果以毫升/分(ml/min)表示,计算公式如下。

$$清除率 = \frac{某物质每分钟在尿中排出的总量}{某物质在血浆中的浓度}$$

即

$$C = \frac{UV}{P}$$

C 为清除率(ml/min),U 为尿中某物质浓度(g/L),V 为每分钟尿量(ml/min),P 为血浆中某物质浓度(g/L)。

利用清除率可分别测定 GFR、肾血流量、肾小管对各种物质的重吸收和分泌作用。各种物质经肾脏排出方式大致分为四种:①全部由肾小球滤出,肾小管既不吸收,也不排泌。如菊粉,可作为 GFR 测定的理想试剂,完全反映 GFR。②全部由肾小球滤出,肾小管不吸收,也很少排泌,如肌酐,可基本代表 GFR。③全部由肾小球滤过后又被肾小管全部吸收,如葡萄糖,可代表肾小管最大吸收率。④除肾小球滤出外,大部分通过肾小管周围毛细血管向肾小管分泌后排出,如对氨基马尿酸、碘锐特,可作为肾血流量测定试剂。

一、血肌酐测定

血肌酐(creatinine,Cr)生成包括外源性和内源性两部分,全部经肾小球滤过进入原尿,不被肾小管重吸收且排泌较少。故在外源性 Cr 摄入稳定的情况下,血 Cr 浓度取决于肾小球的滤过功能。

【参考区间】

男性:57~97μmol/L(20~59 岁),57~111μmol/L(60~79 岁)。

女性:41~73μmol/L(20~59 岁),41~81μmol/L(60~79 岁)。

【临床意义】

1. **评价肾小球滤过功能**　血 Cr 增高见于各种原因引起的肾小球滤过功能减退：①急性肾衰竭，血 Cr 明显进行性增高为器质性损害指标，可伴少尿或非少尿。②慢性肾衰竭，血 Cr 增高程度与病变严重性一致：肾衰竭代偿期，血 Cr<178μmol/L；肾衰竭失代偿期，血 Cr>178μmol/L；肾衰竭期，血 Cr 明显增高，可>445μmol/L。

2. **鉴别肾前性和肾实质性少尿**　①器质性肾衰竭：血 Cr 常>200μmo/L。②肾前性少尿：如心力衰竭、脱水、肝肾综合征、肾病综合征等所致的有效血容量下降，使肾血流量减少，血 Cr 多<200μmol/L。

3. **urea/Cr 比值**　①器质性肾衰竭：尿素（urea）与 Cr 同时增高，故 urea/Cr≤10∶1。②肾前性少尿：肾外因素所致氮质血症，尿素可增高，但血 Cr 不相应上升，此时 urea/Cr 常>10∶1。

二、内生肌酐清除率（endogenous creatinine clearance rate，Ccr）测定

严格控制外源性 Cr 情况下，内源性 Cr 为血 Cr 唯一来源，每日生成量较稳定。成人以约 1mg/min 的速度产生内源性 Cr，肾脏也以相似速度将其排出体外，故排除外源性 Cr（如肉食 Cr，试验前 3 天禁食）干扰的条件下，血 Cr 和尿 Cr 含量也相对稳定。故 Ccr 能较好反映 GFR。Ccr 与个体的肌肉总量密切相关，后者与体表面积呈正比。故需将其测定结果换算为标准体表面积（1.73m²）下的 Ccr。

$$Ccr = \frac{尿肌酐浓度 \times 每分钟尿量}{血肌酐浓度}（ml/min）$$

$$校正\ Ccr = Ccr \times 1.73m^2 / 受试者体表面积（m^2）$$

【参考区间】

成人 80~120ml/min（以 1.73m² 体表面积计）。

【临床意义】

1. **判断肾小球损害程度**　当 GFR 减低到正常值的 50%，Ccr 值可低至 50ml/min，但 Cr、尿素测定仍可在参考范围，肾脏有强大储备功能，故 Ccr 是较早反应 GFR 的灵敏指标。

2. **评估肾功能**　Ccr 80~51ml/min 提示肾衰竭代偿期；Ccr 50~20ml/min 提示肾衰竭失代偿期；Ccr 19~10ml/min 提示肾衰竭期；Ccr<10ml/min 提示尿毒症期。

3. **指导治疗的作用**　Ccr<30ml/min，应限制蛋白质摄入；Ccr≤30ml/min，噻嗪类利尿剂常无效；Ccr≤10ml/min 应结合临床进行肾替代治疗。此外，肾衰竭由肾代谢或经肾排出的药物可根据 Ccr 的减低程度调节用药剂量和决定用药的时间间隔。

ER 4-5-3

临床实践

三、血清尿素测定

尿素（urea）是机体蛋白质代谢的终末产物，分子量小，可自由通过肾小球滤过膜。进入原尿的尿素约 50% 被肾小管和集合管重吸收，肾小管有少量排泄。肾实质受损 GFR 减低，可使血清尿素增高，通过测定尿素浓度，可观察肾小球滤过功能。

【参考区间】

男性：3.1~8.0mmol/L（20~59 岁），3.6~9.5mmol/L（60~79 岁）；

女性：2.6~7.5mmol/L（20~59 岁），3.1~8.8mmol/L（60~79 岁）。

【临床意义】

血清尿素增高见于以下情况。

1. **肾脏疾病**　如慢性肾炎、肾盂肾炎、肾动脉硬化、肾结核或肿瘤晚期等所致较严重的 GFR 下降。

2. 肾前或肾后因素引起的尿量显著减少或尿闭,如脱水或循环功能衰竭等,此时尿素增高,但 Cr 增高不明显。

3. 体内蛋白质分解过多,如上消化道大出血、大面积烧伤等。

四、血清胱抑素 C(cystatin C,CysC)测定

半胱氨酸蛋白酶抑制蛋白是非糖基化碱性蛋白。人体几乎所有的有核细胞均可表达 CysC,其分子量仅为 13kDa,可自由通过肾小球滤膜。原尿中 CysC 几乎全部被近端小管上皮细胞摄取、分解,并不重吸收入血,尿中仅微量排出。

【参考区间】

0.6~2.5mg/L。

【临床意义】

与血 Cr、尿素相比,在判断肾功能早期损伤方面,血清 CysC 水平更为灵敏。

1. CysC 作为糖尿病肾病肾脏滤过功能早期损伤的评价 约三分之一的糖尿病患者发展为肾衰竭需要透析,必须以可靠的 GFR 来评价糖尿病患者的肾功能状况,CysC 能对轻度的肾损伤反应灵敏,在糖尿病患者中定期检测 CysC 可以动态观察病情的发展。

2. CysC 与肾移植 CysC 不但能够反映肾脏受损的情况,而且可以及时反映肾功能的恢复情况,特别是移植肾功能延迟的患者。CysC 在肾移植术后对检测肾小球滤过率而言,比 Cr 和 Ccr 更灵敏,可以快速诊断出急性排斥反应或药物治疗造成的肾损伤。

3. CysC 在化疗中的应用 由于化疗药物对肾小管有一定的损伤,很可能损害肾功能,当肾功能受到损害时,化疗药物更容易积蓄并引起多方面的副作用,检测 CysC 适当调整药物剂量。

(潘 颖)

第二节 肾小管功能检测

一、近端肾小管功能检测

(一)β_2-微球蛋白测定

β_2-微球蛋白(β_2-microglobulin,β_2-MG)是成熟红细胞和胎盘滋养层细胞外几乎所有有核细胞都能产生的小分子量蛋白。健康人每日生成 100~200mg,血液含量甚微,且浓度相当稳定。β_2-MG 可自由通过肾小球滤过,99.9% 在近端肾小管吸收,并在肾小管上皮细胞分解破坏,仅有微量随尿液排出。

【参考区间】

血清:1~2mg/L,尿液:<0.2mg/L。

【临床意义】

1. 尿 β_2-MG 主要用于监测近端肾小管功能,是反映近端肾小管受损的灵敏指标。增高见于急性肾小管损伤或坏死、慢性间质性肾炎、慢性肾衰竭、肾移植排斥反应期、尿路感染等。

2. 血清 β_2-MG 可反映肾小球滤过功能,肾小球滤过功能受损,β_2-MG 潴留于血中,血 β_2-MG 增高比血 Cr 更灵敏。

3. 其他 IgG 肾病、恶性肿瘤以及多种炎性疾病如肝炎、类风湿关节炎等可致 β_2-MG 生成增多,血 β_2-MG、尿 β_2-MG 均增高。

(二)α_1-微球蛋白测定

α_1-微球蛋白(α_1-microglobulin,α_1-MG)是肝细胞和淋巴细胞合成的糖蛋白,分子量 26kDa。血 α_1-MG 有游离型及免疫球蛋白、清蛋白结合型两种形式存在。游离 α_1-MG 可自由通过肾小球滤过,

约 99% 在肾近端小管重吸收和代谢,只有微量随尿液排出。

【参考区间】

尿:<15mg/24h;血清游离 α_1-MG:10~30mg/L。

【临床意义】

1. **血清 α_1-MG** 增高常提示肾小球滤过功能受损,可见于早期肾小球损伤、原发性肾小球肾炎、间质性肾炎、糖尿病肾病、狼疮肾、急慢性肾衰竭等。与 β_2-MG 相比,α_1-MG 不受恶性肿瘤的影响,酸性尿中不会出现假阴性,故结果更为可靠。减低多提示 α_1-MG 合成减少,见于重症肝炎、肝坏死等。

2. **尿 α_1-MG** 增高提示近端肾小管重吸收功能,见于多种肾小管病变及并发症的早期,可用于肾损伤和糖尿病并发肾病的预测和观察。

3. **其他** 血 α_1-MG、尿 α_1-MG 均增高,提示肾小球滤过功能和肾小管重吸收功能均受损。

(三)视黄醇结合蛋白测定

视黄醇结合蛋白(retinol-binding protein,RBP)是肝细胞粗面内质网合成的低分子量亲脂载体蛋白,广泛分布于人体血清、脑脊液、尿液及其他体液。血液中游离的 RBP 从肾小球滤出,绝大部分被近端肾小管上皮细胞重吸收,并被分解,供组织利用,仅少量从尿排出。RBP 特异度和灵敏度较高,也有很好的稳定性。

【参考区间】

尿液 RBP:25~70mg/L。

【临床意义】

1. **血清 RBP** 增高常见于肾小球滤过功能减退、肾衰竭。

2. **尿 RBP** 增高可见于早期肾小管损伤、急性肾衰竭。

二、远端肾小管功能检测

昼夜尿比重试验:正常人 24 小时尿量受饮水量和出汗量等影响,变化很大,尿生成过程中,远端肾小管对原尿有稀释作用,而集合管对其有浓缩作用,检测尿比重可粗略了解肾脏的稀释-浓缩功能。

【参考区间】

24 小时尿量为 1 000~2 000ml,昼夜之比为(3~4):1,夜间尿量不应超过 750ml;尿比重至少有一次大于 1.018,极值之间差值应大于 0.009。

【临床意义】

用于诊断各种疾病对远端肾小管浓缩-稀释功能的影响。

1. **浓缩功能早期受损** 夜尿>750ml 或昼夜尿量比值减低,而尿比重及变化率仍正常,为浓缩功能受损的早期改变,见于间质性肾炎、慢性肾小球肾炎、高血压肾病和痛风性肾病早期。

2. **浓缩-稀释功能严重受损** 夜尿增多及尿比重无 1 次>1.020 或昼尿比重差值<0.009,提示浓缩-稀释功能严重受损。

3. **浓缩-稀释功能丧失** 每次尿比重均固定在 1.010~1.012 的低值,称为等渗尿,表明肾只有滤过功能,而浓缩-稀释功能完全丧失。

4. **肾小球病变** 尿量少而尿比重增高、固定在 1.018 左右(差值<0.009),多见于急性肾小球肾炎及其他 GFR 减低的情况,原因为原尿生成减少而浓缩-稀释功能相对正常。

5. **尿崩症** 尿量明显增多(超出 4L/24h)而尿比重均低于 1.006。

(潘 颖)

第三节　血清尿酸检测

尿酸（uric acid, UA）为核蛋白及核酸中嘌呤的中间代谢产物，可来自体内，亦可来源于食物嘌呤的分解代谢。大多数 UA 从肾排泄，可自由通过肾小球，进入原尿的 UA 90% 由肾小管重吸收入血。血 UA 浓度受肾小球滤过和肾小管的分泌及重吸收功能的影响。

【参考区间】

酶法：男性 208~428μmol/L，女性 155~357μmol/L。

【临床意义】

若能严格禁食富含嘌呤食物 3 天，排除外源性 UA 干扰，血 UA 水平改变较有意义。

1. 增高　①肾小球滤过功能损伤：反映早期肾小球滤过功能损伤较血清 Cr 和尿素灵敏。②内 UA 生成异常增多：常见于遗传性酶缺陷所致原发性痛风，多种血液病、恶性肿瘤等因细胞大量破坏所致的继发性痛风。其亦见于长期使用利尿剂及抗结核药吡嗪酰胺、慢性铅中毒、长期禁食者。

2. 减低　各种原因致肾小管重吸收 UA 功能损害，肝功能严重损害 UA 生成减少，如急性重型肝炎、使用磺胺及大剂量糖皮质激素等。

（潘　颖）

第四节　肾功能检测试验项目的选择和应用

肾有强大贮备能力，早期肾病变极少有症状和体征，故早期诊断很大程度依赖实验室检测。除极少数项目外，肾功能检测项目多缺乏特异性。应根据临床需要选择项目，为临床诊断、病情监测和疗效观察等提供依据。

1. 尿常规检测　通过尿常规检测初步判断有无肾脏疾患，对怀疑或已确诊的泌尿系统疾病患者，应进行尿沉渣显微镜检测，以准确了解病变程度，避免漏诊。

2. 早期肾损伤检测　已确诊糖尿病、高血压、SLE 等可导致肾脏病变的全身性疾病者，为尽早发现肾损害应选择和应用较领命检测项目，如 CysC、RBP、β_2-MG 和 α_1-MG。

3. 选择组合试验　为了解肾脏病变的严重程度及肾功能状况，应分别选择和应用肾小球功能试验、肾小管功能试验。

临床实践

（1）主要累及肾小球，亦可能累及近端肾小管的肾小球肾炎、肾病综合征等，可在 Ccr、血 Cr、尿素和尿 β_2-MG 和 α_1-MG 等肾小球滤过功能和近端肾小管功能检测项目中选择。在反映肾小球滤过功能上，血 Cr、尿素、UA 只在晚期肾脏疾病或肾脏严重损害时才有意义。

（2）为了解肾盂肾炎、间质性肾炎、全身性疾病和药物/毒物所致肾小管病变，可考虑选 β_2-MG 和 α_1-MG 及浓缩-稀释功能试验。监测肾移植后排斥反应，应动态观察上述指标变化。

练习题

（3）急性肾功能衰竭应选择肾小球滤过功能试验；慢性肾功能不全，除尿常规检测外，可考虑选用肾小球和肾小管功能的组合试验。

（潘　颖）

第六章 | 肝病常用实验室检测

教学课件　　思维导图

肝脏是人体最大的实质性腺体。肝脏参与蛋白质、糖、脂类、维生素、激素、凝血因子等的代谢，同时还有分泌、排泄、生物转化及胆红素代谢等功能。肝脏功能的实验室检测有助于了解肝脏功能状态、病变程度及损伤情况。

第一节　肝功能试验项目检测

一、反映肝细胞损伤的指标

血清转氨酶检测：转氨酶是一组催化氨基酸与 α-酮酸之间的氨基转移反应的酶类，常用于肝细胞损伤检测的是丙氨酸转氨酶（alanine aminotransferase，ALT）和天冬氨酸转氨酶（aspartate aminotransferase，AST）。

【参考区间】

见表 4-6-1。

表 4-6-1　血清转氨酶 ALT 和 AST 参考区间

项目	分组	参考区间/（U/L）
ALT（试剂不含 5′-磷酸吡哆醛）	男	9~50
	女	7~40
ALT（试剂含 5′-磷酸吡哆醛）	男	9~60
	女	7~45
AST（试剂不含 5′-磷酸吡哆醛）	男	15~40
	女	13~35
AST（试剂含 5′-磷酸吡哆醛）	男	15~45
	女	13~40

注：ALT. 丙氨酸转氨酶（alanine aminotransferase）；AST. 天冬氨酸转氨酶（aspartate aminotransferase）。

【临床意义】

血清转氨酶是灵敏的急性肝细胞损伤检测指标之一，但 ALT 与 AST 均为非特异性肝细胞内功能酶。由于 AST 半衰期（17 小时）比 ALT（47 小时）短，且 AST 主要存在于线粒体中，故 AST 对急性肝细胞损伤反应的灵敏度低于 ALT，但 AST 及其同工酶可反映肝病变的严重程度。

1. **急性肝细胞损伤**　急性病毒性肝炎、药物性或酒精中毒性肝炎早期，ALT 和 AST 均显著增高，但以 ALT 增高更显著。急性肝炎转氨酶降至正常，提示病变恢复；若转氨酶活性不能恢复正常或再增高，提示可能转为慢性。急性重症肝炎如出现胆红素明显增高，但转氨酶减低的"胆酶分离"现象，提示肝细胞严重坏死，预后不佳。

2. **慢性肝炎、肝硬化和肝癌**　转氨酶正常或轻度上升。当肝硬化时，AST/ALT≥2；当肝癌时，

AST/ALT≥3。

3.其他疾病 心血管疾病、骨骼肌疾病、急性胰腺炎、肺梗死、肾梗死、休克、传染性单核细胞增多症、服用肝毒性药物或一次性大量饮酒后等转氨酶也可轻度增高。

二、反映肝脏合成、储备功能的指标

（一）血清总蛋白、清蛋白、清蛋白/球蛋白比值检测

血清总蛋白（total protein，TP）包括清蛋白（albumin，A）和球蛋白（globulin，G）。清蛋白是主要血清蛋白，半衰期为 19~21 天。血浆清蛋白之外的其他蛋白即为球蛋白，包括免疫球蛋白、补体、多种糖蛋白、金属结合蛋白、多种脂蛋白及酶类等。除 γ 球蛋白外，所有血浆蛋白均由肝脏合成。

【参考区间】
血清总蛋白、清蛋白含量与性别无关，但与年龄相关。
TP（双缩脲法）：成人 65~85g/L。
A（溴甲酚绿/溴甲酚紫法）：成人 40~55g/L。
G（TP-A）：20~40g/L；A/G：1.2∶1~2.4∶1。

【临床意义】
肝脏有较强代偿能力，且清蛋白半衰期较长，故肝病变往往达到一定程度和病程后，才出现血清总蛋白和清蛋白的变化。急性或局灶性肝损伤上述检测多正常，故血清蛋白质检测主要反映慢性肝损伤和肝实质细胞的储备功能。总蛋白减低常与清蛋白减低平行，总蛋白增高常同时伴球蛋白增高。

1.血清总蛋白及清蛋白增高 主要因血液浓缩使总蛋白浓度相对增加所致，见于严重脱水、肾上腺皮质功能减退等。

2.血清总蛋白及清蛋白减低 血清总蛋白<60g/L 或清蛋白<25g/L 称为低蛋白血症，临床常出现严重水肿及胸腔积液、腹腔积液。其常见于：①蛋白合成减少，如慢性肝炎、肝硬化、肝癌等；②蛋白摄入不足，如营养不良；③蛋白丢失过多，如肾病综合征、肾小球肾炎、烧伤、急性大失血等；④消耗增加，如结核、甲状腺功能亢进、恶性肿瘤等。

3.血清总蛋白及球蛋白增高 血清总蛋白、球蛋白超过参考区间上限分别称高蛋白血症或高球蛋白血症。总蛋白增高主要是由于 γ 球蛋白增高，可见于：①免疫球蛋白合成增多，如多发性骨髓瘤、淋巴瘤、原发性巨球蛋白血症等；②慢性肝病，如慢性肝炎、肝硬化、慢性酒精性肝病等；③自身免疫性疾病，如 SLE、风湿热、类风湿关节炎等；④慢性炎症和感染，如结核病、梅毒及慢性血吸虫病等。

4.血清球蛋白浓度减低 主要为合成减低所致，如 3 岁以下婴幼儿、肾上腺皮质功能亢进、使用免疫抑制剂、先天性低 γ 球蛋白血症等。

5.A/G 倒置 清蛋白减低或球蛋白增高所致，见于严重肝功能损伤及 M 蛋白血症。

（二）血清蛋白电泳（serum protein electrophoresis，SPE）检测

琼脂糖凝胶电泳后的血清蛋白质可分为 5 种，从阳极开始依次为清蛋白、α₁ 球蛋白、α₂ 球蛋白、β 球蛋白、γ 球蛋白。

【参考区间】
醋酸纤维膜法：清蛋白 62%~71%；α₁ 球蛋白 3%~4%；α₂ 球蛋白 6%~10%；β 球蛋白 7%~11%；γ 球蛋白 9%~18%。

【临床意义】
各种疾病引起不同的 SPE 区带的改变，其在电泳图谱上的异常特征有助于临床疾病的诊断。

1.肝病型 慢性肝炎、肝硬化、肝癌时，清蛋白减低，α₁ 球蛋白、α₂ 球蛋白、β 球蛋白减低，而 γ

球蛋白增加,典型者可见 β 和 γ 区带融合,出现 β-γ 桥。

2. 肾病型 当肾病综合征、糖尿病肾病时,清蛋白及 γ 球蛋白减低,α_2 球蛋白、β 球蛋白增高。

3. M 蛋白血症型 当多发性骨髓瘤、原发性巨球蛋白血症时,清蛋白轻度减低,单克隆 γ 球蛋白明显增加,γ 区带、β 区带或 β 与 γ 区带之间形成结构均一、基底窄、峰高尖的 M 蛋白区带。

4. 其他 结缔组织病常为 γ 球蛋白增加;先天性低 γ 球蛋白血症,γ 球蛋白明显减低;蛋白丢失性肠病,清蛋白及 γ 球蛋白减低,α_2 球蛋白增加;各种急性及慢性炎症及应激反应时 α_1 球蛋白、α_2 球蛋白、β 球蛋白均增高。

(三) 血清前清蛋白检测

血清前清蛋白(prealbumin,PA)是肝细胞合成的载体蛋白,分子量比清蛋白小,蛋白电泳时位于清蛋白前方,故名前清蛋白。PA 半衰期仅 2 天,故 PA 测定在判断营养状态和肝脏功能方面比清蛋白更灵敏,是肝脏损伤的早期灵敏指标。

【参考区间】

透射比浊法:成人 250~400mg/L,儿童约为成人水平的一半,青春期急剧增加达成人水平。

【临床意义】

减低见于:①营养不良、慢性感染、恶性肿瘤晚期;②肝胆系统疾病,如肝炎、肝硬化、肝癌及胆汁淤积性黄疸等。

(四) 血清胆碱酯酶检测

血清胆碱酯酶(cholinesterase,CHE)包括分布于红细胞、肺、脑、脾的乙酰胆碱酯酶和存在于血清的丁酰胆碱酯酶,两种 CHE 均可催化酰基胆碱水解,有机磷对它们有强烈抑制作用。

【参考区间】

5 000~12 000U/L。

【临床意义】

血清 CHE 测定用于评估肝脏储备功能和肝病预后。临床主要用于肝实质损害和有机磷中毒诊断,也作为有机磷农药接触的监测指标。

1. 肝脏疾病 肝实质损伤如急性肝炎、慢性活动性肝炎、肝硬化活动期等,血清 CHE 减低。CHE 减低程度与肝脏损害程度呈正比,持续减低提示预后不良。脂肪肝血清 CHE 增高。

2. 有机磷中毒 有机磷与 CHE 活性中心结合并抑制其活性,故血清 CHE 显著减低,并与临床症状一致。

3. 肝外病变 恶性肿瘤、急性和慢性感染、严重营养不良、重症肌无力、皮肌炎、恶性贫血和某些药物等 CHE 可减低。肾脏疾病、肥胖、甲状腺功能亢进等 CHE 增高。阿米巴性肝脓肿接受治疗后短期内 CHE 活性增高,故可用于阿米巴肝病的鉴别诊断和疗效观察。

三、反映胆汁淤积、胆道梗阻的指标

(一) 血清胆红素检测

胆红素(serum bilirubin,SB)包括非结合胆红素(unconjugated bilirubin,UCB)和结合胆红素(conjugated bilirubin,CB),两者总和为血清总胆红素(serum total bilirubin,STB)。

【参考区间】

成人:STB 3.4~17.1μmol/L,CB 0~6.8μmol/L,UCB 1.7~10.2μmol/L。

【临床意义】

1. 判断有无黄疸及黄疸程度 STB 17.1~34.2μmol/L 为隐性黄疸,34.2~171μmol/L 为轻度黄疸,172~342μmol/L 为中度黄疸,>342μmol/L 为重度黄疸。

2. 判断黄疸的类型 各型黄疸均有 STB 增高。UCB 明显增高提示为溶血性黄疸,CB 明显增高提示为胆汁淤积性黄疸,三者均增高提示肝细胞性黄疸。

(二)尿胆红素和尿胆原检测

详见本篇第四章第一节尿液检测。

(三)血清总胆汁酸(total bile acid,TBA)检测

TBA在肝脏中由胆固醇合成,随胆汁排入小肠,主要功能是促进脂类消化吸收、促进胆汁分泌、调节胆固醇的代谢及抑制胆固醇析出。

【参考区间】

酶法:0~10μmol/L。

【临床意义】

TBA能反映肝细胞合成、摄取、分泌及胆道的排泄功能,对肝胆系统疾病诊断的灵敏度和特异度高于其他指标。其增高常见于:①肝细胞损伤:急性和慢性活动性肝炎、肝硬化、肝癌、中毒性肝病等TBA显著增高;②肝内、外胆管阻塞;③门脉分流。

(四)碱性磷酸酶检测

血清碱性磷酸酶(alkaline phosphatase,ALP)来源于肝脏、小肠、胎盘、肾脏、骨骼等组织。

【参考区间】

连续监测法:男性45~125U/L;女性35~100U/L(20~49岁),50~135U/L(50~79岁)。

【临床意义】

血清大部分ALP来源于肝脏和骨骼,故常作为肝脏疾病的检测指标之一。当胆道疾病时,由于ALP产生过多而排泄减少,可引起血清ALP增高。

1. 生理性增高 见于妊娠、新生儿、儿童、青少年及脂肪餐后。

2. 黄疸的鉴别诊断 ALP增高是胆汁淤积的灵敏指标,与转氨酶和胆红素同时测定有助于黄疸的鉴别诊断:①胆汁淤积性黄疸ALP和血清胆红素明显增高,转氨酶仅轻度增高;②肝细胞黄疸,转氨酶及血清胆红素增高,ALP增高不明显;③肝内局限性胆道阻塞(如原发性肝癌、转移性肝癌、肝脓肿等),ALP明显增高,血清胆红素早期增高不明显,ALT轻度增高。

3. 肝胆系统疾病 各种肝内、外胆管阻塞性疾病,如胰头癌、胆管癌、胆道结石等。ALP明显持续性增高,且与血清胆红素增高相平行。累及肝实质细胞的肝胆疾病(如肝炎、肝硬化等),ALP可轻度增高。

4. 其他疾病 纤维性骨炎、佝偻病、骨软化症、成骨细胞瘤、骨肉瘤及骨折愈合期,血清ALP增高。

(五)γ-谷氨酰转移酶检测

γ-谷氨酰转移酶(γ-glutamyltransferase,γ-GT或GGT)主要存在于细胞膜和微粒体上,参与谷胱甘肽的代谢。肾脏、肝脏和胰腺含量丰富,但血清GGT主要来自肝胆系统。肝内GGT主要分布于肝细胞毛细胆管一侧和整个胆管系统,随胆汁入肠道。

【参考区间】

连续监测法:男性10~60U/L,女性7~45U/L。

【临床意义】

当肝内合成亢进或胆汁排出受阻时,血清GGT增加。见于以下情况。

1. 原发性或转移性肝癌 肝癌引起肝内阻塞,导致胆汁淤积,诱使肝脏产生大量GGT。肝癌细胞合成GGT亢进,其活性与肿瘤大小、病情复发呈正相关,与甲胎蛋白(AFP)、癌胚抗原(CEA)联合检测可提高肝癌检出率。

2. 阻塞性黄疸 其增高程度与阻塞程度平行。

3. 病毒性肝炎、肝硬化 急性肝炎期中度增高。慢性肝炎和肝硬化若持续增高,提示病变活动

或病情恶化。

4.酒精性肝损伤　GGT 可作为酒精性肝损伤及戒酒的监测指标。长期酗酒损伤肝细胞线粒体，GGT 显著增高，戒酒后可恢复正常。

5.其他　药物性肝损伤、脂肪肝、胰腺炎、胰腺癌、前列腺癌、糖尿病、脑出血等均可使 GGT 增高。

ER 4-6-3

临床实践

四、反映肝纤维化的指标

肝纤维化是肝内结缔组织增生的结果，是慢性肝病发展到肝硬化的必经阶段。结缔组织主要成分是胶原，故肝纤维化的实验室检测主要围绕着与胶原代谢有关的物质进行。

（一）血清Ⅲ型前胶原氨基末端肽（PⅢP）检测

在胶原生成初期，首先生成前胶原，前胶原在肽酶作用下，成为Ⅲ型胶原和 PⅢP。

【参考区间】

41~163μg/L。

【临床意义】

1.肝纤维化　是诊断肝纤维化和早期肝硬化的良好指标，其最大意义在于可持续性监测发病过程。

2.肝炎　增高可反映肝内炎症坏死，各种急性或慢性肝炎、酒精性肝炎均可增高，随病情好转而减低，若持续增高提示转为慢性活动性肝炎。故 PⅢP 可鉴别慢性持续性肝炎与慢性活动性肝炎。

3.药物监测　可用于免疫抑制剂治疗慢性活动性肝炎的疗效监测，作为观察慢性肝炎的预后指标。

4.其他　可见于肺纤维化、骨髓纤维化等。

（二）血清Ⅳ型胶原及其分解片段（7S 和 NC1）检测

7S 是Ⅳ型胶原（collagen type Ⅳ，CⅣ）氨基末端的四聚体，NC1 片段是 CⅣ 羧基末端的二聚体。肝硬化时纤维组织增生活跃，CⅣ 的合成及降解处于较高水平。

【参考区间】

NC1 片段（5.3±1.3）μg/ml。

【临床意义】

CⅣ、7S 和 NC1 常用于协助诊断肝纤维化。CⅣ 明显增高主要见于慢性肝炎、肝硬化、原发性肝癌。CⅣ 还可预测干扰素、抗丙型肝炎病毒抗体的疗效。

（三）血清透明质酸检测

透明质酸（hyaluronic acid，HA）是糖蛋白，由成纤维细胞及间质细胞合成，广泛分布于结缔组织。

【参考区间】

放射免疫分析（RIA）：2~120ng/ml。

【临床意义】

HA 是反映慢性肝病向肝硬化转化、判断肝纤维化程度的最佳指标之一。恶性肿瘤时显著增高，可作为鉴别良、恶性疾病的辅助指标。

（四）血清层粘连蛋白检测

粘连蛋白（laminin，LN）为基膜的主要成分。LN 是细胞与基质黏着的介质，与基膜成分结合调节细胞生长和分化。

【参考区间】

ELISA 法：<120ng/ml。

【临床意义】

LN 是观察慢性肝炎肝组织纤维化程度的重要指标,其增高与肝纤维化活动程度、门静脉压力、炎症细胞浸润及肝坏死程度呈正相关。

PⅢP、CⅣ、HA 与 LN 常一起作为肝纤维化诊断的血清学指标,是肝脏炎症分级和肝纤维化分期的重要参考指标。

(五) 血清单胺氧化酶检测

单胺氧化酶(monoamine oxidase,MAO)是催化单胺氧化脱氨反应的酶,能促进结缔组织成熟,参与胶原成熟最后阶段的架桥形成,使胶原与弹性硬蛋白结合。MAO 可分为两类:一类存在于肝、肾、脑等细胞的线粒体,另一类存在于结缔组织,能促进结缔组织成熟。肝 MAO 来源于线粒体,血清 MAO 活性与体内结缔组织增生呈正相关。

【参考区间】

伊藤法:成人<30U;中野法:23~49U。

【临床意义】

MAO 是诊断肝脏纤维化的酶类指标,其活性可反映肝纤维化形成过程及程度。肝硬化活性明显增高,其增高程度与肝纤维化程度呈正比,但早期增高不明显。急性重型肝炎、严重脂肪肝 MAO 也增高。此外,甲状腺功能亢进、糖尿病、结缔组织病、肢端肥大症、心力衰竭等也可见增高。

五、反映肝性脑病的指标

血氨(blood ammonia)检测:人体代谢产生的氨大部分可通过肝内鸟氨酸循环合成无毒的尿素,经肾脏排出体外。当严重肝功能不全时,氨不能被解毒,可在中枢神经系统聚集,引起肝性脑病。肝脏将氨合成尿素,是维持血氨正常的关键。

【参考区间】

血氨:18~72μmol/L。

【临床意义】

病理性增高见于严重肝损害(如肝硬化、肝癌、重症肝炎等)、上消化道出血、尿毒症及门静脉侧支循环增强等。

ER 4-6-4
临床实践

ER 4-6-5
临床实践

六、反映肝脏占位性病变的指标

(一) 甲胎蛋白(alpha fetoprotein,AFP)检测

详见本篇第八章第四节肿瘤标志物检测。

(二) 血清 α-L-岩藻糖苷酶(α-L-fucosidase,AFU)检测

详见本篇第八章第四节肿瘤标志物检测。

(许建成)

第二节　病毒性肝炎检测

一、甲型肝炎病毒标志物检测

甲型肝炎病毒(hepatitis A virus,HAV)感染常规检测项目为 HAV IgM、IgA 和 IgG 抗体,HAV 核酸检测尚未推荐为常规检测。

【参考区间】

均为阴性。

【临床意义】

1. 抗 HAV-IgM　阳性可确诊为 HAV 近期感染，多在发病 1~4 周检出，持续 3~6 个月后转阴。

2. 抗 HAV-IgG 或 HAV 总抗体　阳性见于既往感染，或注射过甲肝疫苗，为保护性抗体，可持久存在甚或终生阳性，可用于流行病学调查。

二、乙型肝炎病毒标志物检测

乙型肝炎病毒（hepatitis B virus，HBV）是一种嗜肝脱氧核糖核酸病毒，属于包膜病毒。现用于临床的病毒标志物包括血清学标志物和核酸标志物。

（一）乙型肝炎病毒免疫学检测

【参考区间】

均为阴性。

【临床意义】

1. 乙型肝炎病毒表面抗原（HBsAg）　阳性见于：①急性和慢性乙肝、HBsAg 携带者，可作为早期诊断及传染性标志。②急性乙肝 HBsAg 阳性持续 6 个月以上、肝功能异常、HBV-DNA 阳性者有可能发展为慢性乙肝或肝硬化。③肝功能正常、HBV-DNA 阴性、HBsAg 持续阳性 6 个月以上无症状携带者，可进行医学观察，不必治疗。④阴性不能完全排除乙肝感染。

2. 乙型肝炎病毒表面抗体（HBsAb）　保护性抗体，阳性提示机体对乙肝病毒有一定程度的免疫力。其见于：①既往感染过 HBV，现已恢复。②注射过乙肝疫苗或 HBsAb 免疫球蛋白者。

3. 乙型肝炎病毒 e 抗原（HBeAg）　①阳性提示 HBV 复制活跃，具较强传染性。②持续阳性提示肝细胞损害严重，可发展为慢性乙肝或肝硬化。③阳性妊娠期女性可垂直传播。④定量检测 HBsAg 和 HBeAg 浓度变化可作为临床疗效的观察指标。

4. 乙型肝炎病毒 e 抗体（HBeAb）　①阳性提示 HBV 复制减少，传染性减低，病情好转，预后良好。②阳性见于急性乙肝恢复期、慢性乙肝、肝硬化、肝癌。

5. 乙型肝炎病毒核心抗体（HBcAb）　有 IgM、IgG 和 IgA 三型，实验室通常检测 HBcAb 总抗体和 HBcAb-IgM。①HBcAb 总抗体对机体无保护作用，阳性可持续数十年甚至终生，见于急性及慢性乙肝、肝癌及部分 HBsAg 阴性者。②HBcAb-IgM 滴度显著增高，提示新近感染和 HBV 复制。③临床上常将 HBsAg 阳性、HBeAg 阳性、HBcAb 阳性称为"大三阳"，HBsAg 阳性、HBeAb 阳性、HBcAb 阳性称为"小三阳"。

6. HBV 标志物联合检测结果的临床意义如表 4-6-2 所示。

表 4-6-2　HBV 血清学标志物检测常见结果的解释

HBsAg	HBsAb	HBeAg	HBeAb	HBcAb	HBcAb-IgM	临床意义
+	−	−	−	−	−	急性乙肝潜伏期，携带者
+	−	+	−	−	−	急性乙肝早期，HBV 复制活跃，传染性强
+	−	+	−	+	+	急性乙肝，HBV 复制活跃，传染性强
+	−	−	+	+	+	急性或慢性乙肝，HBV 复制减弱
+	−	−	−	+	+	急性或慢性乙肝，HBV 复制减弱
+	−	−	+	+	−	HBV 复制减低，传染性低
−	+	−	−	−	−	病后或接种乙肝疫苗后获得性免疫
−	−	−	+	+	+	急性乙肝恢复期

HBsAg	HBsAb	HBeAg	HBeAb	HBcAb	HBcAb-IgM	临床意义
-	-	-	-	+	-	既往乙肝感染
-	-	-	+	+	+	既往乙肝感染,急性乙肝恢复期
-	+	-	+	+	-	乙肝恢复期
-	+	-	-	+	-	乙肝恢复期

(二) HBV-DNA 检测

HBV-DNA 定量可反映病毒复制水平。

【参考区间】

阴性。

【临床意义】

HBV-DNA 检测已被常规应用于临床,是诊断 HBV 感染的最直接手段,但 DNA 水平与肝脏损伤程度无相关性。

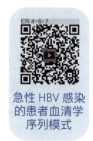

ER 4-6-7

急性 HBV 感染的患者血清学序列模式

三、丙型肝炎病毒标志物检测

丙型肝炎病毒(hepatitis C virus,HCV)为黄病毒属、单股正链 RNA 病毒。临床诊断 HCV 感染的主要标志物为正股 HCV-RNA、抗 HCV-IgM 和抗 HCV-IgG 测定。

(一) 丙型肝炎病毒免疫学检测

【参考区间】

阴性。

【临床意义】

HCV 抗体分为 IgM 和 IgG 两类,均为非保护性抗体。①抗 HCV-IgM 阳性:提示病毒正在复制,具传染性,常于感染后 4 周出现,持续数周,6 个月后抗 HCV-IgM 未转阴易发展为慢性肝炎。②抗 HCV-IgG 阳性:提示已有 HCV 感染,但不能作为感染的早期指标。

(二) HCV-RNA 检测

HCV-RNA 定量可反映病毒复制水平。

【参考区间】

阴性。

【临床意义】

ER 4-6-8

临床实践

HCV-RNA 检测已常规应用于临床,可用于 HCV 感染的早期诊断及献血员的筛查。阳性是 HCV 感染的直接证据,提示 HCV 复制活跃,有传染性。转阴提示 HCV 复制受抑,预后较好。HCV-RNA 水平也可用于判断预后和疗效。

(许建成)

第三节　肝病实验室检测项目的选择与评价

肝脏有很强的代偿和再生能力,受损达一定程度时才出现某些功能异常,因此肝功能检测正常也不能完全排除肝损伤。此外肝功能试验缺乏特异度,常受肝外因素影响,故肝功能试验结果异常需结合其他临床资料才能做出正确判断。某些指标可以同时反映肝脏的不同功能,某些疾病可出现相同的病理变化,故肝功能检测项目分类并不具有唯一性。

各种肝炎病毒均有其独立、特异的血清标志物,且各型间不存在血清交叉反应。故应从病原学、流行病学、临床表现特征等方面选择肝炎病毒标志物检测,并结合肝功能试验进行综合分析,以达到诊断与鉴别诊断的目的。

1. 健康体检 可选择 ALT、AST、GGT、肝炎病毒标志物。如需进一步检测,可增加 ALP、总蛋白、清蛋白、蛋白电泳。

2. 急性肝损伤(acute liver injury) 在较短时间内发生的肝细胞损伤统称为急性肝损伤,如急性病毒性肝炎、急性缺血性肝损伤、急性中毒性肝损伤等。实验项目可选择:①血清酶检测:如 ALT、AST,重症肝炎还可选择 PA。②胆红素检测:如 STB、CB、UCB 等。③血清总胆汁酸检测。④肝炎病毒标志物检测。

3. 慢性肝损伤(chronic liver injury) 是指在较长时间内(>6 个月)肝细胞发生持续性损伤,临床以慢性病毒性肝炎最常见。实验项目可选择:①血清酶检测:如 ALT、AST、ALP、GGT 等。②蛋白质检测:如总蛋白、清蛋白、A/G、蛋白电泳等。③凝血功能:PT、APTT 等。④肝炎病毒标志物检测。

4. 肝硬化(cirrhosis of liver) 是常见的慢性肝脏损伤病理改变,多由慢性肝病转变而来,主要病理改变为进行性、弥漫性肝细胞坏死,并被纤维结缔组织代替。实验项目可选择:①血清酶检测:如 AST、ALT、CHE 等。②蛋白质检测:如清蛋白、A/G、蛋白电泳等。③胆红素检测:如 STB、CB 等。④凝血功能:PT、APTT 等。⑤肝纤维化血清学指标:如 PⅢP、CⅣ、HA、LN、MAO 等。⑥血氨检测。

练习题

5. 原发性肝癌(Primary liver cancer) 肝癌时实验室指标最突出的改变是引起胆道阻塞及出现相应特异标志物。可选择:①血清酶检测,如 ALT、AST、GGT、ALP 等。②胆红素检测,如 STB、CB 等。③异常凝血酶原。④AFP、AFU 等。

(许建成)

第七章 | 临床常用生物化学检测

教学课件

思维导图

临床生物化学检测是利用光电比色、离子选择电极、化学发光、透射或散射比浊等技术,测定血液和体液蛋白质、酶、糖、脂、电解质、激素及药物等的浓度,为疾病诊断、病情监测、疗效观察、预后判断和疾病预防等提供依据的一类检测。

第一节 血清电解质检测

血液中的电解质主要有钾、钠、氯、钙、镁、磷等,它们在维持水和酸碱平衡、渗透压平衡、神经及肌肉组织的应激性以及酶的催化等方面起重要作用。

(一)血清钾检测

钾主要生理功能是维持细胞内液渗透压平衡,保持神经肌肉(特别是心肌)的正常应激性。血清钾测定的是细胞外液钾浓度,较恒定。红细胞内钾浓度是血清的 50 倍,故溶血标本干扰大。

【参考区间】

3.5~5.3mmol/L。

【临床意义】

1. **增高** >5.5mmol/L 为高钾血症。>6.0mmol/L 将引起心律失常甚至心搏骤停,须积极治疗。其见于:①输入过多,如静脉输液中 K^+ 浓度过高或输入大量陈旧血等。②排泄障碍,如急性肾衰竭及慢性肾衰竭、肾上腺皮质功能减退、低醛固酮症等。③细胞内钾移至细胞外,如大面积烧伤、创伤、血管内溶血、酸中毒等。④假性增高,如采血时上臂压迫时间过久、血管外溶血、白细胞增多症、血小板增多症等。

2. **减低** <3.5mmol/L 为低钾血症。<2.5mmol/L 可出现心搏骤停。其见于:①摄入不足,如大手术后不能进食又未静脉注射补钾。②丢失过多,如严重呕吐、腹泻、大量出汗、长期应用糖皮质激素、服用排钾利尿剂及肾上腺皮质功能亢进等。③分布异常,如肾性水肿。④细胞外钾进入细胞内,如大量输入胰岛素及低钾型周期性瘫痪等。

(二)血清钠检测

钠是细胞外液的主要阳离子,其生理功能是保持细胞外液容量、维持渗透压和酸碱平衡、促进物质转运和增强神经肌肉兴奋性。

【参考区间】

137~147mmol/L。

【临床意义】

1. **增高** 应考虑高钠血症,钠增高常与脱水及其他代谢紊乱并存。其见于:①输入含钠溶液过多。②肾排钠减少,如肾上腺皮质功能亢进、原发性醛固酮增多症、脑血管意外或脑外伤等。

2. **减低** 应考虑低钠血症,应加做其他辅助试验,如血清渗透压、钾浓度及尿液检查等;≤115mmol/L 可发生精神障碍、疲劳、厌食、恶心、呕吐和头痛,<110mmol/L 患者处于半昏迷和昏迷状态,极易发生抽搐,故降至 115mmol/L 应尽快采取治疗措施。其见于:①丢失过多,如严重呕吐、腹

泻、大面积烧伤或大量肺泡渗出物等。②尿排出过多,如慢性肾炎并发尿毒症或糖尿病酮症酸中毒、慢性肾上腺皮质功能不全、大量使用利尿剂(特别是长期限制钠摄入的心功能不全或肾病患者)等。

(三)血清氯检测

氯是细胞外液主要的阴离子,与钠相配合,调节机体水、电解质、渗透压及酸碱平衡。

【参考区间】

99~110mmol/L。

【临床意义】

血清氯变化与血清钠呈平行关系。

1. **增高** 血清氯高于参考区间上限为高氯血症。高氯血症常见于排钠减少、食入或摄入大量氯化钠、氯化钙等。

2. **减低** 血清氯低于参考区间下限为低氯血症。低氯血症较常见,常伴低钠血症,如低盐饮食、慢性肾功能不全等排出过多,但胃液大量丧失时失氯多于失钠,若肠液大量丧失,则失钠多于失氯。

(四)血清钙检测

99% 的钙存在于骨骼中。血清钙含量约为人体钙的 1%,但在血液凝固、维持神经肌肉应激性、降低毛细血管壁及细胞膜通透性等方面起重要作用。血清钙有两种存在形式:一种为弥散性钙,以离子状态存在,为生理活性组分;另一种为非弥散性钙,与蛋白质结合,不能通过毛细血管壁,无生理功能。

【参考区间】

成人血清总钙 2.11~2.52mmol/L,游离钙 1.10~1.34mmol/L。

【临床意义】

1. **增高** >2.58mmol/L 称为高钙血症。其见于:①甲状旁腺功能亢进症,因甲状旁腺激素可使骨钙溶解释放入血,并促进肾小管对钙的重吸收。②维生素 D 过多症、多发性骨髓瘤及恶性肿瘤骨转移等。

2. **减低** <2.11mmol/L 称低钙血症。其见于:①甲状旁腺功能减退症,出现低钙高磷现象。②维生素 D 缺乏。③婴儿手足抽搐症及骨质软化症。④钙吸收障碍,如长期腹泻及不合理饮食搭配等。⑤肾脏疾病。此外,也可见于低清蛋白血症引起的假性低钙血症。

(五)血清磷检测

人体 70%~80% 的磷以不溶性磷酸钙形式沉积于骨骼,仅少量存在于血液。血磷以无机和有机两种形式存在,参与糖、脂及氨基酸代谢,构成能量转运物质。血磷受年龄与季节影响,新生儿和儿童高,夏季比冬季高。

【参考区间】

成人:0.85~1.51mmol/L;儿童:1.45~2.10mmol/L。

【临床意义】

1. **增高** 见于甲状旁腺功能减退症、维生素 D 过量、肾功能不全、多发性骨髓瘤及骨折愈合期等。>1.70mmol/L 应考虑无机磷增高的原因,尤其应考虑是否肾功能不全。

2. **减低** 见于甲状旁腺功能亢进症、佝偻病、糖尿病酮症酸中毒、长期呕吐或腹泻引起的吸收不良及肾小管疾病等。≤0.48mmol/L 常与溶血性贫血有关。

(任吉莲)

第二节　糖代谢紊乱检测

血糖(blood glucose)即为血液葡萄糖,是机体供能的主要物质。正常情况下,体内糖的分解与合成代谢处于动态平衡,故血糖浓度相对稳定。血糖及其代谢物检测可判断糖代谢情况,并为糖代谢紊乱疾病的诊断、疗效判断提供依据。

(一)空腹血糖检测

空腹血糖(fasting blood glucose,FBG)是诊断糖代谢紊乱常用和重要的指标之一,易受肝脏功能、神经因素、内分泌激素影响,也与采血部位、测定方法有关。

【参考区间】

葡萄糖氧化酶法:3.9~6.1mmol/L;全血:3.5~5.3mmol/L。

【临床意义】

1. **增高** FBG>7.0mmol/L 称为高血糖症(hyperglycemia)。饭后 1~2 小时及摄入高糖食物后可增高。病理性增高见于:①糖尿病。②内分泌疾病,如巨人症或肢端肥大症、皮质醇增多症、甲状腺功能亢进、嗜铬细胞瘤等。③应激性高血糖,如颅脑外伤、脑卒中、心肌梗死等。④药物影响,如噻嗪类利尿剂、口服避孕药等。⑤肝脏和胰腺疾病,如严重肝病、坏死性胰腺炎、胰腺癌等。⑥其他,如妊娠呕吐、麻醉、脱水、缺氧等。

2. **减低** FBG<2.8mmol/L 称低血糖症(hypoglycemia)。饥饿和剧烈运动后可减低。病理性减低见于:①胰岛素过多,如胰岛素用量过多、口服降糖药过量和胰岛 B 细胞瘤、胰腺腺瘤等。②抗胰岛素激素分泌不足,如肾上腺皮质激素、生长激素等缺乏。③肝糖原贮存缺乏性疾病,如重型肝炎、肝硬化、肝癌等。此外,其也可见于真性红细胞增多症引起的假性血糖减低。

(二)口服葡萄糖耐量试验

健康人口服一定量葡萄糖后,血糖暂时增高,短时间内可降至空腹水平,称为耐糖现象。糖代谢紊乱时,口服一定量葡萄糖后血糖急剧增高,一定时间内不能恢复至空腹水平;或血糖增高虽不明显,但一定时间内不能降至原来水平,称为糖耐量异常或糖耐量减低。常用 WHO 推荐的标准口服葡萄糖耐量试验(oral glucose tolerance test,OGTT)检测口服 75g 葡萄糖后 30 分钟、1 小时、2 小时、3 小时血糖水平。OGTT 是诊断糖尿病的重要指标。临床上对 FBG 正常或稍高、偶有尿糖、糖尿病症状尚不明显的患者,常用 OGTT 来鉴别诊断。

【参考区间】

①FBG:3.9~6.1mmol/L。②30 分钟~1 小时血糖增高达峰值(7.8~9.0mmol/L)。③2 小时血糖<7.8mmol/L。④3 小时血糖恢复至空腹水平。⑤各时间点尿糖均阴性。

【临床意义】

1. **诊断糖尿病** 有以下之一即可诊断:①有糖尿病症状,FBG≥7.0mmol/L;②OGTT 峰值≥11.1mmol/L 且 2 小时后仍≥11.1mmol/L;③有糖尿病症状,随机血糖≥11.1mmol/L,且尿糖阳性。

2. **判断糖耐量异常** 如 FBG<7.0mmol/L,服糖后 2 小时为 7.8~<11.1mmol/L,称糖耐量减低。其多见于空腹血糖过高、2 型糖尿病、痛风、肥胖病、甲状腺功能亢进、肢端肥大及皮质醇增多症等。

3. **葡萄糖耐量曲线低平** 指 FBG 减低,服糖后上升不明显,2 小时后仍处于低水平。见于胰岛 B 细胞瘤、甲状腺功能亢进、腺垂体功能减退症及肾上腺皮质功能减退症等。

4. **鉴别低血糖** 如 FBG 正常,OGTT 高峰时间及峰值均正常,但 2~3 小时后出现低血糖为功能性低血糖,见于特发性低血糖症。如 FBG<3.9mmol/L,OGTT 高峰时间提前并高于正常,而 2 小时后仍处于高水平,且尿糖阳性为肝源性低血糖,常见于病毒性肝炎及大面积肝损伤等。

(三)胰岛素检测

胰岛素(insulin)是由胰岛 B 细胞分泌的多肽类激素。胰岛素检测可检查胰腺内分泌功能,是糖尿病分型及低血糖原因分析的诊断指标。

【参考区间】

空腹电化学发光免疫测定(ECLIA)法:17.8~173.0pmol/L;化学发光免疫测定(CLIA)法:

4.0~15.6U/L。

【临床意义】

1.减低 是导致血糖上升的主要原因。正常血糖上升伴胰岛素增加,二者分泌曲线平行。1型糖尿病空腹时胰岛素减低,给糖后胰岛素无反应或反应低下;2型糖尿病空腹时胰岛素可正常、增高或减低,给糖后胰岛素释放迟缓,故胰岛素分泌曲线可作分型参考(图4-7-1)。饥饿、腺垂体功能减退、肾上腺皮质功能不全时也可减低。

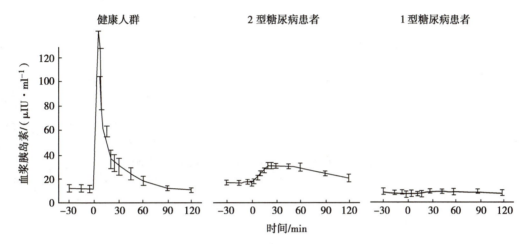

图 4-7-1 葡萄糖刺激胰岛素分泌的动态变化

2.增高 见于肥胖、肝功能损伤、肢端肥大症、巨人症、胰岛B细胞瘤等。

(四)血清C肽检测

C肽是胰岛素原在蛋白水解酶作用下裂解形成的与胰岛素等分子量的物质。其可间接反映胰岛的分泌水平,且不受注射外源性胰岛素所产生抗体的干扰,适于已用胰岛素治疗过的糖尿病分型和不同类型糖尿病治疗方案的选择。

【参考区间】

空腹:0.3~1.3nmol/L。

【临床意义】

1.鉴别胰岛素来源,如胰岛素和C肽同时增加,说明是内源性的,提示为胰岛细胞瘤;如胰岛素增加而C肽不增加则可能是外源性的。

2.有助于糖尿病分型,C肽减低见于1型糖尿病及各种原因引起的胰岛B细胞功能减退。

3.监测糖尿病患者治疗过程中内源性胰岛素水平,可指导治疗。

(五)糖化血红蛋白检测

糖化血红蛋白(glycosylated hemoglobin,GHb)是血红蛋白A_1(HbA_1)与葡萄糖缓慢、连续的非酶催化缩合产物,以HbA_1c表示。其生成速度取决于血糖浓度及与Hb接触的时间,与血糖浓度呈正相关。因红细胞寿命为120天,故其水平可反映受试者前2~3个月的平均血糖水平。

【参考区间】

HbA_1c:3.6%~6.0%;HbA_1:5%~8%。

【临床意义】

1.糖尿病的诊断与疗效观察 临床将$HbA_1c \geq 6.5\%$作为糖尿病诊断标准之一。HbA_1c是糖尿病近期病情控制最有效和最可靠的指标,在6%~7%为血糖控制的理想目标。

2.高血糖的鉴别 糖尿病性高血糖HbA_1c增高,应激性高血糖正常。

3.糖尿病患者心血管事件的独立预测危险因素 HbA_1c每增高1%,发生冠心病的风险就会增加 18%（2 型糖尿病）或 32%（1 型糖尿病）。

（六）糖化清蛋白检测

糖化清蛋白（glycated albumin, GA）是葡萄糖与清蛋白发生酶促反应的产物，由于清蛋白的半衰期为 17~19 天，所以 GA 反映糖尿患者测定前 2~3 周血糖的平均水平。临床采用糖化清蛋白与清蛋白的百分比来表示 GA 水平。

【参考区间】

10.8%~17.1%。

【临床意义】

1. 可评价短期糖代谢情况　比 HbA_1c 灵敏。

2. 可辅助鉴别应激性高血糖　与 HbA_1c 联合测定有助于判断高血糖的持续时间，可作为既往是否患糖尿病的辅助检测方法，从而判断糖代谢紊乱的发生时间及严重程度。

ER 4-7-3

临床实践

3. 用于糖尿病的筛检　GA ≥ 17.1% 提示糖尿病。结合空腹血糖测定可提高糖尿病的筛检率。但 GA 可受清蛋白更新速度、BMI 和甲状腺激素的影响，临床还需进一步研究其作用。

（任吉莲）

第三节　心肌损伤标志物检测

心肌损伤标志物是指心肌含量很高或心肌特有，心肌损伤时可释放入血导致血浓度增高的一类物质，包括心肌酶和心肌蛋白。二者测定可为心肌梗死和其他心肌损害疾病的诊断提供依据。

（一）肌酸激酶及同工酶检测

肌酸激酶（creatine kinase, CK）广泛存在于各种组织中，可逆催化肌酸和腺苷三磷酸（ATP）生成磷酸肌酸和腺苷二磷酸（ADP），以骨骼肌和心肌为主，脑组织和平滑肌少量存在。CK 有肌肉型（MM）、脑型（BB）、心肌型（MB）三种同工酶。

【参考区间】

CK 速率法（37℃）：男 50~310U/L，女 40~200U/L；CK-MB<5μg/L。

【临床意义】

1. 急性心肌梗死（acute myocardial infarction, AMI）　AMI 后 3~8 小时开始明显增高，10~36 小时达峰值，3~4 天后恢复正常。如再次增高，提示再次梗死。是 AMI 早期诊断指标之一，CK-MB 灵敏度明显高于总 CK，阳性率达 100%，且特异度高。

2. 进行性肌萎缩、皮肌炎及其他肌肉损伤　该值也可能升高。

（二）乳酸脱氢酶及同工酶检测

乳酸脱氢酶（lactate dehydrogenase, LDH）是糖酵解途径重要的酶，广泛存在于所有组织，以心肌、骨骼肌、肾脏最丰富，其次肝、脾、胰、肺及肿瘤组织，故特异度较差。红细胞 LDH 较血清高 100 倍，故应避免溶血。LDH 有 LDH_1（H4）、LDH_2（H3M）、LDH_3（H2M2）、LDH_4（HM3）、LDH_5（M4）5 种同工酶，LDH_1、LDH_2 在心肌含量最高。

【参考区间】

LDH：120~250U/L。

琼脂糖电泳：LDH_1:（28.4±5.3）%，LDH_2:（41.0±5.0）%，LDH_3:（19.4±4）%，LDH_4:（6.6±3.5）%，LDH_5:（4.6±3.0）%。

【临床意义】

1. AMI 后 8~10 小时开始增高,以 LDH_1 增高为主,$LDH_1/LDH_2>1.0$。48~72 小时达高峰,持续 6~10 天恢复正常。

2. 心肌炎、心包炎伴肝淤血 LDH 可中度增高。

3. 肝病、恶性肿瘤、血液病、肌病和肾病等也增高。

(三)肌红蛋白检测

肌红蛋白(myoglobin,Mb)是小分子量含氧结合蛋白,存在于骨骼肌和心肌细胞,AMI 后心肌组织 Mb 进入血液循环,经肾脏从尿中排出。故测定血液及尿液 Mb 对 AMI 诊断有重要价值。

【参考区间】

荧光免疫法:男性 28~72μg/L,女性 25~58μg/L。

【临床意义】

1. **诊断 AMI**　AMI 后 30 分钟~2 小时开始上升,5~12 小时达高峰,18~30 小时恢复正常。Mb 是 AMI 的早期诊断指标,比 CK-MB、LDH 灵敏。如持续增高或反复波动,提示梗死持续存在。

2. **其他**　骨骼肌损伤、休克、急性及慢性肾衰竭也增高。

(四)心肌肌钙蛋白检测

心肌肌钙蛋白(cardiac troponin,cTn)是心肌调节蛋白复合物,三种亚单位分别为 cTnT、cTnI 和 cTnC,cTnI 和 cTnT 常用来诊断 AMI。

【参考区间】

ECLIA 法:$cTnT<0.014μg/L$;CLIA 法:$cTnI<0.034μg/L$。

【临床意义】

1. **诊断 AMI**　$cTnT>0.2μg/L$ 为诊断临界值,$>0.5μg/L$ 可以诊断 AMI。cTnT 于发病后 3~6 小时开始增高,10~24 小时达高峰,10~15 天恢复正常。$cTnI>1.5μg/L$ 为诊断临界值。cTnI 于 3~6 小时开始增高,14~20 小时达高峰,5~7 天恢复正常。cTnI 比 cTnT 灵敏度低,特异度高。二者特异度与灵敏度明显高于 CK-MB。若胸痛发作后 6 小时二者不增高,可排除 AMI。

2. **判断微小心肌损伤**　灵敏反映小灶性、可逆性心肌损伤存在,但二者阴性不能排除心肌炎的可能。

3. **判断溶栓后再灌注**　溶栓成功使冠状动脉复通后 30 分钟、60 分钟,二者还会继续上升,浓度变化曲线出现双峰。

不同心肌损伤标志在 AMI 中的变化如图 4-7-2 所示。

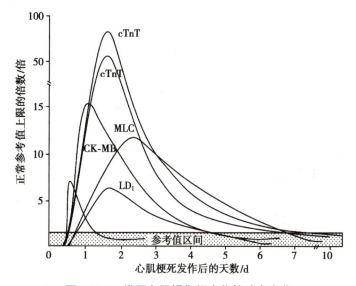

图 4-7-2　常用心肌损伤标志物的动态变化

心肌损伤标志物检测

临床实践

(任吉莲)

第四节 脂类代谢紊乱检测

血脂是总胆固醇（total cholesterol，TC）、三酰甘油（triglyceride，TG）、磷脂（PL）与游离脂肪酸（FFA）等的总称。脂质不溶于水，在体内与载脂蛋白结合，形成可溶性脂蛋白颗粒，随血液循环运送到各组织，以完成其生理功能。血脂检测主要应用于动脉粥样硬化（atherosclerosis，AS）和高脂血症等脂代谢异常性疾病的诊断、疗效观察。

（一）血清总胆固醇检测

胆固醇是胆固醇酯（70%）和游离胆固醇（30%）的总称，故称总胆固醇。组织与血浆所含胆固醇处于不断动态交换，血清胆固醇测定既反映其摄取与合成情况，还反映各种脂蛋白的合成速度及影响脂蛋白代谢的受体情况，常作为缺血性心脑血管疾病和高血压等疾病的预防、诊断及疗效观察的参考指标。

【参考区间】

成人 TC：<5.18mmol/L 为合适水平，5.18~6.19mmol/L 为边缘增高，>6.22mmol/L 为增高。

【临床意义】

健康人 TC 水平与性别、年龄、饮食、生活习惯、精神因素、工作性质、运动、吸烟等有关。故 TC 只能作为 AS 的一种危险因素。

1. **增高** ①高胆固醇和高脂肪饮食。②胆道梗阻，如胆石症、肝脏肿瘤、胰头癌等。③AS 所致的各种心脑血管疾病。④其他如糖尿病、肾病综合征、甲状腺功能减退、脂肪肝等。

2. **减低** ①严重肝病如肝细胞性黄疸、门静脉性肝硬化晚期等。②慢性消耗性疾病、营养不良及甲状腺功能亢进等。

（二）血清三酰甘油检测

TG 也称甘油三酯，是血脂的主要成分，主要贮存于脂肪组织中，当机体需要时分解成脂肪酸而被利用。肝脏如有大量 TG 贮存则会形成脂肪肝。TG 不溶于水，在血浆转运中与其他物质（如磷脂、蛋白质、胆固醇）结合成大分子，并不断与组织交换，保持动态平衡。如平衡破坏，进入血浆的 TG 速度增加或清除速度下降，引起血 TG 增高。餐后血清 TG 增高，以乳糜微粒形式存在，形成饮食性脂血。故标本须在空腹 12~18 小时后采集。

【参考区间】

<1.7mmol/L 为合适水平，1.70~2.25mmol/L 为边缘增高，≥2.26mmol/L 为增高。

【临床意义】

1. **增高** ①冠心病；②高脂血症（Ⅱa 型除外）；③肾病综合征、甲状腺功能减退、胆汁淤积性黄疸等。

2. **减低** 见于甲状腺功能亢进、营养不良、先天性低（无）β 脂蛋白血症、肾上腺皮质功能减退症等。

（三）脂蛋白与载脂蛋白检测

脂质与蛋白质结合成脂蛋白，蛋白部分称载脂蛋白（apolipoprotein，Apo）。脂蛋白根据密度分类法可分为 4 类，由小到大为乳糜微粒（chylomicron，CM）、极低密度脂蛋白（very low density lipoprotein，VLDL）、低密度脂蛋白（low density lipoprotein，LDL）和高密度脂蛋白（high density lipoprotein，HDL）。脂蛋白及 Apo 测定主要用于心脑血管疾病、高脂蛋白血症及异常脂蛋白血症的诊断。

1. **低密度脂蛋白检测** LDL 是血浆携带胆固醇的主要微粒，与胆固醇结合后称低密度脂蛋白胆固醇（low density lipoprotein cholesterol，LDL-C），测定 LDL-C 含量可反映 LDL 水平。

[参考区间]

LDL-C<3.37mmol/L 为合适水平，3.37~4.12mmol/L 为边缘增高（危险阈值），>4.14mmol/L 为增高。

[临床意义]

(1)**增高**:见于 TC 增高的各种情况。其为致动脉硬化因子,在 TC 中所占比例越多,发生 AS 的危险性就越高。

(2)**减低**:无 β 脂蛋白血症、甲状腺功能亢进、肝硬化、吸收不良等

2. 高密度脂蛋白检测 临床一般以测定高密度脂蛋白胆固醇(high density lipoprotein cholesterol, HDL-C)含量反映 HDL 水平。HDL 可将沉积血管壁的胆固醇逆向转运至肝脏而去除。故 HDL 是保护因子,有抗 AS 的作用。

[参考区间]

均相测定法:成人 1.04~1.55mmol/L 为合适水平,>1.55mmol/L 为增高,<1.04mmol/L 为减低。

[临床意义]

(1)**减低**:见于脑血管病、糖尿病、肝炎、肝硬化等,是发生 AS 和冠心病的危险因素。其与 TG 呈负相关,与冠心病发病呈负相关。肥胖、吸烟可减低,少量饮酒及长期体力活动增高。

(2)**增高**:对防止 AS、预防冠心病的发生有重要作用。

3. 脂蛋白(a)检测 脂蛋白(a)[LP(a)]由肝脏产生,是不同于其他脂蛋白的独立脂蛋白,可携带大量胆固醇,是冠心病重要的、与遗传密切相关的危险因素。同时 LP(a)可抑制纤溶和导致血栓形成。

[参考区间]

免疫透射比浊法:<300mg/L。

[临床意义]

同一个体 LP(a)相对恒定,但个体间差异很大。其水平主要由遗传因素决定,与性别、年龄、饮食、营养和环境无关。

(1)**增高**:①高脂血症、AS 及冠心病、脑梗死患者,与高血压、吸烟、饮酒及其他血脂水平无相关性;②外科手术、急性创伤和急性炎症等。

(2)**减低**:见于肝脏疾病(除慢性肝炎外)。

4. 载脂蛋白 A I 检测 载脂蛋白 A I(apolipoprotein A I,ApoA I)主要分布于血浆 CM、HDL。ApoA I 和 ApoA II 是 HDL 的主要结构蛋白,具清除组织脂质和抗 AS 作用。ApoA I 意义最明确,可将组织多余胆固醇脂转运至肝脏处理,故作为临床常用的检测指标。

[参考区间]

男性:(1.42±0.17)g/L。

女性:(1.45±0.14)g/L。

[临床意义]

(1)**增高**:与 HDL 水平呈正相关,可反映 HDL 量。故能够预测和评价冠心病的危险性,但较 HDL 更精确、灵敏,更能反映脂蛋白状态。

(2)**减低**:家族性 ApoA I 缺乏症、家族性低 HDL 血症、AMI、脑血管病等。

5. 载脂蛋白 B 检测 载脂蛋白 B(apolipoproteinB,ApoB)是 LDL 中含量最多的蛋白质。它与细胞膜上的 LDL 受体结合,介导 LDL 进入细胞内,具有调节肝脏内、外细胞表面 LDL 受体与血浆 LDL 之间平衡的功能。临床所测 ApoB 为 ApoB100。

[参考区间]

男性:(1.01±0.21)g/L。

女性:(1.07±0.23)g/L。

[临床意义]

(1)**增高**:可反映 LDL 水平,与 AS、冠心病发生呈正相关,用于评价冠心病危险

ER 4-7-6

脂代谢紊乱检测

性和降脂效果。

（2）减低：见于低（无）β脂蛋白血症、甲状腺功能亢进、营养不良等。

（任吉莲）

第五节　内分泌紊乱检测

内分泌系统是由内分泌腺（下丘脑、垂体、甲状腺、甲状旁腺、胰岛、肾上腺和性腺）及存在于某些脏器中的内分泌组织和细胞所组成的体液调节系统，与神经系统相辅相成，共同调节机体的生长发育和各种代谢过程，维持内环境稳定，内分泌系统是通过腺体分泌激素发挥调节作用。正常情况下各激素保持动态平衡，当内分泌功能紊乱，导致激素分泌过多或过少时，可引起相应临床表现。实验室检测激素水平可帮助进行疾病的诊断和疗效监测。

一、甲状腺及甲状旁腺功能检测

（一）甲状腺激素检测

1. 甲状腺素和游离甲状腺素检测　甲状腺素（thyroxine，T_4）是含四个碘的甲状腺原氨酸，即 3，5，3′，5′-四碘甲腺原氨酸，是甲状腺的主要产物。总 T_4（total thyroxine，TT_4）包括结合型与游离型甲状腺素（free thyroxine，FT_4）。只有 FT_4 才能进入外周组织细胞发挥作用，故 FT_4 更有价值。

[参考区间]

免疫发光法：TT_4 66.0~181nmol/L，FT_4 12~22pmol/L。

[临床意义]

（1）TT_4 **增高**：见于甲状腺功能亢进、原发性胆汁性胆管炎、肾脏疾病、心功能不全、严重感染、妊娠、应用雌激素或避孕药等。

（2）TT_4 **减低**：见于甲状腺功能减退、缺碘性甲状腺肿、慢性淋巴细胞性甲状腺炎、恶性肿瘤、心力衰竭、糖尿病酮症酸中毒、甲状腺功能亢进治疗中等。

（3）FT_4 **增高**：见于甲状腺功能亢进、多结节性甲状腺肿，诊断甲状腺功能亢进灵敏度明显高于 TT_4。

（4）FT_4 **减低**：见于甲状腺功能减退、肾病综合征、应用抗甲状腺药物及糖皮质激素等。

2. 三碘甲状腺原氨酸和游离三碘甲状腺原氨酸检测　三碘甲状腺原氨酸（3，5，3′-triiodothyronine，T_3）约 80% 由 T_4 脱碘而成，少部分由甲状腺直接合成。含量是 T_4 的 1/10，生理学活性是 T_4 的 3~4 倍。总 T_3（TT_3）为游离 T_3（free triiodothyronine，FT_3）和结合型 T_3 之和。

[参考区间]

ECLIA 法：TT_3 1.3~3.1nmol/L，FT_3 3.1~6.8pmol/L。

[临床意义]

（1）TT_3 **增高**：是诊断甲状腺功能亢进最灵敏的指标，其增高早于临床典型症状及 TT_4，可作为甲状腺功能亢进复发的先兆指标。同时监测 TT_3、TT_4 对评价甲状腺功能亢进的治疗效果有重要意义。

（2）TT_3 **减低**：见于肢端肥大症、肝硬化及肾病综合征等。当甲状腺功能减退时，TT_3 减低不明显，有时甚至轻度增高，故不是诊断甲状腺功能减退的灵敏指标。

（3）FT_3 **增高**：诊断甲状腺功能亢进非常灵敏，T_3 型甲状腺功能亢进时明显增高。毒性弥漫性甲状腺肿（格雷夫斯病）早期或有复发前兆时 FT_4 处于临界值，而 FT_3 已明显增高。

（4）FT_3 **减低**：见于低 T_3 综合征、桥本甲状腺炎晚期、应用糖皮质激素等。

3. 甲状腺素结合球蛋白检测　甲状腺素结合球蛋白（thyroxine binding globulin，TBG）是肝脏合成的酸性糖蛋白，是甲状腺激素的主要载体蛋白，与 T_3、T_4 特异性结合，使其不能透过肾小球滤过膜,延缓激素排泄,以利于到达靶细胞。对维持激素的动态平衡起重要作用。TBG 变化可影响 TT_3、TT_4 水平,但不影响 FT_3、FT_4 的水平。

[参考区间]

CLIA 法:220~510mmol/L。

[临床意义]

(1)增高:①甲状腺功能减退;②肝脏疾病,如肝硬化、病毒性肝炎等;③其他疾病,如毒性弥漫性甲状腺肿、甲状腺癌、风湿病、先天性 TBG 增多症等;④药物,如应用雌激素、避孕药等。

(2)减低:①甲状腺功能亢进;②其他疾病,如遗传性 TBG 减少症、肢端肥大症、肾病综合征、恶性肿瘤、严重感染等;③药物,如大量应用糖皮质激素和雄激素等。

4. 血清促甲状腺素检测　促甲状腺素(thyroid-stimulating hormone,TSH)是腺垂体分泌的糖蛋白,主要作用于甲状腺,调节甲状腺功能,促使甲状腺细胞增生和甲状腺激素合成与释放。甲状腺激素的变化可负反馈致使 TSH 水平发生显著改变。在反映甲状腺功能紊乱上比甲状腺激素更灵敏。现在国内推荐血清 TSH 测定作为甲状腺功能紊乱的首选筛查项目。

[参考区间]

ECLIA 法:0.27~4.2mU/L。

[临床意义]

TSH 是诊断甲状腺功能减退的灵敏指标,有助于鉴别原发性或继发性甲状腺功能紊乱。如 T_3、T_4 改变与 TSH 一致说明病变在甲状腺,为原发性,如 T_3、T_4 改变与 TSH 相反说明病变在下丘脑,为继发性病变。如怀疑为自身免疫性甲状腺病,还可进行抗甲状腺过氧化物酶抗体和抗甲状腺球蛋白抗体的相关检查。

(1)增高:见于原发性甲状腺功能减退、慢性淋巴性甲状腺炎、缺碘性地方性甲状腺肿、单纯性甲状腺肿、下丘脑性甲状腺功能亢进、同位素治疗或术后。

(2)减低:见于继发性甲状腺功能减退。原发性甲状腺功能亢进或过量使用甲状腺制剂时,甲状腺激素过多,负反馈抑制 TSH 分泌。

(二)甲状旁腺素和降钙素检测

1. 甲状旁腺素检测　甲状旁腺素(parathyroid hormone,PTH)是甲状旁腺分泌的含 84 个氨基酸的肽链,在肝脏、肾脏和肠道中降解。PTH 直接参与体内钙、磷代谢:加快肾脏排出磷酸盐,动员骨钙释放;加快维生素 D 活化和促进肠道对钙的吸收并促进尿磷排泄。

[参考区间]

CLIA 法:1~10pmol/L。

[临床意义]

(1)增高:可诊断甲状旁腺功能亢进症。若明显增高,并伴血钙增高及血磷减低,则为原发性甲状旁腺功能亢进症。各种原因引起的继发性甲状旁腺功能亢进症,肺癌、肾癌所致的异源性甲状旁腺功能亢进症也增高。

(2)减低:见于特发性甲状旁腺功能减退症、甲状腺或甲状旁腺术后。

2. 降钙素检测　降钙素(calcitonin,CT)是甲状腺滤泡旁细胞(C 细胞)分泌的含 32 个氨基酸的单链多肽。CT 功能与 PTH 相拮抗:抑制破骨细胞活性,从而抑制骨基质分解;促进成骨细胞生成和骨盐沉积,减低血钙;抑制肾小管对钙、磷重吸收,降低血钙、血磷。

[参考区间]

CLIA 法:<100ng/L。

[临床意义]

(1)增高:见于甲状腺髓样癌,严重骨骼疾病和肾脏疾病。

（2）**减低**：见于甲状腺切除术后或重度甲状腺功能亢进。

二、性腺激素检测

（一）睾酮检测

睾酮（testosterone，T）是男性主要激素。男性睾酮由睾丸间质细胞［莱迪希细胞（Leydig cell）］合成，女性由肾上腺皮质和卵巢分泌。主要功能是促进精子的发育与成熟，促进并维持男性第二性征的发育和性功能，促进蛋白质合成及骨骼生长，增加基础代谢。其有昼夜节律性，上午 8 时为高峰期，故此时更能准确评价睾丸的分泌功能。

内分泌紊乱检测

【参考区间】

男性：青春期（后期）100~200ng/L；成人 300~1 000ng/L。

女性：青春期（后期）100~200ng/L；成人 200~800ng/L；绝经后 80~350ng/L。

【临床意义】

1. **增高** 见于睾丸间质细胞瘤、先天性肾上腺皮质增生症、女性男性化、多毛症等，也见于女性肥胖症及应用雄激素等。

2. **减低** 见于垂体病变致间质细胞发育不良、睾丸功能低下、原发性睾丸功能不全性幼稚症、青春期后性功能减退、男性女性化及放射性损伤等。

（二）孕酮检测

孕酮（progesterone，P）属于类固醇激素，主要由黄体细胞及妊娠期胎盘形成，又称黄体酮。其浓度与黄体生长和退化有关，可影响生殖器官的生长发育和功能活动，促进子宫内膜发育，对妊娠及维持正常月经周期有重要作用。

【参考区间】

ECLIA 法：女性卵泡期 0.2~1.5μg/L，排卵期 0.8~3.0μg/L，黄体期 1.7~27.0μg/L，绝经期 0.1~0.8μg/L；男性 0.2~1.4μg/L。

【临床意义】

1. **增高** 见于葡萄胎、妊娠高血压综合征、多胎妊娠、卵巢肿瘤及先天性肾上腺皮质增生等。

2. **减低** 见于黄体功能不全、卵巢功能衰竭、胎盘功能低下、死胎等。

（三）雌二醇检测

雌二醇（estradiol，E_2）为生物活性最强的雌激素。卵泡期主要由颗粒细胞和内膜细胞分泌，黄体期由黄体细胞分泌，妊娠期由胎盘分泌；男性由睾丸产生或睾酮的代谢产物。E_2 促进女性生殖器官发育并维持第二性征和正常状态。

【参考区间】

女性：青春期前 7.3~28.7pmol/L；卵泡期 94~433pmol/L；排卵期 704~2 200pmol/L；黄体期 499~1 580pmol/L；绝经期 40~100pmol/L。

男性：青春期前 7.3~36.7pmol/L；成人 50~200pmol/L。

【临床意义】

1. **增高** 女性性早熟、男性女性化、卵巢肿瘤、垂体促性腺激素瘤、肝硬化及妊娠期。

2. **减低** 原发性或继发性性腺功能减退症，闭经、绝经及口服避孕药等。

三、下丘脑-垂体内分泌功能检测

（一）生长激素检测

生长激素（growth hormone，GH）是由腺垂体分泌，含量丰富，GH 可促进蛋白质合成，刺激软骨和软组织增生，增高血糖，参与其他促激素的调节。有昼夜节律性，宜在午夜或晨起床前采血测定。

ECLIA 法：男性<2μg/L，女性<10μg/L。

【临床意义】

结合激发试验动态监测更有价值。

1. 增高 常见于垂体肿瘤、胰源性生长激素释放激素或生长激素综合征。外科手术、低血糖等也可增高。

2. 减低 见于垂体功能减退、垂体性侏儒症、皮质醇增多症、高血糖等。

(二) 黄体生成素检测

黄体生成素（luteinizing hormone，LH）是由腺垂体分泌的促性腺激素，可促进女性卵泡成熟和雌激素的合成，也可促进男性合成雄激素和睾酮，促进精子成熟。在女性月经周期 LH 与卵巢排卵密切相关，LH 高峰出现预示着 24~36 小时即将排卵，可帮助确定最佳受孕时机。

【参考区间】

CLIA 法：女性卵泡期 3~15U/L，排卵期 20~200U/L，黄体期 5~10U/L，绝经期>20/L；男性 2~8U/L。

【临床意义】

黄体生成素检测主要用于异常月经周期的评估、不孕诊断的评估、围绝经期激素替代治疗的评估。

1. 判断卵巢功能及预测排卵时间。

2. 异常改变 增高见于原发性性腺功能减退症、多囊卵巢综合征、卵巢功能早衰、卵巢切除、围绝经期或绝经期女性。减低可见于下丘脑性闭经、长期服用避孕药。

（任吉莲）

第六节　其他血清酶检测

(一) 淀粉酶检测

淀粉酶（amylase，AMY）能水解淀粉、糖原和糊精，在食物多糖类化合物消化中起重要作用。主要来自胰腺和腮腺，其他如心脏、肝脏、肺、甲状腺、卵巢、脾脏等含量少。

【参考区间】

连续监测法：血清 35~135U/L，尿液 100~1 200U/L。

【临床意义】

1. 增高 当急性胰腺炎时，血和尿 AMY 显著增高。血 AMY 在发病后 6~12 小时增高，持续 3~5 天降至正常，尿 AMY 于发病后 12~24 小时增高，持续 3~10 天降至正常。胰腺癌早期、腹膜炎、急性腮腺炎、酒精中毒等也可引起血 AMY 增高。

2. 减低 见于慢性胰腺炎、胰腺癌晚期，<50U/L 应考虑广泛胰腺损害或明显胰腺功能不全或有严重预后。

(二) 脂肪酶检测

脂肪酶（lipase，LPS）主要来源于胰腺，胰腺疾病时大量释放入血，导致血清水平增高。

【参考区间】

速率法（37℃）：<79U/L。

【临床意义】

1. 增高 主要用于急性胰腺炎诊断。发病 4~8 小时开始增高，24 小时至高峰，可持续 10~15 天。急性胰腺炎 LPS 增高早、上升幅度大、持续长，优于 AMY。消化道溃疡穿孔、急性胆囊炎及肠梗阻等也增高。

2.减低 胰腺癌或胰腺结石导致胰腺导管阻塞，LPS 减低。

（三）酸性磷酸酶检测

酸性磷酸酶（acid phosphatase，ACP）主要存在于细胞溶酶体。男性 $1/3 \sim 1/2$ 的 ACP 来自前列腺，女性 ACP 主要来自肝脏、红细胞及血小板。

【参考区间】

$0.9 \sim 1.9 \text{U/L}$。

【临床意义】

ER 4-7-8

练习题

1.增高 ①前列腺癌；②前列腺良性增生及前列腺炎；③其他，如骨骼疾病、肝脏疾病及血液病等。

2.减低 多无临床意义。

（任吉莲）

第八章 | 临床常用免疫学检测

教学课件　　思维导图

随着免疫学原理的深入研究及免疫技术的发展,临床免疫学检测在实验诊断中开展得越来越多,在体液免疫、感染性疾病、自身免疫病、肿瘤的发生发展及预后判断中已被广泛应用。

第一节　免疫功能紊乱的常规检测

(一)免疫球蛋白检测

免疫球蛋白(immunoglobulin,Ig)主要存在于人体血液、体液、分泌液中,是浆细胞合成和分泌的一组具有抗体或抗体样活性的蛋白质,反映体液免疫功能。Ig 包括 IgG、IgA、IgM、IgD、IgE 五种。IgG 含量最多,绝大多数抗体属 IgG,分子量小,是唯一能通过胎盘的 Ig。IgA 含量居第二位。IgM 是抗原刺激后最早产生、分子量最大、激活补体能力强的 Ig,是有效凝集和溶解细胞的因子。IgD 和 IgE 含量极少。

【参考区间】

免疫比浊法:IgG 8.6~17.4g/L;IgA 1.0~4.2g/L;IgM 男性 0.3~2.2g/L,女性 0.5~2.8g/L。

ELISA 法:IgE 0.1~0.9mg/L,IgD 0.6~1.2mg/L。

【临床意义】

1.增高

(1)**单克隆性增高**:仅有某一种 Ig 增高,见于免疫增殖性疾病,如多发性骨髓瘤、原发性巨球蛋白血症等。

(2)**多克隆性增高**:多种 Ig(IgG、IgA、IgM)同时增高,见于各种慢性感染、自身免疫病、慢性肝病、肝硬化、淋巴瘤等。

(3)**IgD 增高**:见于甲状腺炎、流行性出血热、妊娠晚期。

(4)**IgE 增高**:见于变态反应、寄生虫感染、肝炎、SLE、类风湿关节炎等。

2.**减低**　见于各类先天性或获得性体液免疫缺陷病(如先天性低丙种球蛋白血症)、长期使用免疫抑制剂者。

(二)补体检测

补体(complement,C)是与免疫有关、经活化后具有酶样活性的不耐热球蛋白,由传统途径的 C1~C9,旁路途径的 B 因子、D 因子、P 因子及其衍生物组成。活化后可促进机体防御功能,有利于清除病原微生物。病理情况下,可破坏自身组织和细胞而致免疫损伤。

1.**C3 含量检测**　C3 是由肝脏合成的 β_2-球蛋白,含量最多,是连接经典激活途径和替代激活途径的枢纽,是急性时相反应蛋白。

【参考区间】

0.7~1.4g/L。

【临床意义】

(1)**增高**:见于急性炎症、传染病早期、恶性肿瘤、急性组织损伤和移植排斥反应。

（2）减低：①合成原料不足（如营养不良）；②合成能力减低（如肝硬化、肝坏死等）；③消耗过多（如 SLE 活动期、急性链球菌感染后肾小球肾炎、基底膜增殖性肾小球肾炎、狼疮性肾炎、慢性活动性肝炎）等；④丢失过多（如烧伤）；⑤先天性缺乏。

2. C4 含量检测　C4 是多功能 β_1-球蛋白，在补体活化、促进吞噬、防止免疫复合物沉淀和中和病毒等方面发挥作用。

【参考区间】

0.1~0.4g/L。

【临床意义】

（1）增高：见于各种炎症、组织损伤和传染病。

（2）减低：见于自身免疫性肝炎、SLE、类风湿关节炎、IgA 肾病、1 型糖尿病、胰腺癌、多发性硬化等。

（潘　颖）

第二节　感染性疾病的免疫学检测

（一）抗链球菌溶血素 O 检测

抗链球菌溶血素 O（anti-streptolysin O，ASO）是 A 群乙型溶血性链球菌感染后产生的抗毒素抗体，感染后 2~3 周即可出现，持续数月至半年。

【参考区间】

胶乳法：<1∶400，免疫比浊法：0~200U/L。

【临床意义】

增高见于近期 A 群乙型溶血性链球菌感染，如急性上呼吸道感染、皮肤及软组织化脓性感染、活动性风湿热、风湿性心肌炎、风湿性关节炎和急性肾小球肾炎等。

（二）伤寒和副伤寒沙门菌免疫检测

伤寒沙门菌入侵机体后，菌体 O 抗原和鞭毛 H 抗原可刺激机体产生抗体。副伤寒杆菌有甲、乙、丙三型，亦可刺激机体产生抗体。可用肥达反应（Widal reaction，WR）、抗原及 IgM 抗体测定进行诊断。

血标本宜在病程的第 1~2 周采集；骨髓培养宜在病程的第 1~2 周送检；粪便和尿液标本宜在病程的第 3~4 周送检。

【参考区间】

WR：伤寒 H<1∶160，O<1∶80；副伤寒 H<1∶80，O<1∶80。

抗原：阴性。

IgM 抗体：阴性或≤1∶20。

【临床意义】

单份血清抗体效价 O>1∶80 及 H>1∶160 有诊断意义，动态观察增高 4 倍以上更有价值。

（三）结核分枝杆菌抗体和 DNA 检测

检测 IgG 抗体、DNA 等可协助诊断结核分枝杆菌感染。

γ 干扰素释放试验（interferon gamma release assay，IGRA）通过结核分枝杆菌特异抗原刺激 T 淋巴细胞释放 γ 干扰素（IFN-γ），或检测释放 IFN-γ 的效应 T 细胞频数（T-SPOT.TB）来检测是否为结核分枝杆菌感染。

【参考区间】

抗体和 DNA 均阴性。

IFN-γ:0~14pg/ml。

T-SPOT.TB:抗原孔-空白对照≥6(空白对照≤5);抗原孔>2倍空白对照(空白对照≥6)。

【临床意义】

1.抗体检测简便、快速、灵敏度高,但有假阳性。胸膜结核、腹腔结核、结核性脑膜炎体液中,抗体滴度明显高于血清。

2.DNA检测特异度、灵敏度更高,但应防止假阳性。

3.IGRA阳性结果支持结核分枝杆菌感染状态的判定,但需结合临床表现。

(四)幽门螺杆菌抗体检测

人体感染幽门螺杆菌(*Helicobacter pylori*,HP)后,可引起胃、十二指肠疾病,检测Hp抗体可辅助诊断。

【参考区间】

阴性。

【临床意义】

阳性见于HP感染(如慢性胃炎、胃溃疡和十二指肠溃疡等),灵敏度>90%,特异度约85%。

(五)C反应蛋白检测

C反应蛋白(C-reactive protein,CRP)是由肝脏合成的急性时相反应蛋白,对炎症、组织损伤及恶性肿瘤等的诊断及疗效观察有重要意义。

【参考区间】

免疫比浊法:阴性;速率散射免疫比浊法:<6mg/L。

【临床意义】

1.AMI、严重创伤、大手术、烧伤等发病后迅速增高,好转时迅速下降。

2.细菌性感染明显增高,病毒性感染不变。

3.SLE、类风湿关节炎、风湿热等活动期增高,静止期正常。联合ASO、类风湿因子(RF),可鉴别风湿热与类风湿关节炎。

4.恶性肿瘤、器官移植后的排斥反应,妊娠也可增高。

(潘 颖)

第三节　自身免疫病检测

绝大多数自身免疫病患者血清中存在针对自身组织器官、细胞和细胞内成分的抗体,称自身抗体,正常无或极少。

(一)抗核抗体检测

抗核抗体(antinuclear antibody,ANA)狭义指以真核细胞核成分为靶抗原的抗体,广义指以整个细胞成分为靶抗原的抗体。无器官和种族特异性,主要为IgG,也可为IgA、IgM、IgD和IgE。运用间接免疫荧光法,可在荧光显微镜观察到ANA的荧光强度和荧光核型。

常见的抗核抗体荧光核型主要包括以下几种。

1.**均质型**　胞核均匀着染,有些核仁部位不着色,分裂期细胞染色体部位着色(图4-8-1)。与均质型相关的自身抗体主要是有抗组蛋白抗体、抗双链DNA(dsDNA)抗体及抗核小体抗体等。

2.**颗粒型**　又称核颗粒型或斑点型,胞核内出现颗粒状荧光,分

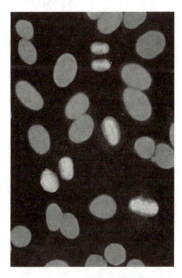

图4-8-1　抗核抗体均质型

裂期细胞染色体无荧光显色(图 4-8-2)。与颗粒型相关的自身抗体涉及抗核糖体核蛋白颗粒抗体,如抗 Sm 抗体、抗 U1RNP 自身抗体、抗 SSB 抗体等抗体。

3. 周边型 荧光着色主要显示在细胞核的周边形或荧光环,或在均一的荧光背景上核周边荧光增强(图 4-8-3)。相关抗体主要是抗板层素抗体、抗 gp210 抗体等。

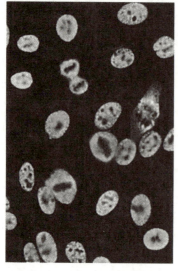 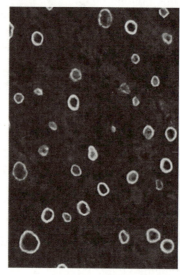 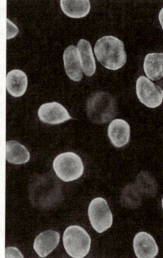

图 4-8-2　抗核抗体颗粒型　　　　　　　　　　图 4-8-3　抗核抗体周边型

4. 核仁型 荧光着色主要在核仁区,分裂期细胞染色体无荧光着色(图 4-8-4)。相关抗体是抗核仁特异的低分子量 RNA、抗 RNA聚合酶-1 抗体、抗 U3RNP 抗体、抗 PM-Scl 抗体。

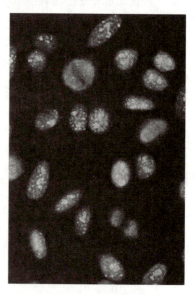

【参考区间】

阴性,>1∶40 为阳性。

【临床意义】

1. 自身免疫性疾病的筛选试验。其他自身免疫疾病也可见ANA 阳性。

2. 服用普鲁卡因胺和肼屈嗪可致假阳性。

(二)抗脱氧核糖核酸抗体检测

抗脱氧核糖核酸抗体(anti DNA antibody,抗 DNA)有抗双链DNA(抗 dsDNA)抗体和抗单链 DNA(抗 ssDNA)抗体两种。

【参考区间】

阴性。

图 4-8-4　抗核抗体核仁型

【临床意义】

1. **抗 dsDNA 抗体阳性** 对 SLE 的诊断和治疗极为重要。70%~90% 的 SLE 活动期呈阳性,少数风湿患者亦呈阳性。

2. **抗 ssDNA 抗体阳性** 见于多种自身免疫病,特异度差。

(三)可提取性核抗原多肽抗体谱检测

可提取性核抗原(extractable nuclear antigen,ENA)由多种相对分子量不同的多肽构成,即 Sm、核糖体、Scl-70、JO-1、SS-A、SS-B、RNP(核糖核蛋白,ribonucleoprotein),为一组 ENA 抗体谱。

【参考区间】

阴性。

【临床意义】

1. 抗 RNP 抗体　混合性结缔组织病的诊断指标之一，30%~40% 的 SLE 患者阳性。类风湿关节炎、系统性硬化症等也可出现。

2. 抗 Sm 抗体　SLE 的特异性标志之一，其他疾病少见且阳性率低。

3. 抗 SSA 和抗 SSB 抗体　干燥综合征特有的两项指标，前者灵敏度高，后者特异度高。其他自身免疫病也可阳性。

4. 其他　抗 Scl-70 抗体是系统性硬化症的标记抗体。抗 JO-1 抗体是多发性肌炎及皮肌炎的标记抗体，预示预后不良。抗组蛋白抗体可见于 50%~70% 的 SLE 及 >95% 的药物诱导性狼疮。

（四）类风湿因子检测

类风湿因子（rheumatoid factor，RF）是抗变性 IgG 的抗体。其主要是 IgM 类，也可是 IgG 或 IgA 类。

【参考区间】

乳胶凝集法：阴性；免疫比浊法：<20U/ml。

【临床意义】

增高见于以下情况。

1. 类风湿关节炎　阳性率约为 70%，持续高滴度提示处于活动期。

2. 其他自身免疫病　如 SLE、多发性肌炎、干燥综合征、系统性硬化症、慢性活动性肝炎等。

3. 某些感染性疾病　如传染性单核细胞增多症、结核、感染性心内膜炎、流行性感冒、寄生虫病等。

（五）抗线粒体抗体检测

抗线粒体抗体（anti-mitochondrial antibody，AMA）无器官和种属特异，主要为 IgG。

【参考区间】

免疫荧光法：阴性（滴度<1：10）。

【临床意义】

原发性胆汁性胆管炎（>90%）诊断指标之一。

（六）抗甲状腺球蛋白及微粒体抗体检测

某些甲状腺疾病可测出多种抗甲状腺成分抗体，以抗甲状腺球蛋白（thyroglobulin，TG）抗体和抗甲状腺微粒体（thyroid microsome，TM）抗体诊断价值较大。

【参考区间】

均为阴性。

【临床意义】

1. 抗 TG 抗体阳性　90%~95% 桥本甲状腺炎、52%~58% 甲状腺功能亢进和 35% 甲状腺癌的患者可出现阳性。重症肌无力、肝病、风湿性血管病、糖尿病也可阳性。

2. 抗 TM 抗体阳性　50%~100% 桥本甲状腺炎、88.9% 甲状腺功能减退、13.1% 甲状腺肿瘤、8.6% 单纯性甲状腺肿、17.2%~25% 亚急性甲状腺炎、15.4%~44.7% 的 SLE 可出现阳性。8.4% 正常人也可阳性。

（七）抗乙酰胆碱受体抗体检测

抗乙酰胆碱受体（acetylcholine receptor，Ach receptor）抗体是针对运动肌细胞上乙酰胆碱受体的自身抗体。

【参考区间】

阴性。

【临床意义】

90% 的重症肌无力患者阳性，肌萎缩侧索硬化症患者用蛇毒治疗后可出现假阳性。

(八) 抗平滑肌抗体检测

抗平滑肌抗体（anti-smooth muscle antibody，ASMA）主要为 IgG 类，也有 IgM 类。无器官和种属特异性。

【参考区间】

阴性。

【临床意义】

抗平滑肌抗体检测见于自身免疫性肝炎、原发性胆汁性胆管炎、急性病毒性肝炎。

（潘　颖）

第四节　肿瘤标志物检测

肿瘤标志物（tumor marker，TM）是指肿瘤细胞合成、释放或机体对肿瘤细胞反应而产生或增高的一类物质，与其发生、发展密切相关。

(一) 甲胎蛋白检测

甲胎蛋白（AFP）是胎儿早期由肝脏和卵黄囊合成的糖蛋白，出生后阴性。当肝细胞或生殖腺胚胎发生恶性变时，可重新合成。

【参考区间】

CLIA 法：<13.4μg/L，ECLIA 法：≤7.0μg/L。

【临床意义】

1. 原发性肝癌最特异的标志物，多数增高且 ≥400μg/L，18% 的患者不增高。
2. 睾丸癌、卵巢癌、畸胎瘤、胃癌、胰腺癌也增高。
3. 病毒性肝炎、肝硬化等肝病，AFP 增高但多<200μg/L。
4. 妊娠如妊娠期女性血清中异常增高，应疑有胎儿神经管缺陷、双胎及先兆流产的可能。

(二) 癌胚抗原检测

癌胚抗原（carcinoembryonic antigen，CEA）是早期胎儿的胃肠道上皮组织及某些组织合成的蛋白复合物，出生后极低，广谱，特异度低。

【参考区间】

CLIA 法：≤5.0μg/L，ECLIA 法：≤3.4μg/L。

【临床意义】

1. 结肠癌和直肠癌灵敏度高，常作为首选指标。
2. 胰腺癌、胃癌、肺癌、乳腺癌也增高。
3. 结肠炎、直肠息肉、胰腺炎、肝硬化、肝炎、肺气肿、支气管哮喘、良性乳腺疾病也可增高。

(三) 前列腺特异性抗原检测

前列腺特异性抗原（prostate specific antigen，PSA）是存在于前列腺管道上皮的单链糖蛋白。血清总 PSA（T-PSA）中，20% 以游离形式存在（F-PSA）。同时测定 F-PSA 和 T-PSA，对前列腺癌诊断的准确性更高。

【参考区间】

CLIA 法、ECLIA 法：T-PSA<4.0μg/L，F-PSA<0.93μg/L，F-PSA/T-PSA>0.25。

【临床意义】

1. 前列腺癌（60%~90%）明显增高。术后降至正常，若不降或降后再升，提示转移或复发。若 T-PSA 增高不显著，F-PSA/T-PSA<0.1 提示前列腺癌。

2. 良性前列腺瘤、前列腺增生和前列腺炎也轻度增高。

3. 前列腺按摩、穿刺、导尿和直肠镜检查 PSA 可增高。

（四）前列腺酸性磷酸酶检测

见本篇第七章第六节。

（五）组织多肽抗原检测

组织多肽抗原（tissue peptide antigen，TPA）是存在于胎盘和大部分肿瘤组织细胞中的单链多肽。与肿瘤细胞增殖相关，与部位及组织类型无关。

【参考区间】

ELISA 法：<130U/L。

【临床意义】

1. 膀胱癌、前列腺癌、乳腺癌、卵巢癌和消化道恶性肿瘤增高。好转后减低，复发后再次增高。

2. 鉴别乳腺肿瘤的良、恶性，与 CEA 均阳性为恶性，仅 TPA 阳性为良性。

3. 急性肝炎、胰腺炎、肺炎、妊娠后 3 个月可增高。

（六）α-L-岩藻糖苷酶检测

AFU 是溶酶体酸性水解酶，广泛分布于人体组织细胞，是原发性肝癌的标志物。

【参考区间】

<40U/L。

【临床意义】

1. 原发性肝癌明显增高，联合 AFP 可提高阳性率。动态观察可判断疗效、复发及预后。

2. 某些转移性肝癌、肺癌、乳腺癌、卵巢癌或子宫癌等增高。

3. 其他良性疾病，如肝硬化、慢性肝炎和消化道出血等也可增高。

（七）鳞状上皮细胞癌抗原检测

鳞状上皮细胞癌抗原（squamous cell carcinoma antigen，SCCA）是糖蛋白，是鳞状上皮细胞癌的标志物。

【参考区间】

CLIA 法、ELISA 法：≤1.5μg/L。

【临床意义】

1. 宫颈癌、肺鳞癌、食管癌增高。

2. 肝炎、肝硬化、胰腺炎、特应性皮炎、上呼吸道感染性疾病等也增高。

（八）神经元特异性烯醇化酶检测

神经元特异性烯醇化酶（neuron specific enolase，NSE）的同工酶 γ 存在于神经元和神经内分泌组织，与神经内分泌起源的肿瘤有关。

【参考区间】

ECLIA：<16.3μg/L。

【临床意义】

1. 小细胞肺癌和神经母细胞瘤的主要肿瘤标志物。

2. 嗜铬细胞瘤、胰岛细胞瘤、甲状腺髓样癌和黑色素瘤等肿瘤亦可增高。

3. 红细胞与血小板中含有大量 NSE，会产生假性增高。

（九）糖脂类肿瘤标志物检测

1. 癌抗原 15-3 检测　癌抗原 15-3（cancer antigen 15-3，CA15-3）是抗原决定簇、糖和多肽组成的糖蛋白。

ECLIA 法：≤25U/ml。

【临床意义】

CA15-3 是乳腺癌相关抗原。

（1）辅助诊断乳腺癌和观察疗效、监测术后复发。与 CEA 联合检测阳性率高。

（2）其他癌及肝脏、肺、乳腺等的良性疾病也可增高。

2. 糖类抗原 19-9 检测　糖类抗原 19-9（carbohydrate antigen 19-9，CA19-9）是大分子量糖蛋白，正常成人的唾液腺、胰腺、前列腺、乳腺及胆道等存在少量。

【参考区间】

ECLIA：≤27U/ml。

【临床意义】

CA19-9 是胰腺癌的首选标志物。

（1）胰腺癌时，CA19-9 水平明显增高。

（2）胆囊癌、胆管癌、结肠癌、胃癌及急性胰腺炎、胆囊炎、肝硬化等良性疾病也可增高。

3. 癌抗原 12-5 检测　癌抗原 12-5（cancer antigen 12-5，CA12-5）是大分子多聚糖蛋白，上皮性卵巢癌时可明显增高。

【参考区间】

ECLIA 法：≤35U/ml。

【临床意义】

（1）诊断卵巢癌并检测其复发最灵敏的指标，动态监测其水平有助于卵巢癌的预后分析及治疗控制。

（2）乳腺癌、胃肠道癌和其他恶性肿瘤可增高。

（3）多种妇科良性疾病，如卵巢囊肿、卵巢化生、子宫内膜异位、子宫肌瘤和子宫颈炎等可增高。

（4）妊娠初期和一些良性疾病，如急性及慢性胰腺炎、良性胃肠道疾病、肾衰竭和自身免疫病等会轻度增高。

4. 糖类抗原 72-4 检测　糖类抗原 72-4（carbohydrate antigen 72-4，CA72-4）是一种肿瘤相关糖蛋白。

【参考区间】

ECLIA 法：≤6.9U/ml。

【临床意义】

CA72-4 是胃肠道和卵巢肿瘤的标志物。

（1）当胃癌时，CA72-4 水平明显增高。联合 CA19-9、CEA 检出率更高。

（2）卵巢癌、结肠癌、胰腺癌、乳腺癌等也增高。

（3）3.5% 健康人及 6.7% 良性胃肠病也可增高。

5. 糖类抗原 242 检测　癌抗原 242（carbohydrate antigen 242，CA242）是一种唾液酸碳水化合物。

【参考区间】

ELISA 法：≤20U/ml。

【临床意义】

CA242 是胰腺癌和结肠癌的标志物。

（1）胰腺癌、结肠癌、胃癌、卵巢癌、子宫癌和肺癌等增高。

（2）直肠、胃、肝、胰腺、胆道的良性疾病也可增高。

ER 4-8-4

练习题

（潘　颖）

第九章 | 临床常见病原体检测

教学课件

思维导图

临床病原体检测是对细菌、真菌、病毒、螺旋体、放线菌、支原体、衣原体、立克次体、原虫、蠕虫等引起感染的病原微生物及寄生虫检测,提供病原学诊断,指导临床合理使用抗感染药物。临床病原体检测成败很大程度上取决于标本采样及运送质量,检测方法包括病原体形态学检测、分离、培养、鉴定,药敏试验,病原体抗原,抗体检测,病原体核酸检测和细菌毒素检测等方法。实验室可选择合适方法进行病原体药物敏感试验。

第一节 标本采集与送检

正确的标本采集、运送、保存及处理是影响临床病原体检测的重要因素。应依据各种病原体所致的感染性疾病病程确定标本采集时间、部位、方法和种类。所有标本采集和运送均应在无菌操作、防污染原则下进行,标本采集后立即送检。

(一)血液标本采集

怀疑菌血症、败血症和脓毒症,应在发热初期、高峰期、寒战时采集。已用抗菌药物者,则在下次用药前采集。24小时内应采集2~3次进行血培养,由肘静脉采血,婴儿和儿童1~2ml/瓶,成人8~10ml/瓶。成人同时做需氧菌和厌氧菌培养,多次采血时应在不同部位采集。儿童通常仅采集需氧瓶。标本置全自动血液培养仪专用培养瓶或双相培养瓶中送检。采血后如不能及时送检,应将培养瓶放35~37℃环境或室温保存,不要冷藏。

(二)尿液标本采集

尿液标本采集应注意清洁尿道口及无菌操作,常收集清洁中段尿。肾脏疾病检测尿沉渣时最好留取清晨首次尿,以提高检出率。泌尿系统感染、肉眼脓尿或血尿留取随机尿检测。需做厌氧菌培养或留取标本困难的患者,可导尿或经耻骨上膀胱穿刺收集尿液,但应防止医源性感染。厌氧培养将尿液以无菌厌氧小瓶运送。

(三)粪便标本采集

腹泻在急性期收集标本,可提高检出率,最好在用药前采集。取含脓、血或黏液的粪便置于清洁容器中送检,排便困难者或婴幼儿可用直肠拭子采集。根据病原体种类选用合适培养液以提高检出率,如副溶血弧菌引起腹泻的粪便应置于碱性蛋白胨水或运送培养液。一次粪便培养阴性不能完全排除胃肠道病原体的存在,通常需3次送检。

(四)脑脊液及其他体液标本采集

无菌采集脑脊液置无菌试管中,进行培养、显微镜检测。由于脑脊液中部分细菌的抵抗力弱、不耐冷、易死亡,故脑脊液标本采集后应立即保温送检并接种。胸腔积液、腹腔积液和心包积液等因标本含菌量少,宜采集较大量标本送检,以保证检出率。

(五)泌尿生殖道标本采集

生殖道分泌物包括尿道口、阴道、宫颈、男性及女性生殖系统的分泌物。生殖道为开放器官,标本采集时应无菌操作以减少污染。

（六）呼吸道标本采集

上呼吸道是指从鼻孔到喉,包括口咽、鼻咽以及相交通的口腔、鼻窦、中耳,怀疑感染可采集相应部位的标本送检。下呼吸道感染则指感染发生于喉以下,包括气管、支气管和肺,需采集痰液标本。经气管镜收集痰液可避免正常菌群的污染,为下呼吸道感染病原学诊断的理想标本。呼吸道标本的病原学检测应特别重视标本质量问题,以晨痰为佳。标本涂片和革兰氏染色可提高下呼吸道感染病原学诊断的特异度和灵敏度。

（七）创伤、组织和脓肿标本采集

采集部位应首先清除污物,消毒皮肤,防止皮肤污染菌混入标本。开放性脓肿的采集,用无菌棉拭子采取脓液及病灶深部分泌物。封闭性脓肿,则以无菌注射器穿刺抽取。疑为厌氧菌,取脓液后立即排净注射器内空气,针头插入无菌橡皮塞送检。

（许建成）

第二节　临床病原体检测方法

临床常常根据感染性疾病的临床表现、病程等选择合适的病原体检测方法,旨在提供及时准确的病原体证据。

一、病原体形态学检查

形态学检查尽管是病原学诊断的初步检查,但对于进一步检验起到重要提示作用。临床标本的细菌形态学检查主要包括染色和不染色标本显微镜检查。

（一）不染色标本显微镜检查

采用悬滴法、压滴法、毛细管法或湿式涂片,在不染色状态下借助普通光学显微镜、暗视野显微镜或相差显微镜观察病原体的形态、运动方式及蠕虫卵、原虫的包囊和滋养体。

（二）染色标本显微镜镜检

标本直接涂片、干燥、固定后染色,或经离心浓缩集菌后涂片染色,置光学显微镜下观察细菌形态、染色性、排列与特殊结构;检测寄生虫的虫体或其生活史中的某个阶段的形态。在细菌感染的标本检查中,临床上常用的染色方法有革兰氏染色、抗酸染色及荧光染色。革兰氏染色是细菌学中最经典、最常用的染色方法。

（三）宿主细胞内包涵体检查

组织标本和疱疹分泌物涂片经瑞特-吉姆萨染色后在光学显微镜下,检查可见多核巨细胞核或胞质内包涵体,可早期诊断病毒或衣原体感染。

（四）负染标本电镜观察和免疫电镜技术

含高浓度病毒颗粒的标本,可直接镜下观察病毒颗粒,低浓度病毒的标本可使病毒颗粒富集后再用免疫电镜技术观察。电镜检查虽不常规应用于临床,但对某些病毒感染却有确诊价值。

二、病原体分离、培养和鉴定

病原体分离、培养和鉴定是病原学检验的重要方法,分离出病原体后才能进一步鉴定病原体以及进行药敏试验。

（一）细菌分离、培养和鉴定

根据可疑菌生长培养特性,选择合适培养基,提供合适的气体条件、温度和pH,使细菌在体外人工培养基中得以生长、繁殖形成菌落。根据菌落性状(大小、色泽、气味、边缘、光滑度、色素、溶血、凸凹等情况)、细菌形态、染色性、生化反应和血清学试验鉴定分离菌,也可借助微量鉴定系统、自动化鉴定系统、分子生物学技术和质谱技术等快速鉴定分离菌。分离培养和鉴定是细菌感染性疾病诊断的"金标准",并提供细菌纯培养物做体外药物敏感试验,指导抗菌治疗和预测治疗效果。

(二) 病毒分离培养和鉴定

标本接种于易感动物、鸡胚或行细胞培养,进行病毒分离。接种动物后,可根据动物感染范围、发病情况及潜伏期,初步推测为某种病毒。病毒分离培养和鉴定是病毒感染性疾病诊断的"金标准",但病毒是严格细胞内寄生,培养需有活细胞支持,故病毒的分离鉴定较困难,且需时很长。由于条件限制,临床往往采取快速诊断方法,如采用 ELISA、免疫印迹法、放射免疫分析法、免疫磁珠法、核酸检测等方法检测病毒成分及相应抗体。

(三) 真菌分离培养和鉴定

真菌分离培养和鉴定是真菌感染性疾病诊断的"金标准"。培养方法有平皿培养、大试管斜面培养和玻片培养等。大多数真菌培养的温度是 28℃,但深部真菌为 37℃。当双相型真菌培养时,28℃培养真菌呈菌丝相(霉菌型),37℃培养为组织相(酵母型)。观察真菌的菌落性状、菌丝、孢子形态是鉴别真菌的重要方法之一。

三、病原体抗原检测

用已知抗体,借助金标免疫技术、免疫荧光技术、酶免疫技术、化学发光技术、凝集试验、免疫印迹技术、对流免疫电泳等技术检测标本中未知的病原体抗原。病原体抗原如细菌菌体抗原、鞭毛抗原、毒素、侵袭性酶,病毒的衣壳蛋白、包膜抗原,真菌细胞壁抗原,如曲霉菌半乳甘露聚糖、1,3-β-D葡聚糖等。从标本中直接检测病原体抗原,简便快速,有较高灵敏度和特异度,适用于多种感染性疾病的早期快速诊断。

四、病原体抗体检测

病原体抗体检测是指用已知病原体或特异性抗原检测患者血清中有无相应抗体及其效价的动态变化,可作为某些传染病的辅助诊断。常用方法有凝集试验、沉淀试验、中和试验、补体结合试验、间接免疫荧光技术、放射免疫测定、酶联免疫吸附试验与金标免疫技术等。其主要适用于抗原性较强的致病菌和病程较长的感染性疾病。血清学诊断试验以抗体效价明显高于正常人水平或患者恢复期抗体效价比急性期增高四倍以上者方有意义。

五、病原体核酸检测

病原体核酸检测技术主要有聚合酶链反应(PCR)技术、核酸探针杂交技术、实时荧光定量 PCR技术、生物芯片技术。病原体核酸检测技术方法简便、灵敏度好、特异度强。其适用于目前尚不能分离培养或很难分离培养的病原体,尤其适用于病毒学诊断。病原体核酸检测也适用于检测核酸变异的病原微生物。生物芯片可对细胞、蛋白质、DNA 以及其他生物组分进行准确、快速、高通量信息检测。

六、细菌毒素检测

(一) 外毒素检测

外毒素检测有体内毒力试验和体外毒力试验。体外毒力试验是在体外以细菌外毒素的特异性免疫血清为抗体与被检细菌外毒素(抗原)进行抗原-抗体反应,来检测外毒素,从而判断细菌是否产生该种毒素。检测方法有生物学法、ELISA、免疫血清学法、PCR 法及自动化仪器法。通过外毒素检测可对待检菌进行鉴定,同时可区分产毒株与非产毒株。如白喉毒素、肉毒毒素的检测等。

（二）内毒素检测

内毒素测定主要用于确诊患者是否发生革兰氏阴性菌感染和内毒素血症。细菌内毒素具有致热作用，大多数革兰氏阴性菌可产生内毒素，并在菌体生长繁殖或死亡裂解后释放，其有多种生物学效应。鲎试验是目前检测内毒素最灵敏及最特异的方法。本试验对革兰氏阴性细菌内毒素以外的物质、革兰氏阳性菌、病毒毒素检测均为阴性。

七、动物实验

动物实验是临床病原体检查的重要组成部分。其主要用途有分离和鉴定病原体；测定细菌毒力；制备免疫血清；建立致病动物模型；用于生物制品或一些药物的安全、毒性、疗效检验。常用的实验动物有小鼠、豚鼠、家兔及绵羊等。常用的接种方法有皮下注射、皮内注射、肌内注射、腹腔注射、静脉注射和脑内注射等。

（许建成）

第三节 细菌耐药性检测

抗菌药物滥用使细菌耐药成为全球性公共卫生难题，临床在感染控制上面临严峻挑战。随着细菌耐药性的日趋严重，临床迫切需要进行抗菌药物敏感试验（antimicrobial susceptibility test）。抗菌药物敏感试验是指在体外测定抗菌药物抑制或杀灭细菌的能力，即测定细菌对抗菌药物的敏感性（耐药性）。药敏试验的意义在于预测抗菌治疗效果、指导临床用药、优化抗感染靶向治疗、监测细菌耐药性。

一、耐药性及其发生机制

（一）耐药病原体

引起感染性疾病的革兰氏阳性球菌主要有耐甲氧西林葡萄球菌（methicillin-resistant *Staphylococci*，MRS）、耐青霉素肺炎链球菌（penicillin-resistant *Streptococcus pneumoniae*，PRSP）、耐万古霉素肠球菌（vancomycin-resistant *Enterococci*，VRE）和高耐氨基糖苷类肠球菌。革兰氏阴性杆菌主要耐药类型有产超广谱 β-内酰胺酶（extended-spectrum β-lactamases，ESBL）肠杆菌科细菌、产碳青霉烯酶（carbapenemase）革兰氏阴性杆菌、多重耐药铜绿假单胞菌、不动杆菌等，这些耐药细菌都已成为临床上感染性疾病治疗的难题。

（二）耐药机制

细菌对某种抗菌药物敏感变成耐药称为细菌耐药性。细菌产生耐药性的机制主要有以下几个方面：①产生灭活抗菌药物的水解酶和钝化酶；②细菌靶位改变以致抗菌药物不能与细菌结合；③细菌膜改变及外排泵出系统使抗菌药物进入细菌内的量减少；④细菌生物膜形成使药物进入细菌的过程受阻；⑤产生代谢拮抗剂和代谢旁路。

二、检测项目

1. 抗菌药物选择 抗菌药物是指具有抑菌或杀菌活性的抗生素和化学合成药物。我国抗菌药物选择主要遵循美国临床实验室标准化研究所（Clinical and Laboratory Standards Institute，CLSI）制订的抗菌药物选择原则。A 组为首选试验并常规报告的抗菌药物；B 组为首选试验但选择性报告的抗菌药物；C 组为替代性或补充性的抗菌药物；U 组为仅用于首选治疗泌尿道感染的抗菌药物；O 组为对该组细菌有临床适应证，但一般不作为常规测试并报告的抗菌药物。

2. 常用抗菌药物敏感试验方法 常用的药敏试验方法有纸片扩散法、稀释法、E 试验及自动化仪器法。对某些特定耐药菌株的检测,除药敏试验外还要附加特殊的酶检测、基因检测等。

(1)**稀释法**:是定量测定抗菌药物最小抑菌浓度(minimum inhibitory concentration,MIC)的方法。该法将抗菌药物用肉汤培养基或琼脂培养基进行倍比稀释,然后接种一定浓度的试验菌,经35℃培养,以肉眼未见细菌生长的药物最低浓度为最小抑菌浓度,以MIC(μg/ml)数值报告。该法为定量药敏试验技术,易于标准化,但操作费时,不适于临床实验室常规试验,多应用于临床研究。

(2)**纸片扩散法**(disk diffusion method):是定性测定抗菌药物抑制试验菌生长的方法。将含定量抗菌药物的纸片贴在已接种试验菌的琼脂平板上。纸片中药物吸取琼脂水分溶解后,向周围扩散形成递减的浓度梯度,纸片周围抑菌浓度范围内试验菌的生长被抑制,从而形成透明的抑菌圈。抑菌圈的大小反映试验菌对测定药物的敏感程度。该法操作简单,不需特殊设备,可自由选择用药,是临床实验室广泛使用的定性药敏试验,但不易标准化。

(3)**E试验**(E-test):是结合稀释法和扩散法原理、特点,直接检测抗菌药物对试验菌MIC的方法。在已涂布待测菌的平板上放置一条内含干化、稳定、浓度由高至低呈指数梯度分布的含药试条,孵育后形成椭圆形抑菌圈和试条横向相交处的读数刻度即为MIC。该法能直接定量检测出药物对受检菌的MIC,准确可靠,重复性好,操作简便,但试纸条昂贵,且不适用于慢生长细菌检测,多用于临床研究。

三、结果分析和临床应用

上述药敏试验均参照CLSI标准判读结果,按照敏感(S)、剂量依赖性敏感(SDD)、中介(I)和耐药(R)报告。敏感表示被测抗菌药物常规剂量在体内达到的浓度大于被测定细菌的MIC,治疗有效。剂量依赖性敏感是指试验菌的敏感性依赖于对患者的用药方案。对药物结果在剂量依赖性敏感范围内的试验菌,为使血药浓度达到临床疗效,给药方案的药物暴露应高于以前常用敏感折点的剂量。中介是指试验菌能被大剂量测试药物在体内达到的浓度所抑制,或在测定药物浓集部位的体液中被抑制。耐药表示被测抗菌药物最大剂量在体内浓度小于被测菌的MIC,即使用大剂量该抗菌药物治疗仍无效。

四、耐药性监测试验

1. **β-内酰胺酶检测** 临床分离葡萄球菌属、肠球菌属、流感嗜血杆菌、淋病奈瑟球菌、卡他莫拉菌的β-内酰胺酶检测阳性,提示对青霉素类、氨基青霉素类、羧基青霉素类和脲基青霉素类耐药。检测方法有微生物活性消失法、碘-淀粉测定法、酸度指示剂法和产色头孢菌素法。以产色头孢菌素法为临床实验室最常用方法。

2. **超广谱β-内酰胺酶检测** ESBL可水解头孢菌素类和单环β-内酰胺类。检测方法包括纸片扩散法、肉汤稀释法、MIC测定法、E试验(E-test)法和显色平板法。

3. **碳青霉烯类耐药肠杆菌(CRE)检测** 碳青霉烯酶是一类能水解碳青霉烯类药物的β-内酰胺酶。产碳青霉烯酶通常对所有β-内酰胺类药物耐药。检测方法包括Carba NP试验、改良碳青霉烯灭活试验、碳青霉烯抑制剂增强试验、基因型检测方法等。

4. **耐甲氧西林葡萄球菌筛选检测** 对MRS菌株应报告所有β-内酰胺类抗生素耐药,而且MRS通常同时对氨基糖苷类、大环内酯类、克林霉素和四环素多重耐药。临床常用检测方法为头孢西丁或苯唑西林纸片扩散法。

5. **耐青霉素肺炎链球菌检测** 常用纸片扩散法作为过筛试验,再用稀释法或E试验做确定试验。

6. **肠球菌对万古霉素及高水平氨基糖苷类耐药的检测** 氨基糖苷类高耐药的检测方法包括纸片扩散法、琼脂稀释法和微量肉汤稀释法。万古霉素耐药肠球菌的检测方法包括脑心浸液(BHI)

琼脂筛选法、E 试验法和显色平板法。

（许建成）

第四节　性传播疾病病原体检测

性传播疾病（sexually transmitted disease，STD）简称性病，是通过各种性行为、类似性行为及间接接触传播的侵犯皮肤、性器官和其他脏器损害的疾病。引起性病的病原体包括细菌、病毒、支原体、螺旋体、衣原体、真菌和原虫等。性病传染源为患者和含病原体的血液、分泌物、体液等。性病传播途径主要为性行为，间接接触、经胎盘或产道、血源性和医源性感染也是重要传播途径。性传播疾病病原体检测对性传播疾病的监测、诊断、血液筛查、控制流行及优生优育具有重要意义。

（一）梅毒螺旋体抗体检测

梅毒诊断常依据血清学检测。梅毒螺旋体侵入人体后，血清中可出现特异性抗体及非特异性抗体（反应素）。非特异性抗体定性试验包括快速血浆反应素试验（rapid plasma reagin test，RPR）、不加热血清反应素玻片试验（unheated serum regain test，USR）和性病研究实验室试验（venereal disease research laboratory test，VDRL）等。特异性抗体确诊试验包括梅毒螺旋体颗粒凝集试验、梅毒螺旋体血凝试验、荧光梅毒螺旋体抗体吸收试验等。

【参考区间】

均为阴性。

【临床意义】

非特异性抗体定性试验灵敏度高而特异度低，易出现假阳性，假阳性常见于自身免疫病、麻风、海洛因成瘾者、少数妊娠期女性及老年人。当定性试验阳性时，必须进行确诊试验。确诊试验阳性，结合临床可诊断梅毒。定性试验阴性而临床高度怀疑梅毒，也可用确诊试验确诊。定性试验多用于梅毒筛选和治疗效果监测。已确诊患者经过治疗，梅毒螺旋体 IgG 抗体仍能长期甚至终身存在，故确诊试验不能用于观察疗效。

（二）淋病奈瑟球菌检测

女性患者及症状轻或无症状男性患者以淋病奈瑟球菌培养为宜。淋病奈瑟球菌培养阴性临床又高度怀疑淋病者，也可用 PCR 法检测淋病奈瑟球菌 DNA。

【参考区间】

涂片、培养、DNA 阴性。

【临床意义】

培养法为诊断淋病的"金标准"。男性尿道口分泌物直接涂片查到革兰氏阴性双球菌可诊断淋病。PCR 法可早期快速确诊淋病奈瑟球菌感染，但应注意污染。

（三）人类免疫缺陷病毒检测

人类免疫缺陷病毒（human immunodeficiency virus，HIV）是艾滋病的病原体，为逆转录病毒。人体感染 HIV 后可产生抗 HIV 特异性抗体。HIV 抗体检测分为筛查试验和确证试验。HIV 筛查试验包括 ELISA、化学发光法等。确证试验以免疫印迹试验最为常用。HIV 病毒载量常用检测方法包括逆转录聚合酶链反应（RT-PCR）、核酸序列扩增和分支 DNA 杂交等。

【参考区间】

筛查试验和确证试验均阴性，RT-PCR 检测 HIV-RNA 为阴性。

【临床意义】

HIV 抗体检测是 HIV 感染诊断的"金标准"。筛查试验阳性不能判定是否感染，必须经有资质的确证实验室进行确证试验,确证试验阳性才可诊断为 HIV 感染。HIV 病毒载量检测非常灵敏,可用于疑难样本的辅助诊断,特别是在抗体筛查试验和确证试验结果未定时具有重要意义。

(四)非淋菌性尿道炎病原体检测

非淋菌性尿道炎是由沙眼衣原体(*Chlamydia trachomatis*,CT)、解脲支原体(*Ureaplasma urealyticum*,UU)及人型支原体(*Mycoplasma hominis*,MH)等引起的尿道炎症。其主要特点为尿路刺激征及尿道出现少量黏液性分泌物。实验室检测方法包括显微镜检测、培养、血清学试验及分子生物学法等。

【参考区间】

各种方法检测均为阴性。

【临床意义】

ELISA 有较高特异度和灵敏度,是目前临床上常用检测手段。

(五)单纯疱疹病毒检测

生殖器疱疹是由单纯疱疹病毒(herpes simplex virus,HSV)所致。HSV 实验室检测主要有显微镜检测、培养法、血清学试验及分子生物学法等。

【参考区间】

各种方法检测均为阴性。

【临床意义】

HSV 病毒分离培养和分子生物学检测是诊断疱疹病毒感染的首选检查。病毒培养的灵敏度低,分子生物学检测则应用广泛。此外,也可采用补体结合试验、中和试验、免疫荧光及 ELISA 等抗体检测方法。

(六)人乳头瘤病毒检测

尖锐湿疣由人乳头瘤病毒(human papilloma virus,HPV)所致。HPV 实验室检测方法包括细胞学检测、免疫组织化学染色法及分子生物学法等。

【参考区间】

各种方法检测均为阴性。

【临床意义】

目前,HPV 感染被认为是引起宫颈癌癌前病变和宫颈癌的基本原因。HPV 有多种型别,其中与宫颈癌发生最相关的是 HPV-16 和 HPV-18。HPV 检测和分型常使用分子生物学法。

(许建成)

第五节　流行性病原体检测

(一)流行性感冒病毒检测

流行性感冒(简称"流感")病毒属于正黏病毒科,根据核蛋白和基质蛋白抗原性的差异,分为甲型流感病毒、乙型流感病毒及丙型流感病毒。流感病毒实验室检测方法包括显微镜检测、培养法、血清学试验及分子生物学法

【参考区间】

各种方法检测均为阴性。

【临床意义】

甲型流感病毒容易发生变异,传染性强,常引起大流行。乙型流感病毒引起局部、中小型流行,而丙型流感病毒多为散发感染。分离培养是实验室诊断流感的"金标准",电镜观察是快速诊断方法。临床上常采用薄膜免疫层析技术检测甲型及乙型流感病毒的抗原。此外,可用 RT-PCR 检测

病毒 RNA,用于分型和鉴定。

(二) 冠状病毒检测

冠状病毒呈球形,直径 80~160nm,核心为单正链 RNA,核衣壳为螺旋对称,有包膜,包膜表面有多形性冠状突起。目前从人分离的冠状病毒主要有 SARS 冠状病毒(SARS-CoV)及新型冠状病毒(SARS-CoV-2)等。实验室检测方法包括显微镜检测、培养法、血清学试验及分子生物学法。

【参考区间】

各种方法检测均为阴性。

【临床意义】

ER 4-9-3

练习题

由 SARS-COV-2 引起的 2019 冠状病毒病(COVID-19)是 2019 年底至今在世界范围内流行的一种急性呼吸道传染病。SARS-COV-2 在电镜下呈花冠状,ELISA 可检测病毒抗原,中和试验、免疫荧光法(IFA)、ELISA 等方法可检测抗体。常使用 RT-PCR 检测核酸,进行快速诊断。

(许建成)

本篇小结

本篇对常见临床检验项目做简要介绍,重点应掌握临床检验项目的临床意义,熟悉各标本采集要求及注意事项,了解检验结果的影响因素。学生应具有正确选用、解释检验项目必要性和重要性的能力。

第五篇

医学影像诊断

学习目标

1. 掌握：X线、CT、超声成像的基本原理、图像特点和主要临床应用；影像学诊断的适应证和禁忌证。

2. 熟悉：不同影像检查技术的价值和限度，学会合理选择和正确应用各种影像技术。

3. 了解：各种影像检查技术的注意事项。

4. 具有正确使用影像学诊断手段解决常见病、多发病的能力。

5. 能与患者及家属进行沟通，开展健康教育；能与相关医务人员进行专业交流；能利用影像学诊断手段开展农村社区的健康检查、慢性病管理、疾病预防等卫生工作。

医学影像学（medical imaging）是应用医学成像技术对人体疾病进行诊断和在医学成像技术引导下应用介入器材对人体疾病进行微创性诊断及治疗的医学学科。医学影像学包括影像诊断学（diagnostic imaging）和介入放射学（interventional radiology）。

正确选择影像检查的重要性

影像诊断的主要依据是图像。各种成像技术所获得的图像，不论是 X 线、CT 等都是以从黑到白不同灰度的影像显示的，不同的成像技术，其成像原理不同，正常器官与结构及其病变在不同成像技术的图像上影像表现也不同，因此，需要了解不同成像技术的基本成像原理及其图像特点，由影像表现推测其组织性质。

影像诊断的确立是根据影像表现而推论出来的，有时仅依据影像学表现，尚难做出准确的诊断。必须结合临床资料，包括病史、体检和实验室检查结果等，综合分析、互相印证，以期做出正确的诊断。

介入放射学

本教材以介绍 X 线与 CT 诊断和超声诊断为主，有关介入放射学内容可以查看知识拓展。

临床医学专业学生学习影像诊断学的侧重点：熟悉各种成像技术的成像原理及检查方法，明确不同成像技术的优势和不足，学会合理选择和正确应用影像检查技术。掌握各种成像技术的图像特点，熟悉各种成像技术所获取图像上的正常及异常表现，掌握常见疾病的典型影像学表现。

第一章 | X 线与 CT 诊断

第一节 成像技术与临床应用

一、X 线成像

（一）X 线成像基本原理与设备

1. X 线的产生和特性

（1）**X 线的产生**：X 线是由真空管内高速行进的电子流轰击钨或钼靶时产生的。产生 X 线的重要装置是 X 线球管，为一高度真空的二极管，阴极内装着灯丝，阳极为靶面，阳极靶面多由钨或钨的合金制成。X 线产生过程是向 X 线球管灯丝提供 6~12V 的低压电流，使灯丝加热，在阴极灯丝附近产生自由电子。当向 X 线球管两极提供 40~150kV 的高压电时，阴极与阳极间的电势差陡增，电子以高速度由阴极向阳极行进，轰击阳极钨靶而产生能量转换，其中 1% 以下的能量转换为 X 线，99% 以上转换为热能。X 线主要由 X 线球管窗口射出，热能由散热装置散发（图 5-1-1）。

（2）**X 线的特性**：X 线是一种波长很短的电磁波，为肉眼看不见的射线，在电磁辐射谱中居 γ 射线与紫外线之间。X 线除具有一系列电磁波的共同特性外，还具有以下与 X 线成像和 X 线检查相关的特性。

穿透性：X 线波长短，具有强的穿透能力，在贯穿物体过程中，有一定的吸收及衰减。X 线的管电压愈高，所产生的 X 线波长愈短，穿透力也愈强。反之，其穿透力愈弱。X 线对物质的穿透力与物体的密度和厚度有关，密度高、厚度大的物体吸收的 X 线多，通过的少。X 线穿透性是 X 线成像的基础。

荧光效应：X 线激发铂氰化钡、钨酸钙和硫化锌镉等荧光物质，使波长短的 X 线转换成波长较长的可见荧光，这种转换称荧光效应。X 线透视就是利用荧光效应显示 X 线透过人体后所形成的影像。

感光效应：X 线能使多种物质发生光化学反应，当 X 线照射涂有溴化银的胶片时，使银离子释放出来，感光而形成潜影，经显影和定影处理后，感光的银离子被还原成金属银，为黑色的颗粒，沉积于胶片的胶膜内，在胶片上呈黑色。未感光的溴化银，在定影和冲洗过程中被冲洗掉，显示出胶片片基的透明本色。

电离效应：X 线能使分子和原子电离，利用 X 线对空气的电离效应，可以测定 X 线的量。

生物效应：X 线照射人体，在机体内产生电离和激发，引起生物学方面的改变，是放射治疗的基础，也是进行 X 线检查时应注意防护的原因。

教学课件

思维导图

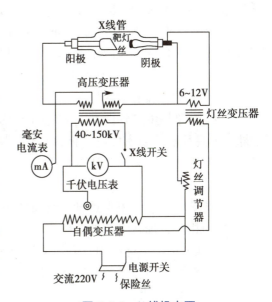

图 5-1-1 X 线机电图

2. X线成像的基本原理 X线影像的形成,是由于X线具有穿透性、荧光效应和感光效应,人体内组织之间又存在着密度和厚度的差别。当X线透过人体不同组织结构时,被吸收的量不同,剩余的X线量有差别。因此,到达荧光屏上产生的荧光效应强弱不等,形成明暗不同的影像。在胶片上产生的感光效应强弱不等,形成由黑到白不同灰度的影像。

人体组织是由不同元素所组成,各种组织单位体积内各元素量总和的大小不同而有不同的密度。按密度的不同,人体组织可分为三类:高密度的骨组织;中等密度的软组织,包括皮肤、肌肉、实质器官、体液及软骨等;低密度主要是存在于呼吸道和胃肠道内的气体。脂肪组织的密度略低于软组织,也属于低密度。人体组织本身存在的这种密度的差别称自然对比。

X线照射密度不同的组织结构时,由于吸收程度不同,在荧光屏或胶片上出现不同的影像。密度高的组织吸收的X线量多,透过组织后剩余的X线量少,在荧光屏上产生的荧光效应小,呈暗影,在X线胶片上产生的感光效应弱呈白影;密度低的组织吸收X线量少,透过组织后剩余的X线量多,在荧光屏上产生的荧光效应强呈亮影,由于感光效应强,在胶片上呈黑影。

当人体组织发生病变时,如肺内出现炎症实变,病变密度增高,在透亮的肺组织内可见密度高的病变。组织密度不同的病变,可产生相应的病理X线影像。

人体组织结构和器官的形态不同,厚度也不一样。同样密度的组织,厚的部分吸收X线多,透过的X线少,薄的部分则相反,于是在X线胶片和荧光屏上显示出黑白对比和明暗差别的影像。

3. X线成像设备 X线机的主要部件是产生X线的X线管,变压器,起调节控制作用的操作台,以及检查床、支架等辅助装置。X线设备逐渐实现计算机化、数字化和自动化。

数字化X线设备主要包括数字X线成像(digitalize radiography,DR)和计算机X线成像(computed radiography,CR)。DR是将X线摄影装置或透视装置同计算机相结合,使形成影像的X线信息由模拟信息转化为数字信息,形成数字化图像的成像技术。DR可分为平板探测器(flat panel detectors)和数字X线荧光成像(digital fluorography,DF)。CR是以影像板代替胶片记载X线信息成像。

数字减影血管造影(digital subtraction angiography,DSA)是通过计算机处理数字影像信息,消除骨骼和软组织影像,使血管清晰显影的成像技术。

除通用X线机外,还有适用于心血管、胃肠道、泌尿系统、乳腺等的专用X线机。

(二)X线图像的特点

X线图像是由黑到白不同灰度的影像,反映人体组织结构的解剖及病理状态。图像上的黑白影像,主要反映物质密度的高低,以及人体被检查部位的厚度。人体组织密度发生改变时,则用密度增高或密度减低来表达影像的白影与黑影。物质密度高,在照片图像上呈白影;物质密度低,在图像上呈黑影。

X线图像是X线束穿透某一部位的不同密度和厚度组织结构后的投影,是该穿透径路上前后各个结构相互叠加在一起的二维影像。由于前后重叠,有些结构可被掩盖。X线束从X线管窗口射出,呈锥形束向人体投射,因此,X线影像有一定程度放大,可使被照体原来的形状失真,并产生伴影。伴影使X线影像的清晰度减低。

(三)X线检查技术

1. 荧光透视 荧光透视简称透视,主要用于具有良好自然对比的胸部、四肢骨骼等。透视下可转动患者体位,从不同方位进行观察;可了解器官的动态变化,如心脏和大血管的搏动,呼吸运动时膈的运动及肠胃蠕动等;操作方便;费用低;并可立即得出结论。透视可用于导管插入、经皮穿刺活检的导向等。透视的影像对比度及清晰度较差,难以观察密度差别小的器官及厚度大的部位,应用的范围较局限,透视没有客观记录也是其缺点。采用影像增强电视系统,透视的影像亮度明显增强,清晰度提高。

2. X线摄影 又称摄片。其影像对比度及清晰度均较好,应用范围广。摄片是一瞬间的静止影像,因此,不能观察器官的运动。

软线摄影使用的X线管阳极靶面为钼,产生波长较长的软X线,用以检查软组织,多用于乳腺的检查。

3.造影检查 人体很多器官和部位缺乏自然对比,要扩大X线检查的应用范围,可将明显高于或低于该部位或结构密度的物质引入器官内或其周围间隙,人为地造成器官和组织的密度差别,使之产生对比而显影,即造影检查。引入体内的物质称为对比剂,也称造影剂。

(1)**对比剂**:分为高密度对比剂和低密度对比剂。

高密度对比剂,常用的有钡剂和碘剂。钡剂为医用硫酸钡,主要用于食管及胃肠造影。钡剂在胃肠道内不吸收,对人体无副作用,是安全而有效的对比剂。碘剂种类较多,分为有机碘和无机碘制剂。有机碘分为离子型和非离子型。离子型对比剂,由于其具有高渗等特性,可发生副作用,常用的有泛影葡胺。非离子型对比剂具有相对低渗性、低黏度、低副作用等优点,常用的有碘苯六醇、碘普罗胺和碘帕醇等。无机碘制剂有碘化油和碘苯酯等。

低密度对比剂,主要用二氧化碳、氧气和过滤的空气。

(2)**造影方法**:根据对比剂引入体内的方式不同,造影方法分为直接引入法和间接引入法。

直接引入法:通过与外界相通的自然孔道,将对比剂引入所要检查的部位。口服法:如食管和胃肠钡剂造影;灌注法:如钡灌肠结肠造影、逆行泌尿道造影及子宫输卵管造影等;穿刺注入法:直接或经导管将对比剂注入器官或组织内,如心血管造影、周围血管选择性造影等。

间接引入法:也称生理排泄法。其主要有静脉尿路造影,是经静脉注入碘对比剂后,通过血液循环,对比剂经肾脏排泄,使尿路显影。

(3)**检查前准备及造影反应的处理**:造影检查前,要认真做好相应的准备,了解各种检查的注意事项。各种不同的造影检查,检查前的要求和准备不同。对一些操作技术复杂、使用碘对比剂的检查,要了解患者有无使用对比剂的禁忌证,如严重心肾疾病和过敏体质等。要先做对比剂过敏试验。复杂的造影检查,要准备必需的抢救药品和设备。

(四)X线图像分析与诊断

X线学是医学影像学的基础。X线诊断在当今仍是重要的临床诊断方法之一。X线诊断的基础是X线图像。因此,需要对X线影像进行认真、细致观察。

1.要注意投照的技术条件,如摄影位置是否准确、条件是否恰当、照片质量是否符合诊断要求等。

2.观察图像时,要按一定顺序,对X线照片上显示的所有解剖结构,全面系统地观察。对解剖结构对称的部位,应两侧对比观察,有利于发现异常。例如,在分析胸片时,要观察片内包括的所有内容。注意胸廓、肺、纵隔、膈及胸膜。在分析肺部时,应从肺尖到肺底,从肺门到肺外围依次进行观察,左、右两侧肺对比观察。

3.严格区分正常与异常。要熟悉正常解剖和变异的X线表现,这是判断病变X线表现的基础。

观察异常X线表现。发现病变,要严密观察和分析下列要点:①病变位置和分布:某些疾病有一定的好发部位,如肺部,位于肺尖的渗出性病变多为结核,而在肺底部则常为肺炎;②病变数目:肺内多发球形病变,大多数为转移癌,而单发球形病变则可能是原发性肺肿瘤或结核瘤;③病变形状:肺部球形影多为肿瘤或结核球,片状及斑点状影多为炎性病变;④病变的边缘:一般良性肿瘤、慢性炎症和病变愈合期,表现为边缘锐利,恶性肿瘤、急性炎症和病变进展阶段则边缘多模糊;⑤病变密度:如骨骼中,密度高表示骨质增生硬化,常见于慢性化脓性骨髓炎,密度低则代表骨质疏松或破坏,常见于急性化脓性骨髓炎;⑥邻近器官和组织的改变:如肺内大片密度高的影像,可根据胸廓扩大或下陷、肋间隙加宽或变窄、膈下降或升高以及纵隔推移或牵拉等表现来推测其为胸腔积液或肺不张、胸膜肥厚粘连等;⑦器官功能的改变:观察心脏大血管的搏动、膈的运动和胃肠道的蠕动对诊断有所帮助,而且往往是疾病早期的主要表现,例如,在胸膜炎早期,可出现患侧膈运动受限。

分析以上这些表现,才有可能推断异常影像的病理基础。在分析判断时,找出一些有关键意义的 X 线表现,并提出一个或几个疾病来解释这些表现,也就是提出初步的 X 线诊断。具有特征性 X 线影像,可以做出肯定诊断。但在多数情况下,X 线表现并无特征性。不同疾病可以出现相同或相类似的 X 线征象,同一疾病也可因在不同的发展阶段或不同的类型而出现不同的 X 线表现。所以,在分析 X 线征象,提出初步诊断后,必须结合临床资料进行综合分析。其包括患者的病史、症状、体征和治疗经过,以及年龄、性别、职业和接触史、生长和居住地区、生化检查、病理组织检查等。这些资料对确定 X 线诊断均具有重要意义。

二、X 线计算机体层成像(CT)

X 线计算机体层成像(X-ray computed tomography),简称 X 线 CT 或 CT。它是利用 X 线束对人体选定层面进行扫描,取得信息,经计算机处理而获得的重建图像,其密度分辨率明显优于 X 线图像,从而显著扩大了人体的检查范围,提高了病变的检出率和诊断的准确率。

(一) CT 成像的基本原理与设备

1. CT 成像的基本原理 CT 是用 X 线束对人体某部位一定厚度的层面进行扫描,由对侧的探测器接收透过该层内组织的 X 线,将其转变为可见光后,由光电转换器转变为电信号,再经模拟/数字转换器转为数字,输入计算机处理,计算机系统按设计好的图像重建方法,对数字信号加以一系列的设计和处理,得出人体断层层面上组织密度数值的分布。图像形成的处理有如对选定层面分成若干个体积相同的长方体,称之为体素。扫描所得信息经过计算而获得每个体素的 X 线衰减系数或吸收系数,再排列成数字矩阵。经数字/模拟转换器把数字矩阵中的每个数字转为由黑到白不等灰度的小方块,即像素,并按矩阵排列,构成图像。

2. CT 设备 CT 设备包括:①扫描部分,由 X 线管、探测器和扫描架组成;②计算机系统,一是主计算机,用来控制整个系统的运行,包括机架、床的运动、X 线的产生、数据收集以及各部件间的信息交换,另一是阵列处理机,承担图像重建工作;③图像显示和存储系统,将经计算机处理、重建的图像显示在电视屏上,或用多幅照相机或激光照相机拍摄(图 5-1-2)。

CT 设备发展迅速,由单层采集 CT 发展到螺旋 CT(spiral CT)。螺旋 CT 采用了滑环技术,X 线管和探测器可单方向连续旋转,床和人体匀速前进或后退,连续

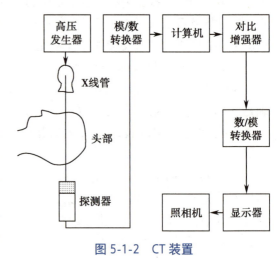

图 5-1-2 CT 装置

产生 X 线,连续取样,是围绕人体的一段体积螺旋式地采集数据,故也称容积扫描(volume scan)。其优点是扫描速度快,可减少运动伪影,提高了图像质量。由于层面是连续的,不至于遗漏病变,而且可行三维重组,注射对比剂后可做 CT 血管造影,对心脏、大血管、喉、气管、支气管、结肠等可行腔内视法,也称 CT 仿真内镜。

多层螺旋 CT 装置,设计上使用锥形 X 线束和多排探测器。X 线管旋转一周可获得多层图像。扫描时间更短,扫描层厚更薄,扫描范围更广。

CT 设备发展和更新迅速,目前,多层螺旋 CT 已成为主流机型,包括 4 层、8 层、16 层和 64 层螺旋 CT,最新机型有 256 层、320 层、双源 CT 和能谱 CT。

多层 CT 扫描获得的是容积数据,经计算机处理后可得高分辨力的三维立体图像,由于显著提

高了成像的时间分辨力,以利于活动器官如心脏的成像,可用于检查心脏,包括冠状动脉、心室壁及瓣膜的病变;进一步提高了图像的空间分辨力,使肺内等部位的微小结构和病变清晰显示;还可行CT灌注成像等。

双源CT是同一CT设备内配置2个X线管和两组探测器的多层螺旋CT,进一步提高了成像的时间分辨力;两个X线管可采用不同的电压,进行能量成像。

能谱CT是一种具有崭新能谱成像功能的多层螺旋CT,对于提高图像质量、病变检出和定性诊断,以及消减线束硬性伪影(如金属性伪影)等均有一定价值。

(二)CT图像特点

CT图像是断面图像,常用横断面,是经计算机处理后的重建图像,每一幅断面图像,是由一定数目由黑到白不同灰度的像素按矩阵排列所构成,像素反映的是相应体素的X线吸收系数。在一定的视野范围内,像素越小,数目越多,构成的图像越细致。CT图像的不同灰度,反映器官和组织对X线的吸收程度。与X线图像一样,密度高的组织为白影,密度低的组织为黑影。CT的密度分辨力高,如人体软组织之间的密度差别虽小,也能形成对比,显示出良好的解剖结构图像及软组织内病变的图像,这是CT突出的优点。

CT图像不仅以不同灰度显示组织密度的高低,还可将组织对X线吸收系数换算成CT值,用CT值说明密度,CT值单位为HU(hounsfield unit)。把水的CT值定为0HU,人体中密度最高的骨皮质X线吸收系数最高,CT值定为+1 000HU,气体的密度最低,定为−1 000HU,人体中密度不同的各种组织的CT值则居于−1 000HU到+1 000HU的2 000分度之间。人体软组织的CT值多与水相近,一般在20~50HU,脂肪的CT值为−90~−70HU。

CT图像为某一部位多个连续的横断面图像,通过图像重组程序,可重组成冠状位和矢状位的层面图像。螺旋CT可做任意平面的图像重组和三维立体图像重组,可以更直观地显示正常结构及病变的立体方位。

(三)CT检查技术

CT多用横断面扫描,扫描前要根据各个不同的检查部位,选择扫描范围与层面厚度,层厚用10mm或5mm,一些特殊部位或特殊需要可选用1mm或2mm薄层。

CT检查分平扫、对比增强扫描。

1. **平扫** 是一般CT扫描,指不用对比增强或造影的普通扫描。一般都是先做平扫。

2. **对比增强扫描** 是经静脉注入水溶性有机碘剂后再行扫描的方法。血管内注入碘对比剂后,器官与病变血供不同,其内碘的浓度可产生差别,可使病变显影更清楚。

增强检查依据对比剂注入后的扫描延迟时间和扫描次数不同,分为普通增强检查、多期增强检查、CT血管成像(CT angiography,CTA)及CT灌注成像(CT perfusion)等。

(四)CT图像的分析与诊断方法

CT是选定检查部位的层面图像,在观察分析时,首先要了解扫描的技术条件,包括扫描的范围、层厚,是平扫还是增强扫描,窗位、窗宽应用是否合适,是否符合诊断要求,然后对每帧横断面图像进行细微观察,立体地了解器官的大小、形状和器官的解剖关系。要熟悉正常的断层解剖。病变大小达到一定程度,并同邻近组织有足够的密度差时,即可在解剖背景上显影。根据病变高于、低于或等于所在器官的密度而分为高密度、低密度或等密度病变。如果密度不均,有高有低,则为混杂密度病变。发现病变要分析病变的位置、大小、形状、数目和边缘,还可测定CT值,以了解其密度的高低。如行增强扫描,则应观察与分析有无密度增高,即有无强化。如病变密度不增高,则为无强化,密度增高,则为强化。强化程度和形式不同,可以是均匀强化或不均匀强化,也可表现为病变周边强化,即环状强化。对强化区行CT值测量,并与平扫时的CT值比较,可了解强化的程度。此外,还要观察邻近器官和组织的受压、移位、浸润和破坏等。

CT 在发现病变,确定其位置、大小与数目方面是较灵敏而可靠的,对部分具有典型征象的病变,可以做出定性诊断,但仍有部分对病理性质的诊断有一定的限制。

(五) CT 诊断的临床应用及评价

CT 诊断具有很高的价值,已广泛应用于临床。近年来,随着仪器设备的不断改进,应用的范围日益扩大,在各系统疾病的诊断中发挥着重要的作用。

CT 检查对中枢神经系统疾病的诊断价值较高,应用普遍。颅脑损伤、肿瘤、脓肿、肉芽肿、梗死、出血、椎管内肿瘤和椎间盘突出等病变的诊断较为可靠。螺旋 CT 扫描,可以获得比较精细和清晰的血管重组图像,即 CTA,可用于脑血管狭窄、阻塞及脑血管畸形等疾病的诊断。

CT 对眼眶内占位性病变、鼻窦肿瘤、中耳小的胆脂瘤、听骨破坏与脱位、内耳骨迷路的轻微破坏、耳先天发育异常以及鼻咽癌的早期发现等均有一定价值。

CT 对于明确纵隔和肺门有无肿块或淋巴结增大、支气管有无狭窄或阻塞,对原发和转移性纵隔肿瘤、淋巴结结核、中心型肺癌等病变的诊断均很有帮助。对 X 线平片较难显示的部位,如与心、大血管重叠病变的显示,更具有优越性,对胸膜、膈、胸壁病变,也可清楚显示。高分辨力 CT 技术的发展和应用,使 CT 能更清楚地显示肺组织结构的细节,提高了 CT 对肺弥漫性病变及某些灶性病变的诊断和鉴别诊断的价值。

心与大血管的 CT 检查主要用于心包病变的诊断,观察冠状动脉狭窄、斑块及畸形,心瓣膜的钙化、大血管壁的钙化及动脉瘤改变等。多层螺旋 CT 对心脏疾病的诊断价值较高,如先心病心内、外分流及瓣膜疾病和大血管狭窄的诊断有价值。多层螺旋 CT 可显示冠状动脉狭窄及斑块。CT 灌注成像还可对急性心肌缺血进行观察和评估。

ER 5-1-3

练习题

腹部及盆部疾病的 CT 检查,主要用于肝、胆、胰、脾、腹膜腔、腹膜后间隙以及泌尿生殖系统疾病的诊断,尤其是占位性、炎症性和外伤性病变等。也可观察胃肠病变向腔外侵犯和/或远处转移等。

(王木生)

第二节 呼吸系统

胸部由于气管、支气管和肺内含有气体,与周围组织形成良好的自然对比,为 X 线检查提供了有利条件。

ER 5-1-4

教学课件

透视方法简单,可观察呼吸运动,但不易发现细微病变,X 线照射剂量较大。

X 线平片易于显示正常的解剖结构,肺部许多疾病利用 X 线平片可以准确地显示其部位、形状及大小,方法简单,诊断价值很高,因而应用最广。由于平片是胸部各种组织相互重叠形成的复合投影,某些隐蔽部位如心影后的病变常难以显示。

CT 检查对发现小的肺肿瘤、肺门和纵隔区域病变及间质性肺病等多种肺部疾病的诊断价值均较大,常用于引导呼吸系统病变的介入手术,广泛应用于呼吸系统疾病的诊断及治疗。

ER 5-1-5

思维导图

一、检查技术

(一) X 线检查

1.**透视** 胸部荧光透视(chest fluoroscopy)为常用的检查方法。一般取立位,按一定步骤对肺野、肺门、纵隔、心脏、大血管、横膈等做全面观察,还可观察呼吸运动。透视方法简单、经济、快速。但因影像较暗,细微病变不易发现,采用影像增强及闭路电视技术,更有利于观察病变,而且在一定程度上减少了医师、患者所接受的射线量。

2. 摄影 常用的摄影位置为站立后前位及侧位,为了对病变准确定位,或更好地显示病变形态,还可摄斜位、前弓位、侧卧水平方向后前位。不能站立的患者,取仰卧位,摄前后位片。

(二) CT 检查

胸部 CT 检查常规取仰卧位,两臂向上自然弯曲置于头两侧。根据胸部正侧位片所见,在定位像上做出扫描计划。常规扫描采用 10mm 层厚,间隔 10mm。对肺门部或肺内小病灶可采用 5mm 层厚或更薄层扫描。一般采用平扫,如需观察病变与血管的关系,鉴别是血管断面还是增大的淋巴结,或疑为血管畸形,判断肺内肿块性质时,需做增强扫描。

高分辨率 CT(high resolution CT,HRCT)扫描,主要用于观察病灶的细微结构,对弥漫性肺间质病变及支气管扩张的诊断具有突出效果。

由于构成胸部的组织复杂,在 CT 图像上,胸壁、肺组织及纵隔有较大的密度差别,在一幅图像上难以同时清楚显示肺野和纵隔内结构,所以在观察胸部 CT 时,需要采用肺窗和纵隔窗两种不同的窗位和窗宽。肺窗适用于观察肺实质,纵隔窗适用于观察纵隔的结构。

二、正常表现

(一) X 线表现

正常胸部 X 线影像是胸腔内、外各种组织和器官重叠的复合投影,必须熟悉后前位及侧位片上各种正常投影及常见变异表现。

执助考点

1. 胸廓

(1) 软组织

1) 胸大肌:在胸大肌发达的男性,两侧肺野上部中外带形成扇形均匀较高密度影,下缘清楚,呈一斜线与腋前皮肤皱褶相连,一般右侧明显。

2) 女性乳房及乳头:女性乳房可表现为两肺下野半圆形密度增高影,下缘清楚,向上密度逐渐变淡,上缘不清,外下缘与腋部皮肤连续。乳头有时在两肺下野第 5 肋间处形成小圆形致密影。年龄较大的女性多见,有时亦见于男性。一般两侧对称,如单侧出现时,勿误认为肺内结节病灶。

3) 胸锁乳突肌及锁骨上皮肤皱褶:胸锁乳突肌在两肺尖内侧形成外缘锐利、均匀致密的影像。锁骨上皮肤皱褶表现为锁骨上与其平行、宽 3~5mm 的软组织影,内侧与胸锁乳突肌影相连。

(2) 骨骼

1) 肋骨:起于胸椎两侧,后段高呈水平状向外走行,前段自外上向内下倾斜走向形成肋弓。1~10 肋骨前端有肋软骨与胸骨相连,因软骨不显影,故 X 线片上肋骨前端呈游离状。随着年龄增长,肋软骨可出现钙化,表现为不规则斑点状或斑片状致密影,勿误认为肺内病变。肋骨可有分叉、肋骨联合、颈肋等先天变异。

2) 肩胛骨:当后前位投照时,肩胛骨投影到肺野以外;当未能全部避开肺野时,其内缘常与肺中野外带重叠,勿误认为胸膜肥厚。

3) 锁骨:为略呈横置的 "S" 状弯形,两侧对称,其内侧与胸骨柄形成胸锁关节,内端下缘有半月形凹陷,边缘可规则或不规则,为肋锁韧带(菱形韧带)附着处。

4) 胸骨与胸椎:后前位片上,胸骨与胸椎及纵隔影重叠,只有胸骨柄和上部胸椎横突可凸出于纵隔阴影外,勿误认为是纵隔或肺门淋巴结增大。

2. 气管、支气管 气管起于环状软骨下缘,长 11~13cm,宽 1.5~2.0cm,呈纵行的带状透亮影,位于胸廓的中央。在第 5~6 胸椎平面分为左、右主支气管,气管分叉部下壁形成隆突,分叉角度为 60°~85°,两侧主支气管与气管长轴的角度不同,右侧为 20°~30°,左侧为 40°~55°。两侧主支气管分为肺叶支气管,肺叶支气管又分出肺段支气管,经多次分支,最后与肺泡相连,气管、支气管在胸部平片上观察不满意。

3. 肺

（1）**肺野**：是含气的肺在胸片上所显示的透明区域。肺野的透亮度与肺泡的含气量呈正比。吸气时肺内含气量多，透亮度高，呼气时透亮度低。为便于标明病变位置，将每一侧肺野纵行分为三等份，分别称为内、中、外三带。又分别在第2、4肋骨前端下缘画一水平线，将肺野分为上、中、下三野。

（2）**肺门与肺纹理**：肺门影是肺动脉、肺静脉、支气管及淋巴组织的总合投影。后前位上，肺门位于两肺中野内带2~4前肋间，左侧比右侧略高1~2cm。右肺门分上、下两部：上部由上肺静脉、上肺动脉及下肺动脉干后回归支组成。下部是右下肺动脉主干。上、下部相交形成一较钝的夹角，称肺门角。左肺门上部由左肺动脉弓及其分支和上肺静脉构成，下部由左下肺动脉及其分支构成。由于左心缘的掩盖，只能见到一部分。侧位时两侧肺门大部分重叠，形似尾巴拖长的逗号。肺门的前缘为右上肺静脉干，后上缘为左肺动脉弓构成，逗号形尾部由两下肺动脉干构成。在椭圆形肺门阴影附近，有两个圆形透亮区系右和左上叶支气管起始部的轴位投影。肺纹理由肺血管、支气管和淋巴管等组成，主要成分是肺动脉分支，呈自肺门区向外延伸放射状分布的树枝状影，逐渐变细，一般肺野外带肺纹理已显示不清。

（3）**肺叶、肺段和肺小叶**

肺叶：被脏胸膜分隔的解剖单位。肺叶与肺叶之间的胸膜裂隙为叶间裂。右肺有上、中、下三叶，左肺有上、下两叶。右肺有斜裂与水平裂。

肺段：肺叶由2~5个肺段组成，各有其单独的支气管。肺段的名称与相应的支气管一致。正常时，X线片不能显示肺段的界限，只有在病理情况下，当肺段单独受累时，才能看到肺段的轮廓。

肺小叶：每个肺叶由50~80个肺小叶组成，肺小叶的直径约1cm，小叶之间有疏松的结缔组织间隔，称小叶间隔。

4. 纵隔

位于两肺之间，胸骨后，胸椎前，上为胸腔入口，下方是膈肌，其中有心脏、大血管、气管、食管、主支气管、淋巴组织、胸腺、神经及脂肪等器官和组织。在正位胸片上，主要观察其与肺部邻接的轮廓。侧位胸片上，将纵隔划分为若干区域，常用的有六分区法，即在侧位片上将纵隔划分为前、中、后及上、下共六个区。

前纵隔系胸骨后、心脏、主动脉升部和气管之前的狭长三角区；中纵隔相当于心脏、主动脉弓部、气管及肺门所占据的区域；食管前壁为中、后纵隔的分界线；食管以后和胸椎旁区为后纵隔。自胸骨柄体交界处至第4胸椎下缘连一水平线，其上为上纵隔，其下至膈为下纵隔。

5. 膈

为薄层腱膜肌组织，后前位上分左、右两叶，呈圆顶状。膈在外侧及前、后方与胸壁相交形成肋膈角，在内侧与心脏形成心膈角。外后肋膈角深而锐。右膈高于左膈1~2cm，一般位于第9~10后肋水平，相当于第6前肋间隙。呼吸时两膈上下对称运动，运动范围为1~3cm，深呼吸时可达3~6cm。

膈面光滑锐利，如局部发育较薄，向上呈半圆形隆起，称局限性膈膨升，为正常变异，膈肌前缘附着于肋骨前端，当深吸气时，膈受肋骨牵连，膈顶可呈波浪状，称波浪膈。

6. 胸膜

分为两层，贴着胸壁和纵隔的一层为壁胸膜，包绕肺和叶间的部分为脏胸膜，两层之间的间隙为胸膜腔。胸膜菲薄，正常时不显影，只有在胸膜返折处，X线与胸膜走行方向平行时，X线平片上才显示为薄层状或线状致密影，见于肺尖胸膜反折及叶间裂反折。

（二）CT 表现

1. 胸壁　前胸壁的外侧有胸大肌与胸小肌覆盖；在女性可见乳房，其内的腺体组织在脂肪影衬托下呈树枝状或珊瑚状致密影。后胸壁肌肉包括脊柱两旁的背阔肌、斜方肌、大小菱形肌、肩胛提肌以及肩胛骨周围的肩胛下肌、冈下肌等。

胸骨柄呈前凸后凹的梯形，胸骨体呈长方形，胸骨剑突多呈三角形致密影。胸椎在CT上可分辨为椎体、椎板、椎弓、椎管、横突、棘突、小关节和黄韧带。肋骨从椎体两侧发出由后上向前下斜行,故在 CT 横断面上可同时显示多根肋骨的部分断面。

2.肺 两肺野表现为对称性低密度阴影,其中可见由中心向外围走行的高密度肺血管分支影,由粗变细,即肺纹理影;上下走行或斜行的血管纹理表现为圆形或椭圆形的断面影。肺动脉与同级别的支气管相伴走行,两者的断面直径相近。两侧主支气管、段支气管与部分亚段支气管表现为管状或条状的含气低密度影,可作为判断肺叶和肺段位置的标志之一。

肺门影主要由肺动脉、肺叶动脉、肺段动脉以及伴行的支气管与肺静脉构成。分为右肺门与左肺门,右肺动脉在纵隔内分为上、下肺动脉,然后继续分出肺段动脉分支;左肺动脉跨越左主支气管分出左上肺动脉后延续为左下肺动脉。肺静脉包括两上肺静脉干和两下肺静脉干,均汇入左心房。

肺段与肺段之间无明确分界。CT 图像上肺段的位置是根据肺段支气管及伴随的血管位置及其走行来进行判断的;肺段支气管及伴随的肺动脉位于肺段中心,而肺段静脉位于相邻肺段之间。一般肺段动脉分支位于同名支气管的前、外或上方,而肺段静脉主干则位于同名支气管的后、内或下方,多不与支气管并行。

肺小叶既是解剖单位又是功能单位。肺小叶包括小叶核心、小叶实质和小叶间隔三部分。HRCT 呈多边形或椎体形,底朝向胸膜,尖指向肺门。小叶核心为小叶肺动脉和细支气管,直径约 1mm;小叶实质主要为肺腺泡结构;小叶间隔由结缔组织和其中小静脉组成,长 10~25mm。

脏胸膜向肺内伸入构成叶间裂,是 CT 上肺叶范围划分的主要标志,叶间裂走行多呈螺旋形。两斜裂在普通 CT 扫描时呈无肺纹理的透明带,而在 HRCT 扫描时呈高密度的线状影。通常左斜裂高于右侧,上部斜裂内侧高于外侧、凸面向后,下部斜裂外侧高于内侧、凸面向后。水平裂与 CT 扫描层面平行,呈三角形或椭圆形无或少肺纹理区。

3.纵隔 CT 显示纵隔内结构明显优于 X 线平片。其主要通过纵隔窗来观察纵隔内的结构,也分为前纵隔、中纵隔、后纵隔三部分。

前纵隔位于胸骨后方,心脏大血管之前,主要有胸腺组织、淋巴组织、脂肪组织和结缔组织。

中纵隔为心脏、主动脉及气管所占据的部位。中纵隔结构包括气管与支气管、大血管及其分支、膈神经及喉返神经、迷走神经、淋巴结及心脏等。中纵隔淋巴结多数沿气管、支气管分布。CT 可显示正常淋巴结,直径多小于 10mm。

后纵隔为食管前缘之后,胸椎前及椎旁沟的范围。后纵隔内有食管、降主动脉、胸导管、奇静脉、半奇静脉及淋巴结等。

4.横膈 横膈的前部分附着于剑突与两侧肋骨上,呈光滑的或波浪状线形影。横膈的后下部形成两侧膈肌脚,正常膈肌脚 CT 表现为椎体两侧弧形软组织影。

三、基本病变表现

胸部可发生多种疾病,病理改变复杂,因此不同疾病可产生相似或者相同的影像表现。如肺部很多疾病可形成肿块影,肿块就是一个基本病变。基本病变表现以大体病理改变为基础,必须认识各种基本病变,结合临床进行分析,才能对疾病做出诊断。

(一)支气管改变

支气管可由腔内肿块、异物、先天性狭窄、分泌物淤积、水肿、血块及痉挛收缩等原因导致不同程度的阻塞。

1.阻塞性肺气肿 是由支气管部分阻塞产生活塞作用,空气能被吸入,不能完全呼出,导致肺组织过度充气而膨胀的一种状态。肺气肿 X 线检查表现为肺局部透明度增加、肺纹理稀疏。弥漫性阻塞性肺气肿,X 线检查表现为两肺透亮度增加,肺纹理稀疏、变细、变直,胸廓呈桶状,前后径增加,肋间隙变宽,膈位置低、平直、活动度明显减弱,心呈狭长的垂位型。

CT 检查局限性阻塞性肺气肿表现为肺局部透明度增加,肺纹理稀疏;弥漫性阻塞性肺气肿表现为肺纹理稀疏、变细、变直,在肺的边缘处常可见肺大疱影。

ER 5-1-7

临床实践

2. 阻塞性肺不张 是由多种原因所致肺内气体减少、肺体积缩小、肺萎陷的改变。可由支气管完全阻塞、肺外压迫及肺内瘢痕组织收缩等引起。阻塞的部位不同引起一侧性、肺叶、肺段和肺小叶的肺不张。

肺段性肺不张:X 线表现为基底朝外、尖端指向肺门的三角形或片状致密影。
肺叶不张:各肺叶不张表现不同,但有其共同的特点,即肺叶萎缩、体积缩小、密度增高,叶间裂向心性移位及纵隔不同程度向患侧移位;相邻肺组织呈代偿性肺过度充气表现。

一侧性肺不张:X 线表现为患侧肺野均匀致密,纵隔向患侧移位,膈升高,肋间隙变窄,健侧肺可有代偿性肺过度充气表现。

CT 表现:①一侧性肺不张:肺叶体积缩小,呈边缘清晰的软组织致密影,增强可见明显强化,周围结构向患侧移位;②肺叶不张:各肺叶不张会出现不同表现,但均发生肺叶体积缩小(多呈三角形),密度均匀增高,叶间裂处边缘清晰,有时邻近结构出现轻度移位;③肺段不张:多呈三角形,尖端指向肺门。

(二) 肺部病变

1. 渗出与实变 渗出是机体对急性炎症的反应。肺部急性炎症发展到某一阶段,形成渗出性实变。由于液体可沿肺泡孔向邻近肺泡蔓延,故病变与正常组织之间无截然分界。肺泡内的病理液体可以是炎症性渗出液、血液及水肿液。X 线检查表现为密度较均匀的斑片状或云絮状影,边缘模糊,与正常肺之间无清楚界限。小范围的实变,随病变进展可成为大片状实变。如实变占据整个肺叶,则形成边缘锐利的全叶性实变影。较大的含气支气管与实变的肺组织常形成对比,在实变影像中可见到含气支气管影,称支气管充气征(air bronchogram sign)。炎症性渗出形成的实变,经治疗多可在 1~2 周内吸收。

CT 表现:肺渗出病变在肺窗上呈略高密度的磨玻璃样影,其内仍可见肺血管纹理影。肺实变呈高密度影,密度较均匀,有时其内可见支气管充气征,但不能见到肺纹理影,靠近叶间胸膜处的边缘清晰。在纵隔窗上渗出病灶可完全不显示,肺实变病灶的大小也较肺窗上有所缩小。

2. 增殖 肺的慢性炎症在肺组织内形成肉芽组织,为增殖性病变。其常见于肺结核和各种慢性肺炎。X 线检查表现为结节状影,称为腺泡结节状病变。密度较高,边缘清楚,可呈梅花瓣样,无融合趋势。多个病灶集聚时各个病灶仍可分辨。CT 检查表现为数毫米至 1cm 的小结节灶,形态为圆形或类圆形,密度较高,边界很清晰。

3. 纤维化 纤维化病变是肺部病变在愈合过程中产生的纤维结缔组织所形成的瘢痕,分为局限性和弥漫性两类。局限性者表现为:①局限的条索状阴影,粗细不均,走行僵直,密度高,与正常肺纹理不同;②病变较大被纤维组织代替后,收缩形成团块状阴影,密度高,边缘清楚。病变累及 1~2 个肺叶,可使部分肺组织发生膨胀不全,形成大片状致密影,密度不均。周围组织器官可被牵拉移位。弥漫性纤维化病变表现为紊乱的索条状、网状或蜂窝状阴影,可有多数弥散的颗粒状或小结节状影。自肺门区向外伸展,直至肺野外带,在网状阴影的背景上,可有多数弥散的颗粒状或小结节状影,多见于尘肺及慢性间质性肺炎等。

CT 表现:局限者表现为条索状僵直的高密度影,走行及分布均与肺纹理不同;弥漫者表现为自肺门向外伸展的线条、网状或蜂窝状影,有时在网状影背景上可见颗粒状或小结节影。

4. 钙化 多发生于退行性变性或坏死组织内。X 线检查表现为致密影,边缘锐利,形状不一,可为斑点状、块状或球状,呈局限或弥漫分布。CT 检查表现为形态多样、边界清楚的高密度影,CT 值常达 100HU 以上。

5. 肿块 肿块分肿瘤性和非肿瘤性两种。

肺肿瘤以形成肿块为特征。肺良性肿瘤多有包膜,呈边缘锐利光滑的球形肿块,生长慢,一般不发生坏死;恶性肿瘤呈浸润性生长,多无包膜,故边缘多不锐利,周边可呈短毛刺状,轮廓可呈分叶状或脐样切迹,生长较快,常发生坏死。肺转移性肿瘤常表现为多发、大小不等的球形病变。

非肿瘤性病变如结核球、炎症性假瘤及含液囊肿也可形成肿块,均应结合临床资料鉴别。

6. 空洞 肺内病变组织发生坏死,坏死组织经引流支气管排出,形成含气的残腔,称空洞。X线检查表现为实变阴影内的透明区。

(1)**虫蚀样空洞**:又称无壁空洞,洞壁为坏死组织。X线表现为实变肺野内多发小的透明区,轮廓不规则,如虫蚀样,见于干酪性肺炎。

(2)**薄壁空洞**:洞壁厚度在3mm以内,由薄层纤维组织和肉芽组织形成。X线表现为境界清晰、内壁光滑的圆形透明区,多见于肺结核。

(3)**厚壁空洞**:洞壁厚超过3mm。X线检查表现为形状不规则的透明影,周围有高密度的实变区。内壁光滑整齐或凹凸不平。其见于肺脓肿、肺结核及肺癌。肺脓肿的空洞内多有明显的气液平面。恶性肿瘤内形成的空洞其内壁多不规则。

CT在显示空洞的存在、空洞的大小与形态、空洞的壁及洞内情况等方面均优于X线平片。

7. 空腔 是肺内腔隙呈病理性扩大,如肺大疱、含气的肺囊肿及肺气囊等。X线表现为壁菲薄的透亮区,腔内多无液面,周围无实变。

(三) 胸膜病变

1. 胸腔积液 胸腔积液是由多种疾病累及胸膜而产生的。液体可以是渗出液、漏出液、脓液、乳糜液或血液等。

(1)**游离性积液**:当少量积液时,液体首先聚积于后肋膈角,液体量在300ml以上时,立位表现为患侧肋膈角变钝、变平,透视下液体可随呼吸及体位改变而移动;当中量积液时,表现为患侧下肺野均匀致密影,肋膈角消失,膈面及心缘被遮盖,由液体形成的致密影其上缘呈外高内低的斜形弧线;大量积液是指液体上缘达第2前肋间以上,患侧肺野均匀致密,有时仅肺尖透明,肋间隙增宽,纵隔向对侧移位。

ER 5-1-8

执助考点

(2)**局限性胸腔积液**:当包裹性积液是指胸膜炎时,脏壁两层胸膜发生粘连,液体被局限于胸腔的某一部位。切线位时显示为自胸壁凸向肺野的半圆形或梭形致密影。发生于叶间胸膜则为叶间积液,表现为位于叶间裂部位的梭形致密影。积液位于肺底与膈之间称肺下积液。液体将肺下缘向上推移,表现为肺下野密度增高,上缘呈上凸的圆顶状,易误认为膈升高,倾斜体位或卧位可见游离积液的征象。

CT表现:①少量、中量游离积液:表现为后胸壁下弧形窄带状或新月形液体样密度影;②大量积液:表现为几乎整个胸腔均为液体样密度影所占据,肺被压缩于肺门处呈软组织影,纵隔向对侧移位;③包裹性积液:表现为自侧胸壁向肺野凸出的凸透镜形液体样密度影,边缘清楚,两侧与胸壁夹角多为钝角;④叶间积液:表现为叶间裂走行区的梭形或带状液体样密度影。

2. 气胸与液气胸 气胸为脏胸膜或壁胸膜破裂,空气进入胸腔所引起。常见原因有胸壁贯通伤、胸部手术或胸腔穿刺等。也可由突然用力、剧烈咳嗽使胸腔内压骤然升高,而致脏胸膜破裂者,称为自发性气胸,常见于严重的肺气肿、胸膜下肺大疱、表浅的结核性空洞等。X线表现为胸腔上部或外侧无肺纹理结构的透亮区,内侧可见被压缩的肺边缘,呈纤细的线状致密影,纵隔向健侧移位,膈下降,肋间隙变宽。

ER 5-1-9

执助考点

胸腔内液体与气体并存为液气胸。当立位检查时,表现为横贯胸腔的液面,液面上方为空气及被压缩的肺。当气体较少时,则只见液面而不易看到气体。

CT表现:①在肺窗上气胸表现为肺外侧带状无肺纹理的低密度透亮区,其内侧可见弧形的脏胸膜呈细线状,肺组织有不同程度萎缩;②液气胸由于重力关系,液体分布于背侧,气体分布在腹侧,两者之间可见明确的气-液平面及受压萎缩的肺边缘。

3. 胸膜肥厚、粘连和钙化 轻度胸膜肥厚、粘连表现为肋膈角变浅、变平,膈运动受限。膈胸膜的粘连表现为上缘的幕状突起。当广泛胸膜肥厚时,显示肺野透亮度减低,或沿胸廓内缘呈带状致密影,肋间隙变窄,膈上升及纵隔向患侧移位。胸膜钙化表现为片状、不规则点状或条状高密度影。有时包绕于肺表面呈壳状。

四、疾病诊断

(一) 支气管扩张

支气管扩张是常见的慢性支气管疾病,主要病因有:①慢性感染引起支气管壁组织的破裂;②支气管内分泌物淤积和长期剧烈咳嗽,引起支气管内压增高;③肺不张与肺纤维化对支气管产生的外在性牵引。上述因素互为因果,促成并加重支气管扩张。支气管扩张可分为柱状、囊状与曲张型。

X线平片表现:早期轻度支气管扩张可无异常发现,较明显的支气管扩张,造成肺纹理增多、增粗、紊乱而呈网状,扩张而含气的支气管可表现为多个薄壁空腔,其内可有液面。目前,常规X线检查仅作为初选,确定支气管扩张的存在、类型和范围主要依靠CT检查。CT主要表现为:①柱状型支气管扩张,表现为轨道征或印戒征;②囊状型支气管扩张,表现为多发囊状或葡萄串状阴影,如合并感染则囊内出现液面及囊壁增厚;③曲张型支气管扩张,由于扩张的支气管腔粗细不均,表现为类似念珠状;④如扩张的支气管腔内充满黏液栓,则表现为棒状或结节状高密度影,称指状征。

(二) 肺炎

按病变的解剖分布可分为大叶性肺炎、支气管肺炎和间质性肺炎。

1. 大叶性肺炎 早期即充血期,X线检查可无阳性发现,或只表现为病变区肺纹理增多,肺野局部透明度略低。病变进展至实变期,X线检查表现为密度均匀的致密影,形状与肺叶的解剖轮廓一致,为其典型表现。由于实变的肺组织与含气的支气管相衬托,有时在实变区中,可见透明的支气管影,即支气管充气征。临床上,由于抗生素的广泛应用,以整叶实变的典型表现已少见,病变多累及肺叶的一部分或某些肺段,常表现为肺内片状或三角形致密影。消散期表现为实变区的密度逐渐减低,范围缩小。由于病变的消散不均匀,多表现为散在、大小不等和分布不规则的斑片状致密影。炎症可完全吸收或只遗留少量索条状影。临床上症状减轻常较肺内病变吸收为早,病变多在两周内吸收。

CT表现:①由于CT密度分辨力高,在充血期即可发现病变区呈磨玻璃样阴影,边缘模糊,其内血管隐约可见;②实变期呈肺叶或肺段分布的致密阴影,在显示支气管充气征方面较X线胸片更清晰(图 5-1-3);③消散期随着病变的吸收,实变阴影密度减低,呈散在大小不等的斑片状阴影。

2. 支气管肺炎 多见于婴幼儿、老年及极度衰弱的患者,可由支气管炎和细支气管炎发展而来,主要病理改变是小支气管壁充血、水肿、肺间质内炎症性浸润及肺小叶的渗出和实变。

X线表现:病变常见于两肺中、下肺野的内带、中带,表现为肺纹理增多、增粗和模糊,沿肺纹理分布的斑点状或斑片状模糊影,密度不均。密集的小病变可融合成较大的片状。小儿患者常见肺门影增大、模糊,常伴有局限性肺气肿。

CT扫描更清楚显示:①大多数散在的片状病灶符合肺腺泡或肺小叶的实变形态;②两肺中下部支气管血管束增粗;③有时在小片状影之间,可见小圆形透亮阴影,为小叶支气管活瓣阻塞引起的肺小叶过度充气。

3. 间质性肺炎 多见于小儿,常继发于麻疹、百日咳或流行性感冒等急性传染病。病变主要侵及小支气管壁及肺间质,引起炎症细胞浸润。炎症沿淋巴管扩展,

ER 5-1-10

两肺支气管肺炎

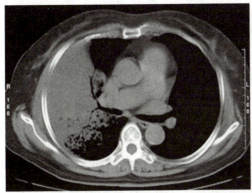
A. 横断面纵隔窗

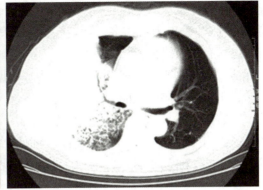
B. 横断面肺窗

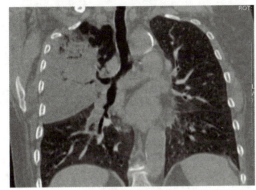
C. 冠状位重组图像

图 5-1-3　大叶性肺炎

CT 示右上肺叶大片均匀密度增高影。

引起淋巴管炎及淋巴结炎。由于小支气管黏膜的炎症、充血及水肿,可引起肺气肿或肺不张。病变可有肺泡的轻度炎症浸润。

X 线表现:病变较广泛,常以两肺门区及两肺中、下野为著。表现为肺纹理增粗、模糊,可交织成网状,其间可有小点状影。肺门轻度增大,密度增高,结构模糊不清。婴幼儿的急性间质性肺炎,由于细支气管炎引起部分阻塞,则以弥散性肺气肿为主要表现。

CT 检查尤其是 HRCT 可很好地显示间质性肺炎的特点:①病变早期出现肺内磨玻璃样密度片状阴影,并可见小叶内间质增厚及小叶间隔增厚;②病变进一步发展,表现为小叶间隔及支气管血管束增粗且不规则;③严重者肺间质纤维化呈广泛网状或蜂窝状阴影,并常合并牵拉性支气管扩张或肺大疱;④肺门及纵隔淋巴结可有增大;⑤较重者可伴有小叶性实变,表现为小斑片状影。

(三) 肺脓肿

肺脓肿系肺坏死性炎症性疾病,早期为化脓性炎症,继之发生坏死液化形成脓肿。

X 线表现:急性化脓性炎症阶段,肺内出现大片状致密影,其边缘模糊,密度较均匀,可侵及一个肺段或一叶的大部。当组织发生坏死时,其内可见低密度区,如病变中心肺组织坏死、液化与引流支气管相通后,在实变影中出现含有液面的厚壁空洞。周围有炎症浸润时,其边缘模糊。侵犯胸膜可引起脓胸或脓气胸。

CT 表现:①排脓前期肺脓肿呈大片状模糊阴影,软组织窗易于显示在炎症实变阴影中的稍低密度坏死、液化灶;②空洞形成期,表现为类圆形的厚壁空洞,常有气-液平面,洞壁内缘多光滑,外缘常模糊,周围可有片状渗出性病变。CT 增强扫描示脓肿壁有较明显的强化。慢性肺脓肿表现为圆形或不规则空洞,洞壁厚,内、外壁边缘清楚,有或无气液平面,周围为密度不均、排列紊乱的索条状及斑片状影。多房性空洞显示为多个大小不等的透明区。慢性肺脓肿常伴有支气管扩张,胸膜肥厚及粘连。慢性肺脓肿 CT 表现为空洞,内外壁界限清楚,洞内可有气液平面,空洞周围可有多量的纤维索条影,可伴发脓胸或广泛胸膜增厚。

血源性肺脓肿表现为两肺多发、散在、大小不等的圆形、椭圆形或片状致密影,部分病灶中可形成小空洞,也可有气液平面。

膈下脓肿、肝脓肿直接蔓延引起的肺脓肿,可见患侧膈升高,运动明显受限,邻近肺野内有大片致密影,可有明显的空洞,常伴有胸膜增厚。

(四)肺结核

肺结核是发生在肺组织、气管、支气管和胸膜的结核病变,结核病中最常见的是肺结核病。影像学检查能够发现病变,确定其部位、范围和性质,并能观察病变的转归,对肺结核的防治有着重要作用。

肺结核的病理变化较复杂。机体的免疫力和细菌的致病力都直接影响着病变的性质、病程和转归。因此,肺结核有多种形态的 X 线表现。

肺结核的分类对肺结核的防治具有重要意义。2017 年我国制定了中华人民共和国卫生行业标准 WS196—2017《结核病分类》,肺结核分为以下五种类型:原发性肺结核;血行播散性肺结核;继发性肺结核;气管、支气管结核;结核性胸膜炎。

1. 原发性肺结核 为初次感染所发生的结核,多见于儿童,但也可见于未感染过结核分枝杆菌的青少年或成人。其包括原发综合征和胸内淋巴结结核。

(1)原发综合征:结核分枝杆菌侵入肺部后,多在上叶下部或下叶上部近胸膜处发生急性渗出性病变,为原发病灶,其周围可发生不同程度的病灶周围炎。结核分枝杆菌可侵入淋巴管,循淋巴液引流到肺门或纵隔淋巴结,引起相应结核性淋巴管炎和淋巴结炎及淋巴结肿大。X 线检查,原发病灶表现为大小不一的片状模糊影,大者可占据数个肺段甚至一个肺叶。淋巴管炎表现为自原发病灶引向肺门的数条索条状影。肺门和纵隔肿大的淋巴结表现为肿块影。原发病灶、淋巴管炎和淋巴结炎三者组成哑铃状阴影。原发综合征是原发型肺结核的典型表现,但较少见。

(2)胸内淋巴结结核:原发病灶经治疗后易于吸收消散,淋巴结炎常伴不同程度的干酪样坏死,愈合较慢,有时淋巴结病变继续发展,则表现为肺门或纵隔淋巴结肿大,为胸内淋巴结结核。根据其不同表现,分为结节型和炎症型。结节型为圆形或椭圆形结节状影,内缘与纵隔相连,突向肺野,外缘边界清晰;炎症型表现为肺门影增大,边缘模糊,境界不清。

原发型肺结核可以完全吸收或经纤维化、钙化而愈合。少数患者抵抗力低下,原发病灶可干酪样化、液化形成空洞。原发灶及淋巴结内的干酪样坏死物可通过支气管播散,也可通过淋巴、血流而引起淋巴和血行播散。

CT 表现:可清晰显示肺内原发病灶、引流的淋巴管炎和肺门肿大的淋巴结炎,增强扫描可以更清晰显示肿大淋巴结的内部结构与范围,多可出现环形强化或分隔样强化,中央为无强化的干酪坏死区。

2. 血行播散性肺结核

(1)急性粟粒性肺结核:系大量结核分枝杆菌一次或短时期内数次进入血液循环,引起肺部及全身播散。粟粒性肺结核病灶小,透视不易辨认,在 X 线平片上表现为两肺弥漫均匀分布,大小、密度相同的粟粒状影,大小为 1.5~2.0mm,边缘清晰,正常肺纹理常不能显示。CT 可以清晰显示两肺弥漫分布的粟粒性病灶。经过适当治疗后,病灶可在数月内逐渐吸收,偶尔以纤维硬结或钙化而愈合。

(2)亚急性或慢性血行播散性肺结核:系少量结核分枝杆菌在较长时间内多次进入血液循环播散至肺部所致,病灶以增殖为主。X 线检查表现为大小不一、密度不同、分布不均的多种性质的病灶。可呈粟粒状或较大的结节状,两肺上中野为著,下野较少。早期播散的病灶多在上肺野,为纤维化及钙化灶,近期播散的病灶仍为增殖性或渗出性,多位于中、下肺野。本型结核发展较慢,经治疗后新鲜病灶可以吸收,陈旧病灶多以纤维化或钙化而愈合。恶化时,病灶可融合并形成空洞。CT表现与 X 线平片相似。

3. 继发性肺结核 是肺结核中的主要类型,包括浸润性、纤维空洞及干酪性肺炎等。可出现以增殖病变为主、浸润病变为主、干酪病变为主或以空洞病变为主等多种病理改变。

(1)**浸润性肺结核**:多为已静止的原发病灶重新活动,或为外源性再感染。由于机体对结核分枝杆菌已产生了特异性免疫,结核分枝杆菌不再向淋巴径路蔓延,病变趋向局限于肺尖、锁骨下区及下叶背段。

X线与CT表现:多种多样。锁骨上、下区可见中心密度高、边缘模糊的片状影,为陈旧性病灶及周围炎。锁骨下区新的渗出性病灶,表现为小片云絮状影,也可呈肺段或肺叶分布的大片渗出性病变;也可表现为任何肺野的圆形浸润影。以上病灶内可溶解形成空洞。病变的发展过程较为复杂,可有渗出、增殖、纤维化和空洞等多种性质的病灶同时存在。

ER 5-1-11

执助考点

(2)**结核球**:为纤维膜包绕干酪样结核病灶形成。表现为圆形、类圆形或分叶状,直径为2~3cm大小,边缘清楚、光滑,一般密度均匀,球内可出现层状、环状或斑点状钙化,也可有小空洞存在。结核球附近常有散在的纤维增殖性病灶,称为卫星病灶。

(3)**慢性纤维空洞肺结核**:继发性肺结核的晚期,由于多种性质病变的恶化、好转与稳定交替发展,可形成纤维厚壁空洞、广泛纤维性变及支气管播散灶。

X线与CT表现:为两肺上部多发的厚壁空洞,轮廓大多不甚光滑规则,周围有较广泛的纤维索条影和散在的新老病灶。病肺因纤维化而萎缩,上叶萎缩使肺门影向上移位,下肺野血管纹理被牵引向上及下肺叶的代偿性肺过度充气,使膈肌下降、平坦,故肺纹理拉直,呈垂柳状,亦可见叶间裂向上移位和附近肋间隙变窄等。多数患者预后不良,极少数患者病情可好转,空洞消失或净化,纤维组织广泛增生,成为以纤维化为主的稳定状态。

(4)**干酪性肺炎**:见于机体抵抗力较差、对结核菌高度过敏的患者。大量结核菌经支气管播散,引起大叶性干酪性肺炎。

X线与CT表现:为大叶性或肺段性致密影,密度不甚均匀,其中可见多数小的边缘不规则的透亮区。其他肺野可见由支气管播散的小片状浸润影。

肺结核空洞或干酪样变的淋巴结,可通过引流支气管或破入支气管而发生支气管播散,形成小叶性干酪性肺炎。X线检查表现为两肺散在小叶性实变影。

4.**气管、支气管结核** 包括气管、支气管黏膜及黏膜下层的结核病。X线检查可无异常或可出现继发性肺不张或肺实变、支气管扩张及其他部位支气管播散病灶等。CT检查可出现气管或支气管壁不规则增厚、管腔狭窄或阻塞。

ER 5-1-12

左主支及左下支气管结核

5.**结核性胸膜炎** 可单独发生,也可与肺部结核同时出现。在结核性胸膜炎发展的不同阶段,有结核性干性胸膜炎、渗出性胸膜炎及结核性脓胸。

结核性干性胸膜炎不产生明显渗液或仅有少量纤维素渗出,X线与CT检查可无异常或仅出现患侧膈肌运动受限;渗出性胸膜炎,多为单侧,液体一般为浆液性,偶为血性。病程长,有纤维素沉着,引起胸膜肥厚、粘连或钙化等。X线与CT表现为胸腔积液和胸膜肥厚的相应征象。

(五)肺肿瘤

肺肿瘤分为原发性与转移性两类,原发性者又分为良性与恶性。良性肺肿瘤临床少见,恶性肺肿瘤中约98%为原发性支气管肺癌。

1.**原发性支气管肺癌** 起源于支气管上皮、腺体、细支气管及肺泡上皮。组织学上可分为鳞癌、腺癌、未分化癌及细支气管肺泡癌。X线检查将肿瘤发生于主支气管、肺叶支气管及肺段支气管者称中央型;发生在肺段以下支气管者称为周围型。

(1)**中央型肺癌**:早期肿瘤局限于黏膜内,可无异常发现。病变发展,癌组织从支气管黏膜表面向腔内生长或沿支气管壁浸润生长,使管腔狭窄,先引起肺叶或一侧肺的阻塞性肺气肿,但很难发现。由于支气管狭窄、引流不畅而发生阻塞性肺炎,表现为同一部位反复发生、吸收缓慢的炎症性实变,病变逐渐加重。如支气管管腔被完全阻塞后,引起肺不张。肿瘤穿透支气管壁,同时向腔外生长和伴有肺门淋巴结转移时,则形成肺门肿块。发生于右肺上叶的支气管肺癌,肺门部肿块和右肺上叶不张连在一起,下缘可形成横"S"形状,为典型征象。CT表现为肺门区分叶状肿块影或病变支气管腔内的结节及息肉样阴影,还可显示支气管壁不规则增厚,引起支气管腔的狭窄与截断(图5-1-4)。

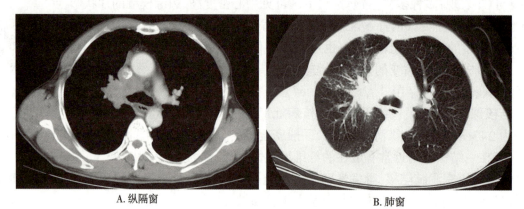

A. 纵隔窗　　　　　　　　　　　　　　　　B. 肺窗

图 5-1-4　中央型肺癌

CT 右肺上叶支气管狭窄及右上叶阻塞性肺炎。

(2)**周围型肺癌**:发生于肺段以下较小支气管的肺癌,由于管壁结构薄弱,易侵入肺内或经局部淋巴管播散在肺小叶内生长,形成肿块。早期病变较小时,表现为肺野内密度较高,边缘模糊的结节状或球形影;或表现为肺炎样小片浸润影,密度不均匀。肿瘤生长速度不均衡及局部淋巴播散灶的融合,可形成分叶状肿块(图5-1-5)。如呈浸润性生长,则边缘毛糙常呈短细毛刺状。肿块中心

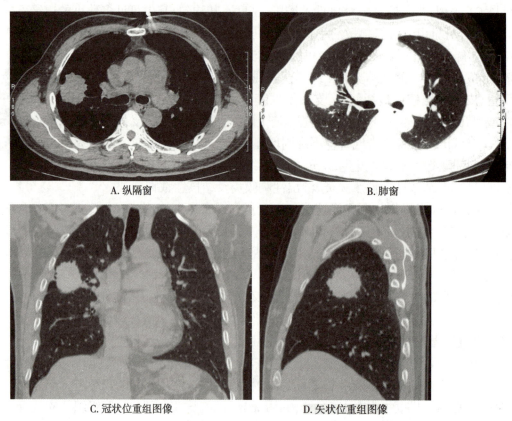

A. 纵隔窗　　　　　　　　　　　　　　　　B. 肺窗

C. 冠状位重组图像　　　　　　　　　　　　D. 矢状位重组图像

图 5-1-5　右肺上叶周围型肺癌

CT 示右上肺肿块,有分叶,胸膜凹陷。

可坏死形成厚壁、偏心性不规则空洞。

肺癌可转移至肺门和纵隔淋巴结,表现为肺门增大及纵隔旁肿块。胸膜转移时表现为胸腔积液。肺癌也可发生肺的转移,表现为肺野内多发圆形影,或呈网状结节阴影。

2. 肺转移瘤 肺外或肺的恶性肿瘤经血行、淋巴或由邻近器官直接蔓延等途径转移至肺,约30%的恶性肿瘤有肺部转移。血行转移表现为两肺多发大小不一的圆形或结节状致密影,密度均匀,境界清楚,形似棉球状,中下肺野分布较多(图5-1-6)。少数呈单发球形灶,也可表现为粟粒状或小片状影。淋巴转移表现为两肺和/或纵隔淋巴结增大,自肺门向外呈放射状分布的索条状影,其间可见微细的串珠状小点状影,也可与血行转移并存。

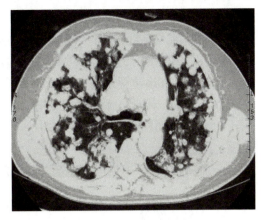

图 5-1-6　肺转移瘤
CT 肺窗显示两肺多发大小不等结节病灶。

纵隔、胸膜和胸壁组织的恶性肿瘤,可直接蔓延至肺部,出现大小不等的转移灶。

(六) 纵隔原发性肿瘤

纵隔原发性肿瘤种类繁多,起源于纵隔某种组织的肿瘤,有其一定的好发部位,根据肿瘤的部位,可推测肿瘤的类别。

1. 前纵隔肿瘤 常见有胸腺瘤、胸内甲状腺肿及畸胎类肿瘤。

2. 中上纵隔肿瘤 常见的是恶性淋巴瘤。

3. 后纵隔肿瘤 后纵隔常见的是神经源性肿瘤,多为良性,包括神经纤维瘤、神经鞘瘤、节细胞神经瘤,恶性者有神经纤维肉瘤。

练习题

(张中星)

第三节　循环系统

循环系统的影像诊断主要是心脏和大血管的检查。心脏位于纵隔内,心脏、大血管与两侧肺野形成良好的自然对比。

X线透视和平片可以观察心脏、大血管的大小、形态及搏动情况。心血管造影能进一步了解心脏内部结构、功能状态和血流动力学变化。

CT 对心脏、大血管的检查要求有足够快的扫描速度。多层螺旋 CT 适用于心脏大血管的检查,可用于心脏大血管的血流方向、速度、心肌灌注和储备功能的评价。多层螺旋 CT 冠状动脉成像用于冠状动脉疾病的诊断。

教学课件

思维导图

一、检查技术

(一) X 线检查

1. 透视 透视下可以通过转动患者体位,从不同角度观察心脏、大血管的形态、搏动及其与周围结构的关系。

2. 摄影 常用的摄影位置有后前位、右前斜位、左前斜位和左侧位。

3. 心血管造影 心血管造影是将对比剂快速注入心腔和大血管内,以显示心脏和血管内腔的形态及血流动力学的改变。常用的造影方法有以下几种:①右心造影:先行右心导管检查,经导管注入对比剂,显示右侧心腔和肺血管。其主要适用于右心及肺血管的异常及伴有发绀的先天性心脏病。②左心造影:经周围动脉插管,导管尖端送入左侧心腔选定的部位,经导管注入对比剂。其适用于二尖瓣关闭不全、主动脉瓣狭窄、室间隔缺损、永存房室共道及左心室病变。③主动脉造影:经周围动脉插入导管,导管尖端放于主动脉瓣上 3~5cm 处,注射对比剂后,能使主动脉升部、弓部和降部显影。其适用于主动脉本身病变、主动脉瓣关闭不全、主动脉与肺动脉或主动脉与右心之间的异常沟通(如动脉导管未闭、主-肺动脉隔缺损、主动脉窦动脉瘤穿破入右心)等。④冠状动脉造影用特制导管,从周围动脉插入主动脉,使其分别进入左、右冠状动脉内行选择性动脉造影。其主要用于冠状动脉粥样硬化性心脏病的检查,是经皮冠状动脉成形术和冠状动脉搭桥术前必需的检查步骤。

心血管造影是一种比较复杂的检查方法,患者有一定的痛苦和危险,必须严格掌握适应证和禁忌证。

(二) CT 检查

普通 CT 平扫由于扫描时间长,诊断价值有限。

多层螺旋 CT 扫描速度快,成像时间短,适用于心脏大血管形态、功能及血流动态的检查。64 层以上的多层螺旋 CT 可获取心脏大血管的三维图像,并可剖析冠状动脉的结构。

二、正常表现

(一) 心脏、大血管正常 X 线投影

心为一不规则几何体,X 线投影在一个平面上,互相重叠仅能显示各房室和大血管的轮廓,必须用不同的位置投照,才能使各个房室和大血管的边缘显示出来。

1. 后前位 是心脏、大血管的正位投影,有左右两个边缘。心右缘分为两段:上段边缘平直,为主动脉升部和上腔静脉的复合投影,幼年及青年期以上腔静脉为主,在老年,以主动脉升部为主。心右缘下段为右心房所构成,弧度较大。

心左缘分为三段:上段为主动脉球,呈弧形突出,由主动脉弓部和降部相移行的部分形成。中段为肺动脉段,由肺动脉主干与左肺动脉构成,此段较低平或稍突出,也称心腰部。下段为左心室段,为一明显向左突出的长弧形。左心室在下方形成心尖。左心室与肺动脉段的搏动方向相反,两者的交点称为相反搏动点。左心室与肺动脉之间,有长约 1.0cm 的一小段,由左心耳构成,正常时,不能与左心室区分。

2. 右前斜位(第一斜位) 心脏位于胸骨与脊柱之间,分为前、后两缘。

心前缘自上而下由主动脉弓及主动脉升部、肺动脉、右心室构成,最下方为左心室。心前缘与胸壁之间有一倒三角形透明区,称为心前间隙。

心脏后缘中上部为左心房,对食管形成浅压迹,下部为右心房,两者之间无明确分界。心脏后缘与脊柱之间较透明,称心后间隙或心后区。食管在心后间隙通过,钡剂充盈时可显影,并可在前壁显示左心房压迹。

3. 左前斜位(第二斜位) 心脏、大血管影位于脊柱的右侧,X 线中心线与室间隔接近平行,两个心室大致分为左右两半,右前方为右心室,左后方为左心室。心前缘上段为右心房,下段为右心室,二者无明显分界,形成自然弧线,右心房影以上为主动脉升部。心后缘上段由左心房,下段由左心室构成。主动脉升部、弓部、降部展开投影在一个平面上,呈拱形,其下方为主动脉窗,窗内有气管分叉、主支气管和肺动脉主支,左主支气管下方为左心房影。

4. 左侧位 前缘上段由右心室漏斗部与肺动脉主干构成,下段为右心室前壁,前缘下部与胸壁紧密相邻,心前缘与胸壁之间的三角形透亮区称为胸骨后区。心后缘上中段由左心房构成,下段由左心室构成。心后下缘、食管与膈之间的三角形间隙,为心后食管前间隙。

心脏、大血管的形态和大小受某些生理因素的影响。体型对心脏外形的影响较明显。普通体

型即匀称型,体格适中,心脏外形呈斜位心;矮胖体型呈横位心;瘦长体型呈垂位心(图 5-1-7)。婴幼儿心脏接近球形,各弓影界限不清,心影相对比成人大,位置相对居中。深吸气时,膈下降,心影伸长,趋向垂位心;深呼气时,膈上升,趋向横位心。卧位时膈升高,心脏上移呈横位心。

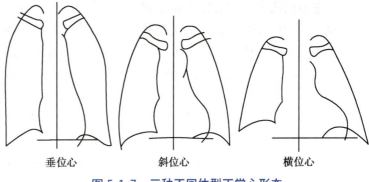

图 5-1-7　三种不同体型正常心形态

(二) 正常 CT 表现

1. 左心房层面　左心房位于主动脉根部及右心耳后方,奇静脉、食管及降主动脉前方。左心房前后径为 30~45mm。此平面常同时显示食管奇静脉隐窝、冠状动脉主干及主要分支的近段。

2. "四腔心" 层面　需注射对比剂才能区分左、右心房和左、右心室,心腔和心壁。

3. 心室层面　在增强扫描时,可见左、右心室及室间隔。

CT 扫描是进行心包检查较为灵敏的检查方法。通常显示的是壁层心包,正常厚度为 1~2mm。脏层心包由于较薄,CT 扫描常难显示。

三、基本病变表现

(一) 房室增大

心增大是心血管疾病的重要征象。心增大包括心壁肥厚和心腔扩张,两者常并存,X 线检查很难区别肥厚抑或扩张。因此统称为增大。

确定心增大最简便的方法是心胸比例法,其方法是测量心最大横径与胸廓最大横径之比。心最大横径取心影左、右缘最突出点至胸廓中线垂直距离之和,胸廓最大横径是在右膈顶平面取两侧胸廓肋骨内缘之间的最大距离。正常成人心胸比例等于或小于 0.5(图 5-1-8)。

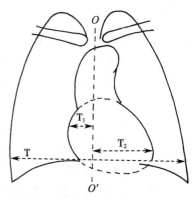

图 5-1-8　心胸比例

T_1T_2 心横径。取两侧心缘最突出点垂直于中线;T 胸廓横径。于右膈顶取水平线达两侧胸廓内缘;OO':胸廓中线。

1. 左心室增大　后前位,心左缘左心室段延长,相反搏动点上移,心尖向左下延伸,向左越出锁骨中线,向下心尖居膈下显示在胃泡影内。左心室段圆隆,心腰凹陷。左前斜位,心后缘左心室段向后下突出,与脊柱影重叠。左侧位,心后下缘食管前间隙消失,心后间隙变窄。

左心室增大常在原发性高血压、主动脉瓣狭窄或关闭不全、二尖瓣关闭不全及部分先天性心脏病中见到。

2. 右心室增大　后前位,心腰平直或隆起,肺动脉段延长,相反搏动点下移。心尖圆隆上翘,心横径增大,右心室向右扩展,可将右心房推向右上方。当增大显著时,心向左旋转,心腰更加突出。右前斜位,右心室段前缘呈弧形向前膨凸,心前间隙变窄甚至闭塞。肺动脉段和右心室漏斗部隆起。左前斜位,心前缘下段向前膨出,心前间隙下部变窄,心膈面延长,左心室推向左后方,室间沟向后上移位,心后缘可与脊柱重叠,向后最突出点的位置比左心室本身增大为高。侧位,心前缘与前胸壁的接触面增大,同时漏斗部和肺动脉段凸起。

右心室增大常见于二尖瓣狭窄、慢性肺源性心脏病、肺动脉狭窄、心房或心室间隔缺损以及法洛四联症等。

3. 左心房增大　主要发生在体部,可向后、上及左、右方向增大。后前位,左心房早期向后增大时,心轮廓不发生改变,但在心底部偏右侧出现圆形或椭圆形密度增高影,与右心房重叠,形成双心房影。如向右增大凸出于右心缘,可见右心房弧形边缘上段又出现一较大弧度,称双弧征。当左心房增大显著时,可使位于左心室段与肺动脉之间的心耳部增大、突出,通常称第三弓,心左缘出现四个弓。

右前斜位,食管吞钡,可显示左心房食管压迹加深,甚至局限性向后移位。轻度增大时,仅食管前壁受压;中度增大,食管后壁均有受压移位;重度增大,食管明显后移与脊柱重叠。

左前斜位,心后缘上段饱满、隆起,左主支气管受压抬高,气管分叉角度增大。

左心房增大的主要原因为二尖瓣狭窄、二尖瓣关闭不全、左心室功能衰竭和某些先天性心脏病(如动脉导管未闭、室间隔缺损)等。

4. 右心房增大　后前位,心右缘下段向右扩张、膨隆。当明显增大时,弧度加大,最突出点位置抬高,常有上腔静脉增宽。右前斜位,心后缘下段向后突出。左前斜位,心前缘上段向前上膨隆延长。

5. 心普遍增大　后前位,心影向两侧增大。右前斜位和左侧位,心前间隙和心后间隙均缩小,食管普遍受压后移,左前斜位,支气管分叉角度增大。增大的原因不一,常见的瓣膜疾病中,初始只有负荷最大的心腔增大,最后整个心肌代偿功能不全,心普遍增大,但增大的程度并不均等对称。另一种是心肌本身损害或某些全身疾病影响心脏,心肌软弱无力,心脏均等对称增大,如心肌炎、严重贫血、全心衰竭等。

心脏疾病所致的某些房室增大,使心脏外形发生改变,在后前位上常见二尖瓣型、主动脉型、普遍增大型三种心型。

多层螺旋 CT 增强扫描能够显示各个心腔的大小。

(二) 心脏、大血管搏动的改变

心脏、大血管搏动的改变主要表现为搏动强弱、幅度和频率的改变。当外围阻力增大和负荷过重但心脏仍有代偿能力时,心搏增强、幅度增大;当心力衰竭时则搏动减弱、幅度减小、频率加快;当心包积液时,心搏明显减弱或消失;主动脉瓣关闭不全时,心脏和主动脉搏动显著增强;当甲状腺功能亢进和贫血时,心脏和主动脉搏动均有增强。

(三) 肺循环的改变

通过肺循环沟通左、右心腔。肺血管的改变,对诊断心血管病,具有重要意义。

1. 肺充血　是指肺动脉内血流量增加,后前位表现为肺动脉段膨隆,两侧肺门影增大,肺纹理成比例增粗,向外周伸展,边缘清楚、锐利。透视下,可见肺动脉段和两侧肺门血管搏动增强,即肺门舞蹈。肺充血常见于左向右分流的先天性心脏病,如心房间隔或心室间隔缺损、动脉导管未闭等。

2. 肺淤血　是指肺静脉回流受阻,血液淤滞于肺内,肺静脉普遍扩张。后前位,主要表现为肺纹理增强、模糊,肺野透亮度显著减低,两肺门影增大,肺门血管边缘模糊,结构不清。肺淤血严重时出现克利线(Kerley line),又称"小叶间隔线",常见的是克利 B 线,表现为肋膈角附近与外侧胸壁垂直的线状影,长为 2~3cm,宽约 0.1cm,为肺静脉压升高引起渗出液存留在小叶间隔内所致。肺淤血常见于二尖瓣狭窄和左心衰竭等。

3. 肺血减少　是指肺内血流量的减少,由右心排血受阻引起,主要见于肺动脉狭窄、三尖瓣狭窄等。X 线检查表现为肺门影小,肺野内肺纹理普遍变细小、稀疏。肺野透明、清晰。肺动脉分支管径可明显小于其伴行的支气管管径。严重的肺血减少时,可由支气管动脉建立侧支循环,在肺野内显示为很多细小、扭曲而紊乱的网状血管影。

4. 肺水肿　由毛细血管内液体大量渗入肺间质和肺泡所致。肺水肿可分为间质性和肺泡性两种。

间质性肺水肿:X线检查表现为肺门增大、模糊,肺纹理模糊,中下肺野有网状影,肺野透亮度减低,可见克利线。其常伴有少量胸腔积液。

肺泡性肺水肿:渗出液储集于肺泡内。X线检查表现为一侧或两侧肺野有片状模糊影,以内、中带为多见。典型表现为两肺门周围的蝶翼状影。其常与间质性肺水肿并存,见于尿毒症和左心衰竭等。

5. 肺动脉高压　肺血流量增加或肺循环阻力增高可引起肺动脉高压,如肺动脉收缩压超过30mmHg,平均压超过20mmHg,即为肺动脉高压。X线检查表现为肺动脉段突出,肺门肺动脉大分支扩张,两肺野中带分支收缩变细,称为肺门截断现象;右下肺动脉横径超过15mm,肺门肺动脉搏动增强,右心室增大。

四、疾病诊断

(一)冠状动脉粥样硬化性心脏病

冠状动脉粥样硬化性心脏病是指冠状动脉(冠脉)发生粥样硬化引起管腔狭窄或闭塞,导致心肌缺血缺氧或坏死而引起的心脏病,简称冠心病,也称缺血性心脏病。

X线表现:平片上偶可见冠状动脉钙化影。少数患者在透视下可见左心室边缘局限性搏动减弱或消失。急性心肌梗死,有时可见肺淤血及肺水肿,左心室增大。当有心室壁瘤时,可见局限性膨出、运动消失或矛盾运动。冠状动脉造影,可见病变段有狭窄或闭塞,管腔不规则或瘤样扩张。左心室造影,表现为运动减弱、消失、反向运动及运动时相异常。如室间隔穿孔,可见室水平的左向右分流。乳头肌断裂或功能失调时见不同程度的二尖瓣脱垂和反流。

CT表现:平扫可发现沿冠状动脉走行的斑点状、条索状、不规则形钙化;多层螺旋CT冠状动脉成像可显示冠状动脉管壁的粥样硬化斑块及管腔狭窄的程度。缺血心肌在心脏收缩期室壁增厚率减低或消失,室壁搏动减弱,缺血坏死心肌CT值低于正常心肌。

(二)风湿性心脏病

风湿性心脏病是风湿热遗留的瓣膜病,多发生在20~40岁,女性略多。瓣膜损害中,以二尖瓣为最多,其次是主动脉瓣及三尖瓣,肺动脉瓣少见。

1. 二尖瓣狭窄　左心房排血受阻,压力增高,左心房扩张和肥厚,肺静脉回流受阻,出现肺淤血,肺动脉压升高,进一步导致右心室肥厚。长期的二尖瓣狭窄,使血流量减少,左心室及主动脉均可萎缩。

X线表现:左心房和右心室增大、肺淤血及肺循环高压征象。后前位,心影增大呈二尖瓣型,主动脉结小,肺动脉段膨隆突出,左心耳部突出,心左缘出现四个弓影,心尖上翘,心左缘下段较平直,心底部可见双心房影。肺野内出现肺纹理增强、模糊,肺野透亮度降低、克利线等肺淤血和间质水肿的征象。有时可见肺野内出现直径1~2mm大小的颗粒状影,为含铁血黄素沉着。右前斜位,心前缘饱满,心前间隙缩小。吞钡后,可见食管左心房压迹加深或局限性向后移位。左前斜位,心后缘上部向后上方膨出,左主支气管受压抬高,支气管分叉角度加大。心前缘下段向前膨隆。

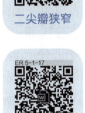

二尖瓣狭窄

执助考点

2. 二尖瓣关闭不全　在左心室收缩时,部分血液反流至左心房,左心房血量增加而扩张。当心室舒张时,左心房过度充盈的血液进入左心室,增加了左心室负荷,左心室增大。

X线表现:轻者心影大小形状无明显改变,或仅见左心房、左心室轻度增大。二尖瓣较重,左心房可明显增大,搏动增强,左心室也增大,主动脉结正常或略小。

CT表现:可见瓣叶的钙化及房、室增大,并可显示左心房血栓。

（三）慢性肺源性心脏病

慢性肺源性心脏病简称肺心病，是由慢性长期肺部原发病变或严重胸廓畸形所引起的心脏病。肺部原发病变以慢性支气管炎及肺气肿为最常见。缺氧引起肺小动脉痉挛以及肺血管床逐渐减少，肺循环阻力增加，使肺动脉压升高，右心室压力负荷加重，造成右心室肥厚扩张或右心衰竭。

X线表现：①肺部慢性病变，常见慢性支气管炎、广泛肺组织纤维化或肺气肿的表现；②肺动脉高压的表现，常出现在心影形态改变之前；③右心室增大，肺动脉段隆突，心左缘圆隆，心脏呈二尖瓣型或垂直型，部分病例由于肺气肿、膈低位等原因，心横径和心胸比例不大或比正常还小。当发生心力衰竭时，心影可明显增大。

CT表现：可显示肺气肿和肺部病变，增强扫描可显示主肺动脉、左右肺动脉扩张，右心室及室间隔肥厚。

（四）高血压心脏病

长期高血压引起左心室肥大以及心力衰竭即为高血压心脏病。持续性高血压可造成左心室负荷增大，导致左心室出现向心性肥厚，甚至发生扩大。主动脉可迂曲、延长。

X线表现：早期左心室向心性肥厚，心影外形可无明显改变，或心影轻度增大，心左缘左心室段圆隆。病程较长，左心室增大显著，心尖向左下延伸至膈下胃泡内，心腰凹陷，主动脉结明显突出，主动脉升部、弓部及降部扩张延长，心呈主动脉型。心力衰竭时，心影可明显增大。

CT表现：可显示左心室增大及升主动脉扩张。

（五）心包炎

心包炎是心包膜脏层和壁层的炎症性病变，大多数继发于其他疾病，以结核性、风湿性、化脓性和病毒性为常见。急性心包炎可分为纤维蛋白性（干性）和渗出性（湿性）两种，后者表现为心包积液。急性心包炎未能及时治疗，吸收不彻底，可引起心包肥厚，心包脏壁两层之间发生粘连，并形成坚实的纤维结缔组织，限制了心的收缩和舒张活动，发展成缩窄性心包炎。

1. 急性心包炎X线检查表现　干性心包炎心影外形大小可无变化，心缘各弓影清楚，心缘搏动正常。渗出性心包炎积液量在300ml以下者，心影大小和形状可无明显改变，X线检查难以发现。当积液达中等量以上时，心影对称地向两侧增大，心缘正常弧度消失，典型者心外形呈烧瓶状，如积液量缓慢增多，则呈球形，两心膈角呈锐角。由于心包在心底部的附着处高于心与大血管的交界处，卧位时，心底部影增宽，主动脉影缩短。心缘搏动减弱或消失，但主动脉的搏动相对正常。由于体静脉血液回流到右心房受阻，上腔静脉增宽，右心室输出量减少，肺纹理减少。

2. 缩窄性心包炎X线检查表现　因受累部位不同，表现各异：①心影大小正常或轻度增大，也可中度增大；②心脏外形呈三角形或近似三角形，也可呈球形或其他形状，心影各弓分界不清，也可表现为一侧或两侧心缘平直；③心包钙化，以蛋壳状、带状为多见，也可呈斑片状或结节状等，钙化为缩窄性心包炎的特征性表现；④心搏明显减弱，由于心包增厚的程度不一，各部位搏动的强弱不同；⑤静脉压升高，致使上腔静脉扩张。

心包积液

CT表现：平扫可见心包增厚（厚度大于4mm），密度随积液的性质而异，多为水样密度，若有出血密度可增高。当增强扫描时，壁层心包强化，使心包内的积液显示更清楚，但密度无变化。

（六）先天性心脏病

先天性心脏病是胎儿时期心脏发育障碍引起的心和大血管畸形。种类较多，按其血流动力学改变，可分为左向右分流、右向左分流和无分流三类。X线检查根据肺血管表现分为肺血增多、肺血减少和肺血正常三种类型。

1. 房间隔缺损　是临床上最常见的先天性心脏病。当有心房间隔缺损时，左心房的血液向右心房分流,右心房、右心室及肺动脉内的血流量明显增加,引起右心房、右心室扩张、肥厚,久之可出现肺动脉高压和右心衰竭。当右心房的压力增高接近或超过左心房的压力时,可出现双向分流或右向左分流。

X 线表现:①肺血增多,表现为肺动脉段突出,肺门动脉扩张,外围分支增多增粗;②心影增大,呈"二尖瓣"型,右心房、右心室增大,尤其右心房增大是房间隔缺损的重要征象;③主动脉结偏小或正常;④合并肺动脉高压时,肺动脉段和肺门动脉扩张更趋明显。

CT 表现:CT 不是房间隔缺损的常规检查技术,在复杂性先天性心脏病中,疑诊房间隔缺损合并其他畸形,如肺静脉畸形引流时,可行 CT 检查。另外对于成人房间隔缺损,排除合并冠心病时,可行 CT 检查。

2. 法洛四联症　包括肺动脉狭窄、室间隔缺损,主动脉骑跨和右心室肥厚四种畸形。

X 线示:①右心室肥大,表现为心尖圆凸上翘,肺门血管影缩小、心腰部凹陷,心影呈"靴形";②肺血减少,表现为肺血管纤细、稀疏;③主动脉升弓部多有不同程度的增宽。

CT 示:多层螺旋 CT 增强扫描结合三维重组可显示肺动脉狭窄、室间隔缺损,主动脉骑跨和右心室肥厚及并存畸形。

房间隔缺损

法洛四联症

练习题

（王木生）

第四节　消化系统

消化系统包括腔道性脏器和实质性脏器,腔道性脏器有食管和胃肠道,实质性脏器有肝、胆、胰和脾。

食管和胃肠疾病主要依靠钡剂造影,尤其是气钡双重对比造影检查,可显示消化道的位置、轮廓、腔的大小、内腔及黏膜皱襞。肝胆胰脾在 X 线平片上呈软组织密度,难以区分病变或正常组织,平片诊断价值有限。

CT 对了解食管和胃肠肿瘤有无向腔外侵犯及侵犯的程度、肿瘤与周围脏器及组织间的关系、有无淋巴结转移和远处脏器的转移等均具有重要价值。CT 可以清楚地显示肝胆胰脾,并能显示因病变造成的密度改变。通过注射对比剂后,CT 增强扫描能了解病变部位的血供情况,是实质性脏器病变的首选检查技术。

教学课件

思维导图

一、检查技术

（一）X 线检查

透视和平片主要用于急腹症和不透 X 线异物的检查。

食管和胃肠疾病主要依靠钡剂造影。造影检查常用的对比剂为医用硫酸钡,用于食管、胃肠钡剂造影和结肠钡灌肠造影检查。按造影方法可分为传统的钡剂造影法和气钡双重对比造影法,目前多用气钡双重对比造影法。

1. 食管钡剂检查　主要用于观察食管病变。吞服钡剂 1~2 口,取右前斜、左前斜位,透视观察全段食管并辅以摄片。

2. 上消化道双重对比钡剂造影检查　主要用于观察食管、胃和小肠病变,对回盲部病变也有一定价值。检查前禁食、禁饮 12 小时;胃内如有大量潴留液时,应先抽出后再进行检查;检查前 3 天禁服不透 X 线(如钙、铁、铋剂等)和影响胃肠功能药物。疑有胃肠穿孔和肠梗阻时,禁用钡剂检查。

上消化道出血者一般在出血停止和病情基本稳定后数天方可进行检查。检查前 15~20 分钟肌内注射低张药物,如山莨菪碱,使胃肠平滑肌松弛,口服产气剂使胃充气扩张,然后口服少量钡混悬液,并请患者变换体位使钡剂均匀涂布在胃黏膜表面,清晰显示胃小区。

3. 结肠双重对比造影检查　此方法是检查结肠病变的基本方法之一。检查前连续 2 天无渣饮食、口服缓泻剂。经肛管注入适量钡混悬液,然后注入适量气体,使钡剂均匀涂布于结肠壁形成气钡双重对比像。

4. 胆系 X 线检查　透视和平片对胆系疾病的诊断价值有限,口服胆囊造影和静脉胆系造影已较少应用。术后 T 形管胆管造影,主要观察残余结石、胆管狭窄等。造影应在 X 线透视下进行。

内镜逆行胆胰管造影(endoscopic retrograde cholangiopancreatography,ERCP)是将十二指肠纤维镜送至十二指肠降段,将导管经乳头插入胆管和胰管内,注入对比剂,主要显示胆管和胰管,对观察胰腺疾病、胆管结石和肿瘤有较大的诊断价值。

经皮穿刺肝胆道成像(percutaneous transhepatic cholangiography,PTC)在 X 线透视下,采用细针经皮经肝穿刺胆管,注入对比剂,显示肝内胆管和胆总管情况。其主要用以鉴别梗阻性黄疸的原因和确定梗阻部位。

(二) CT 检查

检查前 1 周内不服含重金属的药物,不做胃肠道钡剂检查,一般需禁食 6~8 小时。扫描前 30 分钟嘱患者口服清水或 1%~3% 含碘对比剂 600~800ml,以充分充盈胃腔。患者取仰卧位,一般先行 CT 平扫,然后根据需要,可行双期或多期的 CT 增强扫描,或同层动态增强扫描。

二、正常表现

(一) X 线表现

1. 食管　位于后纵隔,上起下咽部,下接贲门。胸段分上、中、下 3 段:主动脉弓水平以上为上段,略偏左;主动脉弓水平以下至第 8 胸椎水平高度为中段,基本居中;第 8 胸椎水平以下为下段,稍偏右。下段膈上局限性扩张处为膈壶腹。

食管左前壁有 3 个生理性压迹,由上而下分别为主动脉弓压迹、左主支气管压迹和左心房压迹,在前 2 个压迹之间相对膨出,勿误认为憩室。食管有 2 个生理性高压区,即食管入口处和穿过膈肌处。

食管充盈时,宽度为 1.5~3.0cm,边缘光滑整齐,黏膜皱襞 3~6 条,呈纤细纵行而平行的条纹状透亮影,向下通过贲门与胃小弯黏膜皱襞相连。吞咽动作或食物刺激,食管出现自上而下对称性蠕动波,称第一蠕动波。第二蠕动波由食物对食管壁的压力引起,常始于主动脉弓水平向下推进。

2. 胃　分胃底、胃体和胃窦。胃的入口处为贲门,贲门水平线以上为胃底,立位时含气称胃泡。贲门到幽门的胃右缘称胃小弯,其左外缘称胃大弯,胃大弯最低点称胃下极。胃小弯转角处称胃角切迹。贲门与胃角切迹之间部分称胃体。角切迹至幽门管的部分为胃窦。胃的形态与体型和胃本身张力有关。一般分为牛角型、钩型、无力型和瀑布型。

胃轮廓在胃小弯和胃窦大弯侧一般光滑整齐。胃底和胃体大弯侧常呈锯齿状,系横、斜走行的黏膜皱襞所致。

胃黏膜因黏膜皱襞间沟内充钡呈条纹状致密影,皱襞为条纹状透明影。胃底黏膜皱襞粗大而弯曲,呈不规则的网状或脑回状。胃体部小弯侧黏膜皱襞较细、整齐,与小弯平行,大弯侧粗大而成斜向或横向走行。胃体部一般可见 4~6 条黏膜皱襞,宽度不超过 5mm。胃窦部黏膜皱襞主要与小弯平行,也可斜行。在良好的低张双重对比造影片上,不显示上述黏膜皱襞,而显示胃小区。胃小区呈网状结构。

胃蠕动起自胃体上部,有节律呈波浪状向幽门方向推进,蠕动波逐渐加深,通常同时可见 2~3

个蠕动波。胃窦部呈向心性收缩。胃的排空时间受多种因素影响,一般在服钡后 2~4 小时内排空。

3. 十二指肠 上起幽门下接空肠,呈 C 字形包绕胰头。其分为球部、降部、横部和升部。球部呈三角形或锥形,两缘对称,尖端指向右后上方,底部平整,中央为幽门管开口。球部向下走行的部分为降部,紧接降部有很小一段呈水平走行,称横部。横部以后反转向左后上方至十二指肠悬韧带的部分为升部。球部轮廓光滑,黏膜皱襞呈纵行条纹状。降部以下的黏膜皱襞呈羽毛状。球部蠕动为整体收缩,一次将钡剂排入降部。降部以下的蠕动多呈波浪状,也可出现逆蠕动。

4. 空肠与回肠 空肠与回肠二者无明显分界,逐渐移行。空肠主要位于左上和中腹部,蠕动较活跃,黏膜皱襞呈羽毛状。回肠主要位于中、下腹部和盆腔,蠕动缓慢,常显示充盈像,轮廓光滑,可见分节运动,黏膜皱襞较稀少。一般在服钡剂后 2~6 小时钡首先到达盲肠,7~9 小时小肠完全排空。

5. 结肠与直肠 大肠位于腹腔四周。肝、脾曲结肠和直肠位置较固定,横结肠和乙状结肠移动度较大。直肠壶腹为大肠中最宽部分,其次是盲肠。结肠的 X 线特征为充钡时大致对称的袋状突出,称结肠袋,以盲肠、升结肠和横结肠明显,降结肠以下逐渐变浅,乙状结肠接近消失,直肠无结肠袋。过度充盈或结肠收缩可使结肠袋变浅甚至消失。结肠黏膜皱襞相互交错。升结肠黏膜皱襞较密,以斜行和横行为主,降结肠以下黏膜皱襞逐渐稀少且以纵行为主。结肠蠕动由右半结肠出现强烈收缩,将钡剂推向左半结肠。一般服钡后 24~48 小时全部排空。阑尾在钡剂或钡灌肠检查时可显影或不显影,如显影呈长条形影,位于盲肠内下方,一般粗细均匀,边缘光整,易于推动。

6. 肝脏、胆系和胰腺 肝脏、胆系和胰腺的透视和平片检查价值不大,PTC 和 ERCP 可用于胆系疾病的诊断。

(二) CT 表现

1. 食管 胸部 CT 横断面图像上呈圆形软组织影,位于胸椎及胸主动脉前方,穿过横膈食管裂孔转向左进入胃贲门。其内如有气体或对比剂时则可显示食管壁的厚度,约为 3mm。

2. 胃 胃壁的厚度因扩张程度而异,正常时不超过 5mm,胃壁均匀一致。

3. 十二指肠 全段与周围结构的解剖关系能得到充分显示。十二指肠的各部也较清楚。

4. 空肠与回肠 肠腔内含较多气、液体时,CT 可以较好地显示肠壁,小肠壁厚约 3mm,回肠末端肠壁厚可达 5mm。

5. 结肠与直肠 结肠壁外脂肪层较厚,结肠腔、肠壁及壁外的结肠系膜均能良好显示。正常结肠壁厚为 3~5mm。三维图像重建后的冠状 CT 图像可以全面、形象地反映结肠在腹腔的位置、分布以及与结肠系膜、邻近器官的解剖关系;CT 仿真内镜技术可显示结肠黏膜及黏膜下病变。CT 可清晰显示直肠及直肠周围间隙的形态,对直肠病变的局部状态评价有较大帮助。

6. 肝脏 平扫示肝实质呈均匀的软组织密度,略高于脾、胰、肾,CT 值为 40~70HU。肝脏轮廓光滑。CT 上肝的分叶一般以胆囊窝中线与下腔静脉连线分为肝左、右叶。肝圆韧带,亦称纵裂,裂内有脂肪,CT 能清晰显示。此裂左侧是左叶外侧段,右侧是左叶内侧段。肝中静脉位于左叶和右叶之间。肝右静脉位于右叶的前段和后段之间。肝门内有肝动脉、肝总管和门静脉,门静脉最粗。肝静脉、门静脉密度低于肝实质,表现为管状影或圆形影。增强扫描肝实质和肝内血管均有强化。动脉期,肝内动脉明显强化,肝实质强化不明显;门静脉期,门静脉和肝静脉强化明显,肝实质开始强化;门静脉晚期或肝实质期,门静脉内对比剂浓度迅速下降,肝实质则达到强化的峰值,此时静脉血管的密度与肝实质相当。

7. 胆囊与胆管 平扫横断面上胆囊位于肝右叶和方叶之间的胆囊窝内,呈卵圆形,壁薄而光滑,厚为 2~3mm,胆囊腔为均匀水样低密度。肝总管表现为肝门部、门静脉主干的前外侧的圆形低密度影。胆总管下段位于胰头内及十二指肠降部内侧,呈圆形水样低密度影。增强扫描胆囊壁呈均匀一致的强化,胆囊腔不强化。胆管壁强化,显示更清晰。

8. 胰腺 CT显示为带状,由胰头至胰尾逐渐变细。平扫胰腺实质密度均匀,CT值为40~50HU,增强扫描呈均匀强化。正常胰头、体、尾与胰腺长轴垂直的径线可达3cm、2.5cm、2cm,60岁以上老年人胰腺逐渐萎缩变细。

三、基本病变表现

(一)空腔器官的基本病变

1. 轮廓的改变 胃肠壁上的病变,均可使轮廓发生改变。①龛影(niche):胃肠壁局限溃烂形成缺损凹陷,被钡剂充填后,切线位表现为向外突出的乳头状、三角形钡影,正位呈圆形或卵圆形致密钡斑影;②憩室:因管壁薄弱,内腔压力增高或管壁被外在粘连牵拉形成的突出性病变,X线特征是局限性囊袋状膨出影;③充盈缺损(filling defect):胃肠壁局限性肿块向腔内突出,病变部位不能被钡剂充盈所形成的影像。

2. 黏膜皱襞的改变 ①黏膜皱襞平坦,X线表现为黏膜皱襞的条状影不明显,严重者可完全消失,常见于龛影周围的黏膜及黏膜下层炎症性水肿、恶性肿瘤的黏膜和黏膜下层浸润;②黏膜破坏,X线表现为黏膜皱襞中断、消失,代之以杂乱不规则的钡影,多由恶性肿瘤侵蚀所致,炎症性病变的黏膜破坏多呈移行性改变;③黏膜皱襞增宽和迂曲,X线表现为黏膜皱襞增宽常伴有迂曲和紊乱,多见于慢性胃炎和黏膜下静脉曲张;④黏膜皱襞纠集,X线表现为黏膜皱襞从四周向病变区集中,呈放射状,多由慢性溃疡性病变纤维瘢痕收缩而造成。

3. 管腔大小的改变 ①狭窄:管腔持久性缩小称狭窄,主要见于炎症、肿瘤、瘢痕、粘连、痉挛、外在压迫和发育不全等,肿瘤性狭窄范围局限,边缘毛糙,管壁僵硬;炎症性狭窄范围多广泛或具有分段性,边缘较清楚;外在压迫性狭窄多呈偏侧性,可见压迹或伴有移位;先天性狭窄多较局限,边缘多光滑;痉挛性狭窄形态可变,时轻时重,痉挛解除恢复正常;肠粘连引起狭窄形态不规则,肠管移动度受限,甚至相互聚拢。②扩张:管腔持久性增大称扩张,狭窄近侧常扩张,严重者可梗阻。梗阻以上肠管扩张并可见气-液平面。早期蠕动增强,继而蠕动减弱。神经功能障碍引起的扩张(如麻痹性肠梗阻),则引起肠管普遍胀气扩张。

4. 位置和可动性改变 病变的压迫、推移和粘连可改变胃肠的位置。压迫多见于肿物,使胃肠出现弧形压迹,多可触及肿物。粘连与牵拉可造成位置改变且固定。先天性肠道旋转不良、盲肠高位或低位等,可致胃肠位置发生变异,但可动性存在。腹腔积液或先天性固定不良可使肠管可动性加大。

5. 功能性改变 胃肠器质性病变常伴有功能改变,可单独存在,也可有几种功能性改变共存。①张力改变:指胃肠平滑肌收缩与舒张的程度。张力增高X线表现为管腔缩窄、蠕动增强;张力减弱则管腔扩大、松弛、蠕动减弱。②蠕动改变:胃肠肌肉有节律性收缩,是内容物前进的动力,蠕动增强X线表现为蠕动波增多、加深、运行加速、排空加快,多见于炎症、溃疡;蠕动减弱X线表现为蠕动波减少、变浅、运行慢,见于胃肠麻痹和肿瘤局部浸润;与正常运行方向相反的蠕动称逆蠕动,多见于梗阻。③运动力改变:指胃肠输送食物的能力、钡剂到达和离开某部位的时间。④分泌功能改变:胃分泌增加,X线表现为空腹时胃内液体增多,称胃潴留,钡剂造影检查可见钡剂呈絮片下降,不能均匀涂布于黏膜面,常见于胃十二指肠溃疡。小肠和结肠分泌增加,X线表现为钡剂分散呈团块状、雪花片状和线带状,钡剂附着差,黏膜皱襞模糊,常见于炎症和溃疡性病变。

CT表现:胃肠肿瘤可见胃肠壁局限性增厚或有肿块突入胃肠腔内。良性肿瘤多数表面光滑,恶性肿瘤则表面不规则。

(二)实质器官的基本病变表现

1. 肝脏 ①肝脏大小与形态异常:肝增大,CT表现为肝叶饱满,前后径和横径超过正常范围,肝萎缩则相反;②边缘与轮廓异常:肝占位性病变或肝结节再生等凸出肝表面,肝边缘呈波浪状,轮廓凹凸不平。

2.胆系 ①胆囊大小、形态异常:胆囊增大常见于胆囊炎和胆管梗阻;胆囊缩小同时有胆囊壁增厚常见于胆囊炎;胆囊壁局限性增厚常见于肿瘤或肿瘤样病变。②胆管扩张:可分为先天性和后天性,前者表现为肝内或肝外单发或多发的局部胆管扩张,后者是由胆管阻塞或狭窄引起上段胆管的扩张。③胆管狭窄或阻塞:炎症、结石和肿瘤是引起胆管狭窄和阻塞的常见原因。

3.胰腺 ①胰腺大小、形态异常:胰腺弥漫性增大常见于急性胰腺炎;胰腺弥漫性体积缩小常见于老年性胰腺萎缩或慢性胰腺炎。胰腺局部增大,轮廓外凸多为胰腺肿瘤所致。②胰腺实质内异常:胰腺肿瘤和肿瘤样病变,CT表现为密度的异常。

四、疾病诊断

(一)食管与胃肠道疾病

1.食管静脉曲张 食管静脉曲张是门静脉高压症的主要表现之一,多见于肝硬化。

X线钡剂检查是简便、安全而有效的方法。早期:见食管下段黏膜皱襞稍增宽和迂曲,管壁边缘略不整齐。中期:食管中下段黏膜皱襞明显增宽、迂曲呈串珠状或蚯蚓状充盈缺损,管壁边缘呈锯齿状。晚期:可累及食管中上段至全长,黏膜皱襞极度增宽、迂曲,腔内形成团块状充盈缺损,食管张力低下,管腔扩张,蠕动减弱,排空延迟。

CT表现:平扫可见食管壁及胃底壁增厚,增强扫描可显示明显强化的食管周围和胃底迂曲的血管团,并可显示扩张的脾静脉。

2.胃十二指肠溃疡

(1)**胃溃疡**:龛影是胃溃疡的直接X线征象,多见于小弯,切线位呈乳头状(图5-1-9)、锥状、三角形突向胃轮廓线以外,边缘光滑整齐,密度均匀,底部平整或稍不平。正位呈圆形或卵圆形致密钡斑影。龛影口部常有一圈黏膜水肿造成的透明线。这种黏膜水肿带是良性溃疡的特征,依其范围有不同的表现:①黏膜线:龛影口部一条宽1~2mm透明线;②项圈征:龛影口部的透明线带,宽0.5~1.0cm,如一个项圈;③狭颈征:龛影口部明显狭窄,使龛影犹如有一个狭长的颈。龛影周围瘢痕收缩,导致黏膜皱襞呈放射状集中于龛影边缘,且逐渐变细,称为黏膜皱襞纠集,是良性溃疡特征之一。溃疡引起的瘢痕性改变可致胃变形和狭窄,胃小弯溃疡可使小弯短缩,形成蜗牛形胃。

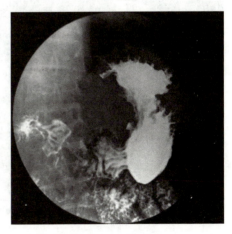

图5-1-9 胃溃疡
造影示胃小弯龛影突向胃腔外。

胃溃疡引起的功能性改变包括:①痉挛切迹(B形胃):小弯溃疡,在大弯的相对应处出现深的痉挛切迹;②分泌增加,使钡剂不易附着于胃壁,液体多时在胃内形成气-液平面;③胃的张力、蠕动和排空功能异常,早期多增强,晚期多减弱。

当溃疡深达浆膜层时称穿透性溃疡,表现为龛影深度超过1cm,周围有水肿带。溃疡穿过浆膜层形成包裹时称穿孔性溃疡,特点是龛影较大,呈囊袋状,囊袋内可见气液钡分层现象。

(2)**十二指肠溃疡**:90%以上发生在球部,偶发于球后部。龛影是球部溃疡的直接征象,直径多在0.8cm以下,常单发。龛影正位显示圆形或类圆形致密钡斑影,切线位突出腔外。由于球部腔小壁薄,易产生变形,X线检查表现为山字形、三叶形等。球部溃疡愈合后,龛影消失,但球部变形继续存在。十二指肠球部溃疡还可

ER 5-1-24

十二指肠球部溃疡胃肠造影表现

见激惹征、球部压痛等征象。

3. 食管与胃肠肿瘤　食管与胃肠肿瘤有良性和恶性,其中恶性多见,常见的有食管癌、胃癌和结肠癌。

(1)**食管癌**:临床主要症状是进行性吞咽困难。大体病理形态分为髓质型、蕈伞型、溃疡型、硬化型、腔内型。X线钡剂造影检查是简便而有效的诊断方法。食管癌X线表现为:①管腔狭窄:食管局限性环状狭窄,管壁僵硬,分界清楚;②充盈缺损:腔内大小不等、边缘不规则的结节状充盈缺损;③黏膜皱襞破坏、消失、中断;④龛影,形态不规则的长形龛影,其长径与食管的纵轴一致。CT表现:可见食管壁环形或不规则增厚,腔内有时可见软组织肿块影,管腔狭窄,若食管周围脂肪层模糊、消失,则提示食管癌外侵。CT能清晰地显示食管癌对周围结构的侵犯情况及淋巴结转移等。

(2)**胃癌**:是胃肠最常见的恶性肿瘤,多见于胃窦、小弯和贲门区。大体病理形态分为蕈伞型、浸润型、溃疡型、浸润溃疡型。早期,X线低张气钡双重造影,表现为胃小区、胃小沟破坏消失,可见不规则小龛影和小的充盈缺损,胃轮廓局部凹陷和僵直。

中晚期胃癌X线表现(图5-1-10):①胃腔变窄:胃壁僵直无蠕动,多见于浸润型,也可见于增生型胃癌,胃广泛受累时形成皮革样胃。②充盈缺损:呈大小不等、边缘不规则的充盈缺损,与正常胃壁分界清楚,多见于增生型胃癌。③黏膜皱襞破坏、消失、中断或黏膜皱襞结节状或杵状增粗。④龛影:见于溃疡型。肿瘤向腔内突出形成大而浅的不规则碟形溃疡。切线位见龛影位于胃轮廓之内,呈半月形,外缘平直内缘不规则而有多个尖角,龛影外围出现宽窄不一的透亮带,称环堤,轮廓不规则,黏膜纠集但中断于环堤外,以上表现称半月综合征。CT表现:胃壁不规则增厚,胃腔狭窄,胃内软组织肿块或肿块表面有不规则的凹陷。

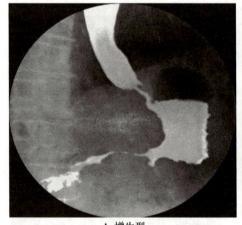 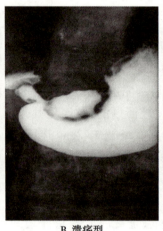 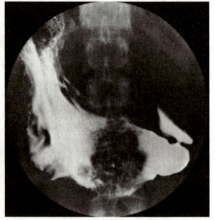

A. 增生型　　　　　　　　　B. 溃疡型　　　　　　　　　C. 浸润型

图 5-1-10　胃癌

(3)**结肠直肠癌**:以直肠癌居多,乙状结肠癌次之。发病率仅次于胃癌和食管癌。临床表现主要有便血、腹泻或便秘、腹部包块等。大体病理分为浸润型、增生型、溃疡型。

结肠低张气钡双重对比造影表现:①肠腔偏心性或环行狭窄,轮廓不规则,肠壁僵硬,病变肠管与正常部分分界明显;②黏膜皱襞破坏、消失和中断;③肠腔内有大小不等的结节状充盈缺损;④龛影较大,形状不规则,龛影边缘有尖角及不规则结节状充盈缺损,如肿瘤较大,钡剂通过困难,病变区常可触及包块(图5-1-11)。CT检查表现为病变区肠壁增厚、腔内肿块,可显示肿瘤与周围组织间的关系,局部有无淋巴结转移,对结肠癌的术前分期有重要价值。

(二)急腹症

1. 胃肠道穿孔　多见于消化性溃疡、外伤及肿瘤,以胃十二指肠溃疡穿孔最多见。立位X线腹部平片或透视主要表现为膈下游离气体,呈新月形、眉弓状透亮影。小肠及阑尾、胃后壁穿孔等,有时可无气腹征象。因此,X线检查未见气腹也不能排除胃肠穿孔。如患者近期做过子宫输卵管通气、腹部手术和人工气腹等,也可见腹腔游离气体,应结合病史与胃肠穿孔鉴别。CT检查可显示腹腔积气的部位和量。

2. 肠梗阻 分为机械性、动力性和血运性三类。机械性肠梗阻根据有无肠管血运障碍分为单纯性和绞窄性。动力性肠梗阻分为麻痹性与痉挛性肠梗阻。血运性肠梗阻有肠管血液循环障碍和肠肌运动功能失调。X线检查通常采用透视和平片。

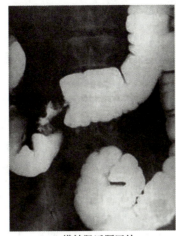

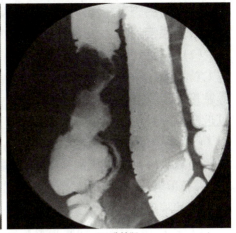

A. 横结肠近肝区处　　　　　B. 升结肠

图 5-1-11　结肠癌

结肠造影显示结肠腔内部规则充盈缺损,局限性管腔狭窄。

(1)**急性机械性单纯性小肠梗阻**:小肠肠腔阻塞后,梗阻以上肠腔扩张,充满气体和液体。立位透视和平片可见梗阻近端小肠积气扩张,肠腔内积液。积气肠管一般呈弓拱形,出现高低不等和长短不一多个气-液平面,呈阶梯状排列,透视下可见气-液平面随肠蠕动而上下运动,为特征性表现。卧位片见空肠呈鱼肋状或弹簧状黏膜皱襞,空肠呈光滑管状影。

(2)**绞窄性肠梗阻**:常见于肠扭转、内疝、套叠等。肠系膜血管发生狭窄,导致肠壁血液循环障碍引起小肠坏死。绞窄性肠梗阻X线表现除小肠扩张、积气和积液外,还可出现特殊征象:如假肿瘤征、空回肠换位征、咖啡豆征、长液面征等。

(3)**麻痹性肠梗阻**:常见于腹膜炎、腹部手术后、胸腹部外伤等。系肠道运动力减弱或消失所致。X线表现:胃、小肠和结肠均积气扩张。肠内气体多、液体少,致肠内气-液平面较低,甚至肠腔内几乎全为气体。

CT检查有助于肠梗阻的病因诊断。

右膈下游离气体

小肠单纯性肠梗阻

(三)肝、胆和胰腺疾病

1.肝脏疾病

(1)**原发性肝癌**:多发生在慢性肝炎和肝硬化基础上。CT平扫多数表现为边界不规则低密度病灶,可单发或多发。肿瘤内如合并坏死和囊变时密度更低,如有出血呈高密度改变。增强扫描见动脉期呈不均匀强化,肿瘤边界更清楚。门静脉期和肝实质期病灶密度迅速降低。肿瘤处肝体积增大,局部凸出;门静脉增粗,强化后门静脉内充盈缺损,提示有瘤栓形成。

(2)**肝转移瘤**:CT平扫呈单发或多发大小不等的类圆形低密度影,边缘可光滑或不光滑。增强扫描多数病变有不同程度的不均匀强化。典型表现为病灶中心为低密度,边缘呈环状强化。

(3)**肝脓肿**:X线平片在肝区有时可见含气或液平的脓腔影。CT平扫见单发或多发圆形、卵圆形边缘较清楚的低密度区,增强扫描脓腔不强化,急性期病灶边缘模糊,慢性期脓肿壁呈环形强化,边缘光滑整齐,厚度均匀。如腔内有气体和气-液平面时,具有较大的诊断意义。

(4)**肝囊肿**:CT平扫见单发或多发、边界锐利光滑的圆形或卵圆形低密度病灶,CT值与水近似。增强扫描囊肿不强化,而正常肝强化,病灶边缘更清晰。

(5)**肝硬化**:CT平扫早期肝脏正常或增大,中晚期肝脏缩小,肝轮廓呈结节状凹凸不平,肝叶比例失调,肝门和肝裂增宽,脾大,可伴有腹腔积液。门静脉、脾静脉和侧支血管扩张。当肝硬化时,不同程度的脂肪变性,可导致肝的密度减低。

2.胆系疾病

(1)**胆石症**:X线平片可发现胆囊阳性结石。CT平扫根据结石的化学成分不同,胆囊和胆管结石CT表现为高密度、等密度、低密度和环状影。高密度结石表现为胆囊内或胆管内的高密度影。等密度结石平扫不易发现,造影扫描表现为胆囊内充盈缺损影。肝外胆管结石除见结石影外还可见近肝侧胆管扩张。肝内胆管结石表现为沿肝内胆管走行分布的管状、点状、不规则状高密度影。

(2)**胆道梗阻**:胆道梗阻发生后,主要是胆道扩张和黄疸。CT可准确显示胆管扩张,肝内胆管扩张表现为肝内树枝状低密度影,或多个小圆形低密度区。增强扫描见肝实质和血管强化,胆管无强化,显示更清晰。胆总管宽径大于10mm则视为扩张。根据胆管扩张范围可判定梗阻的部位。

3.胰腺疾病

(1)**胰腺炎**:分为急性胰腺炎和慢性胰腺炎。急性胰腺炎CT表现为胰腺弥漫性或局限性增大,密度正常或略减低。胰腺周围常因有炎症性渗出轮廓模糊,邻近肾前筋膜增厚,并可见多个水样低密度区或形成假性囊肿。增强扫描见均匀性强化,坏死区不强化。慢性胰腺炎常见的CT表现为胰腺体积缩小或局部增大,多合并胰内、外假性囊肿,表现为边界清楚的低密度区,CT值近于水。胰管常有不同程度扩张。沿胰管分布的斑点状钙化或胰实质内钙化影是其特征性表现。病变后期可见胰腺萎缩。

ER 5-1-27

练习题

(2)**胰腺癌**:大多数发生在胰头部,CT表现为胰腺局部或弥漫性增大,边缘不规则,其密度常与胰腺的密度相等,肿块内坏死、液化可形成低密度区。增强扫描肿瘤多不强化或略强化。而正常胰实质强化明显,肿瘤呈相对低密度。胰头癌常有不同程度的胰管扩张。当胰腺癌侵犯或压迫胆总管时,肝内、外胆管扩张和胆囊增大。如胆总管和胰管同时扩张,形成所谓"双管征",是胰头癌的一个重要征象。

(张中星)

第五节 泌尿系统

泌尿系统包括肾、输尿管、膀胱和尿道等。

X线平片能较好地显示泌尿系统结石,但大多数病变不易显示,诊断价值有限。肾具有排泄含碘对比剂的能力,排泄性尿路造影不仅能显示肾盂、肾盏、输尿管和膀胱的形态,而且可以大致了解肾的排泄功能。

CT易于发现泌尿系统小的结石。可显示肿瘤内的钙化、脂肪组织等,对肿瘤的定位和定性诊断具有很高的价值。

ER 5-1-28

教学课件

一、检查技术

(一)X线检查

1.腹部平片 主要用于检查泌尿系统阳性结石。

2.静脉肾盂造影(intravenous pyelography,IVP) 又称排泄性尿路造影,是将有机碘液注入静脉内,经肾排泄,使肾盏、肾盂、输尿管和膀胱显影。检查前应清除肠管内气体和粪便,并限制饮水;做碘剂过敏试验。禁忌证:严重的肝、肾和心血管疾病,过敏体质,甲状腺功能亢进,妊娠等。造影方法有常规法、双倍剂量法和大剂量法。

ER 5-1-29

思维导图

ER 5-1-30

执助考点

3.逆行肾盂造影 本法属于有创性检查,是在膀胱镜引导下,将导管插入输尿管与肾盂交接处,经导管注入含碘对比剂后摄片,使肾盏、肾盂、输尿管和膀胱显影。本法用于静脉肾盂造影不显影或显影不佳及不适合做静脉肾盂造影者。

(二) CT 检查

1. CT 平扫 常规取仰卧位,检查范围包括全部肾脏,如需同时观察输尿管,则继续向下扫描,直至输尿管的膀胱入口处。对于泌尿系统结石、单纯性肾囊肿和多囊肾等疾病即可明确诊断。

2. CT 增强扫描 肾与输尿管应常规行增强检查。方法是向静脉内快速注入对比剂后 30~60 秒和 2 分钟,行双肾区扫描,分别称为肾皮质期和实质期。可观察肾皮、髓质强化程度的变化。注药后 5~10 分钟后,于分泌期再次行双肾区、输尿管区及膀胱区扫描,称肾盂期,以观察肾盂、输尿管和膀胱充盈情况。应用多层螺旋 CT,在增强肾动脉期行轴位薄层扫描后行三维重组,得到肾动脉的 CTA 图像;在肾盂期扫描并行三维重组,获得类似于 IVP 的图像,称为计算机体层成像尿路造影(computed tomography urography,CTU),CTU 显示肾盏、肾盂、输尿管和膀胱,用于尿路梗阻性病变的诊断。

二、正常影像表现

(一) X 线表现

1. 肾 位于脊柱两旁,在后前位 X 线片上肾影呈长轴自内上向外下斜行,正常肾影呈蚕豆状,边缘光整,外缘为凸面,内缘凹陷为肾门。肾影长为 12~13cm,宽 5~6cm。肾上缘约在第 12 胸椎上缘,下缘平第 3 腰椎下缘,右肾比左肾低 1~2cm。

正常肾盂形态变异较大,多呈喇叭形,少数为分叉状或壶腹状。肾盏包括肾大盏和肾小盏:肾大盏略呈长管状,数目和形态有变异,其末端分出数个肾小盏,肾小盏呈短管状,末端稍膨大,切线位顶端呈杯口状凹陷。如肾小盏方向与 X 线束一致,则形成环状或圆形致密影。

当逆行肾盂造影时,如注射压力过高可造成对比剂回流,又称逆流或反流。常见的有肾小管、肾窦、淋巴管和血管周围逆流。

2. 输尿管 造影片上输尿管为细长条状影,沿腰大肌前缘下行。入盆腔后,多在骶髂关节内侧走行,过骶骨后再弯向外,斜行进入膀胱。输尿管有三个生理狭窄区,即与肾盂连接处、跨越骨盆边缘处和进入膀胱壁内处。输尿管走行柔和,可有曲折,但边缘光滑。

3. 膀胱 造影可显示膀胱内腔,正常容积为 350~500ml,其形状、大小取决于充盈程度及与周围器官的关系,充盈时呈卵圆形,横置于耻骨联合上方,边缘光整,密度均匀,其顶部可略凹陷。

(二) CT 表现

1. 肾 CT 平扫,两侧肾在周围低密度脂肪组织的对比下,表现为圆形或卵圆形软组织密度影,边缘光滑、锐利,肾实质密度均匀,皮、髓质不能分辨,CT 值平均为 30HU。肾窦内含有脂肪呈较低密度,肾盂为水样密度。肾的中部层面见肾门内凹,方向指向前内侧。肾动脉和静脉呈窄带状软组织影,自肾门向腹主动脉和下腔静脉走行。快速注入对比剂后即刻扫描,皮质强化呈环状高密度,并有条状高密度间隔伸入内部,髓质未强化仍为低密度。1 分钟后扫描,髓质内对比剂增多,密度逐渐增高,皮、髓质密度相等,分界消失,肾脏呈均匀高密度,CT 值可达 140HU。由于对比剂用量及注射速度不同,强化程度的变化范围较大。5~10 分钟检查,肾实质强化程度减低,肾盏、肾盂和输尿管内充盈对比剂,密度逐渐升高而显影。

2. 输尿管 CT 平扫,正常输尿管显示不佳,两侧输尿管充盈对比剂时,横断面呈圆形高密度影,位于脊柱两旁、腰大肌的前方。

3. 膀胱 CT 平扫,膀胱大小、形状及膀胱壁的密度与充盈程度有关。适度充盈的膀胱呈圆形或卵圆形。膀胱腔内尿液呈均匀水样低密度。膀胱内有尿液充盈,在周围低密度脂肪组织的对比下,膀胱壁显示为厚度均一的薄壁软组织密度影,内外缘光滑,厚度一般不超过 3mm。增强扫描,早期显示膀胱壁强化;30 分钟后延期扫描,膀胱内充盈含对比剂的尿液,为均匀高密度。如对比剂与尿液混合不均,表现为下部密度高、上部密度低的液-液平面。

三、基本病变表现

（一）肾大小的异常

正常时,两侧肾影大小大致相等,有时左肾比右肾略大。肾脏增大或缩小,可发生于一侧或两侧。其可伴有或不伴有肾外形轮廓的改变。

一侧肾影明显缩小,常见于一侧肾先天发育不全、慢性肾盂肾炎引起的肾萎缩,肾动脉狭窄所致肾缺血也可发生萎缩。

一侧肾影增大常见于单侧肾盂积水、肾肿瘤、肾囊肿、肾及肾周血肿、肾结核、急性肾盂肾炎和急性肾小球肾炎等。对侧肾先天性缺如、发育不全或肾功能损害,也可引起一侧肾代偿性增大。

两侧肾增大,常见于多囊肾、两侧肾盂积水,也可见于白血病、淋巴瘤等全身性疾病。

（二）肾形态的异常

肾外形异常多伴有肾增大或缩小。局部凹陷见于慢性肾盂肾炎引起的肾局部萎缩。局部膨大突出、凹凸不平或呈分叶状,见于肾肿瘤或囊肿。

（三）肾位置的异常

肾的位置可有一定的活动度。肾位置异常主要是向上、向下、向前、向外移位,或肾轴改变。肾的位置异常常为先天性,如高位肾、低位肾,表现为正常肾的位置无肾影。游走肾的位置不定。肾肿瘤、肾囊肿、肾脓肿及肾和肾周血肿可使肾移位,同时伴有肾轴改变。肾位置异常也可由肾周病变、肾上腺肿瘤、腹腔内及腹膜后肿瘤压迫所致。

（四）结石与钙化

泌尿系统的器官和组织内钙盐沉积形成结石与钙化。结石发生在肾盏、肾盂、输尿管、膀胱和尿道,X线平片和CT多表现为颗粒状、鹿角状或分层状高密度影;钙化的原因不同,形态表现多种多样。弥漫性不规则斑点状钙盐沉着,多为肾内结核灶的钙化。肾肿瘤内也可出现不规则形钙化。肾囊肿的钙化发生在囊肿的边缘,多呈弧形。肾钙质沉着可在肾实质内出现多数颗粒状钙化影,有的也可出现针状或杵状多数成簇分布的钙化,常见于甲状旁腺功能亢进症、肾性佝偻病、特发性高钙尿症等。

（五）肾正常结构的破坏

肾正常结构的破坏是指肾实质和肾盂肾盏被病变组织侵蚀而取代,失去正常的结构和形态。肾结核或肾恶性肿瘤侵蚀可造成肾实质和肾盂肾盏的破坏。肾实质的破坏在造影像上表现为不规则的腔隙,其内充满对比剂,呈小湖泊形或棉球状影。肾盂肾盏破坏表现为肾小盏杯口模糊不清、不规则、毛糙或肾盂肾盏边缘不整齐。

（六）尿路积水

尿路积水是指尿液从肾脏排出受阻,造成肾内压力升高、肾盂肾盏及输尿管内尿液蓄积增多而扩张。尿路积水多由尿路狭窄和阻塞引起。尿路狭窄和阻塞的原因很多,常见于肿瘤、结石、血块、炎症等,也可由输尿管外肿瘤等病变的压迫所致。肾实质的肿瘤、囊肿可造成肾盂肾盏的局限性积水。尿路狭窄和阻塞的部位不同,可引起单纯肾盂积水或肾盂及输尿管积水。

X线尿路造影,早期可见肾小盏杯口状轮廓变平或突出呈杵状,峡部变宽变短,肾盂下缘膨隆,扩大的肾盂肾盏边缘光滑整齐。阻塞以上的输尿管扩张增粗。如尿路阻塞时间长,可使肾实质萎缩,肾功能受损,静脉肾盂造影的显影时间延长。CT尿路造影均可显示肾盂和输尿管的扩张。非梗阻性积水有先天性巨大肾盂和巨输尿管。膀胱输尿管反流也可发生肾盂和输尿管的扩张积水。

（七）肾脏肿块

肾脏肿块是指肾内正常组织被肿瘤或其他组织取代,形成圆形、卵圆形或不规则形的团块状病变。肿块多为肿瘤组织,也可为液体或血性成分等。肾内肿块可使肾增大,较大肿块向肾外凸出而致肾轮廓改变。不同病变的肿块在影像学上的表现不同。CT显示为软组织或混杂密度,常为肾癌的表现。CT显示肿块内有脂肪成分,其密度不均匀,多为肾血管平滑肌脂肪瘤。肾内单发或多发边缘光滑的圆形或椭圆形肿块,CT显示为均匀的液体成分,壁薄而且不与肾盂肾盏相通,见于单纯肾囊肿或多囊肾。

四、疾病诊断

(一)尿路结石

1.X线表现 尿路结石可发生于肾至尿道的任何部位。约90%尿路结石在X线平片上显示,称阳性结石。少数如尿酸盐类结石则X线平片上不显示,称阴性结石。

执助考点

(1)**肾结石**:可单发或多发,单侧或双侧。绝大多数位于肾盂内,其次是下组肾盏。X线平片表现为肾窦区内密度均匀一致,也可为分层状或浓淡不均,呈圆形、卵圆形、桑葚状、鹿角状、珊瑚状致密影,大小不等,小者仅为点状或结节状,大者可充满肾盂肾盏。其中,分层、桑葚状、鹿角状致密影是肾结石的典型表现。侧位片见肾结石与脊柱影重叠。

右输尿管结石

(2)**输尿管结石**:多数为肾结石脱落入输尿管,多停留于输尿管的生理狭窄处。X线平片表现为圆形、卵圆形、桑葚状致密影。结石位于输尿管行径上,长轴与输尿管走行一致。静脉肾盂造影可确定结石是否在输尿管内,其结石上方输尿管及肾盂肾盏有不同程度的扩张积水。当逆行肾盂造影时,对比剂在结石部位受阻。输尿管结石与腰椎横突或与骶骨重叠时,易被遗漏。

执助考点

(3)**膀胱结石**:多为阳性结石,X线平片表现为骨盆中下部耻骨联合上方,圆形、卵圆形,单发或多发,大小不一,边缘光滑或毛糙,密度均匀或呈分层状致密影。结石可随体位而改变位置。膀胱造影,阴性结石表现为膀胱内的充盈缺损。

2.CT表现

(1)**肾结石**:对于肾盂肾盏内的高密度结石,CT不仅能发现较小的结石,而且能显示平片不能显影的阴性结石。

(2)**输尿管结石**:CT平扫表现为输尿管走行区内约米粒大小的致密影,结石以上输尿管和肾盂扩张。CT尿路造影可显示结石的准确部位。

(3)**膀胱结石**:CT表现为圆点状或块状高密度影,阳性结石的CT值在100HU以上。当疑为膀胱结石时,应做平扫。

(二)泌尿系统结核

可累及肾、输尿管及膀胱,以肾结核尤为重要。

肾结核为结核菌随血液循环播散到肾引起,初期为肾皮质感染,其后累及肾髓质,形成干酪样变和结核性脓肿。脓肿破溃入肾盏、肾盂,形成空洞,造成肾盏和肾盂破坏。病变向下蔓延可引起输尿管、膀胱结核。肾结核干酪化病灶可发生全肾钙化且功能丧失,称为肾自截。

X线平片:早期平片可无异常。晚期有时可见肾区呈云絮状、环形或斑点状钙化甚至全肾钙化。静脉肾盂造影:早期肾功能可正常,当结核性溃疡累及肾小盏,表现为肾小盏杯口边缘不规则如虫蚀状。溃疡空洞与肾盏相通时,可见肾实质内团块状对比剂与受累肾盏相连,受累肾盏可变形狭窄。肾盂肾盏广泛破坏积脓时,静脉肾盂造影常不显影,逆行肾盂造影可见肾盂、肾盏及多发空洞共同形成一大而不规则的空腔。

CT平扫:肾结核早期,肾实质内边缘模糊的低密度灶。增强扫描,对比剂可进入肾实质内的结核性空洞,显示为高密度影。但对肾盂肾盏的早期破坏显示不佳;病变进展,显示部分或全部肾盂肾盏扩张,呈多个囊状低密度影,CT 值略高于尿液,肾盂壁不规则形增厚,可见不规则形钙斑。

(三)泌尿系统肿瘤

分良性和恶性肿瘤,恶性多见。肾肿瘤分肾实质肿瘤和肾盂肿瘤。

1. 肾癌 也称肾细胞癌,是肾脏最常见的恶性肿瘤。腹部平片可见肾影增大,肾轮廓出现局限性凸出或呈分叶状改变,肿块大者可占据上腹部。10%~15% 的肾癌可见钙化,呈斑点状、条状或弧线形致密影。尿路造影检查:由于肿瘤压迫,使肾盏伸长、狭窄、变形。如肿瘤较大而波及多个肾盏,可见肾盏变细、变长、分离呈蜘蛛足样改变。当肿瘤压迫或侵犯肾盂时,肾盂变形或出现充盈缺损。

CT 平扫表现为肾实质内边缘不规则肿块,可向外凸出,密度均匀或不均匀。增强扫描,肿瘤多为不均匀强化。

2. 膀胱癌 膀胱癌多为移行细胞癌,常呈乳头状向腔内生长,又称乳头状癌。

X 线平片偶可见肿瘤钙化。膀胱造影表现为自膀胱壁突向腔内的结节状或菜花状充盈缺损,表面多凹凸不平、大小不等,也可表现为膀胱壁僵硬不规则。

练习题

CT 平扫表现为自膀胱壁向腔内凸入或向腔外凸出的结节状、菜花状软组织密度肿块,或膀胱壁不规则增厚。增强扫描,早期肿瘤多为均匀强化;延期扫描,腔内充盈对比剂,肿块表现为低密度充盈缺损。

（马　杰）

第六节　生殖系统

生殖系统的器官和组织均为软组织,各种不同的影像技术对生殖系统疾病的诊断价值不同。

X 线透视和平片可用于观察金属节育器,由于 X 线对生殖腺的辐射作用,目前较少应用。生殖系统的器官和组织缺乏对比,在 X 线透视和平片上显影不佳,大多数病变也不易显示,诊断价值有限。子宫输卵管造影,可显示子宫输卵管的内腔,是子宫输卵管疾病,尤其是不孕症的重要诊断技术。

教学课件

CT 可准确显示子宫及卵巢肿瘤的位置、大小以及周围组织侵犯的范围,对部分肿瘤可做出定性诊断。

思维导图

一、检查技术

(一)女性生殖系统 X 线检查

1. 透视 主要用于金属节育器的检查。

2. 平片 可观察骨盆的形态、大小、有无畸形及骨骼病变、节育器和异常钙化。

3. 子宫输卵管造影 经子宫颈口注入 40% 碘化油或 76% 泛影葡胺,使子宫和输卵管显影。一般在月经停止后 5~10 天内进行。临床上主要用于查找不孕症的原因及输卵管通畅情况。禁忌证包括月经期、妊娠期、子宫出血、生殖器急性炎症等。

(二)女性生殖系统 CT 检查

1. CT 平扫 在空腹状态下,检查前 2~3 小时,分多次口服水或 1% 泛影葡胺 800~1 000ml,以充盈和识别盆腔肠管。检查应在膀胱充盈状态下进行。扫描范围通常自髂嵴水平至耻骨联合连续扫描。

2. 增强扫描 常规平扫后进行,发现病变尤其是发现肿块性病变,需行增强扫描。方法是从静脉内快速注入对比剂后,即对病变区进行扫描。

（三）男性生殖系统 CT 检查

1. CT 平扫　在空腹状态下,检查前口服水或 1% 泛影葡胺 800~1 000ml,以充盈和识别盆腔肠管。应在膀胱充盈状态下进行检查,常规行盆腔横断面扫描。

2. 增强扫描　常规平扫后进行,方法是从静脉内快速注入对比剂后,即对病变区进行扫描。用于鉴别盆腔内血管与肿大淋巴结,有利于发现病变和对病变的定性诊断有较大帮助。

二、正常影像表现

（一）子宫输卵管造影表现

正常子宫腔呈倒置三角形,底边在上,为子宫底;两侧为子宫角,与输卵管相通。子宫腔边缘光滑整齐。宫颈管呈长柱形,边缘呈羽毛状。输卵管自两侧子宫角向外下方走行,呈迂曲柔软的细线状。

（二）CT 表现

1. 子宫　CT 显示为横置梭形或椭圆形软组织密度影,宫体中央密度略低,边缘光滑锐利。增强扫描子宫肌均匀强化。

2. 前列腺　CT 检查,前列腺紧邻膀胱下缘,横断面上呈椭圆形软组织密度影,境界清楚。年轻人腺体的平均上下径、前后径和横径分别为 3cm、2.3cm 和 3.1cm,随年龄增大而增大。

3. 精囊　CT 平扫能清楚显示,精囊位于膀胱底后方,呈对称的八字形软组织密度影,边缘常呈小的分叶状。

三、疾病诊断

（一）子宫肌瘤

CT 表现为子宫增大,有时可见肿块向外隆起或呈分叶状。密度等于或低于正常子宫,瘤内可出现钙化。

（二）子宫癌

子宫内膜癌 CT 表现为不规则隆起肿块,肿瘤内坏死呈低密度区。增强扫描见肿瘤强化程度低于周围正常子宫肌。当肿瘤向周围蔓延时,可见宫旁脂肪层消失,子宫轮廓模糊,有软组织影向周围浸润。宫颈癌 CT 可见宫颈增大,呈不规则软组织肿块。

（三）良性前列腺增生

良性前列腺增生 CT 表现为横径大于 5cm 或于耻骨联合上 2cm 层面仍可见前列腺,常突入膀胱底部,密度均匀,分界清楚,可见钙化影。

（四）前列腺癌

CT 对于早期前列腺癌诊断灵敏度比较低。进展期前列腺癌,CT 表现为前列腺不规则增大和分叶状软组织肿块,其内可见密度稍低的癌结节,周围脂肪密度改变和邻近结构受侵;增强检查可显示前列腺癌有早期强化的特点。

ER 5-1-37
练习题

（马　杰）

第七节　骨骼肌肉和关节系统

骨骼肌肉和关节系统简称骨肌关节系统。骨骼、关节及其邻近软组织的疾病多而复杂,全身性疾病也可引起骨骼改变。医学影像学的各种成像技术,都能在不同程度上反映疾病的病理变化,是骨肌关节疾病的主要诊断技术。

X 线平片能显示骨与关节病变的范围、部位和程度,而且技术方法简便,目前仍为骨骼和关节疾病临床诊断的最常用和首选检查方法。CT 无影像重叠,密度分

ER 5-1-38
教学课件

辨力高,对骨内小病灶和软组织的观察远较 X 线平片为佳。

ER 5-1-39

思维导图

一、检查技术

(一) X 线检查

任何部位,包括四肢长骨、关节和脊柱都要摄正侧位片,四肢骨摄片应至少包括一个相邻关节,有的部位根据需要加摄斜位和切线位片等。当诊断困难时,可同时摄健侧相应部位及相同体位片,进行对比观察。

血管造影,多用肢体动脉造影,主要用于血管疾病的诊断和良、恶性肿瘤的鉴别诊断。

(二) CT 检查

当骨骼、关节疾病临床和 X 线平片诊断困难时可选用 CT 做进一步检查。对软组织病变和骨骼解剖较复杂的部位可选择 CT 检查。

1. 平扫 首先按扫描部位做出定位像,再根据病变的范围及可能性质,决定横断面的层厚及层数,必要时可薄层扫描后行矢状、冠状或斜位重建。由于骨与软组织的 CT 值相差很大,所以观察骨关节 CT 图像时,可分别用骨窗及软组织窗。

2. 增强扫描 对于平扫发现的软组织和骨病变,常需进一步行增强扫描观察病变是否强化、强化程度和有无坏死等。对确定病变的范围和性质有很大帮助。

二、正常影像表现

(一) X 线表现

1. 骨的发育 骨的发育包括骨化与生长。骨化有两种形式:一种是膜内骨化,包括颅顶诸骨和面骨;另一种为软骨内骨化,躯干及四肢骨和颅底骨与筛骨属软骨内骨化。

2. 骨的结构

(1) 长骨由以下部分构成:①骨膜:位于骨干表面,X 线检查正常时不显影;②骨皮质:含钙多,为密质骨,X 线表现为均匀致密影,骨干中央部位最厚,向两端逐渐变薄,一般完整连续,外面光滑,内面不光滑;③骨髓腔:位于骨干中央呈管状,X 线表现为骨干包绕的无结构的半透明区;④骨端:骨的两端膨大部分称骨端。未成年人的长骨两端为软骨,称骺软骨。当骺软骨以软骨方式骨化称继发或二次骨化中心,呈圆点状骨化,逐渐长大,称骨骺。近骨骺的骨干松质骨部分称干骺端,骨骺与干骺端之间的软骨为骺板,在 X 线片上呈横行半透明的线称骨骺线。

成年后骨骺线闭合,骨的长径停止生长,完成骨的发育。骨骼的骺软骨内二次骨化中心出现时的年龄和骨骺与干骺端完全闭合,即骨骺线完全消失时的年龄可用于评价骨龄,常可用来判断骨骼的发育情况。

(2) 四肢关节:由骨端、关节软骨、关节腔和关节囊构成。①关节面:X 线平片所见的是骨性关节面,关节面光滑整齐,由一薄层密质骨构成;②关节间隙:X 线片上显示的关节间隙,包括构成关节两个相对骨端的骨性关节面之间的关节软骨、少量滑液和窄的解剖间隙。新生儿关节间隙宽,骨骼发育完成后,则为成人的固定宽度。

(3) 脊柱:由脊椎和其间的椎间盘所组成。脊柱包括 7 个颈椎、12 个胸椎、5 个腰椎、5 个骶椎和 3~5 个尾椎。其中骶椎和尾椎分别连成骶骨和尾骨。除第 1 颈椎外,成人脊柱由椎体和椎弓构成,椎弓包括椎弓根、椎弓板、横突、棘突和关节突。X 线正侧位片上,椎体呈长方形,主要由松质骨组成,由上向下逐渐增大,周围为一层致密的骨皮质,轮廓光滑。椎体两侧有横突影,在横突内侧可见椭圆形致密影,称椎弓环,为椎弓根的投影。椎弓根的上下方为上下关节突。椎弓板由椎弓根向后内延续,在中线联合形成棘突,投影在椎体中央偏下方,呈尖向上类三角形的线状致密影,大小和形状不同。椎体后缘和椎弓围成椎管,容纳脊髓,在侧位片上显示为椎体后方纵行的半透亮区。椎间孔居相邻椎弓、椎体、关节突及椎间隙之间，呈半透明影，颈椎斜位及胸、腰椎侧位显示清楚。

椎间盘：位于相邻椎体之间，两个椎体之间带状半透明影称椎间隙，相邻椎间隙宽度近似。

(4)**软组织**：骨与关节的软组织包括皮肤、皮下脂肪、肌肉、肌腱和滑膜囊等，优质的X线片可显示软组织的层次和轮廓。

（二）CT表现

小儿骨干骨皮质为高密度线状或带状影，骨髓腔内红骨髓为软组织密度影，黄骨髓为脂肪密度影。干骺端骨松质表现为高密度的骨小梁交错构成细密的网状影，密度低于骨皮质，网隔间为低密度的骨髓组织。临时钙化带呈致密影。骺软骨为软组织密度影。成年骨的CT表现与小儿骨类似。

三、基本病变表现

（一）骨质疏松

骨质疏松是指单位体积内骨组织的含量减少，即骨组织中有机成分和无机成分成比例减少。X线表现为骨密度减低，骨小梁变细、减少，骨皮质吸收变薄。椎体内结构呈纵行条纹，周围骨皮质变薄，椎体变扁，上下缘内凹，椎间隙增宽。骨质疏松易发生骨折或椎体压缩性骨折。常见原因有肢体失用、感染、恶性肿瘤、老年、女性绝经期后及营养不良、代谢和内分泌疾病等。

（二）骨质软化

骨质软化是指单位体积内骨组织含钙量减少，而有机成分不变，骨质变软。其主要X线表现有骨密度减低，骨小梁变细、模糊，骨皮质变薄，承重骨骼变形，可见假骨折线。常见原因有佝偻病、骨质软化症，也可见于代谢性骨疾病等。

（三）骨质破坏

骨质破坏是指局部骨组织被炎症、肉芽肿、肿瘤等病理组织所代替，而造成骨组织的缺失。X线表现有局部骨质密度减低，骨小梁稀疏或骨质缺损。骨质破坏较快，轮廓不规则，边缘模糊，常见于急性炎症和恶性骨肿瘤；骨质破坏进展缓慢，骨皮质变薄，边界清楚，多见于良性骨肿瘤。CT易于区分松质骨和皮质骨的破坏，前者表现为斑片状松质骨缺损区，而后者表现为其内的筛孔样破坏和表面不规则的虫蚀样改变，骨皮质变薄或斑块状缺损。

（四）骨质增生硬化

骨质增生硬化是指单位体积内骨量增多，系成骨细胞活跃形成新生骨或软骨内成骨所致。X线表现为骨质密度增高，骨小梁粗大、密集，骨皮质增厚，骨髓腔变窄或消失。局限性增生硬化多见于慢性炎症、外伤、骨肉瘤等。全身性骨质硬化常见于石骨症、氟中毒等。

（五）骨膜增生

骨膜增生又称骨膜反应，因骨膜受到刺激，骨膜内层成骨细胞活动增加所产生的骨膜新生骨。X线表现为与骨皮质表面平行排列的单层、多层、花边状等形态。常见原因有炎症、肿瘤、外伤等。

（六）骨质坏死

骨质坏死是指骨组织局部血供中断，骨组织代谢停止，坏死的骨质称死骨。典型的X线表现是骨质局限性密度增高，骨质坏死多见于急性、慢性化脓性骨髓炎，也见于骨缺血性坏死等。

（七）软骨钙化

软骨钙化是指软骨基质钙化，反映骨内外有软骨组织或瘤软骨存在。X线表现为环形、半环形、颗粒状和团块状无结构的致密影。良性病变软骨钙化密度高，边缘清楚；恶性病变软骨钙化密度低，边缘模糊，钙化残缺不全。CT能显示平片不能见到的钙化影。

（八）骨骼变形

骨骼变形多与骨骼大小改变并存，可累及单骨、多骨或全身骨骼。发育畸形使一侧骨骼增大；骨软化症和成骨不全使全身骨骼变形；垂体功能亢进使全身骨骼增大；骨肿瘤使骨局部膨大、变形。

(九) 软组织改变

外伤或感染,X线表现为皮下脂肪层和肌间隙模糊、消失;开放性损伤和厌氧菌感染时,软组织内可见气体影;当软组织肿瘤和骨恶性肿瘤侵犯软组织时,可见软组织肿块影;肢体长期活动受限,可见肢体变细,肌肉变薄;外伤后可发生骨化性肌炎,软组织内可见钙化、骨化影。CT对软组织内的水肿、血肿、肿瘤显示较好。

(十) 关节肿胀

关节肿胀多由关节积液或关节囊及关节周围软组织充血、水肿、出血和炎症所致。X线表现:大量关节积液可见关节间隙增宽,关节周围脂肪影移位变形;关节周围软组织肿胀表现为密度增高,皮下脂肪层和肌间隙模糊消失。其多见于炎症、外伤和出血性等疾病。关节肿胀CT上可见软组织密度的关节囊肿胀、增厚,关节腔内积液表现为关节内液体密度影。

(十一) 关节破坏

关节破坏是关节软骨及骨性关节面被病理组织代替的结果。当关节软骨破坏时,X线表现为关节间隙变窄;当侵蚀骨性关节面时,出现相应部位的骨质破坏和缺损,严重时可致关节半脱位和变形。

(十二) 关节强直

关节强直分为骨性和纤维性强直。骨性强直X线表现为关节间隙明显狭窄或消失,有骨小梁通过关节连接两侧骨端,多见于化脓性关节炎愈合期;纤维性强直是关节破坏后被纤维组织连接,X线表现为关节间隙狭窄,无骨小梁贯穿,常见于关节结核等。骨性强直CT表现为关节间隙消失,并有骨小梁连接两侧骨端。

四、疾病诊断

(一) 骨与关节外伤

骨与关节外伤可引起骨折和关节脱位。

1. 骨折 骨和软骨结构发生断裂,骨的连续性和完整性中断称骨折。

(1) 骨折基本X线表现:骨的断裂多为不整齐的断面,X线片上呈贯穿骨皮质边缘锐利的不规则透明裂隙,称骨折线;骨折断端相互嵌入或压缩性骨折表现为骨密度增高带,骨小梁扭曲、紊乱,看不到骨折线。青枝骨折和骨骺骨折是儿童骨折的特点,青枝骨折表现为局部骨皮质和骨小梁扭曲,而看不见骨折线或只引起骨皮质发生皱褶、凹陷或隆突;骨骺骨折导致骨骺移位后表现为骨骺与干骺端的距离增加,骨骺和骨干失去正常的对应关系。

(2) 骨折类型:根据骨折线的形态和走向,可分为横行、纵行、斜行、线形、螺旋形、Y形、T形、星形等(图5-1-12)。根据骨碎片情况分为粉碎性、撕脱性、嵌入性骨折等。根据程度分为完全性与不完全性骨折。

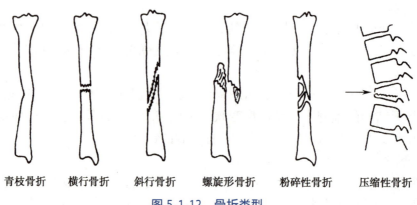

青枝骨折　　横行骨折　　斜行骨折　　螺旋形骨折　　粉碎性骨折　　压缩性骨折

图 5-1-12　骨折类型

（3）**骨折的对位和对线关系**：完全性骨折要注意骨折断端的移位。当确定移位时，在长骨以骨折近端为准，借以说明远端的移位方向和程度。骨折端可发生内外或前后移位、上下断端重叠或分离，还可有成角、旋转移位。上述骨折断端的内外、前后和上下移位称对位不良，成角移位称对线不良。骨折的对位和对线情况与预后关系密切，故在骨折复位后复查时，应注意骨折断端的对位与对线关系。

（4）**骨折的愈合**：是一个连续的过程。骨折后断端出血形成血肿及肉芽组织，再由成骨细胞产生新骨称骨痂，使断端连续并固定。当骨折断端形成血肿时，X线片可见骨折线变得模糊不清。骨痂形成，X线表现为骨折断端周围不规则线状或斑片状致密影。骨痂范围加大，骨折线消失而成为骨性连接。骨折愈合的速度与患者年龄、营养状况、骨折类型和部位、有无合并症及治疗方法等有关。

（5）**骨折合并症**：①延迟愈合和不愈合：常见原因有复位不良、固定不佳、感染及软组织嵌入骨折断端等，X线表现为骨痂出现延迟，骨折线消失迟缓或长期存在；不愈合表现为骨折断端为密质骨封闭。②骨折畸形愈合：可有成角、旋转、缩短等。骨折还可引起创伤性关节炎、缺血性坏死、骨关节感染、骨质疏松、骨化性肌炎等。

（6）**常见骨折**：①科利斯（Colles）骨折：又称伸展型桡骨远端骨折，指桡骨远端近关节面2~3cm内的横断或粉碎骨折，远折端向背侧或桡侧移位，向掌侧成角，可伴尺骨茎突骨折。②肱骨髁上骨折：以儿童多见，骨折线横过喙突窝或鹰嘴窝，远侧端多向背侧移位。③股骨颈骨折：老年人多见，骨折可发生于股骨头下、股骨颈或基底部，断端常有错位或嵌入，头下骨折在关节囊内，易引起关节囊损伤，影响关节囊血管对股骨头、颈部的血供，使骨折愈合缓慢，甚至发生缺血性坏死。④脊椎骨折：常见于第12胸椎和第1腰椎椎体，单个椎体多见。X线表现为椎体压缩呈楔形，椎体前缘骨皮质嵌入，因断端嵌入，在椎体中央可见横行不规则致密线。有时在椎体前上角可见分离的碎骨块。其上下椎间隙一般正常。严重时常并发脊椎后突成角、侧方移位，甚至发生椎体错位而压迫脊髓导致截瘫，也可伴有棘突或横突等骨折。

2. 外伤性关节脱位　关节脱位常伴有关节囊和韧带的撕裂，有的还伴有骨折。①肩关节脱位：分前脱位和后脱位，肩关节囊前壁薄弱，以前脱位多见，肱骨头前脱时，常同时向下移位，位于肩胛盂下方，称为盂下脱位。②肘关节脱位：分后脱位、前脱位和侧脱位，前者多见。因过伸或向后冲击的外力引起尺、桡骨向肱骨后方脱位。其常合并骨折、关节囊及韧带损伤，还可并发血管和神经损伤。

CT检查可发现平片上不能发现的隐匿骨折。对于结构复杂和有骨性重叠部位的骨折，CT比平片能更精确显示骨折移位情况。螺旋CT多平面重组及三维重组技术，可立体、全面直观地了解骨折情况。

（二）骨与关节化脓性感染

1. 化脓性骨髓炎　多由金黄色葡萄球菌致病，根据致病菌进入骨髓的途径，可分血源性、外伤性及邻近软组织或关节化脓性感染直接延伸所致。骨髓炎可分为急性和慢性。

（1）**急性化脓性骨髓炎**：血源性多见于长骨，最先发病于干骺端的骨松质，形成骨脓肿。骨脓肿扩散蔓延的途径：①直接向髓腔扩散；②破坏骨皮质，在骨膜下形成脓肿；③骨膜下脓肿沿哈弗斯管进入骨髓腔；④骨膜下脓肿破溃，形成软组织脓肿，穿破皮肤形成瘘管；⑤成人因无骺软骨阻挡，脓肿可直接穿破骨性关节面进入关节腔引起化脓性关节炎，若干骺端位于关节囊内，则感染可直接侵入关节。

X线表现：①软组织弥漫性肿胀：1~2周内X线检查，主要表现是软组织增厚，密度增高，肌间隙脂肪模糊、消失或移位;②骨质破坏:发病 2 周后,在干骺端松质骨中出现局限性骨质疏松,继而出现多发分散不规则的骨质破坏区,破坏区边缘模糊,骨皮质呈筛孔状或虫蚀状破坏,骨质破坏向骨干延伸,范围扩大,可达全骨干,有时可引起病理骨折;③骨膜增生:骨质破坏周围有单层、多层或花边状等形态骨膜增生,广泛骨膜增生则形成包壳;④死骨:脓肿使骨膜被掀起和血栓性动脉炎,使骨皮质血供发生障碍,引起骨质坏死,形成长条形死骨,与周围骨质分界清楚,且密度高。

CT 检查能很好地显示软组织感染、骨膜下脓肿、骨髓内的炎症、骨质破坏和死骨。

(2)慢性化脓性骨髓炎:多为急性化脓性骨髓炎未及时彻底治疗的结果,也可最初为慢性发病。临床可见排脓瘘管经久不愈或时愈时发。病理改变主要为骨质增生硬化和死骨形成。

X 线表现:骨皮质增厚和骨干增粗,轮廓不整,骨髓腔狭窄或消失。骨膜增生呈分层、花边状等形态。虽然有骨质增生,但如未痊愈,仍可见骨质破坏和死骨。因有明显骨质增生硬化,常需用过度曝光摄片才能显示。

CT 检查易于发现骨破坏和死骨。

2. 化脓性关节炎 常由金黄色葡萄球菌经血行感染关节滑膜致病,少数由关节开放性损伤或骨髓炎侵犯关节所致。其多见于髋和膝关节。

X 线表现:急性期关节周围软组织肿胀,关节间隙增宽,常合并关节半脱位和脱位。构成关节的骨骼有明显的骨质疏松。在关节内脓液中蛋白溶解酶的作用下,关节软骨被破坏,即引起关节间隙狭窄。关节软骨下骨质发生破坏,在关节承重面出现早而且明显。愈合期可见关节面骨质增生硬化,严重时可导致关节骨性强直。

CT 检查可显示关节肿胀、积液及关节骨端的破坏。

(三) 骨与关节结核

骨与关节结核多继发于肺结核,好发于儿童和青少年。其多见于脊椎、髋和膝关节。其中,脊椎结核是最常见的骨关节结核。临床经过缓慢,常见全身结核性中毒症状,局部可有肿痛和功能障碍等。

1. 长骨骨骺和干骺端结核 骨骺和干骺端结核好发于股骨上端、尺骨近端和桡骨远端。病变早期 X 线表现为局限性骨质疏松,随后出现干骺端局限性边缘较清楚的骨质破坏区,邻近无明显的骨膜增生,骨膜增生少见或很轻微。有时在骨质破坏区内可见沙粒样死骨,密度不高,边缘模糊。

CT 检查可显示低密度的骨质破坏区及其内的小斑片状高密度死骨。

2. 关节结核 分滑膜型和骨型关节结核,前者是结核菌经血行先侵犯滑膜,再波及关节软骨及骨端,此型较多见。后者多继发于骨骺和干骺端结核。

(1)滑膜型关节结核:病变早期 X 线表现为关节周围软组织肿胀,密度增高,关节间隙正常或增宽,骨质疏松,可持续数月或一年以上。因 X 线表现无特点,诊断较困难。当肉芽组织侵犯软骨和骨性关节面,首先在关节非承重面的边缘出现虫蚀状骨质破坏,关节上下边缘多对称受累。关节软骨破坏出现较晚,虽然已有明显关节面骨质破坏,而关节间隙变窄出现较晚。当关节软骨破坏广泛时,可到关节半脱位。

CT 检查可见关节囊和关节周围软组织肿胀增厚,以及关节囊内积液,骨性关节面毛糙及虫蚀样骨质缺损。

(2)骨型关节结核:是在骨骺和干骺结核的基础上,又出现关节周围软组织肿胀,关节骨质破坏及关节间隙不对称狭窄。

3. 脊椎结核 脊椎是骨关节结核中最常见的部位,以腰椎最多,其次是胸椎、颈椎,好发于相邻的两个椎体。

X 线表现:①椎体骨质破坏:多见椎体边缘骨质破坏,也可见椎体中央受累,由于椎体骨质破坏和脊柱承重关系,椎体塌陷变扁或呈楔状,整个椎体可被破坏消失;②椎间隙变窄或消失:由于病变开始多累及椎体上下缘,侵及软骨板,引起软骨和椎间盘破坏,椎间隙狭窄或消失,相邻椎体互相融合在一起;③脊柱后凸畸形:多见于胸椎结核,因病变广泛,多数椎体受累;④冷性脓肿:椎体骨质破坏可产生大量干酪样物质流入脊柱周围软组织。颈椎结核可形成咽后壁脓肿,侧位片可见咽后壁软组织增厚,呈弧形前突。胸椎结核形成椎旁脓肿,表现为局限性梭形边缘清楚的软组织影。腰椎结核形成腰大肌脓肿,表现为腰大肌轮廓不清或呈弧形向外突出。

CT检查显示椎体及附件的骨质破坏、死骨和椎旁脓肿优于平片。CT还可发现椎管内硬膜外脓肿。

(四) 常见慢性骨关节病

1. 类风湿关节炎 是以对称性多关节炎为主要临床表现的异质性、系统性、自身免疫性的全身性疾病,以对称性侵犯手足小关节为特征。

X线表现:①关节周围软组织呈梭形肿胀;②关节间隙早期因积液而增宽,关节软骨破坏则变窄;③关节面边缘可见小的虫蚀样骨质破坏区;④骨性关节面模糊、中断,可伴有小囊状骨质侵蚀破坏;⑤关节邻近骨质疏松和肌肉萎缩;⑥晚期可见关节半脱位或脱位。可引起纤维性强直或骨性强直。

2. 退行性骨关节病 又称骨性关节炎,是一种以关节软骨退行性变性、关节面和其边缘形成新骨为特征的一组非炎症性病变。分原发性和继发性两种。前者是原因不明的关节软骨退行性变性所致,常见于40岁以上,承重大关节多受累,如髋关节、膝关节和脊柱等;后者则是继发于炎症和外伤,任何年龄、任何关节均可受累。

X线表现:①四肢关节间隙略变窄,关节边缘唇状骨质增生,骨性关节面硬化致密,关节面下方可见小圆形透光区,其边缘硬化,可见关节内游离体。构成关节的诸骨端一般无明显的骨质疏松。②椎间隙变窄,椎体关节面骨质硬化及边缘骨赘形成,相邻椎体骨赘可连接形成骨桥。椎体上、下关节突变尖,关节面硬化。椎体后缘骨刺突入椎间孔或椎管内,可压迫神经根或脊髓,引起脊髓压迫症状。有时在椎间盘内可见气体影,又称"真空征"。

3. 椎间盘病变 X线平片不能直接显示椎间盘结构,不能做出诊断,故多不采用。CT检查:①椎间盘膨出:表现为椎间盘向四周匀称地超出相邻椎体终板的边缘,其后缘呈向前微凹、平直形态。硬膜囊前缘及椎间孔内脂肪可受压,脊髓可有或无受压移位。椎体边缘常见骨质增生,有时可见椎间盘内真空征和髓核钙化。②椎间盘突出:表现为椎间盘后缘向椎管内局限性突出的软组织密度影。硬膜囊受压和神经根受压,硬膜外脂肪间隙受压变形、移位或消失。

(五) 骨肿瘤

骨肿瘤分为良性和恶性;恶性骨肿瘤又分为原发性和继发性两种。继发性骨肿瘤是指其他系统肿瘤转移至骨,又称骨转移瘤。

X线检查不仅可显示肿瘤的准确部位、大小、邻近骨骼和软组织的改变,对多数病例还能判断其为良性或恶性、原发性或转移性。但因骨肿瘤的表现多种多样,典型征象不多,因而确立组织类型仍较困难。

良、恶性骨肿瘤X线鉴别要点:良性骨肿瘤生长缓慢,不侵犯邻近组织和器官,骨质破坏多呈膨胀性,与正常骨分界清楚,边缘锐利,骨皮质保持连续性,少有骨膜增生和软组织肿块;恶性骨肿瘤生长迅速,可侵犯邻近组织和器官,骨质多呈浸润性破坏,病变区与正常骨界线模糊,边缘不整,骨皮质有不同程度的破坏,常有肿瘤骨,局部可有不同形式的骨膜增生,易侵犯软组织形成肿块。

1. 骨软骨瘤 又称骨软骨外生骨疣,为在骨的表面覆以软骨帽的骨性突出物,是最常见的良性骨肿瘤,有单发和多发。长骨干骺端为好发部位,以股骨下端和胫骨上端最常见。

本病X线表现具有特征性,表现为长骨干骺端骨性隆起,分带蒂和广基底两型。肿瘤多背离关节生长。肿瘤包括骨性基底和软骨帽盖两部分,骨性基底为母体骨的骨皮质向外突出的赘生物,基底部顶端略膨大,或呈菜花状,顶缘为不规则的致密线,软骨帽在 X 线上不显影,但钙化后可出现点状或环状钙化影。肿瘤较大时可压迫邻近骨骼,形成边缘整齐的压迹,甚至引起畸形和骨发育障碍。

2. 骨肉瘤 是最常见的原发性恶性骨肿瘤,起源于骨间叶组织,以瘤细胞能直接形成骨样组织或骨质为特征。其多见于青少年,男性多于女性。骨肉瘤好发于股骨下端、胫骨上端和肱骨上端的干骺端。

骨肉瘤 X 线检查的基本表现:①骨质破坏:干骺端松质骨呈小斑片状或大片状骨质破坏区,骨皮质呈筛孔状或虫蚀状骨质破坏;②肿瘤骨:可表现为象牙样、磨玻璃样、棉絮样和针状致密影;③骨膜增生:可引起不同形态的骨膜增生,当肿瘤组织破坏并吸收骨膜增生的中心部分,两端残留的骨膜增生与骨皮质构成的三角称科德曼(Codman)三角,是骨肉瘤常见的 X 线征象;④软组织肿块:为肿瘤侵入周围软组织,形成圆形或半圆形、边缘不清的软组织密度影,其内可见肿瘤骨。

骨肉瘤根据骨质破坏和肿瘤骨的多少可分为三型:成骨型、溶骨型和混合型。①成骨型:也称硬化型,以肿瘤骨形成为主,表现为骨内大量斑片状、云絮状高密度影,呈象牙质样;②溶骨型:以骨质破坏为主,很少或没有骨质生成,呈不规则斑片状至大片状低密度区,边界不清;③混合型:成骨型和溶骨型的 X 线征象并存,程度大致相同。

3. 转移性骨肿瘤 是恶性骨肿瘤中最常见者,主要是经血流从远处的原发肿瘤,如肺癌、乳腺癌等转移而来。X 线表现可分为溶骨型、成骨型和混合型。溶骨型最常见,多发生在长骨的骨干或干骺端,X 线表现为骨松质中多发或单发的小的虫蚀状或大片状骨质破坏区。发生在椎体的溶骨性破坏,因承重而被压扁,但椎间隙保持完整。成骨型转移瘤少见,X 线表现为松质骨内结节状、斑片状密度均匀一致的高密度影,骨皮质多完整。混合型转移则兼有溶骨型和成骨型的骨质改变。

ER 5-1-44

练习题

CT 检查较 X 线平片灵敏,能显示骨肿瘤的大小、形态、轮廓和结构以及与周围组织的关系,了解骨髓腔内浸润及软组织侵犯范围。CT 检查对软组织肿瘤能清楚显示出边界、包膜。良性肿瘤边界清楚,有包膜,密度均匀;恶性肿瘤一般边界模糊,密度不均匀。脂肪瘤有典型脂肪密度,具有特征性。

(马 杰)

第八节 中枢神经系统

中枢神经系统包括脑和脊髓,深藏在骨骼包围的颅骨和椎管内。影像学检查在中枢神经系统疾病诊断中具有极为重要的作用。

X 线平片主要用于观察颅骨和脊椎骨折、颅骨肿瘤及颅内钙化等。脑血管造影主要用于脑血管畸形、动脉瘤和动静脉瘘等血管性病变的诊断。

CT 对颅脑外伤、肿瘤、脑血管疾病、颅内感染性疾病等具有重要的诊断价值。

ER 5-1-45

教学课件

一、检查技术

(一) X 线检查

1. 头颅平片 头颅平片常规摄影位置包括头颅后前位和侧位。特殊摄影位置有头颅前后位,观察颅底时用颏顶位,切线位主要用于观察颅顶骨局部与病变的关系。

2. 脑血管造影(cerebral angiography) 是将有机碘水溶性对比剂注入脑血管内,使脑血管显影的一种检查方法,对脑血管病和颅内占位性病变的定位及定性诊断,均具有一定的价值。

ER 5-1-46

思维导图

(二) CT 检查

1. 平扫 脑 CT 主要用横断面,有时加用冠状断面。

2. 增强扫描 经静脉注入含碘水溶性对比剂再行扫描。强化是指病灶密度的增高,与组织血液循环丰富、病变周围组织充血与过度灌注、病变血-脑屏障形成不良或被破坏有关。有无强化、强化的程度和形式,有利于判断病变的性质。

3. CT 脑血管成像 静脉团注有机碘对比剂后,当对比剂流经脑血管时进行螺旋 CT 扫描,并三维重组脑血管图像。

二、正常影像表现

(一) X 线表现

1. X 线平片 成人颅骨分为颅内板、颅外板和板障结构,内、外板为线状致密影,板障为低密度影。

2. 脑血管造影 颈内动脉造影显示颈内动脉入颅后,先发出眼动脉、脉络膜前动脉和后交通动脉,终支为大脑前、中动脉。

(二) CT 表现

1. 颅骨及气腔 用骨窗观察可显示颅骨内外板、颅缝、颈静脉结节、岩骨、蝶骨小翼、蝶鞍、颈静脉孔、破裂孔及诸鼻窦,颅骨为高密度,气腔为低密度。

2. 脑实质 分大脑额、顶、颞、枕叶及脑干、小脑。脑实质分脑皮质及髓质,皮质密度略高于髓质,两者 CT 值相差(7.0 ± 1.3)HU,平扫易于辨认。髓质分布于皮质下方广泛的脑实质之中,皮质分布于皮质及髓质内的灰质核团,尾状核头部位于侧脑室前角的外侧,体部沿丘脑和侧脑室体部之间向后下走行。丘脑位于第三脑室的两侧。豆状核位于尾状核与丘脑的外侧,呈楔形,自内而外分为苍白球和壳核。豆状核外侧近岛叶皮质下的带状灰质为屏状核,尾状核、丘脑和豆状核之间的带状白质结构为内囊,分为前肢、膝部和后肢。豆状核与屏状核之间的带状白质结构为外囊。

3. 脑室、脑池、脑裂和脑沟 其内因含有脑脊液而呈低密度,CT 值为 0~20HU。其结构包括双侧侧脑室、第三和第四脑室、纵裂池、侧裂池、枕大池、桥池、桥小脑角池、鞍上池、环池、四叠体池、大脑大静脉池等。

4. 非病理性钙化 颅内非病理性钙化常见部位为松果体、缰核、脉络丛、大脑镰、基底核及齿状核。

5. 增强扫描 正常脑实质密度有不同程度增高,脑内血管明显强化,其他结构如硬脑膜、垂体和松果体均可发生强化。

三、基本病变表现

(一) X 线表现

脑血管造影检查显示颅内占位病变使脑血管受压移位、聚集或分离、牵直或扭曲。

(二) CT 表现

1. 平扫密度改变

(1)**高密度病灶**:见于新鲜血肿、钙化和富血管肿瘤等。

(2)**等密度病灶**:见于某些肿瘤、血肿、血管性病变等。

(3)**低密度病灶**:见于炎症、梗死、水肿、囊肿和脓肿等。

2. 增强扫描特征

(1)**均匀性强化**:见于脑膜瘤、转移瘤、神经鞘瘤、动脉瘤和肉芽肿等。

(2)**非均匀性强化**:见于胶质瘤、血管畸形等。

（3）**环形强化**：见于脑脓肿、结核瘤、胶质瘤、转移瘤等。

（4）**无强化**：见于脑炎、囊肿、水肿等。

3. 脑结构改变

（1）**占位效应**：表现为局部脑沟、脑池、脑室受压变窄或闭塞，中线结构移向对侧。

（2）**脑萎缩**：皮质萎缩显示脑沟和脑裂增宽、脑池扩大，髓质萎缩显示脑室扩大。

（3）**脑积水**：当交通性脑积水时，脑室系统普遍扩大、脑池增宽；当梗阻性脑积水时，梗阻以上脑室扩大，脑池无增宽。

四、疾病诊断

（一）颅脑外伤

急性脑外伤多用 CT 检查。

1. 急性硬膜外血肿　多见于外伤的直接受力部位，常合并颅骨骨折。CT 表现为颅骨内板下方局限性梭形或双凸形高密度区，与脑表面接触缘清楚，常有占位效应（图 5-1-13、图 5-1-14）。

2. 硬膜下血肿　急性硬膜下血肿 CT 表现为颅骨内板下方新月形或带状高密度区，占位效应明显（图 5-1-15）。亚急性期为高混杂密度或等密度。慢性期形成低密度区。

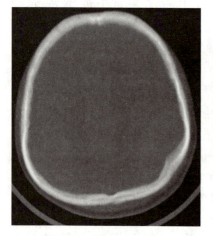

图 5-1-13　颅骨骨折

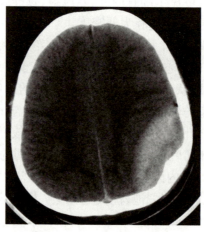

图 5-1-14　急性硬膜外血肿

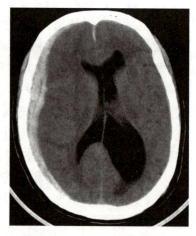

图 5-1-15　硬膜下血肿

CT 平扫示右侧额颞顶部颅骨内板下方新月形高密度影，右侧脑室受压，中线结构向左移位。

3. 急性脑内血肿　CT 表现为脑内圆形或不规整形状均匀高密度区。轮廓清楚，周围有脑水肿。

4. 脑挫裂伤　CT 表现为边界清楚的大片低密度脑水肿区中，有多发高密度小出血灶。

（二）脑血管疾病

1. 脑出血　急性期新鲜出血 CT 表现为脑内边界清楚，密度均匀的高密度区，2~3 天后血肿周围出现低密度水肿带，约 1 周后，血肿从周边开始吸收，高密度灶向心性缩小，边缘不清，周围低密度带增宽。约于 4 周后变成低密度灶，2 个月后则成为近于脑脊液密度、边缘清晰的低密度囊腔（图 5-1-16）。

2. 脑梗死　①缺血性脑梗死：脑血管闭塞后早期 CT 可无阳性发现，以后可显示低密度灶，其部位及范围与闭塞血管供血区一

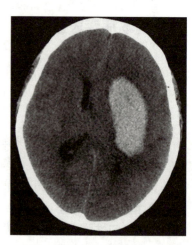

图 5-1-16　脑出血

致,同时累及皮质和髓质,多呈底在外的三角形或楔形,边缘不清,常并发脑水肿。病灶大,可出现轻度占位效应(图5-1-17)。4~6周则变为边缘清楚、近于脑脊液密度的囊腔。②出血性脑梗死:少见。为缺血性梗死经抗凝治疗后,血栓或栓子崩解,闭塞血管再通,其远侧变性血管易破裂而出血形成。CT表现为扇形低密度梗死区内出现不规则高密度出血斑。③腔隙性梗死:好发于基底节区,因脑穿支小动脉闭塞所致,表现为直径小于15mm的低密度灶,边缘清楚。

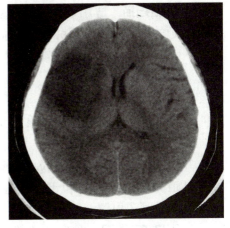

图 5-1-17　脑梗死
CT 示右颞叶大片低密度影。

(三) 脑肿瘤

CT对确定有无肿瘤,并做出定位及定量诊断可靠,70%~80%的病例可做出定性诊断。颅内肿瘤种类多,定性诊断要根据肿瘤的CT征象判断。直接征象:①肿瘤发生的部位;②肿瘤的密度;③肿瘤的数目、大小、形态和边缘;④肿瘤强化的程度及形态。肿瘤的间接征象:①瘤旁水肿:表现为围绕肿瘤的低密度区,占位效应指由于肿瘤本身和/或瘤旁水肿造成邻近解剖结构的受压变形、闭塞或移位;②颅骨变化:邻近颅骨的肿瘤可造成骨板的受压变薄、骨质侵蚀破坏等。

脑膜瘤:CT平扫脑膜瘤多表现为高密度、边界清楚、球形或分叶状病灶,与颅骨、大脑镰或小脑幕相连,增强扫描病灶呈均一明显强化。

练习题

(张中星)

第九节　头 颈 部

眼、耳、鼻、咽喉和口腔位于头面部和颈部,组织结构复杂,病变较多,影像学检查可确定病变的部位、大小和范围,并可做出定性诊断。

X线平片可显示含气空腔和骨质改变,对软组织病变显示不佳。

CT可清楚显示位置深在、解剖结构复杂的组织,是眼、耳、鼻、咽喉疾病的主要检查技术。

教学课件

一、检查技术

(一) X线检查

1.眼和眼眶　平片包括眼眶后前位、眼眶侧位、视神经孔位等。

2.耳部　摄影位置有许氏位(Schüller method)、梅氏位(Mayer method)、汤氏位(Towne method)、颞骨岩部后前位(Stenver method)等。

思维导图

3.鼻和鼻窦　鼻骨平片主要用于诊断鼻骨骨折,包括鼻骨侧位片和鼻骨轴位片。鼻窦平片以显示鼻腔、鼻窦及其邻近结构。

4.咽喉部　咽部主要包括透视、侧位平片及颅底位平片。透视主要用于检查不透X线异物。喉侧位平片是简便易行的常用方法,观察喉部结构。

5.口腔颌面部　口腔颌面部的平片检查根据病变所在的部位,选择不同的投照位置。

(二) CT检查

CT的分辨力高,能区分不同的软组织结构及深在间隙,且能以横断和冠状位扫描直接成像,避免影像重叠,能更清晰地显示颌面部复杂的解剖结构。常用的扫描技术包括平扫和增强扫描。

1.平扫　有横断、冠状位扫描等。

2. 增强扫描 适用于血管性病变(如血管瘤、动静脉畸形等),急性炎症时显示脓肿壁,病变向眶外蔓延的情况以及了解肿块的富血管程度,了解病变与病变周围组织的关系。

二、正常影像学表现

(一) 眼部

正常 CT 表现 CT 可显示眼球、球后脂肪、眼外肌、视神经、泪腺及眶内神经和血管。

(二) 耳部

1. 正常 X 线表现 颞骨位于颅骨两侧,参与组成颅中窝和颅后窝。颞骨分为五个部分。以骨性外耳道为参照点,鳞部位于外耳道上方,乳突部位于外耳道后方,鼓部和茎突部位于外耳道下方,岩部位于外耳道内侧。

2. 正常 CT 表现 骨性外耳道为宽大管状低密度影,管壁光滑,可略有起伏,中耳和外耳骨壁的联合部可见骨棘。鼓室形状不规则,可分为鼓室上隐窝、鼓室本部、鼓室下隐窝。大致可以看成是具有六个壁的立方形腔隙。听小骨中的锤骨及砧骨均能显示清楚。乳突窦入口及乳突窦在同一层横断面上即可显示上鼓室、乳突窦入口、乳突窦三个含气腔自前向后连通,上鼓室中心有听小骨。前庭居骨迷路中部、耳蜗之后、半规管之前,呈类圆形或椭圆形含液腔。半规管有 3 个,即外(水平)、上(前垂直)及后(垂直)半规管,居前庭后方,管径 0.8mm。耳蜗居前庭之前,形似蜗牛状,骨质致密。内耳道呈管形、壶腹形和喇叭形,两侧对称,前后径及垂直径多在 4~6mm。

(三) 鼻部

1. 正常 X 线表现 鼻骨侧位:鼻骨呈由后上向前下斜行的条状连续骨影,顶端以鼻额缝与额骨相接,下端与软骨相连,因后者不显影而形成游离缘。

2. 正常 CT 表现 经上颌窦上部的横断层面:鼻腔呈狭长的气道,鼻中隔显影清晰。上颌窦的前、内及外后壁显示清晰,呈三角形气腔。

经上颌窦中部的横断层面:鼻腔为较宽的梭形气道,鼻中隔与鼻甲显示清楚。鼻腔后接方形的鼻咽腔,在侧壁上有鼻咽隆起,突向腔内,其前方的凹窝为咽鼓管咽口,后方的裂隙为咽隐窝。上颌窦呈三角形气腔,骨壁完整。

(四) 咽喉部

1. 正常 X 线表现 鼻咽侧位咽腔显示为狭长的透亮含气空腔,周围为软组织轮廓,主要观察鼻咽顶后壁、咽后壁、颈前组织、软腭、舌根、会厌及咽腔气道。

喉部 X 线侧位平片可显示下咽部、声门上区、声门下区,声门显示为横行条状低密度影,声门下区透光度增加,与气管相接。

2. 正常 CT 表现

(1) 咽部:鼻咽腔位于中央,略呈方形,为一含气空腔。其正前方为鼻中隔及两侧鼻腔,后方为椎前软组织与寰椎前弓及枢椎齿状突相对。鼻咽腔两侧壁前为翼突内、外板;中部为突出的结节状软组织影,即鼻咽圆枕。圆枕前方的凹窝为咽鼓管咽口,后方的裂隙为咽隐窝。鼻咽旁肌肉组织显示为从内向外斜行的软组织结构,圆枕与翼突内板之间可见腭帆张肌和腭帆提肌,翼突内、外板之间为翼内肌,翼突外板与下颌骨髁状突之间为翼外肌。颈部大血管呈较低密度圆形结构,边缘光整,增强扫描显示为高密度小圆点状。口咽部不同层面的口咽形状也不同,通过舌根的层面口咽呈横置的椭圆形,位于中央,前方可见舌根及口底肌群。

(2) 喉部:CT 平扫可清楚地显示会厌、喉前庭、杓会厌皱襞、梨状隐窝、假声带、真声带、声门下区的形态结构;同时骨窗可显示舌骨、甲状软骨、杓状软骨、环状软骨的位置、形态及其关系;喉旁间隙的形态与密度;喉外肌肉、血管、间隙等结构。CT 增强扫描见喉黏膜强化明显。

（五）口腔颌面

1.正常X线表现 X线可显示牙髓腔的大小、形态,其边缘光滑,轮廓清楚,髓腔清晰透明。牙根周围的颌骨组织为牙槽骨,为松质骨结构,表面覆有骨皮质较为致密。牙槽骨容纳牙根的陷窝称为牙槽窝,边缘光滑、清晰,呈致密线影。

下颌骨呈马蹄形,由水平走行的下颌骨体部和上下走行的升支所组成。下颌骨升支后缘与下颌骨体部下缘的连接部为下颌角。

上下颌骨曲面体层摄影可将弓形的上下颌骨充分展开,避免结构互相重叠,可显示下颌骨的全貌。

2.正常CT表现 CT可显示双侧关节的骨性结构和周围组织。采用HRCT技术,可以清楚显示牙及颌骨的骨质结构,特别是可以清楚地显示牙根与牙槽骨、牙根与上颌窦的关系。通过颌骨曲面重建技术可以整体观察颌骨和牙的结构及相互关系。

三、疾病诊断

（一）眼和眼眶疾病

1.眼部外伤与异物

X线表现:平片可发现不透X线的异物。

CT表现:CT对不透X线和半透X线的异物较灵敏,可发现小至0.6mm的异物,可同时显示眼眶其他结构损伤,如眼球破裂、晶状体脱位、玻璃体或球后出血、气肿、视神经及眼外肌损伤断裂等。

眶壁骨折表现为骨壁连续性中断、成角或塌陷变形;可合并患侧窦腔由于积血密度增高、眶内积气等改变。但对于轻微的爆裂骨折,普通X线不易发现,CT薄层扫描能清晰显示眼眶骨壁,螺旋CT扫描多平面重组,从多个角度显示眶壁骨折。眼眶爆裂骨折在CT扫描中可有以下征象出现:眶壁骨质中断;眶壁骨质移位;眶内脂肪疝入筛窦或上颌窦;内、下直肌向眶壁侧牵拉移位,增粗成角;眶内积气;筛窦或上颌窦黏膜肿胀,窦腔积液、积血;眼球移位;眶内血肿等。

视神经管骨折CT表现为视神经管骨质中断移位,视神经管变形及继发蝶窦内黏膜增厚或积血。

2.视网膜母细胞瘤 是起源于视网膜梭形细胞的恶性原发肿瘤,也称视网膜细胞瘤,是婴幼儿最常见的眼球内恶性肿瘤。

X线表现:眶内细小斑点状钙化影为常见表现。视神经孔扩大提示肿瘤已沿着视神经向颅内发展。晚期可出现眶壁骨质破坏及眶腔增大等。肿瘤侵犯至眼球外形成较大肿块时,可见眼眶软组织密度增高。

CT表现:平扫可见眼球内肿块,为该病的直接征象。肿块呈息肉状或结节状,边缘不整,轮廓模糊,密度不均匀;95%可见瘤体内钙化,为散在沙砾样、斑块状或全部均匀钙化;眼球外侵犯,肿瘤可直接穿破眼球壁形成球后肿块,或沿视神经向外蔓延致视神经增粗,也可通过视神经管侵及颅内。增强扫描可见肿瘤轻中度强化。

（二）耳部疾病

耳部疾病包括急性化脓性中耳炎、慢性化脓性中耳炎及胆脂瘤。慢性化脓性中耳炎分为单纯型、肉芽肿型和胆脂瘤型。

X线表现:单纯型可见锤骨或砧骨部分吸收破坏,乳突窦及其周围骨质硬化增生,无骨质破坏,乳突气房透光度降低,气房间隔骨质增厚,结构模糊,有时在较大气房中可见黏膜增厚影,乳突气房外围骨质有明显增生征象。肉芽肿型可见听小骨破坏,在板障型乳突,骨质破坏一般局限于上鼓室、乳突窦入口和乳突窦区,边缘模糊不清,无骨质明显增生表现,气房发育良好者,破坏范围较大,并有较明显的骨质反应性增生。胆脂瘤型与胆脂瘤位置与大小有关。上鼓室胆脂瘤可见鼓前棘破坏,受压变直、变尖或消失;乳突窦入口胆脂瘤可见外耳道后壁上方出现透亮区,向前与扩大的上鼓室相连,构成一较大的略为弯曲的边缘光滑锐利的透亮区;乳突窦胆脂瘤可见外耳道后方略偏上有一边缘光滑锐利的类圆形透亮区,与扩大的上鼓室和乳突窦入口后方相连,构成一马蹄形或肾形透亮腔影;乳突部巨大胆脂瘤可见乳突窦破坏腔向前上方发展,可达颞骨鳞部,或向外上方发展占据整个乳突,甚至达乳突尖端。

CT 表现:单纯型可显示听小骨骨质吸收、破坏,鼓室黏膜增厚,乳突窦或较大的气房黏膜增厚;气房间隔及周围骨质增生,表现为气房间隔增粗,密度增加,无骨质破坏。肉芽肿型可见听骨破坏,严重者可致听骨链中断、破碎,上鼓室、乳突窦入口和乳突窦可见骨壁破坏、模糊,密度增加,其中的肉芽组织显示为高密度软组织影,增强扫描因肉芽组织富血管可有强化。胆脂瘤型可显示上鼓室、乳突窦入口乳突窦内软组织密度肿块影,并有骨质破坏,乳突窦入口、鼓室腔扩大,边缘光滑有骨质增生硬化。

ER 5-1-50

左侧胆脂瘤型中耳炎

(三)鼻和鼻窦疾病

1. 鼻窦炎

X 线表现:急性期表现为窦壁密度均匀增高,坐位水平投照可见窦腔内有液平面,慢性期黏膜肥厚,沿窦壁呈环形增生,也可呈凹凸不平的息肉状;邻近骨壁增厚硬化;若积脓与气体同时存在,可显示液平面。

CT 表现:平扫可见鼻窦黏膜增厚,窦内分泌物潴留,呈现气-液平面,可随体位变动。慢性期常见窦壁骨质硬化增厚,但无骨质破坏。增强扫描可见黏膜明显强化。

ER 5-1-51

临床医师如何对待和应用影像诊断报告

2. 鼻骨骨折
X 线鼻骨侧位像可见鼻骨骨质断裂,可错位变形,同时伴有鼻背部软组织肿胀。CT 可以显示鼻骨骨折线走行方向、骨折碎片移位、伴有的周围骨折以及软组织损伤情况。螺旋 CT 多平面重组和三维立体重组有助于细微骨折的显示。

(四)咽喉疾病

鼻咽癌:CT 平扫可见鼻咽腔变形、不对称,鼻咽癌好发于咽隐窝,早期可呈小肿块突入鼻咽腔,一侧咽隐窝消失、变平,鼻咽侧壁增厚、软组织肿块常突入鼻咽腔,使鼻咽腔呈不对称性狭窄或闭塞。肿块平扫为等密度,肿块增强扫描可见不同程度的强化,多为轻中度强化,密度不均匀。

ER 5-1-52

练习题

(张中星)

第二章 | 超声诊断学

ER 5-2-1
教学课件

ER 5-2-2
思维导图

超声诊断学（ultrasonic diagnosis，UD）系指运用超声波的特性和人体组织对超声反射不同的原理形成图像，来诊断人体组织的形态结构、物理特性和功能状态以及其病理状态的一种非创伤性检查方法。它是一门与电子学、医学工程学、解剖学、病理学和临床医学紧密结合的综合学科。超声诊断以其操作简便、无创伤、无痛苦、重复性强等特性已广泛应用于临床，成为诊断学领域中不可缺少的常规检查手段之一。近年来，广义的超声诊断还包括在超声引导下做各种穿刺、取活检、造影及介入性超声治疗等。

第一节 超声成像技术

一、超声诊断的基础知识

（一）超声的基本概念

1. **超声（ultrasound）** 为物体的机械振动波，指振动频率超过 20 000Hz 即超过人耳听阈上限的声波。一般临床诊断用的超声频率范围为 2~10MHz，常用的频率范围为 2.2~10MHz。

2. **波长 λ** 在振动的一个周期内，波所传播的距离。

3. **声速 c** 声波在介质中每单位时间内的传播距离即声的传播速度，简称声速（c）。超声波的声速大小与介质的密度、弹性以及温度有密切的关系，在一定温度下，介质声速一般是固体>液体>气体。例如人体软组织中平均声速为 1 540m/s。

4. **频率 f** 单位时间（秒）内完成振动的次数即为频率。单位为周/s 或 Hz。波长（λ）、声速（c）和频率（f）三者的关系：$c=f\cdot\lambda$。

5. **声特性阻抗 Z** 为介质密度和声速的乘积，为超声诊断中最基本的物理量。声像图中反射回声水平的强弱主要取决于构成反射界面的两种组织间的声阻抗差，差值越大，反射回声越强。

6. **界面** 两种声阻抗不同的物体接触在一起时，形成一个界面。接触面的尺寸小于超声波长时，名为小界面；大于超声波长时，名为大界面。

（二）超声波的物理特性

1. **反射** 超声波在介质中传播时，当遇到大界面时产生反射现象。超声波的反射方向与入射角有关，遵循折射定律（Snell law）。

2. **折射** 当超声波束通过不同组织和脏器之间形成的大界面时，产生声速传播方向的改变，称为折射。折射定律为入射角的正弦与折射角的正弦之比等于两种介质中的速度之比，即 $\sin\theta_i/\sin\theta_t=c_1/c_2$。

3. **散射** 超声在介质中传播时，遇到小界面时，就会发生声波向许多方向的分散辐射。人体中造成散射的主要散射源是血流中的红细胞和脏器中微细结构，脏器内部微细结构的散射回声有重要的临床意义。

4. **衰减** 声速在介质中传播时，因小界面散射、大界面的反射、声束的扩散以及介质对于超声能量的吸收等，造成超声的衰减。超声衰减的程度与超声波的频率、介质的物理性质，如介质的温度、黏滞度、导热性以及传播的距离有关。超声波的频率越高,黏滞度越大,传播的距离越远,衰减程度越大。故需使用深度增益补偿(depth gain compensation,DGC)来调节,使声像图深浅均匀。

5. 多普勒效应(Doppler effect) 多普勒效应是 1842 年由奥地利物理学家多普勒(Christian Johann Doppler)首先发现。当入射超声遇到相对运动的小界面或大界面时,入射超声与反射回声的频率会发生改变,称为频移或频率差。当反射界面向着声源方向运动时,反射声波的频率增高,产生的频移为正向频移。当反射界面远离声源方向运动时,反射声波的频率降低,产生的频移为负向频移。频移大小取决于反射界面相对运动速度和入射超声与运动物体之间的夹角,反射界面的相对运动速度越大,入射超声与运动物体之间的夹角越小,则频移越大,反之则频移越小。人体中的心室壁、血管壁、瓣膜等的活动及血液(主要是红细胞)的流动,均引起多普勒频移。多普勒效应可探测血流的方向、速度和形态等血流动力学指标。

6. 分辨力 分辨力是指超声波能够分辨并能显示两个界面之间最短距离的能力,超声波的分辨力可分为基本分辨力和图像分辨力。基本分辨力又可分为轴向分辨力、横向分辨力和侧向分辨力。

(1)**轴向分辨力**:指超声波能够分辨出沿声束发射的轴线上两个界面之间最短距离的能力,与超声波的波长有关,波长越短,纵向分辨力越好。

(2)**横向分辨力**:指与声束轴线垂直的平面上,在探头短轴方向上的分辨力。

(3)**侧向分辨力**:指与声束轴线垂直的平面上,在探头长轴方向上的分辨力。横向分辨力与侧向分辨力均与声束的直径、界面离声源的距离及方向有关,声束越细分辨力越高。

(三)超声诊断的显示方式

由于超声成像的方法不同,表现的形式也各不相同,主要显示方式有四种。

1. A 型 为振幅调制型。此法已淘汰。

2. B 型 为辉度调制型。其特点是以光点的亮度代表回声强度,回声强光点则亮,回声弱光点则暗,无回声则形成暗区。

3. M 型 为活动显示型。其原理为用锯齿波慢扫描的方法获得取样线上各回声光点运动的轨迹图,用以观察心脏不同时相运动的规律。此法主要用于诊断心血管疾病。

4. D 型 为多普勒诊断法。此法是利用多普勒效应的原理,把发射的超声和遇到与之发生相对运动的界面返回的超声产生的频率差(频移),以频谱的形式或用扬声器将其以一定声调的信号显示出来的诊断方法。D 型超声诊断法可分为两大类型。

(1)**频谱多普勒**:频谱多普勒超声分为脉冲多普勒(PW)和连续多普勒(CW),前者具有定位测量血流速度的功能,但不能测量高速血流;后者具有测量高速血流的功能,但不能定位测量。频谱多普勒主要用于判断血流方向、血流性质、血流速度和血流时相;同时可以测量血容量、压力差和瓣口的面积。

(2)**彩色多普勒血流成像(color Doppler flow imaging,CDFI)**:通常用自相关技术,迅速地把获得的心腔内或血管内的全部频移回声信号,用伪彩色编码的方式显示出来,朝向探头流动的血流显示为红色,背离探头流动的血流显示为蓝色,从而达到形象地显示心血管内血液流动的方向、速度和状态的目的。

(四)超声回声强弱的分类

根据图像中不同灰阶强度,将其回声信号分为六种类型。

1. 强回声型 反射系数大于 50%,灰度明亮,后方常伴声影,如结石和各种钙化等回声。

2. 高回声型 反射系数大于 20%,灰度较明亮,后方不伴声影,如肾窦和纤维组织等回声。

3. 等回声型 灰阶强度呈中等水平,如正常肝、脾等实质脏器回声。

4. 低回声型 呈灰暗水平的回声,如肾皮质等均质结构的回声。

5. 弱回声型　表现为透声性较好的暗区,如肾椎体和正常淋巴结的回声。

6. 无回声型　呈无回声暗区。如正常充盈的膀胱和胆囊等。

(五) 超声检查的临床应用范围

超声检查能形象地显示脏器和病变的解剖结构、功能状态及血流情况。目前,超声主要应用于以下范围。

1. 检查实质性脏器的大小、形态、物理特性。

2. 检测某些囊性器官(如胆囊)及病变的形态、大小、位置及功能状态。

3. 检测心脏、大血管及外周血管内径的大小、形态、解剖结构、血流情况和功能状态,用于诊断各种心血管疾病。

4. 检测各种脏器内的占位性病变的大小、形态、物理性质及有无转移,对判断病变的病理性质有一定的价值。

5. 诊断各种积液并可估计积液量。

6. 观察经药物或手术治疗后各种病变的变化情况,为下一步治疗提供依据。

7. 引导穿刺抽液、活检,将声像图和细胞病理检查结合起来,提高临床诊断的准确性,还可以引导插管引流或注入药物治疗。

二、超声诊断新技术

(一) 三维超声

三维超声是近年来超声医学领域中的一项新技术,可分为静态三维超声和动态三维超声。三维超声可直观显示脏器的立体解剖结构,多方位、多层次显示病变性质和程度,做出较准确的定量分析,临床主要应用于心脏、腹部及妇产科等疾病的诊断。

ER 5-2-3

胎儿三维超声

(二) 声学造影

声学造影基本原理是通过心导管或经周围静脉注入能产生微气泡的声学造影剂,在脏器内形成大量浓密的云雾状回声反射。声像图上可显示脏器内造影剂显影的顺序、流动的方向、分流和/或反流的剂量、时相、造影剂清除时间等,据此可对脏器的疾病做出判断。心脏声学造影可分为右心系统造影和左心系统造影。

(三) 介入性超声

介入性超声主要特点是在实时超声的引导或监视下,进行各种穿刺活检、抽吸引流、X线造影及注射药物等操作,以完成诊断及某些治疗。如实质肿物的穿刺活检、肝肾囊肿的抽吸硬化治疗、肿瘤的局部药物治疗等。自动活检装置的成功研制,使穿刺活检能够更准确、安全地进行。

（杨　旭）

第二节　超声诊断的临床应用

超声检查能够显示脏器的解剖结构和某些功能状态,并且超声图像有直观、形象、重复性强、可供前后对比等优点,是临床上最常用的诊断方法之一。

一、心血管疾病的超声诊断

(一) 超声心动图检查技术

1. M 型超声心动图　以胸骨旁左心室长轴切面为基准,超声束自心尖至心底可分为五区:1区、2a 区、2b 区、3区、4区 5 个标准探测区(图 5-2-1)。

（1）**心尖波群（1区）**：曲线由前至后依次代表的解剖结构为右室前壁、右室腔、室间隔、左室腔、后乳头肌和左室后壁。

（2）**心室波群（2a区）**：其代表的解剖结构为右室前壁、右室腔、室间隔、左心室和左室后壁。此区是测量左室前后径、室间隔、左室后壁厚度和运动幅度的标准探测区。

（3）**二尖瓣前后叶波群（2b区）**：所显示的解剖结构依次为右室前壁、右室腔、室间隔、左室腔、左室后壁。二尖瓣前后叶呈逆向运动，舒张期前叶呈"M"形双峰曲线，后叶则呈"W"样曲线。二尖瓣波群主要用于观察二尖瓣前后叶回声情况、运动状态和测量二尖瓣口大小。

（4）**二尖瓣前叶波群（3区）**：解剖层次为右室前壁、右室腔、室间隔、左室流出道、二尖瓣前叶、左心房及左心房后壁。此波群主要用于观察二尖瓣前叶活动情况和测量左室流出道宽度。

（5）**心底波群（4区）**：解剖层次为右室前壁、右室流出道、主动脉、左心房及左房后壁。此波群主要用于观察右室流出道宽度、主动脉宽度、主动脉壁弹性和主动脉瓣回声情况，并可测定左心房前后径大小等。

图 5-2-1　左心室长轴及 M 型超声心动图分区图

CW.胸壁；RV.右心室；LA.左心房；LV.左心室；LVPW.左室后壁；AO.主动脉；PPM.后乳头肌；AML.二尖瓣前叶；PML.二尖瓣后叶。

2. 二维超声心动图　是超声诊断法用于心血管检查时形成的心脏切面图像，它能更好地显示心脏各结构的空间位置关系，常用的重要切面有以下切面。

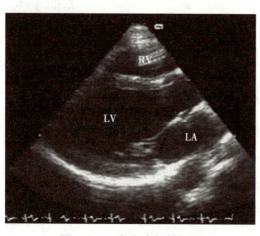

图 5-2-2　左心室长轴切面
LA.左心房；RV.右心室；LV.左心室。

（1）**左心室长轴切面**：探头置于胸骨左缘第3、4肋间，探测平面与右胸锁关节至左乳头连线基本平行。显示的解剖结构为右心室一部分、室间隔、左室腔、左室后壁、主动脉、主动脉壁、二尖瓣前后叶、左心房。正常室间隔与主动脉前壁相连续，二尖瓣前叶与主动脉后壁相连续（图5-2-2）。

（2）**胸骨旁左心室二尖瓣短轴切面**：探头置于胸骨左缘第3、4肋间，探测平面与左肩至右肋弓连线基本平行。显示的解剖结构为左、右室腔，室间隔及二尖瓣前后叶。舒张期开放时前后叶呈张开的鱼口状，收缩期关闭呈线样，与此同时左心室呈向心性一致收缩。

（3）**胸骨旁主动脉短轴切面**：探头置于胸骨左缘第2、3肋间心底大血管正前方，探测平面与左肩至右肋弓连线基本平行。显示的解剖结构为主动脉位于图像中央，呈圆环状结构，其内可见主动脉瓣回声，收缩期开放，瓣膜贴于主动脉壁上，舒张期关闭，关闭线呈"Y"字样。主动脉前方和左侧为右室流出道和肺动脉所环绕，两者之间可见肺动脉瓣回声。主动脉右侧为三尖瓣，下方为左、右心房，中间可见房间隔。

（4）**心尖四腔切面**：探头置于心尖搏动明显处，声束指向右侧胸锁关节。所显示的心脏结构为左心室、右心室、左心房、右心房、室间隔、房间隔、二尖瓣和三尖瓣，在左心房处还可见肺静脉入口（图5-2-3）。

ER 5-2-4

左心室长轴心切面

ER 5-2-5

心尖四腔切面 CDFI

3. 多普勒超声心动图（Doppler echocardiography）
是利用多普勒效应的原理，将产生的多普勒频移（频率差）用频谱的形式显示出来，以了解心脏及血管内的血流形态、方向和速度。不同部位的血流频谱各不相同。

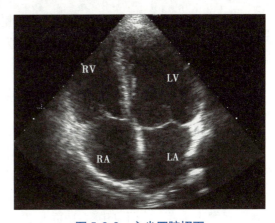

图 5-2-3　心尖四腔切面
LA. 左心房；RA. 右心房；LV. 左心室；RV. 右心室。

（1）**二尖瓣口血流频谱**：一般采用心尖四腔或心尖两腔切面图。将取样容积置于二尖瓣下约 1cm。正常心室舒张期二尖瓣口血流频谱呈窄频带空心的双峰波，为正向频移，分 A 峰和 E 峰，E 峰高于 A 峰。

（2）**三尖瓣口血流频谱**：采用心尖四腔或大动脉短轴切面，将取样容积置于三尖瓣尖下约 1cm，频谱形态及方向与二尖瓣口血流频谱相似，随呼吸变化较明显。

（3）**主动脉瓣口血流频谱**：多采用心尖五腔心切面，取样容积置于主动脉瓣上。频谱呈窄带单峰波，占据整个收缩期，为负向频移。

（4）**肺动脉瓣口血流频谱**：采用大动脉短轴切面，取样容积置于肺动脉瓣上正中央。频谱呈负相频移，形态与主动脉瓣口血流频谱相似，且较钝圆。

ER 5-2-6
二尖瓣口血流频谱

4. 彩色多普勒血流成像（CDFI）　血流方向以不同的色彩显示，朝向探头的层流血流信号显示红色，背离探头的层流血流信号显示蓝色。血流速度以不同的彩色灰度显示，流速快，色彩亮淡，流速慢，色彩暗深。

（二）常见心脏疾病的超声心动图特征

1. 心脏瓣膜病变　凡是病变累及心脏瓣膜引起瓣叶及其腱索、乳头肌、瓣环等的形态结构异常和功能障碍者，统称为心脏瓣膜病变。最常见病因为风湿所致。主要表现为二尖瓣狭窄、二尖瓣关闭不全、主动脉瓣狭窄等。

（1）二尖瓣狭窄

1）直接征象：①二维超声心动图：二尖瓣增厚，回声增强，瓣叶活动幅度减少。舒张期二尖瓣前叶瓣体呈弓形向左室流出道突起，这往往是单纯二尖瓣狭窄分离术的最好指征。二尖瓣短轴切面上，舒张期二尖瓣前后叶开启受限，瓣口变小，呈鱼嘴样改变（图5-2-4）；②M型超声心动图：二尖瓣活动曲线呈"城墙样"改变，前后叶呈同向运动；③多普勒超声心动图：彩色多普勒显示二尖瓣口舒张期红色为主五彩镶嵌的变细的射流束；连续多普勒取样容积置于左室流入道检测到正向、充填、高速湍流频谱。

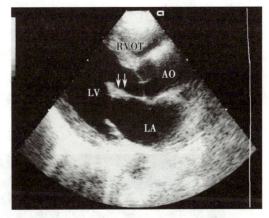

图 5-2-4　二尖瓣狭窄的二维声像图
LA. 左心房；LV. 左心室；RVOT. 右室流出道；
AO. 主动脉；箭头所示为增厚的二尖瓣前叶。

2）间接征象：①左心房、右心室增大；②房颤：A波消失，EF间距不等；③左心房血栓。

（2）主动脉瓣狭窄：分先天性和后天性两大类，以后天性者最常见，多为风湿性主动脉瓣病变和退行性主动脉瓣钙化。

1）直接征象：①二维超声心动图：主动脉瓣膜不同程度地增厚，回声增强，变形、僵硬、瓣口变小；主动脉短轴切面可见三个瓣或其中的两个瓣不同程度地增厚，回声增强，舒张期关闭时呈"Y"形变形，收缩期开放时开口面积减少。②M型超声心动图：主动脉瓣回声增强，增厚，收缩期瓣口变小，六边形盒子变形或呈多线样回声。③多普勒超声心动图：心尖五腔图取样为负相宽频带填充型湍流频谱；胸骨上窝主动脉长轴切面取样为正向填充型湍流频谱。流速峰值增高，一般大于

1.5m/s。④彩色多普勒血流成像:心尖五腔图,因血流背离探头,故多呈蓝色为主的五彩镶嵌样血流;胸骨上窝主动脉长轴切面则呈现红色为主的五彩镶嵌样血流。因血流速度较快,故血流色泽亮而鲜艳,流束多呈中心型。

2)间接征象:左室壁早期呈向心性肥厚,晚期左心室扩大。

2. 房间隔缺损 房间隔缺损分为原发孔型和继发孔型。继发孔型根据缺损位置的不同,分为上腔型、下腔型、卵圆孔型、混合型。

(1)**直接征象**:①二维超声心动图:多切面示房间隔局部回声失落。剑下四腔心切面是诊断房间隔缺损的标准切面。继发孔型房间隔回声失落多位于房间隔中部,静脉窦型多位于房间隔顶部,原发孔型则位于房间隔下部(图5-2-5)。②彩色多普勒血流成像:红色血流或以红色为主的五彩镶嵌样过隔血流。③多普勒取样容积置于房间隔缺损处或其右心房侧可录得正向频谱。

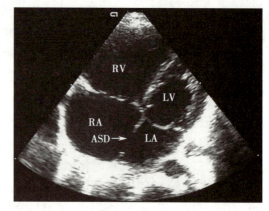

图 5-2-5　房间隔缺损的二维声像图

LA. 左心房;RA. 右心房;LV. 左心室;RV. 右心室;箭头所示为房间隔缺损(ASD)。

(2)**间接征象**:①右心室及右心房扩大;②三尖瓣环扩大,三尖瓣活动幅度增大;③右心室流出道、肺动脉及肺动脉瓣环增宽,搏动增强。

3. 室间隔缺损 室间隔缺损分为膜部、漏斗部、肌部缺损。

(1)**直接征象**:①二维超声心动图:多切面示室间隔局部回声失落。单纯的膜部室缺最为多见;肌部室缺,多切面可见不同部位的肌性室间隔连续中断;干下型室缺,缺损部位在肺动脉瓣环下方(图5-2-6)。②彩色多普勒血流成像:红色为主的五彩镶嵌过隔血流。③取样容积置于回声失落处或其右室面,可显示收缩期正向或双向高速湍流频谱。

(2)**间接征象**:左心房、左心室扩大。

4. 动脉导管未闭 病理分型可分为管型、漏斗型、窗型。

(1)**直接征象**:①大动脉短轴切面可见降主动脉与肺动脉分叉处或左肺动脉之间局部回声失落。②彩色多普勒显示收缩期与舒张期降主动脉以红色为主的五彩镶嵌血流束经动脉导管沿主肺动脉外侧壁上行(图5-2-7)。③连续多普勒在肺动脉内检测到双期连续性正向湍流频谱,持续整个心动周期。

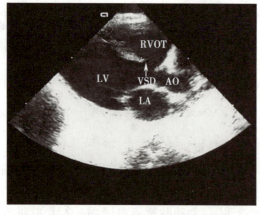

图 5-2-6　室间隔缺损的二维声像图

LA. 左心房;LV. 左心室;RVOT. 右室流出道;
AO. 主动脉;箭头所示为室间隔缺损(VSD)。

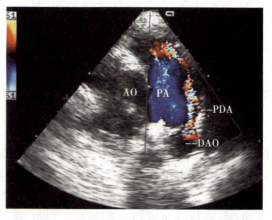

图 5-2-7　动脉导管未闭的彩色多普勒血流成像

ER 5-2-7

问题与思考

（2）**间接征象**：左心房、左心室扩大。

5. 法洛四联症 病理解剖特点包括肺动脉狭窄、室间隔缺损、主动脉骑跨、右室壁肥厚。

（1）**二维超声心动图**

1）主动脉增宽伴骑跨：左心室长轴切面显示主动脉内径明显增宽，位置前移，右室流出道变窄，主动脉前壁与室间隔连续中断，室间隔断端位于主动脉前、后壁之间，即主动脉骑跨，骑跨率通常为30%~50%。

2）主动脉前壁与室间隔连续中断。

3）右室流出道长轴切面显示右室流出道狭窄，右室壁肥厚。

4）肺动脉狭窄：①漏斗部狭窄又可分为肌性狭窄，表现为局部肌性肥厚；膜性狭窄，表现为右室流出道前壁与室上嵴之间有一线样回声，中间一连续中断的小孔；长管型狭窄，整个漏斗部肌肉肥厚，使之形成一个细长的管道。②肺动脉瓣和/或瓣环狭窄：表现为瓣环缩小，瓣叶回声增强，收缩期开放受限，呈帐篷状。

5）左心房、左心室有不同程度的缩小或发育不良。

（2）**多普勒超声心动图**

1）室间隔缺损处可见双向频谱。彩色多普勒血流成像：收缩期可见分别来自左心室的红色血流束和来自右心室的蓝色血流束同时进入主动脉。

2）肺动脉狭窄处则显示为填充高速的湍流频谱。彩色多普勒血流成像：肺动脉腔内可见收缩期呈五彩镶嵌样的血流信号。

6. 心包积液

（1）壁层与脏层心包分离，宽窄不等的液性暗区，当大量心包积液时，在心尖部可出现"荡击波征"。

（2）**心包积液量的估计**：可用二维超声心动图估计心包积液量，并可定位引导穿刺抽液。

当心包液暗区平段小于 8mm 时，积液量在 500ml 以下；液平段在 10~12.5mm 时，积液量为 500~1 000ml，当液平段超过 25mm 时，积液量则超过 1 000ml。

7. 心功能的测量 超声心动图无创评价心功能得到肯定和广泛应用。

（1）**左心室收缩功能**：主要指标有 FS、EF。

1）左心室短轴缩短率（FS）：$FS=(D_d-D_s)/D_d \times 100\%$（正常范围>25%）。

D_d：左心室舒张末期内径；D_s：左心室收缩末期内径。

2）射血分数（EF）：$EF=(V_d-V_s)/V_d$（正常范围>55%）。

V_d：左心室舒张末期容积；V_s：左心室收缩末期容积。

（2）**左心室舒张功能**：左心室舒张早期快速充盈血流速度 E，正常值为 60~130cm/s，左心房收缩期血流速度 A，正常值为 40~70cm/s，正常情况下 E/A>1，E/A<1 反映左心室舒张功能减退。

二、腹部常见疾病的超声诊断

（一）正常腹部脏器声像图

1. 正常肝脏声像图 肝脏轮廓规则，被膜光滑完整。右叶最大斜径不超过 14cm，前后径为 8~10cm。左叶前后径为 5~6cm，上下径为 5~9cm。肝实质呈均匀细小的弱回声光点。门静脉主干内径小于 14mm，左肝静脉内径 5mm，右、中肝静脉内径 10mm，肝总管宽度不超过 6mm（图 5-2-8）。

2. 正常脾脏声像图 正常脾脏的肋间斜切面略

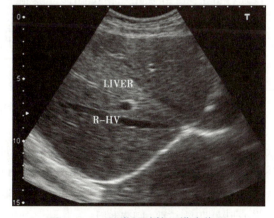

图 5-2-8 正常肝脏的二维声像图

LIVER. 肝脏；R-HV. 右肝静脉。

呈半月形,轮廓清晰,表面光滑整齐,脏面向内凹陷为脾门,其内可见脾静脉无回声区断面。脾实质呈均匀的低回声。正常测量值长 8~12cm,肋间厚度小于 4cm。

3. 正常胆囊与胆道声像图 正常充盈的胆囊多呈圆形、椭圆形或茄形囊状结构,囊壁清晰光滑完整,囊壁厚度不超过 0.3cm,胆囊的长径为 7~9cm,前后径为 2.5~3.5cm。

肝外胆管位于门静脉主干前方,并与之伴行,胆总管上段内径不超过 6mm,下段因受十二指肠气体干扰显示不清。二级以上的肝内胆管分支尚难以显示。

4. 正常胰腺声像图 正常胰腺实质呈中等均匀细小的回声光点。胰腺头、体、尾前后径测量值约为 3cm、2cm 和 2cm。在胰头和体部,其内有时可见主胰管,宽度不超过 2mm。

(二)常见腹部疾病的超声声像图特征

1. 脂肪肝 主要为肝细胞中的中性脂肪、脂质沉着堆积过多,超过生理含量。其可分为弥漫性脂肪肝和非均匀脂肪肝。

(1)**弥漫性脂肪肝的声像图特征**:肝脏轻中度增大,呈弥漫性、密集的细小光点,比脾肾回声高,称"明亮肝"。近场增高,远场衰减,肝内血管明显减少,纹理不清。

(2)**非均匀性脂肪肝的声像图特征**:局灶浸润型,呈高回声,边缘清楚,但不规则似血管瘤,有时高回声占据肝脏一段或者一叶。弥漫性非均匀性脂肪肝,呈弥漫性高回声区,边缘不整,其间夹杂相对低回声的正常肝组织。

2. 肝囊肿 肝囊肿的声像图特征:囊壁薄而光滑,侧壁出现回声失落,后方回声增强;彩色多普勒显示囊壁处短条状血流信号。

3. 原发性肝癌

(1)**肝脏形态变化**:早期因病变较小,一般无变化。当病变范围增大至一定程度时,肝脏体积增大,形态发生变化,尤其病变接近肝表面时,会引起肝脏局部向外隆起,出现"驼峰征"。

(2)**病变区回声特征**:根据病变区的回声特征,其回声可分为:①低回声型病变区表现为边界清晰,边缘较整齐的低回声结节,内部回声较均匀,少数在病变区周围有一圆环状较强的包膜回声(图 5-2-9)。②高回声型表现为边界清晰,边缘不规则的单个或分叶状高回声结节,内部回声不均匀。③等回声型病变区回声与周围正常肝组织回声相似,不易分清界线,此型容易漏诊。④弥漫型表现为肝区内回声强弱不等,分布不均匀,有的呈不规则斑块状回声,回声普遍较强,与结节性肝硬化声像图相似。⑤混合型表现为病变区高回声内有形态不规则的无回声区和低回声区域,多在病变组织发生液化、坏死出血时出现。

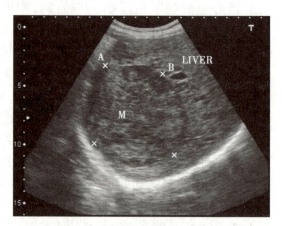

图 5-2-9 肝脏肿瘤的二维声像图
LIVER. 肝脏;M. 肿瘤。

(3)**肝癌周围组织的继发声像图表现**

1)卫星结节:在原发病灶的周围出现一些散在的低回声或高回声的小结节,是肝内转移征象。

2)病变区血管压迫征:表现为病变周围门静脉、肝静脉受压中断、移位或走向迂曲,包绕在肿块周围。

3)血管内瘤栓:肿瘤细胞随血流转移,原发性肝癌在门静脉、肝静脉和下腔静脉出现瘤栓,表现为单个或多个大小不一的中低回声团块,也可呈较强回声团块,使管腔变窄或宽窄不等。

4)胆系受压现象:肝门部病变可压迫胆系,根据受压部位不同,可产生不同程度的肝内胆管扩张或肝外胆管扩张、胆囊增大。

4.门脉性肝硬化

(1)**早期肝硬化**:肝脏体积大小尚正常,包膜尚光滑,实质回声增粗,血管纹理基本正常,无特异的声像表现。

(2)**典型肝硬化**

1)肝脏体积缩小,形态失常。

2)肝表面常高低不平,包膜呈锯齿状或凹凸状。

3)肝实质回声因病变程度不同而呈现不同回声:①回声增强、增密、分布不均匀;②呈分布不均匀的短小粗线状强回声;③呈密布的短弧状增强回声;④呈网状增强回声;⑤当肝内再生结节较大时,肝内可见边界清晰的近似圆形或不规则形低回声区(图5-2-10)。

4)肝静脉变细或粗细不均,走向僵直或迂曲,甚至因闭塞而消失。

5)门静脉主干扩张,分支变细、扭曲,管壁回声增强。

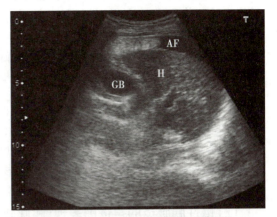

图 5-2-10　肝硬化的二维声像图
GB.胆囊;H.肝脏;AF.腹腔积液。

6)脾脏增大,回声增强,脾静脉增宽。

7)胆囊壁增厚或呈双层改变。

8)脐静脉可重新开放,使肝圆韧带内出现管状回声区,自门静脉左支囊部延伸至腹壁。

9)腹腔积液:在腹腔内出现大小不一的片状液性暗区。

5.胆囊结石

(1)**典型表现**:①胆囊内可见一个或多个大小不一的圆形或半月形强回声光团;②强光团后伴声影;③强回声光团随体位而变动;④胆囊炎时,则胆囊壁增厚,毛糙(图5-2-11)。

(2)**非典型表现**:①充满型胆囊结石:正常胆囊的轮廓消失,代之为胆囊窝处呈弧形或半月形强回声光带,其后有较宽声影,此为充满型胆囊结石的典型表现(图5-2-12)。②胆囊颈部结石:横断面上呈"靶环征"。③泥沙样结石:表现为颗粒大小不一的细小结石在胆囊后壁沉积形成一强回声带,其后有声影;当变动体位时,沉积物有流动感。④胆囊壁内结石:囊壁常增厚,其内可见单个或多个数毫米长的强回声斑,后伴"彗星尾征",不随体位移动。

6.黄疸的鉴别诊断

(1)**肝细胞性黄疸与阻塞性黄疸的鉴别**:胆道系统扩张是诊断阻塞性黄疸的灵敏指标。肝内胆

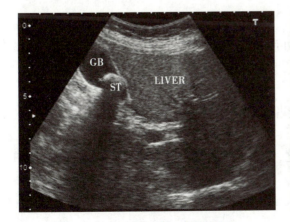

图 5-2-11　胆结石的二维声像图
GB.胆囊;ST.结石;LIVER.肝脏。

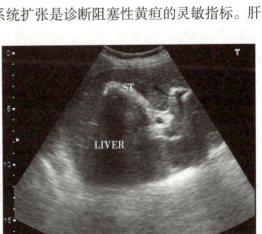

图 5-2-12　充满型胆结石的二维声像图
ST.结石;LIVER.肝脏。

管内径大于 3mm,肝外胆管上段内径大于 7mm,则证明有阻塞性黄疸。

（2）**梗阻部位的判断**:一般认为胆总管扩张是下端梗阻的可靠佐证:若胆总管和胆囊均扩张则符合下端梗阻;若胆总管及胰管双扩张,则提示阻塞部位在肝胰壶腹（hepatopancreatic ampulla）,又称法特壶腹（Vater ampulla）。

（3）**梗阻病因的诊断**:肝外阻塞性黄疸的病因中 90% 以上是由胆管结石、胆管癌及胰头部肿瘤所致。结石多为不规则强回声团块,其后伴声影,与胆管壁分界清楚;肿瘤多为低回声或等回声团,其后无声影,与胆管壁分界不清。

7. 胰腺炎 可分为急性胰腺炎和慢性胰腺炎。

（1）**急性胰腺炎的声像图表现**:胰腺呈弥漫性或局限性肿大,轮廓不清。严重者可增大至正常胰腺的 3~4 倍,局限性增大者可似肿瘤状向外隆突,使胰腺形态不规则;内部回声:大多数呈低回声,也可呈弥漫性分布不均的强弱不等回声或强回声光斑,多见于急性出血坏死性胰腺炎。胆石引起的胰腺炎,可见胆石声像或胆囊肿大及胆管扩张;胰腺周围的弱回声区,是胰腺周围组织的渗出和水肿所致;少数急性胰腺炎可并发胸腔积液和腹腔积液;脾静脉和下腔静脉受压征象;胰腺区呈现气体强反射。

（2）**慢性胰腺炎的声像图表现**:胰腺轻度增大或局限性增大,轮廓不清,边界不整,与周围组织界限不清,内部回声不均匀,常呈条状或带状增高回声,部分合并假性囊肿、胰管扩张或胰管内结石。

三、泌尿系统疾病的超声诊断

（一）正常肾脏声像图

肾皮质呈均匀的低回声,肾锥体为三角形或圆形,呈放射状排列在肾集合系统的周围（图 5-2-13）。肾集合系统表现为椭圆形高回声区,位于肾中央,其宽度约占整个肾脏前后径的 1/3~1/2。肾集合系统内有时可出现少量液性暗区,但一般宽度不超过 1cm。肾脏正常测量值为:长径 10~12cm,宽度 5~6cm,厚度 3~4cm。

（二）正常膀胱声像图

正常充盈的膀胱,内部为均匀的无回声暗区,膀胱壁为明亮光滑的回声带,其横切面呈圆形、椭圆形或四方形,纵切面呈三角形。

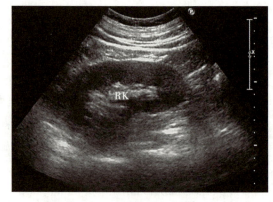

图 5-2-13　正常肾脏的二维声像图
RK. 右肾。

（三）正常前列腺声像图

正常前列腺声像图呈栗形,内腺呈低回声,外腺呈高回声,正常前列腺的宽径、长径、厚径大致分别为 4cm、3cm、2cm。

（四）肾积水

肾积水指尿路梗阻导致肾盂和肾盏扩张,重者伴有肾实质的萎缩,可因多种因素所引起,根据其声像图表现可将其分为以下三种情况。

1. 轻度肾积水 肾外形及肾实质一般无变化,仅表现为肾集合系统分离,呈窄带状或扁卵圆形液性暗区,前后径为 2~3cm。

2. 中度肾积水 肾体积轻度增大,肾窦扩大呈"手套形"或"烟斗状"无回声暗区,前后径为 3~4cm（图 5-2-14）。

3. 重度肾积水 肾脏体积明显增大,形态失常,肾实质明显变薄,整个肾脏呈调色碟状或相互连通的多房囊性液性暗区结构,无回声暗区前后径大于 4cm。

（五）肾肿瘤

绝大多数为恶性肿瘤,其声像图特征如下。

1. 形态失常 多切面上出现局部向外隆起的结节,呈圆形或椭圆形。

2. 病灶回声征象 肾内出现边界光滑、清晰的异常回声团块,其后有回声衰减现象（图 5-2-15）。根据肿瘤性质不同,回声可分为强光团型,如错构瘤;等回声型,如肾盂肿瘤;弱回声型,如乳头状囊腺瘤;无回声型,为肿瘤内有出血、坏死或囊性变,如肾胚胎瘤。

3. 肾实质和肾集合系统受压现象 如肾实质出现弧形压迹,肾集合系统中断、移位、变形、积水等。

4. 肿瘤转移征象 早期可见肾门淋巴结肿大,呈圆形或椭圆形弱回声团块,晚期沿肾静脉扩散,出现肾静脉和/或下腔静脉瘤栓。

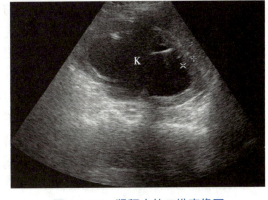

图 5-2-14 肾积水的二维声像图
K. 肾脏。

（六）膀胱肿瘤

声像图主要表现为膀胱壁上有向腔内突起的赘生物,大小不一,形态多样,呈中等强度回声,呈菜花状或海藻样,有蒂肿瘤可随体位变化而有漂浮感（图 5-2-16）。

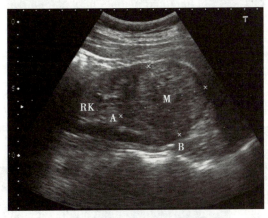

图 5-2-15 肾肿瘤的二维声像图
RK. 右肾;M. 肿瘤。

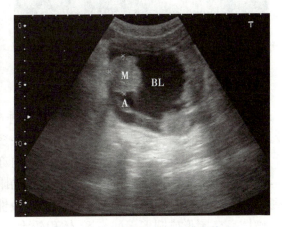

图 5-2-16 膀胱肿瘤的二维声像图
BL. 膀胱;M. 肿瘤。

（七）前列腺增生

常发生于内腺,其声像图特征如下。

1. 前列腺径线增大,前后径更显著,呈椭圆形或者圆形,包膜完整光滑,增生严重者向膀胱内凸进。

2. 内腺瘤样增大,回声减弱,少数呈等回声或高回声结节改变,外腺萎缩,二者分界清晰。

四、妇产科疾病的超声诊断

超声已广泛应用于妇产科领域。经阴道超声不需要充盈膀胱,且不受肥胖的限制,可清晰显示盆腔脏器的声像图,尤其是对于子宫内膜和卵巢疾病的诊断有重要的临床价值。

（一）妇科超声检查

1. 正常子宫与卵巢声像图 子宫位于充盈的膀胱之后,纵切面呈倒置的梨形,横切面呈椭圆形,轮廓清晰,被膜光滑,子宫肌层呈均匀的低回声,宫腔呈一线状强回声(图 5-2-17)。正常子宫长 5.5~7.5cm,宽 4.5~5.5cm,厚 3~4cm。卵巢在子宫横切面上位于子宫两侧,大小约为 4cm×3cm×1cm,呈圆形或卵圆形,内部呈均匀的低回声。

2. 子宫肌瘤 是妇科常见的良性肿瘤,根据肿瘤所在的位置可分为黏膜下、肌壁间和浆膜下肌瘤。其声像图特征为:①子宫增大,形态不规则,增大程度与肌瘤的位置和数目有关;②肌瘤结节一般为圆形低回声或等回声团块,少数可呈现为漩涡状或条纹状结构,其后壁回声衰减;③子宫内膜移位、变形;④较大的肌瘤可使膀胱受压移位变形;⑤子宫肌瘤变性的声像图表现:若肌瘤发生玻璃样变或液化囊性变,病变区则出现相应的弱回声或无回声暗区,其后回声增强;若肌瘤发生钙化,则可形成强回声光环或弧形强光带,其后有声影(图 5-2-18)。

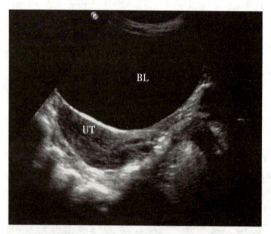

图 5-2-17 正常子宫的二维声像图
UT. 子宫;BL. 膀胱。

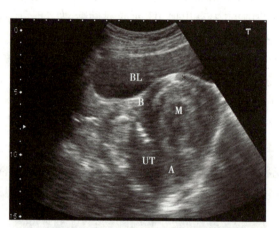

图 5-2-18 子宫肌瘤的二维声像图
UT. 子宫;BL. 膀胱;M. 肿物。

3. 卵巢肿瘤 卵巢囊性肿瘤是妇科的常见肿瘤,其中以浆液性囊腺瘤、黏液性囊腺瘤和皮样囊肿最为常见,其声像图特征为:①浆液性囊腺瘤:多为双侧,直径一般为 5~10cm,单房或多房,壁薄光滑,其内为无回声暗区,后壁回声增强。其内亦可见细小或粗大的大小不一乳头状光团结构和局限性光斑突向囊内,其间可见砂样钙化小体。②黏液性囊腺瘤:瘤体呈椭圆形或圆形无回声区,体积较大,内径多在 10cm 以上,边缘光滑,轮廓清晰,囊壁呈均匀性增厚,其内可见线细的间隔光带,呈多房结构。③皮样囊肿(囊性畸胎瘤):声像图表现较复杂,可呈囊性、实质性及混合性,以混合性最为多见,囊内呈均质密集光点回声,并伴有强光点,形成"星花状",加压光点有浮动感。混合性病灶内,上层呈强回声光团,系油脂和毛发组成,下层为无回声暗区,二者之间有分界面,加压时上层强回声光团有浮动感,其后有声影,形成所谓"冰山顶征(tip of iceberg sign)"(图 5-2-19)。

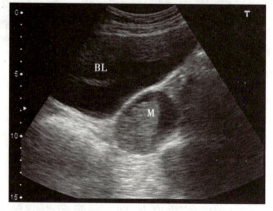

图 5-2-19 卵巢畸胎瘤的二维声像图
BL. 膀胱;M. 肿物。

(二)产科超声检查

1. 早孕 宫腔内发现妊娠囊可确诊为宫内早孕。妊娠第 6 周的超声检出率较高,妊娠囊的平均直径为 1.5cm,声像图上妊娠囊呈圆形或椭圆形环状结构,其内为无回声液性暗区。妊娠第 7 周,在妊娠囊内可见胚芽的点状强回声。第 8 周可见原始心血管搏动。第 9 周开始出现胎体轮廓,第

12周可显示成形的胎儿,并观察到胎头的圆环状回声。如在妊娠第7周未见胚芽回声,第8周末无原始心血管搏动,均属异常。

2. **先兆流产** ①胎囊下移,靠近子宫颈口;②胎囊变形不规则,萎缩;③绒毛蜕膜反应薄而回声低,说明绒毛血运不佳;④胎囊大于10mm时,双蜕膜囊征消失;⑤两次超声检查间隔10~14天,测量胎囊或头臀长度无增长,或胎囊明显小于孕周;⑥出现双胎囊样结构(图5-2-20)。上述6项中同时出现3项阳性,其预测准确率较高。

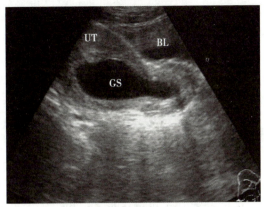

图 5-2-20　先兆流产的二维声像图
UT. 子宫;BL. 膀胱;GS. 孕囊。

3. **胎儿畸形** 胎儿畸形中以中枢神经系统的缺陷最为常见,占胎儿畸形的60%~70%。

(1)无脑儿:①多方位切面,胎头圆形光环缺如;②胎儿颈部出现"鱼头"样或钩状结构强回声;③胎儿头部找不到正常脑组织及脑室图像;④常伴有羊水过多或脊柱裂畸形。

(2)脑积水:①双顶径明显大于同孕龄胎儿;②头周径明显大于腹周径;③颅内正常结构消失,代之以广泛的或分隔的液性暗区;④脑实质变薄,中线结构变细、不全或弯曲,漂浮于积水中;⑤合并其他畸形和羊水过多。

(3)脊柱裂:①纵切面扫查脊柱某段平行光带变宽,不规则,突出或者成角;②横切面扫查是判断有无异常的关键切面,正常横切面可见脊柱的三个骨化中心呈"品"字排列,若呈"V"或"U"字形缺损、突出、脱失、结构紊乱或者变形即可诊断。

五、其他

(一)眼

高频超声检查可作为以视网膜、晶状体、玻璃体、视神经、眶内占位性病变及眼外伤等多种疾病的辅助诊断手段。

(二)乳腺与甲状腺

超声可发现早期病灶,并可判断其物理特性,初步鉴别病灶的良、恶性。

1. **乳腺** 肿块确认需在两个不同方位切面上均可显示。对肿块的分析应包括形状、边缘、界限、纵横径线比、内部回声、后方回声及侧方声影等表现,并观察CDFI血流情况。

(1)良性肿块:多表现圆形或卵圆形,边缘光滑锐利,界限清楚,横径通常大于纵径(前后径),有时可见包膜回声,内部为均匀或比较均匀的低回声,肿块后方回声正常或增强,常有侧方声影;CDFI显示病变通常无彩色血流或血流较少。含液体的囊性肿块表现为边缘整齐锐利的无回声液性暗区,肿块后方回声增强。

(2)恶性肿块:形态多不规则,纵径(前后径)通常大于横径,边缘特征可表现为模糊、成角、微分叶或毛刺,无包膜回声,内部呈不均匀低回声,肿块后方回声衰减,但也可表现为后方回声正常或增强,侧方声影少见,常有周围组织浸润;CDFI显示病变内有较丰富的高阻血流。

2. **甲状腺** 一般边界清楚、偏低均匀回声、缺乏血流信号者,提示为良性肿瘤;边界不清、回声不均、血流信号丰富者,则提示为恶性肿瘤。

(三)头颅

2岁以下婴幼儿通过囟门扫查,成人可在颅脑术中行硬膜外探查,可以判定颅内占位性病变的精确定位,并可在超声引导下进行穿刺活检及引流。

ER 5-2-8

病例分析

（四）胃肠疾病的超声检测

超声检查可以判断肠梗阻的有无，还可以动态观察肠管的扩张和功能状态；可早期诊断肠套叠，并可在超声监视下水压灌肠治疗；超声检查对于阑尾炎及其并发症的诊断有重要的临床价值。

ER 5-2-9

练习题

（杨 旭）

本篇小结

医学影像学形成了包括 X 线、超声和 CT 等多种成像技术的检查体系。对于不同系统和解剖部位，各种成像技术的适用范围和诊断效果有很大差异，应用价值不同。

呼吸系统，具有良好的自然对比，X 线平片是首选基本检查技术，CT 的密度分辨力高，对疾病的检出和诊断价值明显优于 X 线平片，是呼吸系统疾病的主要检查技术。

心脏和大血管，X 线平片可以观察心脏形态及大小，心血管造影主要用于复杂先心病、冠心病诊断。超声成像能直观显示心壁、心腔和心瓣膜等结构，多普勒血流成像可观察血流方向、流速、性质等，是心脏疾病诊断的基本检查技术，多层螺旋 CT 冠状动脉成像可用于冠状动脉疾病的诊断，CTA 在主动脉夹层和肺动脉栓塞的诊断价值很高。

胃肠道的 X 线造影检查是首选影像技术，肝、胆、脾、胰腺、肾及盆腔器官首选超声检查，CT 检查常用于疾病的诊断及鉴别诊断。尿路造影能观察肾盂、肾盏、输尿管的病变。

X 线平片是骨与关节疾病的首选影像检查方法，CT 对显示骨的细微病变、解剖结构复杂或相互重叠的区域、病变内部的结构优于平片。

中枢神经系统，CT 是主要的检查技术，急性脑血管疾病、颅脑外伤首选 CT。

各种不同的影像技术具有不同的特点、优势和限度，需相互补充，互相印证。

第六篇

器械检查

学习目标

1. 掌握：心电图、肺功能检查及内镜检查的临床应用，异常心电图、肺功能检查及内镜检查结果的临床意义。

2. 熟悉：正常心电图各波的图形、正常值；心律失常、心肌梗死、心肌缺血的心电图特点；肺功能检查的内容及正常参考值；各种内镜检查的正常表现。

3. 了解：心电发生原理，心房肥大和心室肥厚、预激综合征、束支传导阻滞的心电图特征；药物、电解质紊乱对心电图的影响；动态心电图和心电图运动负荷试验的临床应用；肺功能检查方法，血气分析的标本采集要求；内镜技术的发展，内镜的种类和用途。

4. 能与患者和/或家属进行良好沟通，以获得积极配合；能够分析检查结果的临床意义。

5. 具有人文关怀意识、隐私保护意识和耐心细致的工作态度及较强的临床逻辑思维能力。

第一章 | 心电图检查

第一节 临床心电图的基本知识

心脏电激动先于机械收缩发生,电激动所产生的微小电流经人体组织传至体表,用导联线连接至心电图机,描记出的每一心动周期电活动变化曲线图形,即心电图(electrocardiogram,ECG)。心电图是临床上广泛应用的检查方法,对诊断心血管疾病如心律失常、冠心病及电解质紊乱等具有重要价值,也是健康检查的重要项目之一。

教学课件

一、心电图产生原理

(一)心肌细胞的电生理变化及电偶

心肌细胞的电生理变化主要是细胞膜内外的电位变化,可分为极化、除极和复极三个阶段。心肌细胞在静息状态时,膜外排列着阳离子带正电荷,膜内排列着同等比例的阴离子带负电荷,保持平衡的极化状态,无电位变化。当细胞膜的一端受到刺激(阈刺激)时,细胞膜的通透性发生改变,使细胞膜内外正、负离子分布发生逆转,受刺激的细胞膜发生除极化,使该处膜外正电荷消失而其前面尚未除极的细胞膜外仍带正电荷,从而形成一对电偶(dipole),其电源(正电荷)在前,电穴(负电荷)在后,电流自电源流入电穴,并沿着一定方向迅速扩展至整个细胞除极完毕。此时,细胞膜内带正电荷,膜外带负电荷,称为除极状态。随后,由于细胞的代谢作用,使细胞膜又逐渐复原到极化状态,这一过程称为复极化状态。复极与除极先后程序一致,但复极的电偶是电穴在前,电源在后,并较缓慢向前推进,直到整个细胞全部复极为止(图 6-1-1)。

思维导图

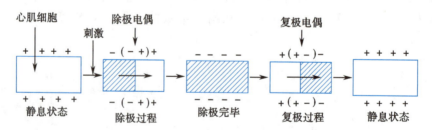

图 6-1-1 单个心肌细胞的除极和复极过程以及所产生的电偶变化

当单个心肌细胞除极时,探查电极对向电源(即面对除极方向)产生向上的波形,背向电源(即背离除极方向)产生向下的波形,在细胞中部则产生双向波形(图 6-1-2)。复极过程虽与除极过程方向一致,但由于复极时的电偶是电穴在前,电源在后,因此记录的复极波方向与除极波方向相反。正常人心室的除极是从心内膜向心外膜推进,复极则是从心外膜向心内膜推进,因此在心电图记录到的复极波方向常与除极波方向一致,需注意此点与单个心肌细胞之不同。

（二）心电向量

体表采集到的心脏电位强度与下列因素有关：与心肌细胞数量（心肌厚度）呈正比关系；与探查电极位置和心肌细胞之间的距离呈反比关系；与探查电极的方位和心肌除极的方向所构成的角度有关（夹角愈大，心电位在导联上的投影愈小，电位愈弱）（图6-1-3）。这种既有强度又有方向性的电位幅度称为心电向量（vector），常用箭头表示其方向，用长度表示电位强度。心脏的电激动过程中产生许多心电向量，按下列原理合成为"心电综合向量（resultant vector）"：同一轴的两个同向的心电向量，其幅度相加；方向相反者则相减；两个心电向量的方向构成一定角度者，应用"合力"原理将二者按其角度及幅度构成一个平行四边形，取其对角线为综合向量（图6-1-3）。因此，由体表所采集到的心电变化，乃是全部参与电活动心肌细胞的电位变化按上述原理所综合的结果。

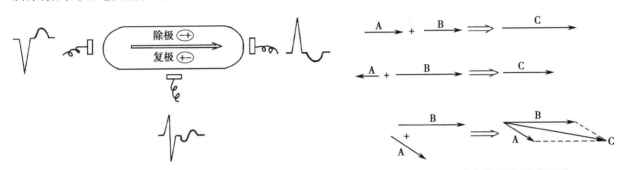

图6-1-2　单个心肌细胞检测电极方位与除极、复极波形方向的关系

箭头示除极与复极的方向。

图6-1-3　综合向量的形成原则

二、心电图各波段的组成及命名

ER 6-1-3

心电图产生原理

窦房结、结间束（分为前、中、后结间束）、房间束（起自前结间束）、房室交界区（房室结、希氏束）、束支（分为左、右束支，左束支又分为前分支和后分支）以及浦肯野纤维等构成心脏的特殊传导系统，其与每一心动周期顺序出现的心电变化密切相关。

正常心电活动始于窦房结，其产生的激动在兴奋心房的同时经结间束传导至房室结（激动在此处延搁0.05~0.07秒），然后循希氏束→左、右束支→浦肯野纤维顺序传导，最后兴奋心室。这种先后有序的电激动传导引起一系列电位变化，形成心电图的相应波段（图6-1-4）。临床心电学对这些波段规定了统一的名称：①P波，是最早出现的波幅较小的波，反映心房的除极过程。②PR段（实为PQ段），反映心房复极过程及房室结、希氏束、束支的电活动。P波与PR段合称为PR间期，反映自心房开始除极至心室开始除极的时间。③QRS波群，为幅度最大波群，反映心室除极的全过程。此波可因检测电极位置不同而有多种形态，故予以统一命名，首先出现的位于参考水平线以上的正向波称为R波，R波之前的负向波称为Q波，R波之后的负向波是S波，S波后的正向波称为R'波，R'波后再出现负向波称为S'波。如果QRS波只有负向波，则称为QS波。根据QRS波群幅度大小不同，各波以英文大小写表示（图6-1-5）。一般而言，若各波振幅<0.5mV，则用小写英文字母q、r、s表示，若振幅≥0.5mV，则用大写英文字母表示。正常心室除极有其规律与顺序，始于室间隔中部，自左向右方向除极，随后左、右心室游离壁从心内膜朝心外膜方向除极，最后是左心室基底部与右心室肺动脉圆锥部除极，这对于理解不同电极部位QRS波形态的形成很重要；④ST段，自QRS波终点到T波起点之间的一段时间，反映心室缓慢复极过程的电位变化；⑤T波，ST段后一个较宽的平缓波，反映心室快速复极过程的电位变化；⑥Q-T间期，指QRS波群起点到T波终点的间距，代表心室肌除极和复极全过程所需的时间。

ER 6-1-4

心电传导系统及心电图形成

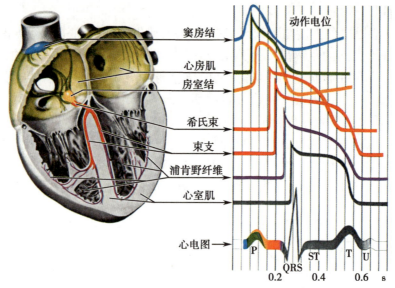

图 6-1-4　心脏各部位动作电位与心电图各波段的关系

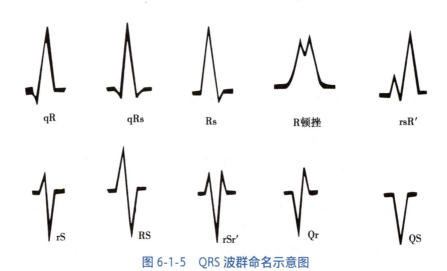

图 6-1-5　QRS 波群命名示意图

三、心电图导联体系

在人体不同部位放置电极,并通过导联线与心电图机电流计的正负极相连,这种记录心电图的电路连接方法称为心电图导联。电极位置和连接方法不同,可以组成不同的导联。目前广泛采纳的是由艾因特霍芬(Einthoven)创设的国际通用导联体系(lead system),称为常规 12 导联体系。为了避免心电图机导联线接错,人为规定了导联线的颜色如下:肢体导联的右上肢、左上肢、左下肢、右下肢依次为红、黄、绿、黑四种颜色;胸导联的 V_1~V_6 导联依次为红、黄、绿、棕、黑、紫 6 种颜色。

ER 6-1-5

常规心电图
导联

1. 肢体导联(limb leads)　包括标准导联Ⅰ、Ⅱ、Ⅲ及加压肢体导联 aVR、aVL、aVF。

肢体导联电极主要放置于右臂(R)、左臂(L)、左腿(F),连接此三点即成为所谓艾因特霍芬(Einthoven)三角(图 6-1-6A、图 6-1-6B)。

在每个标准导联正负极间均可画出一假想的直线,称为导联轴。为便于表明 6 个导联轴之间的方向关系,将Ⅰ、Ⅱ、Ⅲ导联的导联轴平行移动,使之与 aVR、aVL、aVF 的导联轴一并通过坐标图的轴中心点,便构成额面六轴系统(hexaxial system)(图 6-1-6C)。此坐标系统采用±180°的角度标志,

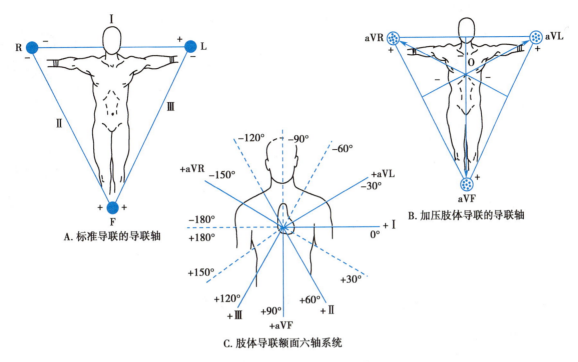

図 6-1-6　肢体导联的导联轴

A. 标准导联的导联轴

B. 加压肢体导联的导联轴

C. 肢体导联额面六轴系统

以左侧为 0°,顺钟向的角度为正,逆钟向者为负。每个导联轴从中心点被分为正负两半,每个相邻导联间的夹角为 30°,这对测定心脏额面心电轴很有帮助。

2. 胸导联(chest leads) 包括 V_1~V_6 导联。检测的正电极应安放于胸壁规定的部位,另将肢体导联 3 个电极分别通过 5kΩ 电阻与负极连接构成中心电端(central electric terminal),此连接方式可使该处电位接近零电位且较稳定(图 6-1-7)。胸导联检测电极具体安放的位置如表 6-1-1、图 6-1-8 所示。

临床上诊断后壁心肌梗死还常选用 V_7~V_9 导联:V_7 位于左腋后线 V_4 水平处;V_8 位于左肩胛线 V_4 水平处;V_9 位于左脊柱旁线 V_4 水平处。诊断右心室肥厚、右心室心肌梗死及先天性心脏病的右位心时,需要选用 V_{3R}~V_{6R} 导联,电极放置在与 V_3~V_6 对称的右胸部。

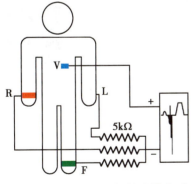

图 6-1-7　胸导联电极的连接方式

V 表示胸导联检测电极并与正极连接,3 个肢体导联电极分别通过 5kΩ 电阻与负极连接构成中心电端。

表 6-1-1　常规胸导联与附加导联电极位置

导联名称	正极(探查电极)	负极	电极颜色
V_1	胸骨右缘第 4 肋间	中心电端	红色
V_2	胸骨左缘第 4 肋间	中心电端	黄色
V_3	V_2 与 V_4 连线的中点	中心电端	绿色
V_4	左锁骨中线与第 5 肋间相交处	中心电端	棕色
V_5	左腋前线与 V_4 同一水平处	中心电端	黑色
V_6	左腋中线与 V_4 同一水平处	中心电端	紫色

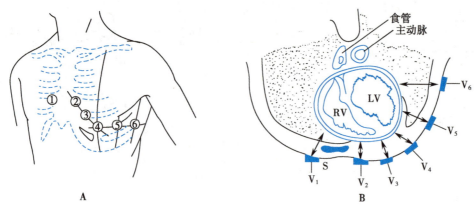

心电图操作

练习题

（王红卫）

图 6-1-8　胸导联检测电极的位置（A）及与心室壁部位的关系（B）

第二节　心电图的测量和正常数据

一、心电图测量

教学课件

心电图多描记在特殊的记录纸上（图 6-1-9）。心电图记录纸是由纵线和横线划分成各为 $1mm^2$ 的正方形小方格组成。当走纸速度为 25mm/s 时，每两条纵线间（1mm）表示 0.04s（40ms），当标准电压 1mV=10mm 时，两条横线间（1mm）表示 0.1mV。每 5 个小方格可构成一个正方形大方格，它的横坐标代表的时间是 0.2 秒（200 毫秒），纵坐标代表的电压是 0.5mV。若改变走纸速度或标准电压，则每小格代表的时间或电压值也随之改变。

思维导图

（一）心率的测量

检测心率时，如心律规则，只需测量一个 RR（或 PP）间期的秒数，然后被 60 除即可求出，即心率=60/RR（或 PP）；还可以使用专门的心率测量尺或查表法直接读出相应的心率数。当心律不规则时，一般采取数个心动周期的平均值来进行测算。

（二）各波段时间的测量

心率的测量

12 导联同步心电图仪与单导联心电图仪记录的心电图有所不同（表 6-1-2）。一般规定，测量各波时间应自波形起点的内缘测量至波形终点的内缘。

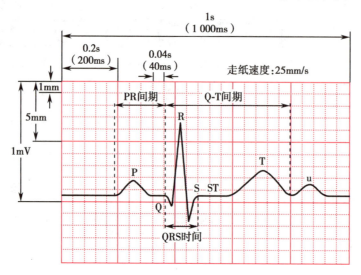

图 6-1-9　心电图波形、波段的命名及测量

表 6-1-2　12 导联同步心电图与单导联心电图各波段时间的测量方法

波段时间	12 导联同步心电图	单导联心电图
P 波	最早的 P 波起点测量至最晚的 P 波终点	最宽的 P 波
QRS 波群	最早 QRS 波起点测量至最晚 QRS 波终点	最宽的 QRS 波群
PR 间期	最早的 P 波起点测量至最早的 QRS 波起点	P 波宽大且有 Q 波
Q-T 间期	最早的 QRS 波起点至最晚的 T 波终点的间距	最长的 Q-T 间期

（三）各波段振幅的测量

P 波振幅测量的参考水平应以 P 波起始前的水平线为准。测量 QRS 波群、J 点、ST 段、T 波和 u 波振幅，统一采用 QRS 起始部水平线作为参考水平。如果 QRS 起始部为一斜段（如预激综合征、受心房复极波影响等），应以 QRS 波起点作为测量参考点。测量正向波的高度时，应从参考水平线上缘垂直测至波的顶端；当测量负向波的深度时，应从参考水平线下缘垂直测至波的底端。

心电图检查及
分析方法

（四）平均心电轴

1. 概念　心电轴一般指的是平均 QRS 电轴（mean QRS axis），它是心室除极过程中全部瞬间向量的综合（平均 QRS 向量），代表心室在除极过程这一总时间内的平均电势方向和强度。心电轴是空间性的，但心电图学中通常所指的是它投影在额面上的心电轴，可用任何两个肢体导联的 QRS 波群的电压或面积计算出心电轴。一般采用心电轴与 I 导联正（左）侧段所形成的角度表示平均心电轴的偏移方向，除测定 QRS 电轴外，还可以用同样方法测定 P 电轴和 T 电轴。

2. 测定方法

（1）**目测法**：是临床上最简单常用的判断方法。通过目测 I 导联和 aVF 导联 QRS 波群的主波方向，有时还需要结合 II 导联 QRS 波群的主波方向（图 6-1-10），或者根据 I、III 导联 QRS 波群的主波方向估测电轴是否发生偏移（表 6-1-3）。

表 6-1-3　目测法判断心电轴的方法

心电轴	目测 I、aVF 及 II 导联 QRS 波群主波方向			目测 I、III 导联 QRS 波群主波方向	
	I 导联	aVF 导联	II 导联	I 导联	III 导联
不偏	向上	向上		向上	向上
	向上	向下	向上		
左偏	向上	向下	向下	向上	向下
右偏	向下	向上		向下	向上
不确定	向下	向下		向下	向下

（2）**振幅法**：可精确测量电轴。分别测算 I 导联和 III 导联的 QRS 波群振幅的代数和，然后将这两个数值分别在 I 导联及 III 导联上画出垂直线，求得两垂直线的交叉点。电偶中心 O 点与该交叉点相连即为心电轴，该轴与 I 导联轴正侧的夹角即为心电轴的角度（图 6-1-11）。另外，可将 I 和 III 导联 QRS 波群振幅代数和值，通过查表直接求得心电轴。

3. 临床意义　正常心电轴的范围为 −30°~+90° 之间；电轴位于 −90°~−30° 范围为心电轴左偏；位于 +90°~+180° 范围为心电轴右偏；位于 −180°~−90° 范围，定义为"不确定电轴"（见图 6-1-11）。一般受心脏在胸腔内的解剖位置、两侧心室的质量比例、心室内传导系统的功能、激动在室内传导状态以及年龄、体型等因素影响，会导致心电轴偏移。如左心室肥厚、左前分支传导阻滞等可使心

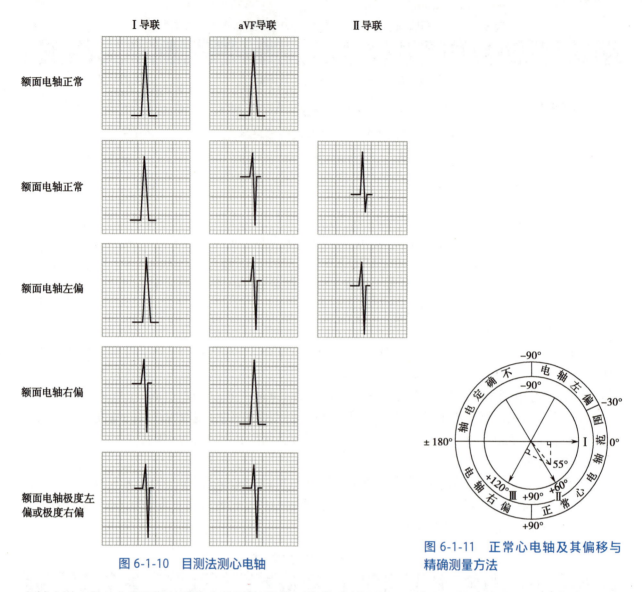

| Ⅰ导联 | aVF导联 | Ⅱ导联 |

额面电轴正常

额面电轴正常

额面电轴左偏

额面电轴右偏

额面电轴极度左偏或极度右偏

图 6-1-10　目测法测心电轴

图 6-1-11　正常心电轴及其偏移与精确测量方法

电轴左偏;右心室肥厚、左后分支传导阻滞等可使心电轴右偏;不确定电轴可以发生在正常人(正常变异),也可见于某些病理情况,如肺心病、冠心病、高血压等。

(五) 心脏循长轴转位

从心尖部朝心底部方向观察,设想心脏可循其本身长轴做顺钟向或逆钟向转位(图 6-1-12)。正常时 V_3 或 V_4 导联 R/S 大致相等,为左、右心室过渡区波形。当顺钟向转位(clockwise rotation)时,正常在 V_3 或 V_4 导联出现的波形转向左心室方向,即出现在 V_5、V_6 导联上,常见于右心室肥厚。当逆钟向转位(counterclockwise rotation)时,正常 V_3 或 V_4 导联出现的波形转向右心室方向,即出现在 V_1、V_2 导联上,常见于左心室肥厚。心电图上的这种转位图形在正常人亦可见到,提示这种改变有时为心电位的变化,并非都是心脏在解剖上转位的结果。

二、正常心电图波形特点与正常值

正常 12 导联心电图波形特点如图 6-1-13 所示。

(一) P 波

P 波代表心房肌除极的电位变化。

1. 形态　P 波的形态在大部分导联呈钝圆形,有时可能有轻度切迹。

2. 方向　由于心脏激动起源于窦房结,心房除极的综合向量指向左、前、下。所以 P 波在 Ⅰ、Ⅱ、

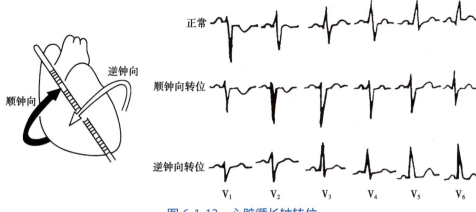

图 6-1-12　心脏循长轴转位

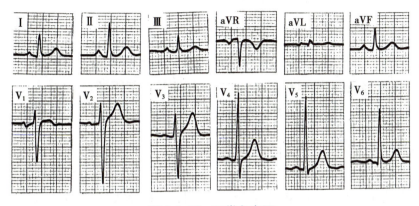

图 6-1-13　正常心电图

aVF、V_4～V_6 导联向上,aVR 导联向下,其余导联可呈双向、倒置或低平。若 P 波在 Ⅱ、Ⅲ、aVF 导联倒置,而在 aVR 导联直立,则称为逆行 P 波,表示激动起源于房室交界区。

3. 时间　正常人一般小于 0.12 秒。

4. 振幅　在肢体导联一般小于 0.25mV,胸导联一般小于 0.2mV。

(二) PR 间期

PR 间期代表心房开始除极至心室开始除极的时间,指从 P 波的起点至 QRS 波群起点的间距,与年龄及心率有关。成人心率在正常范围时,PR 间期为 0.12～0.20 秒。幼儿及心动过速的情况下,PR 间期相应缩短。老年人及心动过缓的情况下,PR 间期可略延长,但一般不超过 0.22 秒。

(三) QRS 波群

QRS 波群代表心室肌除极的电位变化。

1. 时间　正常成人 QRS 波群时间一般不超过 0.11 秒,多数在 0.06～0.10 秒。

2. 波形与振幅

(1) **胸导联**:正常人 R 波自 V_1～V_6 逐渐增高,S 波逐渐变浅。V_1、V_2 导联多呈 rS 型,V_1 的 R/S 小于 1,R 波电压一般不超过 1.0mV;V_5、V_6 导联 QRS 波群可呈 qR、qRs、Rs 或 R 型,R 波电压一般不超过 2.5mV,V_5 的 R/S 大于 1;在 V_3 或 V_4 导联,R 波和 S 波的振幅大体相等,R/S 约等于 1。

(2) **肢体导联**:Ⅰ、Ⅱ 导联的 QRS 波群主波一般向上,Ⅲ 导联的 QRS 波群主波方向多变。aVR 导联 QRS 波群主波向下,可呈 QS、rS、rSr' 或 Qr 型。aVL 与 aVF 导联的 QRS 波群可呈 qR、Rs 或 R 型,也可呈 rS 型。正常人,Ⅰ 导联的 R 波小于 1.5mV,aVR 导联的 R 波小于 0.5mV,aVL 导联的 R 波小于 1.2mV,aVF 导联的 R 波小于 2.0mV。

各肢体导联的 QRS 波群振幅(正向波与负向波振幅的绝对值相加)一般都不应小于 0.5mV,各胸导联 QRS 波群的振幅一般都不应小于 0.8mV,否则称为低电压。低电压常见于肺气肿、心包积液、冠心病、心肌梗死等,偶可见于正常人。

3.R峰时间(R peak time,Rpt) 指QRS波起点至R波顶端垂直线的间距。如有R'波,则应测量至R'峰;如R峰呈切迹,应测量到切迹第二峰。正常成人R峰时间在V_1、V_2导联不超过0.04秒,在V_5、V_6导联不超过0.05秒。

4.Q波 正常人除Ⅲ和aVR导联外,Q波时间不超过0.03秒,Ⅲ导联Q波的宽度可达0.04秒,aVR导联可出现较宽的Q波或呈QS波亦属正常。Q波振幅正常情况下不超过同导联R波振幅的1/4。正常人V_1、V_2导联不应出现Q波,但偶尔可呈QS波。超过正常范围的、过深或过宽的Q波为异常Q波,常见于心肌梗死、心肌病等。

(四)J点

J点为QRS波群终末与ST段起始的交接点,正常在等电位线上,可随ST段的偏移而发生移位。当心率过快时,心室除极与心房复极并存,导致心房的复极波(Ta波)重叠于QRS波群的后段,可使J点下移。但向上、下偏移不超过0.1mV。

(五)ST段

ST段代表心室缓慢复极过程,指从QRS波群终点至T波起点间的线段。正常的ST段多为一等电位线,有时亦可有轻微偏移,但在任一导联,ST段下移一般不超过0.05mV;ST段上抬在V_1、V_2导联一般不超过0.3mV,V_3不超过0.5mV,$V_4 \sim V_6$导联及肢体导联不超过0.1mV。

(六)T波

T波代表心室快速复极的电位变化。

1.形态 正常T波钝圆,两肢不对称,前半部长且斜度较平缓,后半部短且斜度较陡。其方向大多与QRS主波的方向一致,在Ⅰ、Ⅱ、$V_4 \sim V_6$导联向上,aVR导联向下,Ⅲ、aVL、aVF、$V_1 \sim V_3$导联可以向上、向下或双向。若V_1的T波向上,则$V_2 \sim V_6$导联就不应再向下。

2.振幅 除Ⅲ、aVL、aVF、$V_1 \sim V_3$导联外,其他导联T波振幅一般不应低于同导联R波的1/10。T波在胸导联有时可高达1.2~1.5mV尚属正常,但不应超过同导联R波的高度。

(七)Q-T间期

Q-T间期代表心室肌除极和复极全过程需要的时间,是指QRS波群起点至T波终点的间距。Q-T间期长短与心率快慢密切相关,心率越快,Q-T间期越短,反之则越长。心率在60~100次/min,其正常范围为0.32~0.44秒。正常人不同导联的Q-T间期也有差异,相差最多可达50毫秒,其中以V_2、V_3导联Q-T间期最长。女性的Q-T间期又较男性略长。基于Q-T间期受心率的影响太大的原因,临床上用校正的Q-T(QTc)间期,即RR间期为1秒(心率60次/min)时的Q-T间期,公式:$QTc=QT/\sqrt{RR}$。现推荐的Q-T间期延长的标准为男性QTc间期≥0.45秒,女性≥0.46秒。Q-T间期延长见于心肌损害、心肌缺血、低血钙、低血钾等;Q-T间期缩短见于洋地黄效应、高血钙等。

(八)u波

u波代表心室后继电位,是在T波后0.02~0.04秒出现的振幅很低的波,产生机制尚未完全清楚,近年研究认为可能与心室肌舒张的机械作用有关。u波方向大体与T波一致,在胸导联尤以$V_2 \sim V_3$导联较为明显、易见。u波明显增高常见于低血钾,u波倒置可见于高血压和冠心病。

各波形波段的
命名及正常值

小儿心电图
特点

执助考点

练习题

(王红卫)

第三节 心房肥大和心室肥厚

一、心房肥大

心房肥大多表现为心腔扩大而少部分表现为心房肌肥厚。心房扩大引起心房肌纤维增长变粗以及房间传导束牵拉、损伤，导致整个心房肌除极综合向量的振幅和方向发生变化。心电图上主要表现为 P 波形态、时间和振幅的改变。

教学课件

（一）右心房肥大

右心房肥大（right atrial enlargement）使除极时间延长，往往与稍后除极的左心房时间重叠，故总的心房除极时间并未延长，心电图主要表现为心房除极振幅增高（图 6-1-14）。

1. P 波尖而高耸，振幅≥0.25mV，尤其是Ⅱ、Ⅲ、aVF 导联最明显，又称为"肺型 P 波"。
2. V₁ 导联 P 波直立时，振幅≥0.15mV；如 P 波呈双向，其振幅的算术和≥0.20mV。

思维导图

（二）左心房肥大

因左心房最后除极，当左心房肥大（left atrial enlargement）时，心电图主要表现为心房的除极时间延长（图 6-1-15）。

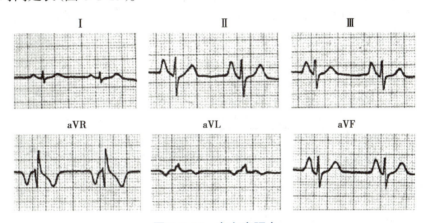

图 6-1-14　右心房肥大

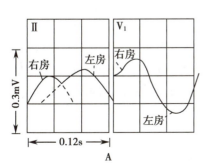

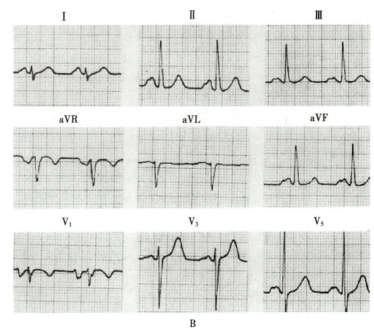

图 6-1-15　左心房肥大

1. P波增宽，时限≥0.12秒，常呈"M"形双峰，双峰间距≥0.04秒，在Ⅰ、Ⅱ、aVL导联明显，又称为"二尖瓣型P波"。

2. PR间期缩短，P波时间与PR间期时间之比>1.6。

3. V_1导联上P波呈先正后深宽的负向波。将V_1负向P波的时间乘以负向P波振幅，称为P波终末电势（P-wave terminal force, Ptf）。当左心房肥大时，Ptf_{V_1}（绝对值）≥0.04mm·s。

ER 6-1-18

"肺型P波"与"二尖瓣型P波"的临床意义

（三）双心房肥大

双心房肥大（biatrial enlargement）时P波呈现异常高尖并增宽的双峰型。

1. P波增宽≥0.12秒，其振幅≥0.25mV。

2. V_1导联P波高大双向，上下振幅均超过正常范围。

二、心室肥厚

心室肥厚，是由心室舒张期和/或收缩期负荷过重所致，是器质性心脏病的常见后果。心室肥厚达到一定程度可引起心电图变化。

ER 6-1-19

引起心室肥厚心电图改变的因素

（一）左心室肥厚

正常左心室位于心脏左后方，且室壁明显厚于右心室，故正常心室除极综合向量左心室占优势。左心室肥厚（left ventricular hypertrophy）可使左心室优势的情况显得更加突出，引起面向左心室的导联（Ⅰ、aVL、V_5和V_6）的R波振幅增加，而面向右心室的导联（V_1和V_2）则出现较深的S波（图6-1-16）。

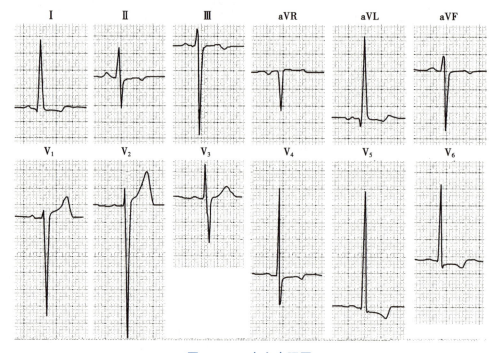

图6-1-16　左心室肥厚

1. QRS波群电压增高　①胸导联：Rv_5或Rv_6>2.5mV；Rv_5+Sv_1>4.0mV（男性）或>3.5mV（女性）。②肢体导联：$R_Ⅰ$>1.5mV；R_{aVL}>1.2mV；R_{aVF}>2.0mV；$R_Ⅰ+S_Ⅲ$>2.5mV。③柯纳尔（Cornell）标准：$R_{aVL}+Sv_3$>2.8mV（男性）或>2.0mV（女性）。

2. QRS波群时间延长到0.10~0.11秒。

3. 可有额面QRS心电轴左偏。

4. ST-T改变　在以R波为主的导联（如V_5、V_6导联），ST段下斜型压低>0.05mV，T波低平、双向或倒置。在以 S 波为主的导联（如 V_1 导联）反而可见直立的 T 波。

心电图诊断左心室肥厚的灵敏度通常较低（<50%），而特异度较高（85%~90%），且每个电压标准诊断的灵敏度和特异度不同。如仅有 QRS 电压增高，而无其他任何阳性指标，诊断左心室肥厚应慎重。在符合一项或几项 QRS 电压增高标准的基础上，结合其他阳性指标之一，一般可以成立左心室肥厚的诊断，符合条件越多，诊断可靠性越大。

（二）右心室肥厚

右心室壁厚度明显薄于左心室壁（约为 1/3），只有当右心室壁的厚度达到相当程度或超过左心室壁时，才会使综合向量由左心室优势转向为右心室优势，并导致位于右心室面导联（V_1、aVR）的 R 波增高，而位于左心室面导联（I、aVL、V_5）的 S 波变深。右心室肥厚（right ventricular hypertrophy）心电图有如图 6-1-17 表现。

1. V_1 导联 R/S≥1，重度右心室肥厚可使 V_1 导联呈 qR 型（除外心肌梗死）；V_5 导联 R/S≤1 或 S 波比正常加深；aVR 导联以 R 波为主，R/q 或 R/S≥1；$R_{V_1}+S_{V_5}>1.05mV$（重者>1.2mV）；$R_{aVR}>0.5mV$。

图 6-1-17　右心室肥厚

2. 心电轴右偏≥90°，重症可达 110°。

3. 常同时伴有右胸导联（V_1、V_2）ST 段压低及 T 波倒置，属继发性 ST-T 改变。

有些右心室流出道（室上嵴）肥厚的病例（如慢性肺源性心脏病）心电图表现为：$V_1~V_6$ 导联呈 rS 型（R/S<1），即极度顺钟向转位；I 导联 QRS 低电压；心电轴右偏；常伴有 P 波电压增高。此类心电图表现是由于心脏在胸腔中的位置改变、肺体积增大及右心室肥厚等因素综合作用的结果，应结合临床资料综合分析。

心电图对诊断明显右心室肥厚准确性较高，但灵敏度较低。右心室肥厚有时依据 V_1 导联 QRS 波群形态及电轴右偏等的定性诊断比定量诊断更有价值。一般来说，阳性指标越多，诊断的可靠性越高。

（三）双侧心室肥厚

双侧心室肥厚（biventricular hypertrophy）的诊断与双侧心房肥大不同，其心电图表现并不是简单地把左、右心室异常表现相加。

1. **大致正常心电图**　由双侧心室的综合向量均增大而互相抵消所致。

2. **单侧心室肥厚心电图**　只表现出一侧心室肥厚（多为左心室），而另一侧心室肥厚的图形被掩盖。

3. **双侧心室肥厚心电图**　既有右心室肥厚的心电图特征（如 V_1 导联 R 波为主，电轴右偏等），又有左心室肥厚的某些征象（如 V_5 导联 R/S>1，R 波振幅增高等）。

ER 6-1-20

房室肥大心电图

ER 6-1-21

练习题

（王红卫）

第四节　心肌缺血与 ST-T 异常改变

心肌缺血（myocardial ischemia）通常发生在冠状动脉粥样硬化的病理基础上。正常心室的复极过程是从心外膜开始向心内膜方向推进，心外膜处的动作电位时程较心内膜短，故完成复极早于心内膜。当某一部分心肌缺血时，将影响心室肌的正常复极，并可使缺血区相关导联发生 ST-T 改变。心肌缺血的心电图改变类型取决于缺血的严重程度、持续时间和缺血发生的部位。

教学课件

一、心肌缺血的心电图类型

（一）缺血型心电图改变

缺血型心电图改变主要表现为 T 波高大及 T 波倒置变化。

思维导图

1. 心内膜下心肌缺血　这部分心肌复极时间较正常时更加延迟，使原来存在的与心外膜复极向量相抗衡的心内膜复极向量减小或消失，致使 T 波向量增加，出现高大的 T 波。下壁心内膜下缺血，下壁导联 II、III、aVF 可出现高大直立的 T 波；前壁心内膜下缺血，胸导联可出现高耸直立的 T 波。

2. 心外膜下心肌缺血（包括透壁性心肌缺血）　心外膜动作电位时程比正常时明显延长，从而引起心肌复极顺序的逆转，即心内膜开始先复极，膜外电位为正，而缺血的心外膜心肌尚未复极，膜外电位仍呈相对的负性，于是出现与正常方向相反的 T 波向量。此时面向缺血区的导联记录出倒置的 T 波。下壁心外膜下缺血，下壁导联 II、III、aVF 可出现倒置的 T 波；前壁心外膜下缺血，胸导联可出现 T 波倒置。

（二）损伤型心电图改变

损伤型心电图改变主要表现为 ST 段压低及 ST 段抬高两种偏移改变（图 6-1-18）。当心肌损伤（myocardial injury）时，ST 向量从正常心肌指向损伤心肌。

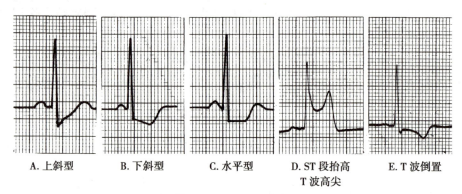

A. 上斜型　　B. 下斜型　　C. 水平型　　D. ST 段抬高 T 波高尖　　E. T 波倒置

图 6-1-18　ST-T 改变

1. 心内膜下心肌损伤　ST 向量背离心外膜面指向心内膜，使位于心外膜面的导联出现 ST 段压低，≥0.05mV 有诊断价值。根据 R 波顶点垂线与 ST 段交角的不同，ST 段下移分为三种类型（图 6-1-18）：①上斜型下移，即交角小于 90°，持续时间>0.08 秒；②下斜型下移，即交角大于 90°；③水平型下移，即交角等于 90°。

2. 心外膜下心肌损伤（包括透壁性心肌缺血）　ST 向量指向心外膜面导联，引起 ST 段抬高。当发生损伤型 ST 改变时，对侧部位的导联常可记录到相反的 ST 改变。

发生透壁性心肌缺血时，心电图往往表现为心外膜下缺血（T 波深倒置）或心外膜下损伤（ST 段抬高）类型。有学者把引起这种现象的原因归为：①当透壁性心肌缺血时，心外膜缺血范围常大于心内膜；②由于检测电极靠近心外膜缺血区，因此透壁性心肌缺血在心电图上主要表现为心外膜缺血改变。

二、临床意义

心肌缺血的心电图可仅仅表现为 ST 段改变或者 T 波改变,也可同时出现 ST-T 改变。T 波改变对心肌缺血诊断的特异度不如 ST 段压低,但与平时心电图相比较有明显差别时,也有助于诊断。

(一)冠状动脉粥样硬化性心脏病

临床发现约 50% 的冠心病患者未发作心绞痛时心电图正常,而仅于心绞痛发作时记录到 ST-T 动态改变。约 10% 的冠心病患者在心肌缺血发作时心电图可以正常或仅有轻度 ST-T 变化。

当典型的心肌缺血发作时,面向缺血部位的导联常显示缺血型 ST 段压低(水平型或下斜型下移≥0.1mV)和/或 T 波倒置(图 6-1-19)。有些冠心病患者心电图可呈持续性 ST 改变(水平型或下斜型下移≥0.05mV)和/或 T 波低平、负正双向和倒置,而于心绞痛发作时出现 ST-T 改变加重或伪性改善。冠心病患者心电图上出现倒置深尖、双支对称的 T 波(称之为冠状 T 波),反映心外膜下心肌缺血或有透壁性心肌缺血,这种 T 波改变亦见于心肌梗死患者。变异型心绞痛(主要由冠状动脉痉挛引起)多引起暂时性 ST 段抬高并常伴有高耸 T 波和对应导联的 ST 段下移,为急性严重心肌缺血的表现,如 ST 段呈持续弓背样抬高,出现宽而深的 Q 波,高度提示心肌梗死可能。

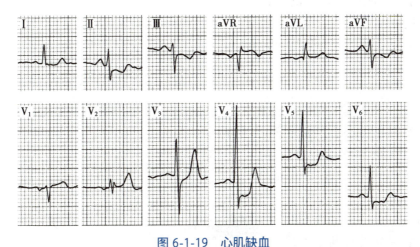

图 6-1-19　心肌缺血

患者心绞痛发作,Ⅱ、Ⅲ、aVF 导联及 V₄~V₆ 导联 ST 段水平或下斜型压低>0.1mV。

(二)其他疾病

除冠心病外,ST-T 改变尚可见于心室肥厚、心肌炎、心肌病、心包炎、束支传导阻滞、预激综合征、脑血管意外等器质性疾病。电解质紊乱(低钾血症、高钾血症)、药物(洋地黄、奎尼丁)影响、自主神经功能失调等也可引起继发性 ST-T 改变。因此,心电图上 ST-T 改变只是心肌复极异常的共同表现,在做出心肌缺血的心电图诊断之前,必须结合各项临床资料综合判断。

ER 6-1-24

练习题

(王红卫)

第五节　心肌梗死

心肌梗死(myocardial infarction)多是在冠状动脉粥样硬化的基础上突然发生完全或不完全闭塞,导致血供急剧减少或中断,使相应的心肌严重而持久地缺血、损伤和坏死,在心电图上也可相应出现缺血、损伤及坏死 3 种类型的图形。因各部位心肌接受不同冠状动脉分支的血液供应，因此图形改变常有明显的区域特点。心电图显示的电位变化是梗死后心肌多种心电变化综合的结果。除了临床表现及心肌坏死标志物升高外，心电图的特征性改变对确定心肌梗死的诊断、治疗方案和判断病情及预后均有重要的意义。

ER 6-1-25

教学课件

一、基本图形及机制

（一）"缺血型"改变

冠状动脉急性闭塞后，最早出现的变化是缺血性 T 波改变。缺血多数首先发生在心内膜下心肌，使面向缺血区的导联出现高耸直立的 T 波。若缺血发生在心外膜下心肌，则面向缺血区的导联出现 T 波倒置。缺血使心肌复极时间延长，特别是 3 位相延缓，引起 Q-T 间期延长。

ER 6-1-26

思维导图

（二）"损伤型"改变

心肌缺血时间进一步延长，缺血程度进一步加重，则会出现"损伤型"图形改变（图 6-1-20），主要表现为面向损伤心肌的导联出现 ST 段移位。心内膜下心肌损伤时出现 ST 段压低。心外膜心肌损伤时，出现 ST 段抬高，明显抬高时与 T 波融合，形成单向曲线。此改变多不持久，或恢复，或进一步发生心肌坏死。

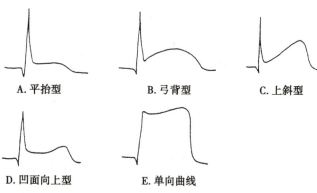

A. 平抬型 　　　B. 弓背型 　　　C. 上斜型

D. 凹面向上型 　　　E. 单向曲线

图 6-1-20　常见"损伤型"ST 段抬高的形态

（三）"坏死型"改变

心肌缺血更进一步加重将导致细胞变性、坏死，坏死的心肌细胞丧失了电活动，该部位心肌不能产生心电向量，而正常心肌照常除极，致使产生一个与梗死部位相反的综合向量。心电图表现为面向坏死区的导联出现病理性 Q 波（时间 ≥0.03 秒，振幅 ≥1/4R）或者呈 QS 波。一般梗死的心肌直径超过 20~30mm 或厚度超过 5mm 才可产生病理性 Q 波。但在心内膜下心肌梗死患者，却不出现异常 Q 波。

若心电图记录以上 3 种改变同时存在，则急性心肌梗死的诊断基本确立（图 6-1-21）。

ER 6-1-27

急性心肌梗死的基本图形

二、心肌梗死的图形演变及分期

急性心肌梗死发生后，随着心肌缺血、损伤、坏死的发展和恢复，心电图将呈现一定演变规律。根据心电图图形的演变过程和演变时间可分为超急性期、急性期、近期（亚急性期）和陈旧期（愈合期）（图 6-1-22）。

ER 6-1-28

急性心肌梗死的心电图演变

（一）超急性期（超急性损伤期）

急性心肌梗死发生数分钟后，首先出现短暂的心内膜下心肌缺血，心电图上产生高大的 T 波，以后迅速出现 ST 段上斜型或弓背向上型抬高，与高耸直立的 T 波相连。由于急性损伤性阻滞，可见 QRS 波振幅增高，

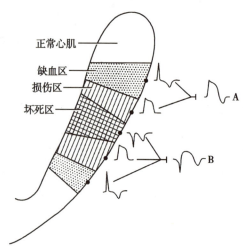

正常心肌
缺血区
损伤区
坏死区

图 6-1-21　急性心肌梗死心电图的特征性改变
"·"点表示直接置于心外膜的电极可分别记录到缺血、损伤、坏死型改变。
A. 位于坏死区周围的体表电极记录到缺血和损伤型改变；B. 位于坏死区中心的体表电极同时记录到缺血、损伤、坏死型改变。

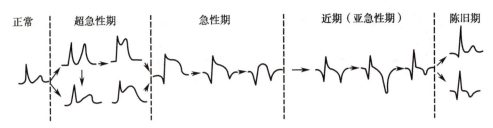

正常　超急性期　急性期　近期（亚急性期）　陈旧期

图 6-1-22　典型的急性心肌梗死的图形演变过程及分期

并轻度增宽，但尚未出现异常 Q 波。以上表现仅持续数小时，此期若能及时干预和治疗，可避免发展为心肌梗死或使已发生梗死的范围趋于缩小。

（二）急性期

开始于梗死后数小时至数日，可持续数周。心电图呈现一个动态演变过程。ST 段呈弓背向上型抬高，显著者可形成单向曲线，继而逐渐下降；在面向坏死区的导联出现 R 波振幅降低或丢失，出现异常 Q 波或 QS 波；T 波由直立开始倒置，并逐渐加深。坏死型的 Q 波、损伤型 ST 段抬高和缺血型的 T 波倒置在此期内可同时并存。

（三）近期（亚急性期）

出现于梗死后数周至数月，以坏死及缺血图形为主要特征。抬高的 ST 段逐渐下降至基线；倒置的 T 波逐渐变浅；坏死型的 Q 波持续存在。

（四）陈旧期（愈合期）

常出现在急性心肌梗死 3~6 个月之后或更久，ST 段和 T 波恢复正常或 T 波持续倒置、低平，趋于恒定不变，残留下坏死型 Q 波。随着瘢痕组织的缩小和周围心肌的代偿性肥大，坏死型 Q 波范围在数年后可能会明显缩小。小范围梗死的异常 Q 波可消失。

近年来，随着胸痛中心建设及检测水平、诊断手段及治疗技术的突破性进展，急性心肌梗死整个病程显著缩短，有些病例不再呈现上述典型的心电图演变过程。

三、心肌梗死的定位诊断及梗死相关血管的判断

心肌梗死的部位与冠状动脉的分布基本一致，依据心电图出现坏死型图形（异常 Q 波或 QS 波）的导联便可初步判定梗死部位及相关的病变血管（表 6-1-4、图 6-1-23、图 6-1-24、图 6-1-25）。

急性心肌梗死的定位诊断

在急性心肌梗死发病早期（数小时内），尚未出现坏死型 Q 波，心肌梗死的部位可根据 ST 段抬高或压低，以及 T 波改变出现的导联进行判断。

表 6-1-4　心电图导联与心室部位及冠状动脉供血区域的关系

导联	心室部位	供血的冠状动脉
V_1~V_3	前间壁	左前降支
V_3~V_5	前壁	左前降支
V_1~V_5	广泛前壁	左前降支
V_7~V_9	正后壁	回旋支或右冠状动脉
Ⅱ、Ⅲ、aVF	下壁	右冠脉（多数）或左回旋支（少数）
Ⅰ、aVL	高侧壁	左前降支或左回旋支
V_{3R}~V_{4R}	右心室	右冠状动脉

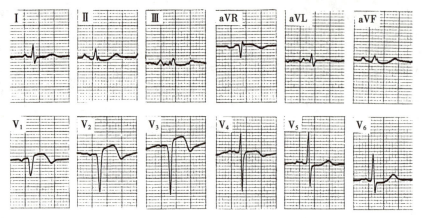

图 6-1-23　急性前间壁心肌梗死

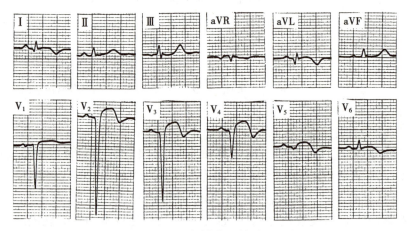

图 6-1-24　急性广泛前壁心肌梗死

患者心绞痛发作，Ⅱ、Ⅲ、aVF 导联及 V_4~V_6 导联 ST 段水平或下斜型压低>0.1mV。

四、心肌梗死的分类

1. Q 波型和非 Q 波型心肌梗死　部分患者在发生急性心肌梗死后，心电图表现只有 ST 段抬高或压低及 T 波倒置，ST-T 可呈规律性演变，但不出现异常 Q 波，称为非 Q 波型心肌梗死。近年研究表明，非 Q 波型心肌梗死既可为非透壁性，亦可为透壁性，此种不典型的心肌梗死较多见于多支冠状动脉病变，需结合临床表现和其他检查指标明确诊断。

2. ST 段抬高型与非 ST 段抬高型心肌梗死　近年来为了最大限度地改善心肌梗死患者的预后，把急性心肌梗死分为 ST 段抬高型心肌梗死（ST segment elevation myocardial infarction，STEMI）和非 ST 段抬高型心肌梗死（non-ST segment elevation

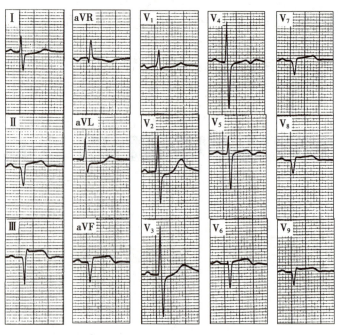

图 6-1-25　急性下壁及后壁心肌梗死

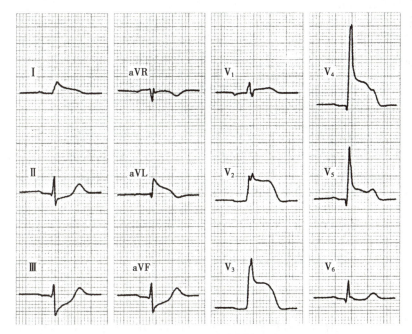

急性心肌梗死
的分类

图 6-1-26　ST 段抬高型心肌梗死

V₁~V₅ 导联及 Ⅰ、aVL 导联 ST 段抬高，冠脉造影示左前降支近端闭塞。

myocardial infarction，NSTEMI），并与不稳定型心绞痛一起统称为急性冠脉综合征（acute coronary syndrome，ACS）。STEMI 是指 2 个或 2 个以上相邻的导联出现 ST 段抬高（诊断标准：在 V₂~V₃ 导联抬高≥0.2mV，其他导联抬高≥0.1mV）（图 6-1-26）；NSTEMI 是指心电图上表现为 ST 段压低和/或 T 波倒置或无 ST-T 异常。

以 ST 段改变对急性心肌梗死进行分类，更突出了早期诊断、早期干预的重要性。此两种梗死的临床干预策略不同，可以根据心电图 ST 段是否抬高而选择正确和合理的治疗方案。如不及时治疗两者都可演变为 Q 波型心肌梗死或非 Q 波型心肌梗死。

3. 心肌梗死合并其他病变

（1）心肌梗死合并室壁瘤时，ST 段持续抬高达数月（ST 段抬高幅度≥0.2mV，同时伴有坏死型 Q 波或 QS 波）。

（2）当心肌梗死合并右束支传导阻滞时，心室除极初始向量表现出心肌梗死特征，终末向量表现出右束支传导阻滞特点，一般不影响二者的诊断（图 6-1-27）。

（3）存在左束支传导阻滞的情况下，心肌梗死的图形常被掩盖，诊断比较困难。可在急性心肌梗死的早期，通过观察 ST 段的异常偏移（抬高或压低）及动态演变，判断是否合并急性心肌缺血或

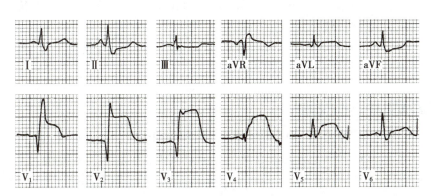

图 6-1-27　急性心肌梗死合并右束支传导阻滞

心肌梗死。在 QRS 波群为正向（R 波为主）的导联,出现 ST 段抬高≥0.1mV;在 V_1~V_3 导联,出现 ST 段压低≥0.1mV;QRS 波群为负向（S 波为主）的导联,出现 ST 段抬高≥0.5mV,均提示左束支传导阻滞可能合并急性心肌缺血性心肌梗死。

急性心肌梗死的鉴别诊断

急性心肌梗死

执助考点

练习题

（王红卫）

第六节　心律失常

一、概述

正常心脏的起搏点位于窦房结,并沿传导系统依次激动心房和心室,因而正常人为窦性心律。如果心脏冲动的频率、节律、起源部位、传导与激动顺序异常,称为心律失常（cardiac arrhythmias）。

教学课件

（一）心律失常的常见原因

1. 激动起源异常　可分为两类,一类为窦房结起搏点本身激动程序与规律的异常,称为窦性心律失常;另一类为心脏激动全部或部分起源于窦房结以外的部位,称为异位节律。

2. 激动传导异常　最常见的一类为病理性传导阻滞,包括传导延缓或传导中断;另一类为传导途径异常,主要表现为激动通过房室之间的附加异常旁路传导,使心肌某一部分提前激动。

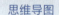

思维导图

3. 激动起源异常和传导异常同时存在　相互作用,引起复杂的心律失常表现。

（二）心律失常的分类

心律失常按形成原因分以下两类。

1. 激动起源异常　①窦性心律失常:窦性心动过速、窦性心动过缓、窦性心动不齐、窦性心动停搏。②异位心律失常:分为被动性异位心律失常和主动性异位心律失常。被动性异位心律失常包括逸搏与逸搏心律;主动性异位心律失常包括期前收缩（房性、房室交界性、室性）、心动过速（房性、房室交界性、室性）及扑动与颤动（心房、心室）。

2. 激动传导异常　分为生理性传导障碍、病理性传导障碍及传导途径异常三种。①生理性传导障碍:包括干扰与脱节（心脏各个部位）、窦房传导阻滞、房内传导阻滞。②病理性传导障碍:包括房室传导阻滞（一度、二度Ⅰ型和Ⅱ型、三度）、室内传导阻滞（左、右束支传导阻滞,左束支分支传导阻滞）、意外传导（超常传导、裂隙现象、韦金斯基现象）。③传导途径异常:预激综合征。

心律失常

二、窦性心律及窦性心律失常

1. 窦性心律　窦房结为正常心脏的起搏点,凡起源于窦房结的心律,称为窦性心律（sinus rhythm）。窦性心律为正常心律。成人正常窦性心律的心电图特点:P 波钝圆且规律出现,其形态表明激动来自窦房结,即 P 波在Ⅰ、Ⅱ、aVF、V_4~V_6 导联直立,在 aVR 导联倒置。P 波频率为 60~100 次/min。但近年国内大样本健康人群调查发现:男性的正常静息心率为 50~95 次/min,女性为

55~95 次/min。

2. 窦性心动过速（sinus tachycardia） 心电图特点：①具有窦性心律的特点；②成人心率>100 次/min；③部分患者可伴有继发性 ST-T 变化（图 6-1-28）。窦性心动过速常见于运动、情绪激动、吸烟、饮酒、发热、甲状腺功能亢进、贫血、急性失血、休克、心肌炎、心功能不全，以及应用肾上腺素、阿托品、麻黄碱等。

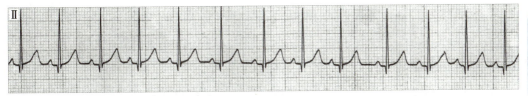

图 6-1-28 窦性心动过速

3. 窦性心动过缓（sinus bradycardia） 心电图特点：①具有窦性心律的特点；②成人心率<60 次/min（图 6-1-29）。近年大样本健康人群调查发现：约 15% 正常人静息心率<60 次/min，尤其是男性。常见于健康的青年人、老年人、运动员、睡眠、窦房结功能障碍、急性下壁心肌梗死、颅内压增高、甲状腺功能减退及服用某些药物（如胺碘酮、β 受体拮抗药）等。

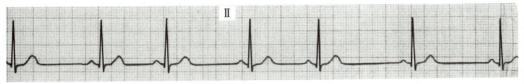

图 6-1-29 窦性心动过缓及窦性心律不齐

4. 窦性心律不齐（sinus arrhythmia） 心电图特点：①具有窦性心律的特点；②同一导联上的 PP 间期相差>0.12 秒；③常与窦性心动过缓同时发生（图 6-1-30）。多见于青少年或自主神经功能紊乱者，且常与呼吸有关，称为呼吸性窦性心律不齐，多无临床意义。

5. 窦性静止或窦性停搏（sinus arrest） 在规律的窦性心律中，一段时间内窦房结不产生激动，称为窦性静止或窦性停搏。心电图特点：①具有窦性心律的特点；②正常 PP 间期中突然出现 P 波脱落，形成长 PP 间期，且长 PP 间期与正常 PP 间期不成倍数关系（图 6-1-30）。窦性停搏后常出现逸搏或逸搏心律。窦性静止或窦性停搏可发生于迷走神经张力过高、窦房结功能障碍、急性心肌梗死、脑血管病等。

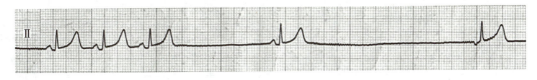

图 6-1-30 窦性停搏

6. 病态窦房结综合征（sick sinus syndrome，SSS） 是指由于窦房结或周围组织病变和功能减退而引起一系列心律失常的综合征，简称病窦综合征。心电图特点：①持续而显著的窦性心动过缓（心率<50 次/min），并且不易被阿托品等药物纠正；②窦性停搏与窦房传导阻滞；③明显的窦性心动过缓基础上同时伴有室上性快速心律失常（如房颤、房扑、房性心动过速等），称为心动过缓-过速综合征（简称慢-快综合征）；④如病变同时累及房室交界区，可出现房室传导障碍，或发生窦性静止时，可长时间不出现交界性逸搏，称为双结病变（图 6-1-31）。病态窦房结综合征常见于起搏传导系

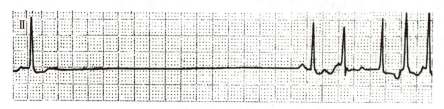

图 6-1-31　病态窦房结综合征

统的退行性病变以及冠心病、心肌炎及心肌病等。

三、期前收缩

期前收缩（premature beat）是指起源于窦房结以外的异位起搏点自律性增高,在窦房结激动尚未抵达其位置时,已提前发出激动,又称过早搏动或早搏,是最常见的心律失常。期前收缩产生机制与折返激动、触发活动和异位节律点兴奋性增高有关。根据期前收缩发生的部位,可分为房性、交界区性和室性期前收缩,以室性期前收缩最常见,房性次之,交界性较少见。

正常人与各种心脏病患者均可发生期前收缩。情绪激动、饱餐、过劳、上呼吸道感染、胆道疾病、过量的烟酒、电解质紊乱、药物作用等均能引发期前收缩。

期前收缩与其前正常搏动的间距称为联律间期（coupling interval）。房性期前收缩的联律间期应从异位 P 波起点测量至其前窦性 P 波起点,而室性期前收缩的联律间期应从异位搏动的 QRS 起点测量至其前窦性 QRS 起点。期前收缩之后出现较正常心动周期长的间歇称为代偿间歇（compensatory pause）。期前收缩的共同特点是提前出现的一个(或两个)异位节律,常因干扰下一心动周期的正常节律而出现一段较长的代偿间歇。

ER 6-1-40

期前收缩

依据期前收缩出现的频率,分为频发期前收缩(期前收缩>6 次/min 或>30 次/h)和偶发期前收缩(期前收缩<1 次/min 或<30 次/h)。期前收缩也可呈联律,如二联律(期前收缩与窦性心搏交替出现)、三联律(2 个窦性心律后出现 1 次期前收缩)等。同一导联中出现 2 种或 2 种以上形态及联律间期互不相同的异位搏动称为多源性期前收缩。如联律间期固定,而形态各异,称为多形性期前收缩,其临床意义与多源性期前收缩相似。

1. 室性期前收缩（premature ventricular contraction）　心电图特点:①提前出现的 QRS-T 波,前无 P 波或无相关的 P 波;②提前出现的 QRS 波群宽大畸形,时间>0.12 秒,T 波方向多与 QRS 主波方向相反;③常为完全性代偿间歇,即期前收缩前后的两个窦性 P 波间期等于正常 PP 间期的 2 倍(图 6-1-32)。

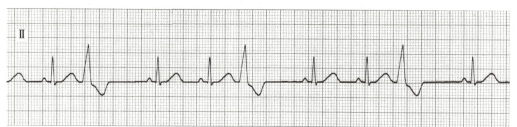

ER 6-1-41

室性期前收缩

图 6-1-32　室性期前收缩(三联律)

2. 交界性期前收缩（premature junctional contraction）　心电图特点:①提前出现的 QRS-T 波,形态多与窦性下传的基本相同,其前无窦性 P 波;②出现逆行 P' 波(Ⅱ、Ⅲ、aVF 导联倒置,aVR 导联直立),可发生于 QRS 波之前(P'R 间期<0.12s),或者 QRS 波群之后(RP' 间期<0.20 秒),或者与 QRS 波群重叠;③多为完全性代偿间歇(图 6-1-33)。

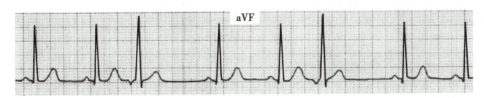

图 6-1-33　交界性期前收缩

3. 房性期前收缩（premature atrial contraction）　心电图特点：①提前出现的异位 P' 波，形态与窦性 P 波不同；②P'R 间期≥0.12 秒；③QRS 波常呈室上性；④多为不完全性代偿间歇，即期前收缩前后二个窦性 P 波间期小于正常 PP 间期的 2 倍（图 6-1-34）。

房性期前收缩

执助考点

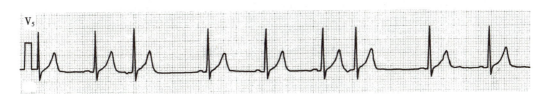

图 6-1-34　房性期前收缩

四、异位性心动过速

异位性心动过速是异位节律点兴奋性增强或折返激动引起的异位心律（期前收缩连续出现 3 次或 3 次以上）。发作时的第一个波为相应的期前收缩波，终止后有代偿间期。这种心动过速可理解为连续发生的期前收缩。按异位节律点发生的部位，可分为房性、房室交界性和室性心动过速。

1. 阵发性室上性心动过速（paroxysmal supraventricular tachycardia，PSVT）　由于房性和房室交界性心动过速发作时，心率过快，P' 波不易辨认，故统称为室上性心动过速（室上速）。①该类心动过速发作时有突发、突止的特点，频率一般在 160~250 次/min，节律绝对匀齐；②QRS 形态及时限一般正常（当伴有室内差异性传导或束支传导阻滞时，可呈宽 QRS 波群）；③常伴有继发性 ST-T 改变（图 6-1-35）。

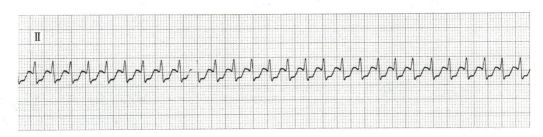

图 6-1-35　室上性心动过速

临床上最常见的室上性心动过速为由预激综合征的旁路引发的房室折返性心动过速（A-V reentry tachycardia，AVRT）和房室结双径路引发的房室结折返性心动过速（A-V nodal reentry tachycardia，AVNRT）。通过电生理检查可明确诊断，并可为进行射频消融治疗提供可靠依据。室上性心动过速多发生于无器质性心脏病者，如过劳、情绪激动、烟酒过量等，也可发生于器质性心脏病患者。

常见室上性
心动过速

阵发性室上性
心动过速

2. 室性心动过速（ventricular tachycardia，PVT） 心电图特点：①QRS 波群呈宽大畸形，其时间>0.12 秒，并有继发性 ST-T 改变；②心室率多为 140~200 次/min，节律略有不齐；③QRS 波与 P 波无固定关系（房室分离），P 波频率慢于 QRS 波频率，此可明确诊断；④室性心动过速时可有 P 波下传，夺获心室，形成"正常化"的 QRS 波（心室夺获），或部分夺获心室，形成室性融合波，更支持室性心动过速诊断（图 6-1-36）。室性心动过速则多发生于器质性心脏病（如心肌梗死、心肌病等）、低血钾、洋地黄中毒等。

室性心动过速

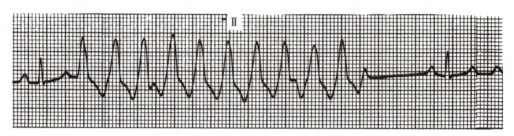

图 6-1-36　阵发性室性心动过速

3. 非阵发性心动过速（nonparoxysmal tachycardia） 又称加速性自主心律，有房性、交界性和室性三种，此类心动过速发作一般呈渐起渐止的特点。心电图主要特点：频率比阵发性心动过速慢，比逸搏心律快，交界性心律频率多为 70~130 次/min，室性心律频率多为 60~100 次/min，易发生干扰性房室脱节，并出现各种融合波或夺获心搏。非阵发性心动过速多发生于器质性心脏病。

非持续性室性心动过速

4. 扭转型室性心动过速（torsade de pointes，TDP） 是一种严重的室性心律失常。发作时可见宽大畸形的 QRS 波群围绕基线不断扭转其主波方向；连续出现 3~10 个同向波就会发生扭转，改变主波方向；每次发作持续数秒至数十秒而自行终止，但极易复发或转为心室颤动（图 6-1-37）。临床表现为反复发作心源性晕厥或称为阿-斯综合征。

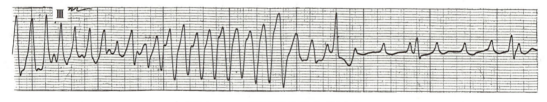

图 6-1-37　扭转型室性心动过速

扭转型室速常见于先天性 Q-T 间期延长综合征、严重房室传导阻滞、低钾血症、低镁血症、某些药物作用（奎尼丁、胺碘酮、砷剂等）。

五、扑动与颤动

扑动与颤动可发生在心房或心室，是一种较阵发性心动过速频率更快的主动性异位心律，其形成与环形激动及多发性微折返有关。扑动是一种快速均齐的节律，颤动是一种快速、细小而零乱的节律，两者间可相互转化。

尖端扭转型室性心动过速

执助考点

1. 心房扑动（atrial flutter，AFL） 心房扑动是由房内大折返环路激动形成的。心房扑动不如心房颤动稳定，常呈短阵发性，并转为心房颤动或窦性心律。

心房扑动的心电图特点：①窦性 P 波消失，代之以连续的大锯齿状扑动波（F 波），多数在 Ⅱ、Ⅲ、avF 导联上清晰可见；②F 波间无等电位线，其波幅、间距、

扑动与颤动

形态相同,频率为 240~350 次/min,多不能全部下传,常以固定房室传导比例(如 2∶1 或 4∶1)下传,因而心室律规则(如果房室传导比例不固定,心室律可不规则);③QRS 波形态、时限多数正常(图 6-1-38)。心房扑动如伴 1∶1 房室传导可引起严重的血流动力学改变,应及时处理。

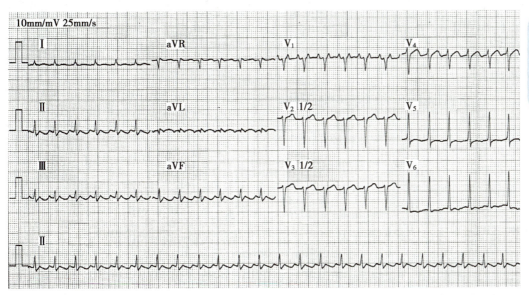

图 6-1-38　心房扑动

2. 心房颤动(atrial fibrillation,AF)　简称房颤,是常见的心律失常,其产生机制尚未完全清楚,多数可能由多个小折返激动所致。房颤时心房失去协调一致的收缩,使心输出量下降,易形成附壁血栓。心电图特点:①窦性 P 波消失,代之以大小不等、形态各异的颤动波(f 波),以 V_1 导联最明显;②房颤波可较粗大,亦可较小;③房颤波频率为 350~600 次/min;④RR 间期绝对不规则,心室率快者居多;⑤QRS 波如无差异性传导,一般不增宽(图 6-1-39)。需注意,房颤如果出现 RR 间期绝对规则,且心室率缓慢,常提示发生完全性房室传导阻滞。

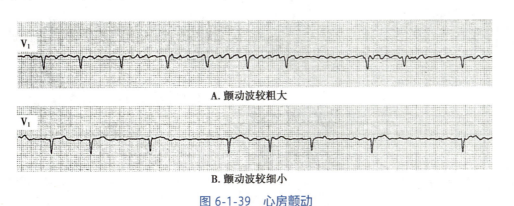

A. 颤动波较粗大

B. 颤动波较细小

图 6-1-39　心房颤动

3. 心室扑动与颤动　心室扑动(ventricular flutter)主要由心室肌产生环形激动而形成。一般具备以下条件:①心肌严重受损、缺氧或代谢紊乱;②异位激动落在易损期。发生心室扑动时心脏失去排血功能。心电图特点:P-QRS-T 波群消失,代之出现连续快速的相对规则的振幅较大的心室扑动波,频率在 200~250 次/min(图 6-1-40)。心室扑动不能持久,或很快恢复,或转为心室颤动而导致死亡。心室颤动(ventricular fibrillation)往往是心脏停搏前的短暂征象,也可以因急性心肌缺血或心电紊乱而发生。由于心室肌纤维快速而不协调地乱颤,心脏完全丧失了排血功能。

心电图特点:P-QRS-T 波群完全消失,代之出现大小不等,极不规则的低小室颤波,频率 200~500 次/min(图 6-1-40)。心室扑动和心室颤动均是极严重的致死性心律失常。

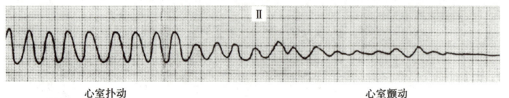

心室扑动　　　　　　　　　　　心室颤动

图 6-1-40　心室扑动与心室颤动

六、传导异常

心脏传导异常包括生理性干扰脱节、病理性传导阻滞及传导途径异常。

(一)传导阻滞

传导阻滞发病原因可以是传导系统的器质性病变,抑或迷走神经张力增高引起的功能性抑制或某些药物作用及位相性影响。心脏传导阻滞(cardiac block)按发生的部位分为窦房传导阻滞、房内传导阻滞、房室传导阻滞和室内传导阻滞。按阻滞的程度可分为一度(传导延缓)、二度(部分激动传导发生中断、不能下传)、三度(传导完全中断)。根据阻滞的变化,可分为永久性、暂时性、交替性和渐进性。

1. **窦房传导阻滞(sinoatrial block)**　常规心电图仪不能直接描记出窦房结电位。因此,一度窦房传导阻滞不能观察到。三度窦房传导阻滞与窦性停搏无法鉴别。只有二度窦房传导阻滞出现心房和心室漏波(P-QRS-T 均脱落)时才能诊断。分为两型:①二度Ⅰ型窦房传导阻滞:窦房传导逐渐延长,直至一次窦性激动不能传入心房,心电图表现为 PP 间期进行性缩短,直至 P 波脱落出现一个长间歇,较长的 PP 间期短于最短的 PP 间期的 2 倍(图 6-1-41);②二度Ⅱ型窦房传导阻滞:在规律的窦性 PP 间期中突然出现一个长间歇,其恰好等于正常窦性 PP 间期的倍数(图 6-1-42)。

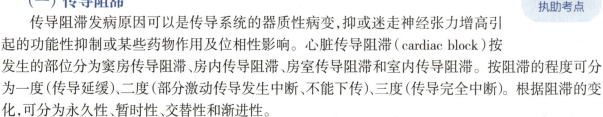

图 6-1-41　二度Ⅰ型窦房传导阻滞

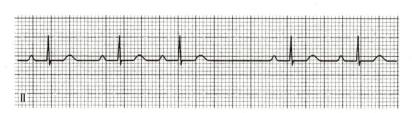

图 6-1-42　二度Ⅱ型窦房传导阻滞

2. **房内传导阻滞(intra-atrial block)**　心房内有三条结间束连接窦房结与房室结,同时也激动心房。房内传导阻滞一般不产生心律不齐,以不完全性房内传导阻滞多见,心电图表现为 P 波增宽≥0.12 秒,呈双峰状,切迹间距≥0.04 秒,与左心房肥大的心电图表现相似。

3. **房室传导阻滞(atrioventricular block,AVB)**　是临床上最常见的一种心脏传导阻滞,指激动从心房向心室传递过程中发生障碍,导致激动传导延缓或中断。房室传导阻滞可发生在不同水平:在房内的结间束传导延迟可引起 PR 间期延长;最易发生阻滞的部位是房室结、希氏束;亦可发生左、右束支或三支(右束支及左束支的前、后分支)同时阻滞。阻滞部位愈低,潜在节律点愈不稳定,危险性就愈大。根据阻滞的程度分为一度、二度和三度房室传导阻滞。房室传导阻滞多数由器质性心脏病所致,也可见于心脏手术、电解质紊乱和药物中毒等,少数可见于迷走神经张力增高的正常人。

ER 6-1-59
房室传导阻滞

(1)**一度房室传导阻滞**:心电图主要表现为 PR 间期超过正常范围。成人 PR 间期>0.20 秒(老年人 PR 间期>0.22 秒);或在前后两次心电图检查中,心率没有明显改变而 PR 间期延长超过 0.04 秒(图 6-1-43)。

ER 6-1-60
一度房室传导阻滞

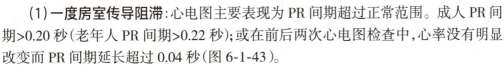

图 6-1-43　一度房室传导阻滞

(2)**二度房室传导阻滞**:主要表现为部分 P 波后出现 QRS 波群脱落。按脱落的特点为分两种类型:①二度Ⅰ型房室传导阻滞:称莫尔比兹(Morbiz)Ⅰ型,心电图表现为 P 波规律出现,PR 间期逐渐延长,直至 P 波后 QRS 波群脱落,脱落后的第一个 PR 间期最短,以后又逐渐延长,直至 P 波后再有 QRS 波脱落,如此周而复始出现,称为文氏现象(Wenckebach's phenomenon)。通常以 P 波数与下传数的比例表示房室传导阻滞的程度,如 6:5 传导表示 6 个波中有 5 个 P 波下传心室,而只有 1 个 P 波未能下传(图 6-1-44);②二度Ⅱ型房室传导阻滞:称莫尔比兹(Morbiz)Ⅱ型,心电图表现为 PR 间期恒定(正常或延长),有部分 P 波后无 QRS 波(图 6-1-45)。凡连续 2 次或 2 次以上的 P 波后出现 ORS 波脱落者(如 3:1、4:1 传导的房室传导阻滞),称为高度房室传导阻滞。

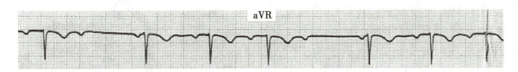

图 6-1-44　二度Ⅰ型房室传导阻滞

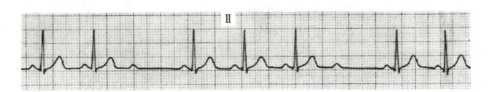

图 6-1-45　二度Ⅱ型房室传导阻滞

二度Ⅰ型房室传导阻滞较Ⅱ型多见,前者多为功能性或阻滞部位在房室结或房室束近端,预后较好;后者多为器质性损害,阻滞部位多在房室束远端或束支部位,易发展成三度房室传导阻滞,预后较差。

ER 6-1-61
二度房室传导阻滞

(3)**三度房室传导阻滞**:又称完全性房室传导阻滞。因房室交界区以上的激动完全不能下传至心室,致使阻滞部位以下的潜在起搏点发放冲动,激动心室,出现逸搏性心律(交界性或室性)。心电图表现:①P 波与 QRS 波毫无关系(PR 间期不固定),各自保持固有节律,心房率快于心室律;②QRS波的形态取决于潜在起搏点的位置,起搏点在房室束分叉以上,出现交界性逸搏心律,则QRS波形态正常,频率一般在40~60次/min;起搏点在房室束分叉以下,出现室性逸搏心律,则QRS波宽大畸形,频率一般在20~40次/min(图6-1-46和图6-1-47)。

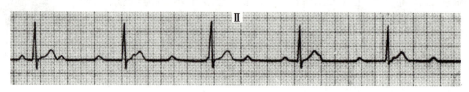

图 6-1-46　三度房室传导阻滞,交界性逸搏心律

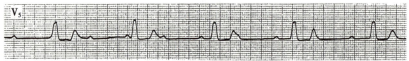

图 6-1-47　三度房室传导阻滞,室性逸搏心律

4.室内传导阻滞 是指室上性激动在心室内(希氏束分叉以下)传导过程中发生异常,从而导致QRS波群时限延长及形态改变。

心房的激动经房室结下传,沿着房室束进入心室后,在室间隔上方分成两支:右束支细而长支配右心室;左束支粗而短支配左心室,左束支继续分成左前分支、左后分支与间隔支。这些束支均可发生不同程度的传导阻滞(图6-1-48)。当有一侧束支传导阻滞时,激动可从健侧心室通过室间隔后再缓慢激动阻滞一侧心室,在时间上延迟40~60毫秒。根据QRS波的时限是否≥0.12秒而分为完全性与不完全性束支传导阻滞。除了左、右束支传导阻滞外,由于传导阻滞部位和程度不同,还可分别构成不同类型单支传导阻滞、双支传导阻滞和三支传导阻滞等复杂的传导阻滞类型。

(1)**右束支传导阻滞**(right bundle branch block,RBBB):又称右束支阻滞,右束支细长,主要由左前降支供血,其不应期比左束支长,较易发生阻滞。右束支传导阻滞可发生在各种器质性心脏病,也可见于健康人。当右束支传导阻滞时,激动沿左束支下传,室间隔除极和正常时顺序相同,由左向右进行,接着通过浦肯野纤维正常快速激动左心室,最后通过缓慢的心室肌传导激动右心室。因而,QRS波群前半部接近正常,主要表现在后半部QRS时间延迟、形态异常。除极顺序与正常不同,复极过程也发生改变,故产生继发性ST-T改变。

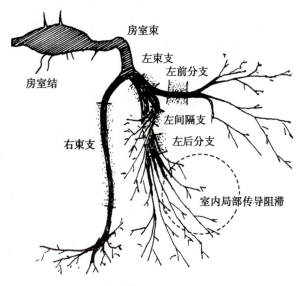

图 6-1-48　束支传导阻滞可能发生的部位

完全性右束支传导阻滞时心电图表现:①QRS波群时间≥0.12秒。②QRS波群形态改变:V₁或V₂导联呈rsR'型或M形,此为最具特征性的改变;I、V₅、V₆导联S波增宽而有切迹,其时限≥0.04秒;aVR导联呈QR型,其R波宽而有切迹;③V₁导联R峰时间>0.05秒;④继发性ST-T改变:V₁、V₂导联ST段轻度压低,T波倒置;I、V₅、V₆导联T波方向与终末S波方向相反,仍为直立(图6-1-49)。

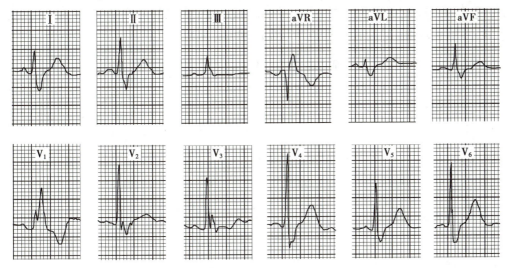

图 6-1-49　完全性右束支传导阻滞

不完全性右束支传导阻滞时,QRS图形与完全性右束支传导阻滞相同,仅 QRS 波群时间<0.12 秒。

（2）**左束支传导阻滞**（left bundle branch block,LBBB）：又称左束支阻滞,左束支粗而短,由双侧冠状动脉供血,不易发生传导阻滞,如阻滞说明心肌病变广泛而严重。当左束支发生传导阻滞时,激动沿右束支下传至右心室前乳头肌根部才开始向不同方向扩布,导致心室除极顺序从开始就与正常相反。由于初始室间隔除极多为右向左方向除极,导致 I、V_5、V_6 导联正常室间隔除极波（Q 波）消失；左心室除极不是通过浦肯野纤维激动,而是通过心室肌缓慢传导激动,故心室除极时间明显延长；心室除极向量的 QRS 向量中部及终末部除极过程缓慢,使 QRS 波群主波增宽、粗钝或有切迹。除极顺序与正常不同,复极过程也发生改变,故产生继发性 ST-T 改变。

完全性左束支传导阻滞时心电图表现：①成人 QRS 波群时间≥0.12 秒；②I、aVL、V_5、V_6 导联现宽大、畸形或有切迹的 R 波,其前无 Q 波,其后常无 S 波；③V_1、V_2 导联多呈 QS 或 rS 型,S 波宽大；④ST-T 方向与 QRS 主波方向相反（图 6-1-50）。

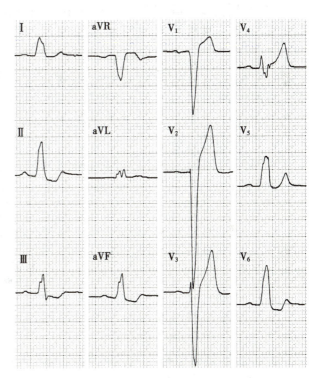

图 6-1-50　完全性左束支传导阻滞

不完全性左束支传导阻滞的心电图形与完全左束支传导阻滞相同,仅 QRS 波时间<0.12 秒,其图形与左心室肥厚的心电图表现非常相似。

当发生左束支传导阻滞时,心室除极最初的向量方向与正常时相反,故很容易掩盖心肌梗死的图形,给诊断带来困难。若发现所有左胸导联呈 QS 型,I、V_6 导联出现异常性 Q 波,V_1、V_2 导联出现高 R 波时,应高度怀疑合并了心肌梗死的可能性。

（3）**左前分支传导阻滞**（left anterior block,LAB）：该支细长,支配左心室左前上方,主要由左前降支供血,易发生传导障碍。心电图表现：①QRS 波群心电轴显著

左偏在-90°~-45°,超过-45°有较肯定的诊断意义;②QRS 波在Ⅱ、Ⅲ、aVF 导联呈 rS 型,S_Ⅲ>S_Ⅱ,I、aVL 导联呈 qR 型,R_aVL>R_I;③QRS 时间轻度延长,但<0.12 秒(图 6-1-51)。

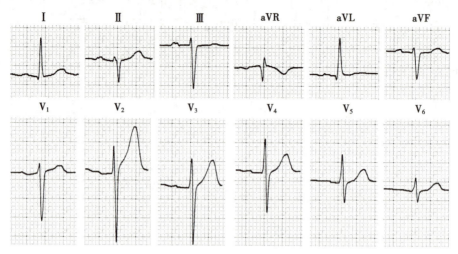

图 6-1-51　左前分支传导阻滞

　　(4)**左后分支传导阻滞**(left posterior block,LPB):该支较粗,双重血液供应,阻滞较少见。心电图表现:①电轴显著右偏达+90°~+180°,以超过+120°有较肯定的诊断价值;②QRS 波在 I、aVL 导联呈 rS 型,在Ⅲ、aVF 导联呈 qR 型;③QRS 时间<0.12 秒(图 6-1-52)。临床上诊断左后分支传导阻滞时,应先排除引起心电轴右偏的其他原因。

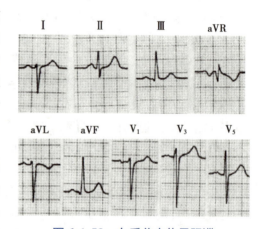

图 6-1-52　左后分支传导阻滞

(二)预激综合征

　　预激综合征(pre-excitation syndrome)属传导途径异常,是指在正常的房室结传导途径外,沿房室环周围还存在附加的房室传导束(旁路),激动经由旁路提前到达心室,使部分(或全部)心室肌提前激动。已知的附加传导束有以下三条:①房室旁道(肯特束),位于左、右心房室环直接连接心房与心室的一束纤维,属显性房室旁路;②房结旁道(詹姆斯束),绕过房室结,连接心房与房室结下部或房室束上部;③结室、束室旁道(马海姆束),连接房室结下部或房室束至室间隔的肌部。以房室旁道最常见,称为经典型预激综合征,其余旁道称为变异型预激综合征。

ER 6-1-67

预激综合征发病机制

　　1. 经典型预激综合征(Wolff-Parkinson-White syndrome,WPW 综合征)　心电图特征:①PR 间期缩短<0.12 秒;②QRS 波群增宽≥0.12 秒;③QRS 波群起始部粗钝,称为预激波(亦称 δ 波);④P-J 间期正常;⑤可有继发性 ST-T 变化(图 6-1-53)。其中心电图 δ 波的大小、QRS 波群的宽度及 ST-T 改变的程度与预激成分的多少有关,少数预激综合的 QRS 波群时间<0.12 秒。

　　根据 V_1 导联 δ 波极性及 QRS 主波方向可对旁路进行初步定位。如 V_1 导联 δ 波正向且以 R 波为主,则一般为左侧旁路(图 6-1-54);V_1 导联 δ 波负向且主波以负向波为主,则多数为右侧旁路。

　　2. LGL 综合征(Lown-Ganong-Levine syndrome)　又称短 P-R 综合征。关于 LGL 综合征的解剖生理特点目前有两种观点:①通过詹姆斯(James)束传导;②房室结较小发育不全,或房室结内存在一条传导异常快的通道引起房室结加速传导。心电图表现:①PR 间期<0.12 秒;②QRS 时间正常;③QRS 波群起始部无预激波。

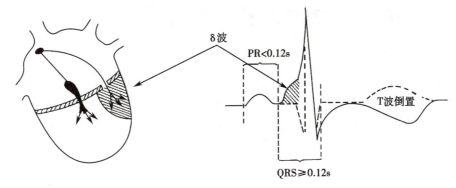

图 6-1-53　WPW 综合征特殊的心电图特征

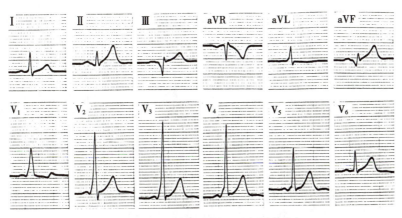

预激综合征
A 型

图 6-1-54　WPW 综合征（左侧旁路）

3. 马海姆（Mahaim）型预激综合征　马海姆纤维（Mahaim fiber）是一种特殊的房室旁路，具有类房室结样特征，传导缓慢，呈递减性传导。并且只有前传功能，没有逆传功能。心电图表现：①PR间期正常或长于正常值；②QRS 波时间延长；③QRS 波起始部有预激波；④可有继发性 ST-T 改变。

预激综合征多见于健康人，发作时常引起阵发性房室折返性心动过速。WPW 综合征如合并房颤，可导致快速的心室率，甚至发生室颤，属于一种严重心律失常类型。临床上可以采用射频导管消融术对其进行根治。

七、逸搏与逸搏性心律

当高位节律点因病变或受到抑制而出现停搏或节律明显减慢（如病态窦房结综合征），或因传导障碍（如窦房或房室阻滞），或其他原因造成长间歇（如期前收缩后代偿间歇），使激动不能正常下传时，低位起搏点就会发出一个或一连串较正常高位节律点频率低的冲动激动心房或心室。仅发生 1~2 个称为逸搏，连续 3 个以上者称为逸搏心律（escape rhythm）。逸搏属生理现象，具有防止心脏停搏的保护作用。按异位起搏点发生的部位分为房性、房室交界性和室性。以房室交界性逸搏最为多见，室性逸搏次之，房性逸搏较少见。

1. 房室交界性逸搏心律　是最常见的逸搏心律，见于窦性停搏以及三度房室传导阻滞等，其 QRS 波群呈交界性搏动特征，频率一般为 40~60 次/min，慢而规则。

2. 室性逸搏心律　多见于双结病变或发生于束支水平的三度房室传导阻滞。其 QRS 波群呈室性波形，频率一般为 20~40 次/min，慢而规则，亦可不十分规则。

逸搏与逸搏性
心律

练习题

（薛宏伟）

第七节　药物和电解质紊乱对心电图的影响

临床应用的某些药物及血清电解质浓度异常,可影响心肌的除极和复极过程激动的传导,从而引起心电图改变。常见的药物有洋地黄类制剂以及奎尼丁、普鲁卡因胺、普罗帕酮、美西律、β受体拮抗药、胺碘酮等抗心律失常药。血清电解质浓度异常主要见于血钾、血钙浓度异常。

教学课件　　思维导图

一、药物对心电图的影响

1. 洋地黄

（1）**洋地黄效应**(digitalis effect):应用洋地黄类药物后,心电图波形出现特征性表现:①在以 R 波为主的导联,ST 段下垂型压低;T 波低平、双向或倒置,双向 T 波常是初始部分倒置,终末部分直立变窄,ST 段与 T 波融合,形成"鱼钩形";在以 S 波为主的导联,其 ST-T 变化方向与上述相反。②Q-T 间期缩短。上述心电图表现常为已经接受洋地黄治疗的标志,即洋地黄效应(图 6-1-55)。

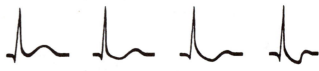

图 6-1-55　洋地黄引起 ST-T 变化(鱼钩形 ST-T 改变)

（2）**洋地黄中毒**(digitalis poisoning):洋地黄中毒可有胃肠道症状和神经系统症状,但出现各种心律失常是洋地黄中毒的主要表现。洋地黄中毒的主要心电图改变是各种心律失常和传导阻滞,常见的心律失常有频发、多源室性期前收缩甚至呈二联律或三联律,严重时可出现室性心动过速甚至室颤。房性心动过速伴不同比例的房室传导阻滞,交界性心动过速伴房室脱节、三度房室传导阻滞等也是常见的洋地黄中毒表现。其中,当出现二度或三度房室传导阻滞时,则是洋地黄严重中毒表现。

洋地黄中毒心电图

2. 奎尼丁

奎尼丁属Ⅰ类抗心律失常药,并且对心电图有较明显影响。奎尼丁治疗剂量时的心电图表现:①Q-T 间期延长;②T 波低平或倒置;③u 波增高;④P 波增宽可有切迹,PR 间期稍延长。奎尼丁中毒时的心电图表现:①Q-T 间期明显延长;②QRS 时间明显延长(用药时 QRS 时间不应超过原来的 25%,如达到 50% 应立即停药);③心律失常,如房室传导阻滞、窦性心动过速、窦性心动过缓、窦性静止或窦房传导阻滞,严重者可发生扭转型室性心动过速,甚至室颤。

3. 其他

胺碘酮、索他洛尔等也使心电图 Q-T 间期延长。

二、电解质紊乱对心电图的影响

1. 高血钾

心电图表现:①血清钾>5.5mmol/L 时,Q-T 间期缩短,T 波高耸,基底变窄,两支对称,呈"帐篷状",在Ⅱ、Ⅲ、V_2、V_3、V_4 导联最为明显,此为高钾血症最早出现和最常见的心电图变化;②当血清钾>6.5mmol/L 时,出现室内传导延缓,QRS 波群 PR 及 Q-T 间期延长,R 波降低及 S 波加深,ST 段压低;③血清钾>7mmol/L 时,QRS 波群进一步增宽,PR 及 Q-T 间期进一步延长。因心房肌受抑制,可表现为 P 波增宽、电压降低,甚至消失(窦室传导);④高血钾的最后阶段,可出现缓慢、规则、愈来愈宽大 QRS 波群,甚至与 T 波融合,最后发生心脏停搏或室颤。

高血钾心电图改变

2. 低血钾

心电图表现为 ST 段压低,T 波低平或倒置,u 波逐渐明显,u 波>0.1mV 或 u/T>1 或 T-u 融合、呈驼峰状;Q-T 间期一般正常,表现为 QT-u 间期延长。严重的低血钾可使 QRS 波群时间延长,P 波电压增高。低血钾可引起房性心动过速、室性心动过速、房室传导阻滞、室内传导阻滞等心律失常。

药物和电解质
紊乱对心电图
的影响

练习题

（薛宏伟）

第八节　心电图的分析方法和临床应用

一、心电图的分析方法和步骤

临床工作中，要充分发挥心电图检查的作用，但不能只单纯"死记硬背"心电图诊断标准或指标数值，需要熟练掌握心电图的分析方法和技巧，并善于把心电图的各种变化与临床资料紧密结合起来，才可能对心电图做出正确的分析和诊断。

教学课件

1. **全面的一般性阅读**　首先给心电图做一次全面检查，看是否有伪差，导联有无接错，基线有无移动，定标电压是否准确，这些对正确判定结果甚为重要。

2. **判断心脏位置**　观察肢体导联心电图的主波方向，大致确定心电轴的方向，如有必要可用查表法精确查出心电轴度数。

思维导图

3. **确定主导心律**　找出 P 波，确定主导心律是否为窦性心律，如不是窦性心律，应分析异位心律的类型，测量 PP 间期和 RR 间期分别计算出心房率和心室心率。

4. **分析 P 波与 QRS 波群之间的相互关系**　观察和测量 P 波、QRS 波群的形态、方向、电压，测量 PR 间期及 Q-T 间期，判定是否有心律失常。

5. **观察 ST-T 改变及改变类型**　主要观察在哪些导联出现 ST 段移位和 T 波变化，注意移位情况、移位形态及 T 波改变。

6. **结合临床资料，得出结论**　心电图记录的只是心肌激动的综合电活动，并且还受相互拮抗和个体差异等多方面的影响。许多心脏疾病，特别是早期阶段，心电图可以正常，不能因一次心电图正常而否认心脏疾病的存在。另外，多种疾病可引起同一种心电图波形的改变，如心肌病、急腹症、脑血管疾病都会出现异常 Q 波，不能随便诊断为心肌梗死。因此，应根据患者的年龄、性别、症状、体征和心电图检查结果，综合分析做出诊断。

二、心电图的临床应用

1. 对各种心律失常的分析诊断有肯定价值。心电图特征性变化和演变规律为心肌梗死的诊断提供可靠依据。

练习题

2. 可协助心脏房室肥大、心肌损害、供血不足、药物作用和电解质紊乱的诊断。

3. 除心血管疾病外，心电图和心电监护已广泛应用于手术麻醉、用药观察、危重患者抢救以及运动和航天等领域中。

（薛宏伟）

第九节 其他常用心电图学检查

一、动态心电图

动态心电图（ambulatory electrocardiography, AECG）是用随身携带的记录器连续记录人体 24 小时或更长时间的心电变化，经计算机处理分析及回放打印的心电图。该项检查首先是由霍尔特（Holter）发明并于 1961 年首先应用于临床，故又称为霍尔特（Holter）监测。

（一）导联系统

为了不影响受检者的活动，一般将电极固定在胸部。目前多采用双极导联，常用导联及电极放置部位如下。

1. CM$_5$ 导联　正极置于左腋前线第 5 肋间处（V$_5$ 导联位置）；负极置于右锁骨下窝中 1/3 处。该导联记录的 QRS 波振幅高，且对缺血性 ST 段下降最灵敏，是常规使用的导联。

2. CM$_1$ 导联　正极置于胸骨右缘第 4 肋间（V$_1$ 导联位置）或胸骨上；负极置于左锁骨下窝 1/3 处。该导联记录的 P 波清晰，有利于心律失常的分析。

3. M$_{aVF}$ 导联　正极置于左腋前线肋缘，负极置于左锁骨下窝内 1/3 处。该导联主要用于检测左室下壁的心肌缺血改变。

4. CM$_2$ 导联或 CM$_3$ 导联　正极置于 V$_2$ 或 V$_3$ 的位置，负极置于右锁骨下窝内 1/3 处。怀疑患者有变异型心绞痛（冠状动脉痉挛）时，应联合选用 CM$_3$ 和 M$_{aVF}$ 导联。

无关电极可放置胸部的任何部位，通常放在右胸第 5 肋间腋前线或胸骨下段中部。

（二）临床应用范围

动态心电图可获得受检者日常生活状态下连续 24 小时甚至更长时间的心电图资料，常可检测出常规心电图检查不易发现的一过性异常心电图改变。还可以分析受检者的生活日志，了解患者的症状、活动状态及服用药物等与心电图改变的关系。其临床应用范围如下。

1. 判断心悸、胸闷、头晕、晕厥等症状的病因，但必须是患者症状发作时记录结果才有意义。

2. 定性、定量诊断心律失常。

3. 诊断和评估心肌缺血，尤其是发现无症状心肌缺血的重要手段。

4. 评价心肌缺血和抗心律失常药的疗效。

5. 通过观察复杂心律失常等指标，判断心肌梗死患者及其他心脏病患者的预后。

6. 选择安装起搏器的适应证，评定起搏器功能，检测与起搏器有关的心律失常。

7. 医学研究与流行病学调查，如正常心率的生理变动范围，宇航员、潜水员等心功能的研究等。

（三）注意事项

告知受检者在佩戴记录器检测过程中做好日志，按时间记录其活动状态和有关症状。受检者不能填写的，应由医务人员代写。无论有无症状均应认真记录。一份完整的生活日志对于正确分析动态心电图资料具有重要参考价值。

动态心电图结果常受监测过程中受检者体位、活动、情绪、睡眠等因素影响，有时在生理与病理状态之间很难划出明显界限。因此，对于动态心电图的结果，尤其是 ST-T 改变，注意结合病史、症状及其他临床资料综合分析以做出正确诊断。

（四）分析报告

分析报告主要包括以下内容。

1. **监测期间的基本节律**　24 小时心搏总数，平均心率、最高与最低心率及发生的时间。

2. 心律失常类型 快速性和/或缓慢性心律失常,异常心搏总数,发生频度,持续时间,形态特征及心律失常与症状、日常活动和昼夜的关系等。

3. 监测导联的 ST 段改变 包括 ST 段改变的形态、程度、持续时间和频度,ST 段异常改变与心率变化及症状的关系。

4. 选择和打印 有代表性的正常和异常(各种类型的心律失常,ST-T 改变,Q-T 间期异常等)的实时心电图片段,作为动态心电图诊断报告的依据。

5. 患者如有起搏器,报告中还应包括起搏器功能的评价和分析。

分析报告最终做出此次动态心电图监测的诊断结论。

ER 6-1-82

霍尔特
(Holter)检查
方法

需要注意:动态心电图属回顾性分析,并不能了解患者即刻的心电变化。由于导联的局限,还不能反映某些异常心电改变的全部。尤其是对心脏房室肥大、束支传导阻滞和预激综合征的诊断,房性和室性心律失常的定位以及心肌梗死的诊断和定位等,需要依靠常规 12 导联或 18 导联心电图检查。近年,12 导联动态心电图系统的应用可以部分弥补这方面的不足。

二、心电图运动负荷试验

(一)概述

心电运动试验(ECG exercise test)(又称心电图运动负荷试验)是指给予受检者一定的运动负荷,使心肌耗氧量增加,用以发现冠心病的一种诊断方法。该方法与冠状动脉造影结果对比虽然有一定比例的假阴性与假阳性,但由于其无创伤、安全、方便,仍被认为是一项重要的检查手段。

心电运动试验的原理就在于狭窄的冠状动脉不能随着心脏负荷及心肌耗氧量增加而增加血流量,在心电图上可出现缺血性改变。

常用的心电运动试验包括踏车运动试验和平板运动试验两种方法。即让受检者做蹬车运动或在一活动的平板上走动,依次递增其负荷量,直至使受检者心率达到所需水平。运动负荷量可分为极量与亚极量两种,多数采用亚极量负荷试验,即使被检查心率达到 85%~90% 最大心率的负荷量。

运动前应描记受检者卧位和坐位 12 导联心电图,并测量血压作为对照。运动中通过监视器对心率、心律及 ST-T 改变进行检测,并按预定的方案每分钟记录心电图和测量血压一次。在达到预期亚极量负荷后,使预期最大心率保持 1~2 分钟再终止运动。运动终止后,每 2 分钟记录 1 次心电图,一般至少观察 6 分钟。如果 6 分钟后 ST 段缺血性改变仍未恢复到运动前图形,需继续观察直至恢复。分析运动前、中、后的心电图变化以判定结果。这是目前最常用的方法。

(二)运动试验的适应证和禁忌证

1. 适应证 ①对不典型胸痛或可疑冠心病患者进行鉴别诊断;②对冠心病患者进行体力活动的鉴定;③评价冠心病的药物疗效或手术治疗效果;④进行冠心病易感人群流行病学调查筛选试验。

2. 禁忌证 ①不稳定型心绞痛;②急性心肌梗死或心肌梗死合并室壁瘤;③心力衰竭;④中、重度心脏瓣膜病或先天性心脏病;⑤严重高血压,血压≥160/100mmHg;⑥急性心肌炎或心包炎;⑦急性或严重慢性疾病;⑧其他不能或不宜运动的疾病。

患者如无禁忌证,在其进行运动试验时应坚持达到适宜的运动终点,即达到亚极量(或极量)水平。但对运动中未达到终点而出现下列情况之一时,应终止运动:①运动负荷量进行性增加而心率反而减慢;②运动负荷量进行性增加而血压进行性下降或异常升高(收缩压下降>10mmHg);③严重心律失常(室性心动过速或传导阻滞);④眩晕、面色苍白或发绀;⑤心绞痛或 ST 段呈缺血性下降≥0.2mV。

（三）结果判定

目前国内外较公认的心电运动试验阳性标准如下。

1. 运动中出现典型心绞痛。

2. 运动中心电图 ST 段呈水平型或下斜型下移≥0.1mV，并持续大于 1 分钟（图 6-1-56）。

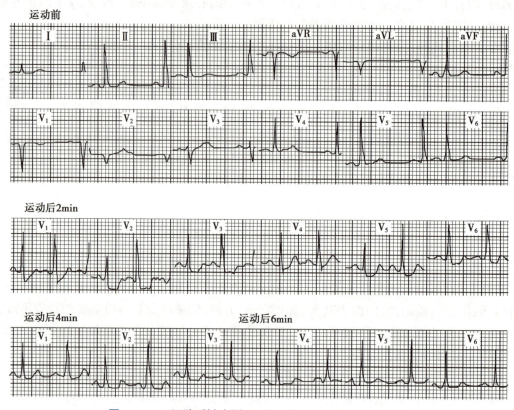

图 6-1-56　运动后缺血型 ST 段下移（心电运动试验阳性）

少数患者心电运动试验中 ST 段抬高≥0.1mV。如果运动前患者心电图有异常 Q 波，此 ST 段抬高为室壁运动异常所致。如运动前患者心电图正常，运动中出现 ST 段抬高，提示发生透壁性心肌缺血，多为某一冠状动脉主干或近段存在严重狭窄，或由冠状动脉痉挛所致。

心电运动试验结果有假阳性和假阴性，不能将结果阳性者等同于冠心病，也不能将结果阴性者完全排除冠心病，应结合临床其他资料进行综合判断。

平板运动
试验

平板运动试验
心电图

练习题

（薛宏伟）

第二章 ┃ 肺功能检查

肺功能检查发展至今已有 300 余年历史,肺功能检查的内容包括肺容积、通气、换气、血流和呼吸动力等方面。肺功能检查可以对受检者的呼吸生理功能的基本状况做出质和量的评价,明确肺功能障碍的程度和类型;肺功能检查对研究疾病的发病机制、病理生理有重要意义,能够对疾病的诊断、病情评估、疗效和疾病的康复做出判断;评估外科手术,特别是胸腹部大手术的耐受性;劳动能力的鉴定。下面对临床常用肺功能检查项目进行简述。

第一节　通气功能检查

肺通气功能检查是呼吸功能检查中最基本的检查项目,主要包括肺泡的含气量、气流在气道中的流速及其影响。

教学课件

思维导图

一、肺容积

(一) 肺容积及其组成

肺泡内含气量受肺与胸部扩张或回缩的影响发生相应改变形成四种基础肺容积(basal lung volume)和四种基础肺容量(basal lung capacity)。肺容积(pulmonary volume)是指静息状态下,测定一次呼吸所出现的容积变化,不受时间限制,具有静态解剖学意义。①基础肺容积包括潮气容积、补吸气容积、补呼气容积和残气容积,它们之间彼此互不重叠;②基础肺容量,由两个或两个以上基础肺容积组成,包括深吸气量、肺活量、功能残气量和肺总量(图 6-2-1)。

肺功能检查

临床上残气量、肺总量需先测定出功能残气量后通过计算求得,而其他各项均可直接测定。肺容量大小对气体交换有一定影响。

(二) 测定方法

1. 潮气容积、补呼气容积、深吸气量和肺活量等 可用肺量计直接测得,并做出容积变化图。肺量计有多种类型,以水封桶式最简单。受检者在测定前安静休息 15 分钟以上,肺量计须以体温、大气压、饱和水蒸气压进行校正。校正后嘱受检者取坐位或立位,加鼻夹,含口器与肺量计相连,平静呼吸 5 次后开始测定。

2. 功能残气量和残气容积 不能用肺量计直接测得,需要应用气体分析方法间接测算,要求测定气体不能与肺进行换气。测定方法有密闭式氦稀释法和密闭式氮稀释法。功能残气量测定时只需受检者平静呼吸,不受受检者主观用力呼吸与否的影响,因而

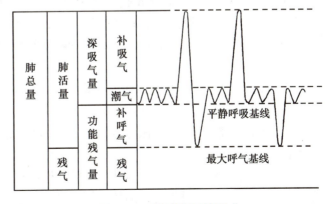

图 6-2-1　肺容积及其组成

重复性好。残气量测定则要求受检者用力呼吸,因此其用力程度和配合的好坏可能影响残气量的测定。

(三)正常参考值及临床意义

1. 潮气容积(tidal volume,VT) 为平静呼吸时一次吸入或呼出的气量。正常成人约为 500ml。VT 受吸气肌功能的影响,尤其是膈肌的运动,呼吸肌功能不全时 VT 降低。

2. 补呼气容积(expiratory reserve volume,ERV) 为平静呼气末再用最大力量呼气,所能呼出的气量。正常男性(1 609±492)ml,女性(1 126±338)ml。ERV 可随呼气肌功能的改变而发生变化。

3. 补吸气容积(inspiratory reserve volume,IRV) 为平静吸气末再用最大力量吸气,所能吸入的气量。正常男性约 2 160ml,女性约 1 400ml。IRV 受吸气肌功能的影响。

4. 深吸气量(inspiratory capacity,IC) 为平静呼气末用最大力量吸气,所能吸入的最大气量,IC=VT+IRV。正常男性(2 617±548)ml,女性(1 970±381)ml。一般情况下,正常 IC 应占肺活量的 2/3 或 4/5。当呼吸功能不全时,尤其是吸气肌力障碍以及胸廓、肺活动度减弱和气道阻塞时 IC 均降低。

5. 肺活量(vital capacity,VC) 为最大吸气后缓慢而又完全呼出的最大气量,VC=IC+ERV 或 VC=VT+IRV+ERV。右肺肺活量占全肺肺活量的 55%。正常男性(4 217±690)ml,女性(3 105±452)ml。实测值占预计值的百分比<80% 为减低,其中 60%~79% 为轻度、40%~59% 为中度、<40% 为重度。

肺活量是肺功能检测中简单易行而又最有价值的参数之一。肺活量减低提示有限制性通气功能障碍,亦可提示有严重的阻塞性通气功能障碍。临床上常见于呼吸系统疾病如胸廓畸形、大量胸腔积液、气胸、肺不张、弥漫性肺间质纤维化严重的慢性阻塞性肺疾病及支气管哮喘等疾病,还可见于大量腹腔积液、腹腔巨大肿瘤,以及重症肌无力、膈肌麻痹等。

6. 残气量(residual capacity,RC) 为最大呼气末残留在肺内的气量。这些气量足够继续进行气体交换(弥散呼吸)。正常成人参考值:男性为(1 615±397)ml、女性为(1 245±336)ml。临床上残气量常以其占肺总量(TLC)百分比(即 RV/TLC%)作为判断指标,正常情况下,RV/TLC 小于或等于 35%,超过 40% 提示肺气肿。RV 在正常情况下约占 TLC 的 25%,而且随功能残气量的改变而改变,但是在限制性肺疾病时 RV 减少比较轻,在小气道疾病时,RV 可能略增加,而功能残气量可正常。

7. 功能残气量(functional residual capacity,FRC) 为平静呼气末残留在肺内的气量,FRC=RV+ERV。即补呼气量加残气量(RV)。正常男性(3 112±611)ml,女性(2 348±479)ml。

FRC 在生理上接近于正常呼吸模式,反映胸廓弹性回缩和肺弹性回缩力之间的关系。正常情况下这两种力量相等而互相抵消,FRC 约相当于肺总量的 40%。肺弹性回缩力下降,可使 FRC 增高,如阻塞性肺气肿、气道部分阻塞。反之 FRC 下降,如肺间质纤维化、急性呼吸窘迫综合征(ARDS)。另外,当胸廓畸形致肺泡扩张受限,或肥胖伴腹压增高使胸廓弹性回缩力下降时,FRC 亦下降。

8. 肺总量(total lung capacity,TLC) 指最大限度吸气后肺内所含气量,即肺活量加残气量。正常男性约 5 020ml,女性约 3 460ml。肺总量减少见于广泛肺部疾病,如胸腔积液、气胸、肺水肿、肺不张、肺间质性疾病等。在肺气肿时,TLC 可正常或增高,主要取决于残气量和肺活量的增减情况。

正常人肺功能的储备功能很大,肺容量与年龄、性别和体表面积有关,所以肺容积的个体差异很大,当判定结果时,通常将实测值与同年龄、同性别、同身高、同体表面积的正常人进行比较,以实测值占预计值的百分比作为评价依据。

二、通气功能

通气功能又称动态肺容积，是指单位时间内，随呼吸运动进出肺的气量和流速。通气功能受呼吸频率和呼吸幅度的影响。安静状态下每分钟进入呼吸性细支气管及肺泡参与气体交换的有效通气量，称为肺泡通气量（alveolar ventilation，VA）；部分残留于气道内，不参与气体交换，称为无效腔气即死腔气，正常约 150ml。

（一）每分钟静息通气量

每分钟静息通气量（ventilation，VE）系指静息状态下，每分钟吸入或呼出的气量，等于潮气容积与呼吸频率的乘积。

1.测定方法　嘱受检者安静卧床休息 15 分钟平静呼吸后，将已调试好的肺量计与之相接进行测定。重复呼吸 2 分钟，同时记录呼吸曲线与自动氧耗量。选择呼吸曲线平稳、基线呈水平状态、氧摄取曲线均匀的 1 分钟，计算 VE，并经生理条件（BTPS）校正。

2.正常参考值及临床意义　正常男性为（6 663±200）ml，女性为（4 217±160）ml。>10L/min 示通气过度；<3L/min 示通气不足。由于通气功能有很大的储备，除非有严重的通气障碍，一般静息通气量不会出现异常。

（二）最大自主通气量

最大自主通气量（maximal voluntary ventilation，MVV）系指以最快呼吸频率和最大呼吸幅度，呼吸 1 分钟所取得的通气量。

1.测定方法　有密闭式与开放式两种，其中开放式适用于大规模筛查。测定前须先询问有无禁忌证，如严重心肺疾病及咯血者。再给受检者进行示范，然后嘱受检者取立位，与肺量计连接，平静呼吸 4~5 次后尽最大的力量，以最快的速度持续重复呼吸 12 秒或 15 秒，要求呼吸频率达 10~15 次/min。休息 10 分钟后重复一次。要求 2 次测定结果差异<8%。计算时应选择呼吸速度均匀、幅度一致连续达到 12 秒或 15 秒的一段最大曲线，取呼吸所得气量乘 5 或 4 即得每分钟最大通气量。

2.正常参考值及临床意　男性为（104±2.71）L；女性为（82.5±2.17）L。通常根据实测值占预计值百分比进行判定，<80% 为异常。MVV 是测定通气功能中较有意义的指标，它反映呼吸动态功能，可用来评估肺组织弹性、气道阻力、胸廓弹性和呼吸肌的力量，是临床上常用作通气功能障碍、通气功能储备能力考核的指标，常用于胸腹部术前肺功能状况的评价和职业病劳动能力鉴定等。作为通气功能储备能力的考核指标，多以通气储备百分比表示，正常值>95%，<86% 提示通气功能储备不佳，<70% 为胸外科手术禁忌证。计算公式为：

$$通气储量 \% = \frac{MVV-VE}{MVV} \times 100\%$$

阻塞性或限制性通气障碍均可使 MVV 降低。临床常见于阻塞性肺气肿，呼吸肌功能障碍，胸廓、胸膜、弥漫性肺间质疾病和大面积肺实变等。

（三）用力肺活量

用力肺活量（forced vital capacity，FVC）为深吸气至肺总量位后，以最大力量、最快速度所能呼出的最大气量。第 1 秒用力呼气容积（forced expiratory volume in one second，FEV_1）为最大吸气至肺总量位后，开始呼气第 1 秒内的呼出气量。正常人 3 秒内可将肺活量全部呼出，第 1、2、3 秒所呼出气量各占 FVC 的百分比正常分别为 83%、96%、99%（图 6-2-2）。FEV_1 既是容积测定，亦为一秒钟内的平均呼气流量测定，临

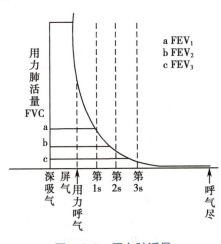

图 6-2-2　用力肺活量

床应用非常广泛,并常以 FEV_1 和 $FEV_1/FVC\%$ 表示(简称一秒率)。

1. 测定方法 仪器预先准备,要求肺量计筒容积大于 7L,积聚时间至少达 10 秒,流量 12L/s 时的阻力为 $1.5cmH_2O/(L\cdot s)$。嘱受检者取立位,与肺量计连接后做最大吸气至肺总量位,屏气 1 秒后以最大力量、最快速度呼气至残气量位,持续、均匀、快速呼尽,重复 2 次。然后选择最佳曲线进行计算。

2. 正常参考值及临床意义 男性为($3\,179\pm117$)ml、女性为($2\,314\pm48$)ml;$FEV_1/FVC\%$ 均大于 80%。用力肺活量是测定呼吸道有无阻力的重要指标。慢性阻塞性肺疾病、支气管哮喘急性发作等阻塞性通气障碍患者,由于气道阻塞、呼气延长,其 FEV_1 和 $FEV_1/FVC\%$ 均降低,但在支气管哮喘等可逆性气道阻塞患者中,在应用支气管扩张剂后,其值亦可较前改善;弥漫性肺间质疾病、胸廓畸形等限制性通气障碍患者可正常,甚至可达 100%,因为此时虽呼出气流不受限制,但肺弹性及胸廓顺应性降低,呼气运动迅速减弱停止,使肺活量的绝大部分在极短时间迅速呼出。

(四)最大呼气中段流量

最大呼气中段流量(maximal midexpiratory flow,MMEF 或 MMF)是由 FVC 曲线计算得到的用力呼出 25%~75% 的平均流量。

1. 测定方法 将 FVC 曲线起、止两点间分为四等分,测量中间 50% 的肺容量与其所用呼气时间[最大呼气中段时间(mid-expiratory time,MET)]相比所得值。

2. 正常值及临床意义 男性为($3\,452\pm1\,160$)ml/s,女性为($2\,836\pm946$)ml/s。因 MMF 主要取决于非用力依赖部分,与用力无关,其改变受小气道直径影响,故对小气道疾病的早期反应较灵敏,可作为评价早期小气道阻塞的指标。有研究发现小气道疾患,当 FEV_1 和 $FEV_1/FVC\%$ 及气道阻力均正常时,MMF 却可降低,表明 MMF 比 $FEV_1/FVC\%$ 能更好地反映小气道阻塞情况。

三、临床应用

(一)通气功能障碍的判断

临床上通气功能测定是肺功能测定的基本内容,是一系列肺功能检查中的初筛项目。

1. 判断通气功能障碍程度 根据上述各项指标,并结合气速指数(正常为 1),初步判断通气功能,了解肺功能状况。通气量储备能力用通气储量 % 来表示,95% 为正常,低于 86% 提示通气储备不佳,低于 70% 提示通气功能严重损害。

$$气速指数 = \frac{MVV\,实测值/预计值\%}{VC\,实测值/预计值\%}$$

2. 判断通气功能障碍类型 通气功能障碍有阻塞性和限制性两种基本类型,兼有二者特点者,属于混合性。通气功能障碍类型的鉴别如表 6-2-1 所示。

表 6-2-1　通气功能障碍类型的鉴别

通气功能障碍类型	VC	MVV	$FEV_1/FVC\%$	RV	RV/TLC
阻塞性	N 或↓	↓↓	↓	↑↑	↑↑
限制性	↓↓	↓或 N	N 或↑	↓	N 或↓
混合性	↓	↓	↓	不等	不等

注:N 为正常。

(1)**阻塞性通气功能障碍**:常见于咽喉部肿瘤、水肿,气管、支气管和气道周围疾病以及肺气肿等。阻塞性通气功能障碍的特点是以流速(如 $FEV_1/FVC\%$)降低为主。

(2)**限制性通气功能障碍**:指肺扩张受限制引起的通气障碍,常见于肺间质疾病、肺占位性病变、胸膜病、胸廓及脊柱疾病等。限制性通气障碍则以肺容量（如残气量）减少为主。

（二）支气管舒张试验

通过支气管舒张试验来判断气道阻塞有无可逆性及药物疗效。

1. 测定方法 测定前 24 小时受检者停用支气管舒张药，再行常规肺功能测定。如果肺功能检测结果提示 FEV_1 和/或 $FEV_1/FVC\%$ 降低时，给受检者吸入沙丁胺醇 0.2mg 后 15~20min，再测定 FEV_1，通过下述公式计算通气改善率。

$$通气改善率 = \frac{用药后测得的 FEV_1 - 用药前测得的 FEV_1}{用药前测得的 FEV_1} \times 100\%$$

2. 结果判断 改善率>15%，为支气管舒张试验阳性。15%~24% 轻度可逆，25%~40% 为中度可逆，>40% 为高度可逆。

3. 临床意义 在评价通气改善率时须特别注意 FEV_1 的绝对值，因为 FEV_1 只要稍微增加就能达到改善 15% 的指标，但是其绝对值的微量增加对肺通气功能的改善并无意义。只有当改善率>15%，且 FEV_1 绝对值增加 200ml，才视为气流受限可逆，见于支气管哮喘；如果吸入支气管舒张剂后，FEV_1<80% 预计值、$FEV_1/FVC\%$<70%，提示气流受限不完全可逆，见于慢性阻塞性肺疾病。

（三）支气管激发试验

支气管激发试验是测定气道反应性的一种方法，该试验是用某种刺激使支气管平滑肌收缩，再行肺功能检查，依据检查结果的相关指标判定支气管狭窄的程度，借以判定气道反应性。其主要用于协助支气管哮喘的诊断。

练习题

（戴小丽）

第二节 换气功能检查

换气也称为"内呼吸"，是指外呼吸进入肺泡的氧通过肺泡毛细血管进入血液循环，而血中的二氧化碳通过弥散排到肺泡的过程。肺有效的气体交换与通气量、血流量、吸入气体的分布和通气血流比例以及气体的弥散有密切关系。下面介绍两种换气功能检查。

教学课件

一、肺泡弥散功能

肺泡弥散是肺泡内气体分子通过肺泡膜（肺泡壁-毛细血管膜）进行气体交换的过程，以弥散量（diffusing capacity, D_L）作为衡量指标。肺泡弥散量是指在肺泡膜两侧气体分压差为 1mmHg 时，每分钟所通过的气体量（ml）。氧气（O_2）与二氧化碳（CO_2）在肺内的弥散过程不同，相同温度下，CO_2 的弥散能力为 O_2 的 21 倍，故一般不存在 CO_2 的弥散障碍，临床上弥散障碍主要指氧，其后果是缺氧。

思维导图

影响肺泡毛细血管弥散的因素有肺泡与毛细血管血液的氧分压差、弥散面积、弥散膜的厚度（距离）、气体分子量、气体在介质中的溶解度、肺泡毛细血管血流以及气体与血红蛋白的结合力。

1. 测定方法 目前临床常用 CO 吸入法测定弥散功能，测定结果以 CO 弥散量（D_LCO）表示。CO 吸入法有单次呼吸法、恒定状态法和重复呼吸法三种。临床上较常用单次呼吸法。

2. 正常值参考值 D_L 值与年龄、性别、体位、身材等相关，男性大于女性，青年人大于老年人。男性 18.23~38.41ml/（mmHg·min）；女性 20.85~23.9ml/（mmHg·min）。

3. 临床意义 弥散量如小于正常预计值的 80%，则提示有弥散功能障碍。弥散量增加可见于红细胞增多症、肺出血等;弥散量降低常见于肺气肿、肺淤血、肺水肿、肺结核、肺部感染、肺间质纤维化、石棉肺、气胸、贫血等。

二、通气血流比例

进入肺泡的气体与流经肺泡毛细血管内的血液进行气体交换,不仅要求有足够的肺泡通气量、充分的血流量,而且要求通气与血流灌注(通气血流比例 ventilation perfusion ratio,V/Q)在数量上比例适当。静息状态下,健康成人肺泡通气量约为 4L/min,肺血流量约为 5L/min,V/Q 为 0.8,此时可保证最有效的气体交换。

1. 测定方法 目前,尚无直接、简便的方法测定 V/Q,可通过计算一些生理指标来间接判定 V/Q。其方法很多,如用波尔(Bohr)公式计算无效腔比例(V_D/V_T),用动脉血气计算肺内分流(Q_S/Q_T)、肺泡-动脉氧分压差$[P_{(A-a)}O_2]$。

2. 临床意义 V/Q 失调是肺部疾病产生缺氧的主要原因,见于肺实质、肺间质、肺血管及气道疾病,如肺炎、肺不张、肺水肿、肺纤维化、肺栓塞、阻塞性肺气肿及呼吸窘迫综合征等。①当局部血流障碍时,进入肺泡的气体,由于没有充分的血流与之交换(V/Q>0.8),故使无效腔气增加;②局部气道阻塞,肺泡通气量减少,部分血流因无通气与之交换(V/Q<0.8),成为无效灌注,导致静-动脉分流效应。

练习题

(戴小丽)

第三节　血气分析

血液气体和酸碱平衡正常是体液内环境稳定、机体赖以健康生存的一个重要方面。动脉血气分析(arterial blood gas analysis)可以了解 O_2 的供应及酸碱平衡状况,不但对判断机体的酸碱平衡有重要价值,而且是抢救危重患者和术中监护的重要指标之一,对判定预后、呼吸衰竭分型、指导氧疗和机械通气有重要的临床意义。

教学课件

一、血气分析测定方法及标本采集

1. 应用微量血气分析仪 血气分析仪可直接测定的有动脉氧分压、动脉二氧化碳分压、动脉氢离子浓度,然后根据相关的方程式由上述三个值计算出其他多项指标。

2. 标本采集的基本要求 血气分析系指采集动脉血。采集标本应选择合理的采血部位如桡动脉、肱动脉、股动脉;严格地隔绝空气、在安静状态下采集肝素抗凝血;标本采集后立即送检,若不能及时送检,应保存在 4℃环境中,但不得超过 2 小时;吸氧者若病情许可应停止吸氧 30 分钟后再采血送检,否则应标记给氧浓度与流量。

思维导图

二、血气分析的指标

(一)动脉血氧分压

动脉血氧分压(PaO_2)是指动脉血中物理溶解的氧分子所产生的压力。正常值为 95~100mmHg,健康成人随年龄增长而降低。

1. PaO_2 是判断有无缺氧及其程度的重要指标 各种原因引起的低氧血症可分为轻、中、重三型:轻度:80~60mmHg;中度:60~40mmHg;重度:<40mmHg。

2. 判断有无呼吸衰竭的指标 在海平面附近、安静状态下呼吸空气时 PaO_2<60mmHg,除外其他因素(如心脏内分流等)所致的低氧血症,即可诊断为呼吸衰竭。

（二）动脉血氧饱和度

动脉血氧饱和度（SaO_2）是指动脉血中氧（O_2）与血红蛋白（Hb）结合的程度，是单位血红蛋白含氧的百分数，正常值为95%~98%。可作为判断机体是否缺氧的一个指标，但是反映缺氧并不灵敏，而且有掩盖缺氧的潜在危险。主要原因如下。

1. 由于SaO_2与PaO_2的相关曲线即氧合血红蛋白（HbO_2）解离曲线（ODC）呈"S"形的特性，即PaO_2在60mmHg以上，曲线平坦，在此段即使PaO_2有大幅度变化，SaO_2的增减变化很小，缺氧时尽管PaO_2已有明显下降，SaO_2可无明显变化仍可接近90%；只有PaO_2在57mmHg以下，曲线陡直，血液中PaO_2稍降低，SaO_2即明显下降。有利于O_2的释放以供组织需要。

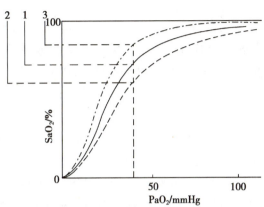

图6-2-3 氧解离曲线移位对氧合血红蛋白释O_2的影响

1. 曲线正常；2. 曲线右移，释O_2多；3. 曲线左移，释O_2少。

2. ODC受pH、$PaCO_2$、温度和红细胞内2,3-二磷酸甘油酸（2,3-DPG）含量等因素的影响左、右移动，ODC位置受pH影响时发生的移动，称为波尔效应（Bohr effect）。pH降低，曲线右移，在相同的PaO_2条件下，SaO_2有所下降，但氧合血红蛋白易释放氧，有利于提高组织氧分压；pH升高，曲线左移，SaO_2虽增高，但HbO_2不易释放O_2，会加重组织缺O_2（图6-2-3）。

（三）动脉血二氧化碳分压

动脉血二氧化碳分压（$PaCO_2$）指动脉血中物理溶解的CO_2分子所产生的压力，正常值为35~45mmHg。

1. 判断呼吸衰竭的类型 根据PaO_2和$PaCO_2$可将呼吸衰竭分为Ⅰ型和Ⅱ型。Ⅰ型呼吸衰竭是指缺氧而无CO_2潴留（$PaO_2<60mmHg$，$PaCO_2$降低或正常）；Ⅱ型呼吸衰竭是指缺氧伴有CO_2潴留（$PaO_2<60mmHg$，$PaCO_2>50mmHg$）。

2. 判断呼吸性酸碱平衡失调的指标 当$PaCO_2>45mmHg$时，提示呼吸性酸中毒，由各种原因引起的通气量不足所致；当$PaCO_2<35mmHg$时，提示呼吸性碱中毒，见于各种原因所致的肺泡通气增加。当代谢性酸中毒时，经肺代偿后$PaCO_2$降低，最大代偿极限为$PaCO_2$降至10mmHg；当代谢性碱中毒时，经肺代偿后$PaCO_2$升高，最大代偿极限为$PaCO_2$升至55mmHg。

（四）pH

pH是表示体液氢离子浓度的指标或酸碱度，参考值范围为7.35~7.45，平均为7.40。pH<7.35为失代偿性酸中毒；pH>7.45为失代偿性碱中毒；pH在正常范围有三种可能：无酸碱失衡、代偿性酸碱失衡、混合性酸碱失衡。

（五）碳酸氢

碳酸氢（bicarbonate，HCO_3^-）是反映机体酸碱代谢状况的指标，包括标准碳酸氢（standard bicarbonate，SB）和实际碳酸氢（actual bicarbonate，AB）。

1. SB为血液碱储备，是指在38℃、$PaCO_2$在40mmHg、SaO_2为100%的标准条件下，所测得的HCO_3^-含量，正常值为22~27mmol/L，平均为24mmol/L。SB一般不受呼吸因素影响，是准确反映代谢性酸碱失衡的指标。

2. AB是指在实际条件下测得的HCO_3^-含量，正常人AB=SB。AB同样反映酸碱平衡中的代谢性因素，但AB在一定程度上受呼吸因素的影响。AB与SB的差数，反映呼吸因素对动脉血HCO_3^-影响的程度。AB>SB提示呼吸性酸中毒；AB<SB提示呼吸性碱中毒；AB=SB<正常值提示代谢性酸中毒；AB=SB>正常值提示代谢性碱中毒。

（六）缓冲碱

缓冲碱（buffer bases, BB）是血液中一切具有缓冲作用的碱（负离子）的总和,是反映代谢性因素的指标。其主要包括 HCO_3^-、血红蛋白、血浆蛋白和 HPO_4^{2-}, HCO_3^- 是 BB 的主要成分,约占 50%。正常值为 45~55mmol/L,平均为 50mmol/L。BB 反映机体对酸碱失衡的总缓冲能力,不受呼吸因素和 CO_2 改变的影响,BB 增加提示代谢性碱中毒,BB 减少提示代谢性酸中毒。

（七）剩余碱

剩余碱（bases excess, BE）是指在 38℃、$PaCO_2$ 在 40mmHg、SaO_2 为 100% 的标准条件下,将血浆标本滴定至 pH 为 7.40 时所需酸或碱的量,表示全血或血浆中碱储备增加或减少的情况。正常值为 ±2.3mmol/L。BE 不受呼吸因素影响,为判断代谢性酸碱失衡的重要标志之一。需加酸者为正值,说明缓冲碱增加,固定酸减少;需加碱者为负值,说明缓冲碱减少,固定酸增加。

（八）血浆 CO_2 含量

血浆 CO_2 含量（total plasma CO_2 content, T-CO_2）是指血浆中以各种形式存在的 CO_2 总量。其主要包括结合形式的 HCO_3^- 和物理溶解 CO_2,动脉血浆 CO_2 总量为 HCO_3^-+$PaCO_2$×0.03=25.2mmol/L（48.5% 体积浓度）。其中 HCO_3^- 即 AB 占 95% 以上,故 T-CO_2 基本反映 AB 含量。受代谢和呼吸双重因素影响,故在判断混合性酸碱失衡时,其应用受限,例如 CO_2 潴留和代谢性碱中毒时 T-CO_2 增加;而过度通气和代谢性酸中毒时 T-CO_2 降低。

执助考点

练习题

（戴小丽）

第三章 | 内镜检查

内镜（endoscope）检查的临床应用十分广泛，对诊断消化系统、呼吸系统、泌尿系统和女性生殖系统等管道器官的病变有重大的临床意义，内镜还可以进行胸腹腔和腹腔内一些实质性脏器（如肝、胰等）的检查。目前，新兴的治疗内镜（therapeutic endoscope）领域进行内镜下治疗能避免或推迟常规手术的需要，降低并发症的发生率和病死率。但是，内镜检查和治疗都存在一定的风险及并发症。因此，进行内镜检查和治疗须充分做好检查（治疗）前准备，并严格掌握适应证和禁忌证，在检查和治疗前需充分告知受检者，并签署知情同意书。

第一节　内镜的基本知识

随着科学技术的进步，内镜技术也在不断地发展。最早的内镜是德国医师库斯莫尔（Kussmaul）在 1869 年制成的硬式胃镜，一个多世纪以来，内镜经历了硬式内镜、可曲式内镜、纤维内镜和电子内镜的发展历程。电子内镜与各种先进的诊疗技术的结合，进一步拓宽了内镜诊治的领域，因而形成了一个崭新的诊治领域，称为内镜学（endoscopicology），达到了内镜技术发展的全新境界。

ER 6-3-1

教学课件

一、电子内镜的种类

电子内镜可清晰摄录腔内图像，比纤维内镜的颜色更真实，并能显示在电视荧光屏上，可供多人同时观看，有利于教学、记录及会诊。与计算机及图文处理系统的有机结合，更有利于资料的储存、图像采集、分析与交流，已成为 21 世纪腔内疾病诊断和治疗的先进手段。电子内镜的种类很多，根据检查的目的不同可分为超声内镜可扫查消化道管壁或邻近器官病变，并可行穿刺做病理检查；色素与放大内镜可用于发现黏膜细微病变，并可鉴别良、恶性肿瘤；胶囊内镜将无线摄影装置吞入消化道，定时摄录腔内图像，为小肠病变诊断提供了手段；共聚焦内镜可将共聚焦显微镜引入腔内检查，达到光学活检的效果。根据检查的器官不同可分为十二指肠镜、小肠镜、结肠镜、气管镜、胆道镜、膀胱镜、腹腔镜、胸腔镜等。

ER 6-3-2

思维导图

二、内镜的用途

内镜可以对消化系统（包括十二指肠、小肠、大肠、胆管、胰管等）、呼吸系统、泌尿系统、生殖系统、胸腹腔病变进行诊断治疗。

1. 诊断方面　内镜检查可直接观察病变，并可放大病变，摄影、录像等技术的应用可以记录各种病变，供会诊使用，提高了各系统疾病的诊断率，活检钳、细胞刷的使用可以取活组织进行病理检查，显著提高诊断准确率。

2. 治疗方面　进行镜下止血如电凝、喷洒或注射止血药，使用止血夹等；切除息肉和病变黏膜局部、切开奥狄括约肌（Oddi sphincter）取石、拆除缝线；取出腔内

ER 6-3-3

练习题

异物、支架放置、食管狭窄的扩张及内镜下置管，圈套结扎如食管静脉曲张结扎等。

（吴晓华）

第二节　上消化道内镜检查

上消化道内镜检查包括食管、胃和十二指肠的检查，是应用最早、进展最快的内镜检查，通常亦称胃镜检查。

教学课件

一、适应证

适应证比较广泛，一般说来，一切食管、胃、十二指肠疾病诊断不明者，均可进行此项检查。其主要适应证如下。

1. 上腹不适，疑似上消化道病变。

2. 不明原因的失血，特别是急性上消化道出血者，可急诊胃镜检查，不仅可获得病因诊断，还可以同时进行镜下止血。

思维导图

3. 动态观察消化性溃疡病灶的变化。

4. 需要随诊的癌前病变如慢性萎缩性胃炎、腺瘤型胃息肉、残胃炎、恶性贫血、胃体有显著萎缩等。

5. X线钡剂检查不能确诊或不能解释的上消化道病变，特别是黏膜病变和疑有肿瘤者。

6. 需要内镜进行治疗者，如取异物、上消化道息肉摘除、镜下止血、食管静脉曲张的硬化剂注射与结扎治疗、食管狭窄的扩张治疗等。

二、禁忌证

随着器械的改良和技术的进步，禁忌证较过去明显减少。轻症心肺功能不全不属禁忌，必要时酌情在监护条件下进行，以策安全。下列情况属禁忌证。

1. 严重咽喉疾病、腐蚀性食管炎和胃炎、巨大食管憩室、主动脉瘤及严重颈胸段脊柱畸形者。

2. 急性传染性肝炎或胃肠道传染病一般暂缓检查；慢性乙、丙型肝炎或病原携带者、艾滋病患者应具备特殊的消毒措施。

3. 食管、胃、十二指肠穿孔的急性期。

4. 严重心脏疾病，如严重心律失常、心肌梗死急性期、重度心力衰竭等。

5. 严重肺部疾病，如支气管哮喘发作期、严重呼吸衰竭等。

6. 患者有意识障碍或精神失常不能合作者。

三、上消化道内镜检查前准备

检查前的准备工作对检查能否顺利进行很重要，检查前应做下列准备。

1. 熟悉和掌握病情　术者应对患者病情有所了解，阅读上消化道内镜检查申请单，简要询问病史，做必要体检，了解检查的指征，术前阅读X线钡剂适应证及禁忌证等，了解有无危险性及禁忌证。

2. 患者的准备　做好解释工作，消除患者恐惧心理，以取得患者的合作。

3. 肠道准备　检查当天患者需禁食至少5小时，在空腹时进行检查，否则如胃内有食物将影响观察，如患者有胃排空延迟，禁食时间需要更长；有幽门梗阻者，应洗胃后再检查。

4. 术前用药　术前5~10分钟，吞服含1%丁卡因胃镜胶（10ml）或2%利多卡因喷雾咽部应用2~3次，前者兼具麻醉及润滑作用，目前应用较多。镇静剂一般无须使用，对精神过分紧张者在检查前可用镇静剂,如地西泮 5~10mg 肌内注射或静脉注射。当做镜下治疗时,为减少胃肠蠕动及痉挛便于观察,可术前 10 分钟给予解痉剂,如阿托品 0.5mg、山莨菪碱 10mg 等。

5. 口服去泡剂 可用二甲硅油去除十二指肠黏膜表面泡沫,使视野更加清晰。此项不作为必须要求。

6. 检查胃镜及配件 注意光源、送水、送气阀及吸气装置,操纵部旋钮控制的角度等。检查胃镜的线路、电源开关及监视器屏幕影像。此外,内镜室应具有监护设施、氧气及急救用品。

四、检查方法要点

1. 患者取左侧卧位,双腿屈曲,头垫低枕,使颈部松弛,松开领口及腰带,取下义齿。

2. 口边置弯盘,嘱患者咬紧牙垫,铺上消毒巾或毛巾。

3. 医师左手持胃镜操纵部,右手持胃镜先端约 20cm 处,直视下将胃镜经咬口插入口腔,缓缓沿舌背、咽后壁插入食管。嘱患者深呼吸,配合吞咽动作可减少恶心,有助于插管。注意动作轻柔,避免暴力。勿误入气管。

4. 胃镜先端通过齿状线缓缓插入贲门后,在胃底部略向左、向上可见胃体腔,推进至幽门前区时,伺机进入十二指肠球部,再将先端右旋上翘 90°,操作者向右转体 90°,调整胃镜深度,即可见十二指肠降段及乳头部。由此退镜,逐段观察,配合注气及抽吸,可逐一检查十二指肠、胃窦、胃角、胃体、胃底及食管各段病变。注意各部位的大小、形态、黏膜皱襞、黏膜下血管、分泌物性状以及胃蠕动情况。特别应注意勿遗漏胃角上部、胃体垂直部及贲门下病变。

5. 对病变部位可摄像、染色、局部放大、活检、刷取细胞图片及抽取胃液检查助诊。

6. 退出胃镜时尽量抽气防止腹胀。受检者 2 小时后进温凉流质或半流质饮食。

五、常见上消化道疾病的内镜诊断

自从应用纤维内镜以来,一些上消化道疾病的诊断率明显提高,如上消化道慢性炎症,早期胃癌及上消化道出血的病因诊断等。据多数内镜检查资料分析,在上消化道疾病的内镜诊断中,炎症最多见,其次是消化性溃疡和肿瘤。其他还有息肉、憩室、食管-胃底静脉曲张、食管贲门黏膜撕裂、异物和胃石等。

(一)炎症

以慢性胃炎多见,故报告多为慢性炎症。当上消化道有急性炎症时,一般不做内镜检查。

1. 慢性浅表性炎症 是指胃黏膜有慢性炎症性病理改变,病变可累及黏膜的浅层或全层,但无腺体萎缩。镜下黏膜可有以下各种表现的一种或数种:①水肿:颜色发白,反光增强,胃小区结构显著;②花斑:在橙黄色黏膜背景上出现红色充血区,即所谓花斑或红白相间现象;③黏膜脆弱;④糜烂;⑤黏膜不平,呈颗粒状或铺路石状;⑥黏膜斑点状出血;⑦渗出。黏膜表面常有透明液体或黄白色块状、丝状黏液。

2. 慢性萎缩性炎症 萎缩性胃炎是以胃黏膜固有腺体的萎缩为基础的一系列慢性炎症的过程。在胃镜下,除可有慢性浅表性胃炎的各种表现外,常有以下表现:①皱襞萎缩变细,主要在胃体部;②黏膜颜色苍白,呈红白相间的花斑,以白为主;③黏膜下蓝色血管透见;④表面干涩,缺少光泽,常附着黄绿或灰绿色污秽苔膜;⑤胃大弯黏液池液体减少;⑥可有息肉或水疱样外观。

ER 6-3-6

常见疾病的胃镜表现——慢性胃炎

3. 慢性肥厚性胃炎 黏膜肥厚、水肿,表现为皱襞粗大,似脑回状,充气后不能展开,颜色深红,似牛肉色。胃内分泌物增多,常伴糜烂,亦有结节状或铺路石样外观。

(二)溃疡

胃、十二指肠及胃肠吻合术后的空肠上段的溃疡与胃酸和胃蛋白酶的消化作用有关,故称消化性溃疡。内镜表现:溃疡为较规则的凹陷,呈圆形、椭圆形或线状(图6-3-1)。底部常覆盖白膜或血污膜,周边较光滑,可稍隆起。另有一种在基本平整的黏膜上覆盖斑片状白苔,即所谓"霜斑样溃疡"。溃疡一般在4~8周自然或治疗后愈合。

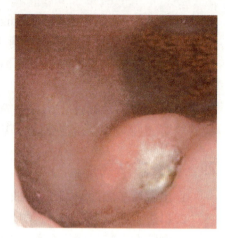

图6-3-1　十二指肠溃疡

溃疡在内镜下分为活动期(A期)、愈合期(H期)和瘢痕期(S期)。

1. 活动期　发病的初期阶段,可见圆形或椭圆形凹陷,直径多在0.5~1.5cm之间,底部覆以白苔、血痂或血凝块,溃疡边缘充血、水肿明显,呈堤状隆起。此期良、恶性鉴别有时较困难。

2. 愈合期　溃疡缩小、变浅、表面薄白苔,边缘光滑整齐,周边水肿消失,炎症消退,再生上皮明显呈红色栅状,溃疡边缘可见黏膜皱襞向中央集中明显。

3. 瘢痕期　溃疡消失,已完全修复,被再生上皮覆盖。再生上皮发红,呈栅状,向心性呈放射状排列。

胃的良性溃疡应与恶性溃疡相鉴别,后者溃疡形状不规则,底凹凸不平,边缘结节隆起,污秽苔,溃疡周围因癌性浸润而增厚、强直,可有结节、糜烂、易出血。活检时感觉组织硬脆,恶性溃疡亦可愈合(上皮覆盖表面),但癌组织仍继续生长,故需追踪观察。

(三) 肿瘤

上消化道肿瘤分良性与恶性两大类。镜下所见恶性肿瘤以进展期为多。胃部肿瘤,不论良性或恶性,大多源于上皮。在恶性肿瘤中95%是腺癌,即通常所称的胃癌。

1. 胃癌

(1)**早期胃癌**:早期胃癌是指癌组织仅限于黏膜和黏膜下层者,无论有无淋巴结转移。此阶段胃癌一般预后佳,5年治愈率可达90%以上,早期胃癌一般可分为隆起型、浅表型和凹陷型。镜下不易诊断,可表现为一片变色的黏膜,或局部黏膜呈颗粒状粗糙不平,或呈现轻度隆起、凹陷,或有僵直感。当内镜检查时,对这些轻微的变化,均不应忽略,需做活检。

ER 6-3-7

常见疾病的胃镜表现——胃癌

(2)**进展期胃癌**:大多数可从肉眼观察做出诊断。肿块凹凸不平、表面污秽,见渗血及溃烂;或表现为不规则较大溃疡,其底部为污秽苔所覆盖,溃疡边缘常呈结节状隆起,无聚合皱襞。

2. 食管癌　大致有2种:①鳞状上皮癌,占食管癌的90%;②腺癌,较少,来自巴雷特食管(Barrett esophagus)或食管异位胃黏膜的柱状上皮。另有少数为恶性程度很高的未分化癌。早期食管癌镜下主要表现为黏膜有局部糜烂,光泽较差,细颗粒状或黏膜有灰白的局部扁平隆起,呈结节、乳头或息肉状。

3. 十二指肠癌　极少,降部有乳头癌或壶腹癌,其他部位有平滑肌肉瘤、恶性淋巴瘤、类癌(嗜铬细胞瘤)及转移癌等。

六、并发症

如果上消化道内镜检查指征掌握不严、操作不慎或个别患者体质异常,可发生各类并发症。

1. 一般并发症　喉头痉挛、颞下颌关节脱臼、咽喉部损伤感染、腮腺肿大、食管贲门黏膜撕裂等。

2. 严重并发症

(1)**心搏骤停、心肌梗死、心绞痛等**:是由插镜刺激迷走神经及低氧血症所致,一旦发生应立即停止检查,积极抢救。

(2)**食管、胃肠穿孔**:多由操作粗暴,盲目插镜所致。如发生食管穿孔会即刻出现胸背上部剧烈疼痛及纵隔颈部皮下气肿。X线摄片可确诊,应急诊手术治疗。

(3)**感染**:操作时间过长有发生吸入性肺炎的可能,镜下治疗如硬化剂注射、激光、扩张等治疗可发生局部继发感染。可术后使用抗生素3天。为防止乙型、丙型病毒性肝炎传播,要求患者在胃镜检查前检测乙型、丙型肝炎病毒标志,对阳性者用专门胃镜检查,并对内镜进行包括水洗、酶洗、药洗在内的彻底消毒。

练习题

(4)**低氧血症**:多由内镜压迫呼吸道引起通气障碍或因患者紧张憋气所致。停止检查后给予吸氧一般都能好转。

(吴晓华)

第三节　结肠镜检查

结肠镜检查对诊断下消化道的病变,尤其是不明原因的下消化道出血、下腹痛和腹泻等有很大意义,其诊断的准确性常较X线钡剂灌肠造影检查高。但结肠镜检查要比上消化道内镜检查操作复杂,技术要求较高,患者亦有一定痛苦。

教学课件

思维导图

一、适应证

1. 下腹痛、腹泻或便秘、便血(或持续隐血阳性)原因不明。
2. 临床疑诊结肠或回肠末段病变。
3. 原因未明的低位肠梗阻或腹部包块而需要进一步明确诊断。
4. 结肠癌普查或术后患者需定期随访。
5. 结肠息肉或息肉摘除术后患者需定期随访观察和治疗。
6. 下消化道急性出血需紧急电凝切除病灶或止血。
7. 肠道疾病术中需内镜探查或治疗。
8. 钡剂灌肠造影发现肠内有可疑病变,不能确定诊断者或钡剂灌肠造影正常者,但又有不能解释的结肠症状。

二、禁忌证

1. 结肠急性炎症性病变,如急性细菌性痢疾、急性胃肠炎、暴发性溃疡性结肠炎等。
2. 严重心、肺功能不全,体质衰弱,不能接受术前清洁肠道准备和检查。
3. 腹腔、盆腔术后或放射治疗后,有广泛肠粘连或疑有肠穿孔、肠瘘。
4. 精神或心理原因不能合作。
5. 肠道准备不够,内容物过多影响进镜和观察。
6. 妊娠及月经期。

三、结肠镜检查术前准备

1. **患者的精神准备**　结肠镜检查前,患者常有恐惧心理和精神紧张,难以配合检查。因此,术前应做好解释工作,消除患者顾虑,争取其合作,使操作得以顺利进行。

2. **肠道准备**　需先清洁肠道,否则存留其内的粪便和残留物会妨碍进镜,又会玷污镜面影响观察,以致贻误诊断。清洁肠道除饮食控制外,应于检查前日晚适当服用泻剂(50%硫酸镁100~200ml)或检查当日清洁肠道。

肥皂水灌肠刺激肠黏膜导致充血,易造成假象,故目前多用口服高渗性溶液导泻,如20%甘露醇250ml顿服,再饮5倍水或2倍5%葡萄糖盐水,即可达到清洗肠道目的。必须注意,在做高频电凝术前准备肠道时不能用甘露醇,因为它被肠道细菌分解产生可燃的氢气遇电可发生爆炸。

3. 术前用药 镇静剂、镇痛剂和解痉剂均不作为常规使用,如遇肠管痉挛或蠕动过强影响观察时,可给予静脉注射山莨菪碱10mg,儿童不合作可在麻醉(如1%异丙酚注射)下检查。

4. 熟悉和掌握病情 术者应对患者病情有所了解,术前阅读X线钡剂灌肠造影片,并常规进行直肠指诊,以扩张肛管便于顺利进镜。

5. 检查室最好有监护设备及抢救药物,以备不时之需。

6. 检查结肠镜及配件如同胃镜前准备,以确保结肠镜性能及质量。

四、检查方法要点

1. 国内多采用无X线透视下,双人操作检查,亦可单人操作。镜检难度较胃镜为大,需要术者与助手默契配合,共同完成。

2. 嘱患者穿上带空洞的检查裤,取左侧卧位,双腿屈曲。

3. 术者先做直肠指诊,了解有无肿瘤、狭窄、痔疮、肛裂等。此后助手将肠镜前端涂上润滑剂(一般用硅油,不可用液状石蜡,可损坏肠镜前部橡胶外皮)后,嘱患者张口呼吸,放松肛门括约肌,以右手示指按压镜头,使镜头滑入肛门,此后按术者指令循腔进镜。

4. 遵照循腔进镜原则,少量注气,适当钩拉、去弯曲直、防袢、解袢等插镜原则,助手随时用沾有硅油的纱布润滑镜身,逐段缓慢插入肠镜。特别注意抽吸气体使肠管缩短,在脾曲、肝曲处适当钩拉、旋镜,并配合患者呼吸及体位进镜,以减少转弯处的角度,缩短检查距离。

5. 助手按检查要求以适当的手法按压腹部,以减少肠管弯曲及结袢,防止乙状结肠、横结肠结袢,对检查特别有帮助。

6. 到达回盲部的标志为内侧壁皱襞夹角处可见圆形、椭圆形漏斗状的阑尾开口,"Y"字形(画盘状)的盲尖皱襞及鱼口样的回盲瓣。打开强光灯,部分患者在右下腹体表可见到集中的光团。在回盲瓣口尽可能调整结肠镜前端角度,伺机插入或挤入回盲瓣,观察末端回肠15~30cm范围的肠腔与黏膜。

7. 退镜时,操纵上下左右旋钮,灵活旋转前端,环视肠壁,适量注气、抽气,逐段仔细观察,注意肠腔大小、肠壁及袋囊情况。对转弯部位或未见到结肠全周的肠段,调整角度钮及进镜深度,甚至适当更换体位,重复观察。

8. 对有价值的部位需摄像、取活检及细胞学等检查。

9. 做息肉切除及止血治疗者,应用抗生素数天,半流食和适当休息3~4天,以策安全。

五、常见结肠疾病的内镜诊断

1. 肠结核 以回盲部病变最常见,其次为升结肠,主要病变有溃疡、增生结节及在愈合过程中由瘢痕形成所致肠管变形,假憩室形成,肠腔狭窄等。溃疡多为横行,呈环状甚至围绕肠腔一周,溃疡边缘隆起、界限不清楚。

2. 溃疡性结肠炎 一种原因不明的结肠黏膜的非特异性炎症,病变多起始于直肠,以左半结肠受累多见,呈连续性。镜下表现:①肠黏膜充血、水肿、质地变脆;②黏膜呈颗粒感,失去光泽,粗糙不平;③多发性黏膜糜烂及溃疡,溃疡大多表浅、多发、形态各异、大小不等;④慢性修复期可出现多发性假息肉或称炎性息肉。

3. 克罗恩病(Crohn disease) 好发于回肠末段,可侵犯从口腔至肛门的消化道的任何部位。镜下表现:①病变呈跳跃式或节段性;②溃疡形成:早期溃疡小而浅,以后溃疡加深并逐渐融合,沿肠管纵轴分布,形成特征性的匍行溃疡,边缘隆起;③肠腔内可见假息肉和鹅卵石样改变;④病变晚期肠壁纤维化而增厚,呈短的环状狭窄或长管状狭窄。

4.大肠肿瘤 包括良性肿瘤和恶性肿瘤。良性肿瘤有息肉、脂肪瘤、平滑肌瘤、血管瘤等,其中息肉最多见。

大肠息肉是指大肠黏膜面向肠腔内形成的隆起性病变,以左半结肠多见。根据组织学做如下分类。

(1)**腺瘤**:以管状腺瘤为多,一般有蒂,呈球形或梨形,充血、发红,直径约1cm,绒毛状腺瘤直径多大于2cm,无蒂,呈菜花状或分叶状,表面有细绒毛,常有充血、水肿、糜烂,此型恶性变率较高。

(2)**炎性息肉**:直径一般小于0.5cm,光滑无蒂。

(3)**错构瘤性息肉**:直径一般约1.0cm,呈圆形,有蒂。

(4)**增生性息肉**:系由黏膜上皮增生所致。

大肠癌为常见恶性肿瘤,好发部位为直肠和乙状结肠。其中95%以上为腺癌。早期大肠癌镜下分型借用早期胃癌分类法。进展期大肠癌形态较多,分为:①肿块型:镜下可见菜花样不规则的肿块突入肠腔,肿块表面多有糜烂、坏死或出血,常有接触性出血;②狭窄型:表现为肠腔僵硬和环状狭窄,内镜常难通过,初期癌组织在黏膜下生长蔓延,表面较光滑,故易误诊;③溃疡型:表现为形态不规则、边缘呈围堤样隆起的大溃疡,底附污秽厚苔,脆性增加,易出血。

六、并发症

1.肠穿孔 可发生剧烈腹痛、腹胀,有急性弥漫性腹膜炎体征,X线腹部透视下可见膈下游离气体。一经确诊应立即手术治疗。

2.肠出血 多由插镜损伤、活检过度、电凝止血不足等引起,应予避免。

3.肠系膜裂伤 由操作粗暴导致,罕见。如有腹腔粘连时易造成肠系膜裂伤,少量出血可保守治疗,大量出血致血压下降时,应剖腹探查做相应处理。

4.心脑血管意外 由于检查时过度牵拉刺激迷走神经引起反射性心律失常,甚至心搏骤停。高血压患者检查时情绪紧张可加重高血压,引起脑血管意外,应立即拔出检查镜,进行抢救。

5.气体爆炸 有报道口服20%甘露醇做肠道准备后,再做息肉电切时可引起肠道气体爆炸。故行息肉电切时应避免使用甘露醇,或先采用6.7%低浓度甘露醇(即20%甘露醇500ml加5%葡萄糖生理盐水1 000ml)做肠道准备,在息肉电切前反复注气,吸气2~3次,有助于降低肠道内可燃性气体浓度,避免发生爆炸。

消化道内镜

练习题

(吴晓华)

第四节 超声内镜检查

超声内镜(echoendoscope)是头端具有微型超声探头的一种内镜,在内镜观察消化道各种异常改变的同时,可于距病灶最近的位置对病灶进行超声扫描,称为超声内镜检查(endoscopic ultrasonography,endosonography,EUS),能清晰显示消化道壁及周围脏器的良、恶性病变,可用于对食管、胃、胰腺和胆道系统的良、恶性病变的定位、定性诊断和介入治疗。

教学课件

思维导图

EUS是集内镜和腔内超声于一体的技术,是操作者应用内镜的操作方法,控制探头在消化道管腔内的位置来进行超声检查。

超声内镜按探头的扫描平面可分为横轴超声内镜、纵轴超声内镜和微探头超声内镜。

一、适应证

超声内镜的适应证很广，几乎对上消化道及上消化道周围的各种病变，都有一定的诊断价值。特别是以早期发现、早期诊断为目的的普查，EUS 几乎可以应用于所有无禁忌证的人群。其适应证具体如下。

1. 判断上消化道恶性肿瘤的侵犯深度及淋巴结转移。

2. 判断黏膜下肿瘤的起源与性质。

3. 胆总管良、恶性病变的诊断（尤其是远端胆总管病变）。

4. 显示纵隔病变。

5. 对溃疡性病变的鉴别诊断，判断消化性溃疡的愈合与复发。

6. 胰腺良、恶性肿瘤的诊断。

7. 各种需 EUS 介入治疗的疾病。EUS 可以行各种内镜介入治疗，如胰腺囊肿的穿刺内引流治疗、食管下括约肌注射肉毒杆菌毒素、腹腔神经丛阻滞和肿瘤的局部注射等。

二、禁忌证

上消化道 EUS 的禁忌证与普通胃镜检查基本相同。但是由于 EUS 的外径粗、硬性部长、斜视视野、检查所需时间长和需注水等原因，EUS 对胃肠道的损伤高于普通内镜，因此对其禁忌证应高度重视。

1. 绝对禁忌证　主要有以下几种。

（1）严重心肺疾病，如重度心功能不全、重度高血压、严重肺功能不全、急性肺炎等。

（2）食管化学性、腐蚀性损伤的急性期，极易造成穿孔。

（3）严重的精神病患者，往往不能合作。

2. 相对禁忌证　应当权衡 EUS 的重要性和所要面临的风险，向患者及家属交代。如确实需要检查时，应谨慎操作，发现问题及时终止。主要有以下几种。

（1）一般心肺疾病。

（2）急性上呼吸道感染。

（3）严重的食管静脉曲张。

（4）透壁性的溃疡。

（5）食管畸形、脊柱及胸廓畸形，因为纵轴超声内镜是接近侧视的斜视视野，所以有这些结构畸形的病例应慎重操作。

（6）有出血倾向者，如果以 EUS 穿刺为目的者，出血倾向应属绝对禁忌。

三、术前准备

与普通胃镜基本类似。

四、超声内镜对上消化道疾病的诊断

EUS 是检查多种消化系统肿瘤的较灵敏的方法之一，具有很高的分辨力，超声探头与靶组织、器官较为接近，并且排除了腹壁、腹腔脏器及肠道气体干扰等优点。超声内镜影像通常可将正常胃、肠壁清晰地分辨为 5 层回声带，由腔内至腔外分别为：第 1 层是高回声带，相当于界面波及黏膜浅层；第 2 层是低回声带，相当于黏膜层及黏膜肌层；第 3 层是高回声带，相当于黏膜下层；第 4 层是低回声带，相当于固有肌层；第 5 层是高回声带，相当于浆膜层或外膜层及与周围组织产生的界面波。

1. 黏膜下肿瘤(submucosal tumor,SMT) 是内镜检查的常见疾病,内镜发现病变容易,却很难确定肿瘤的来源和性质。EUS是诊断黏膜下肿瘤的首选方法,通常EUS可以显示病变来源于消化道壁的哪层结构及病变的大小、形态、边缘和回声等情况(表6-3-1)。

表 6-3-1　几种黏膜下肿瘤在 EUS 下的表现

肿瘤名称	位于超声回声带（结构层）	EUS 影像学特征
平滑肌瘤	2、4	低回声,边界清
平滑肌肉瘤	4	低回声,大肿瘤回声不均、边界不清,可有淋巴结转移,小肿瘤与平滑肌瘤相同
脂肪瘤	3	密集高回声,质软
纤维瘤	3	中等回声,质韧
浸润型胃癌	1~5	低回声、破坏胃壁、边界不清、淋巴结转移
静脉瘤	2~3	无回声,有时可见血管
异位胰腺	2~5	低或中等回声,有时可见管状结构
纤维血管性息肉	2~3	混合回声
淋巴瘤	2~5	低回声、破坏胃壁、肿大淋巴结

2. 食管-胃底静脉曲张 对于食管或胃底曲张静脉做常规内镜检查下的肉眼观察判断,主要依据黏膜表面蜿蜒曲折的条索或结节,成丛状隆起及静脉紫蓝色改变;对于静脉曲张的诊断,胃底、贲门下胃壁结构的特征,使得部分胃底曲张静脉膨隆不够明显,且黏膜表面的色泽改变不显著。此时,常规内镜肉眼下常无法做出确切判断,且有时较难与胃底黏膜下肿瘤相区别。EUS却能根据食管、胃底黏膜或黏膜下层出现低回声血管影的影像学特征,做出更为准确的曲张静脉的诊断。

3. 胰腺癌 影像学特征为圆形或结节状的低回声实质性占位肿块,内部可见高低回声不均一的斑点,肿块边缘粗糙不规则,典型病灶周围可呈火焰状。当胰腺癌侵犯周围大血管如门静脉、脾脏血管、肠系膜血管、腹腔血管时,可表现为血管边缘粗糙及被肿块压迫、边界消失等现象。

五、并发症

1. 一般 EUS 的常见并发症
(1)消化道穿孔。
(2)消化道大出血。
(3)贲门黏膜撕裂。
(4)心脏意外、脑血管意外。
(5)咽喉部损伤、咽喉炎、喉痉挛、皮下气肿、梨状窝穿孔。
(6)麻醉药过敏。
(7)胃腔内注水过多造成误吸、水中毒。

2. EUS 引导下穿刺的常见并发症
(1)病灶化脓性感染、败血症。
(2)胰腺穿刺可造成胰瘘、胰腺假性囊肿和胰性腹腔积液。
(3)胆管穿刺造成胆汁外漏。
(4)肿瘤种植转移。
(5)误穿血管造成大出血。

（6）胆管造影引起造影剂过敏。

（7）腹腔神经丛阻滞造成直立性低血压、腹泻和截瘫等。

（吴晓华）

练习题

第五节　支气管镜检查

1964年池田茂人研制成了可曲式光导纤维支气管镜（简称纤支镜）用于检查支气管和肺疾病，是呼吸系统疾病诊疗的重要方法之一。纤支镜具有以下优点：管径细，弯曲度大，可视范围大，易插入段支气管和亚段支气管；可在直视下进行活检或刷检，还可做支气管灌洗（bronchial lavage，BL）和支气管肺泡灌洗（bronchoalveolar lavage，BAL），行细胞学或液性成分检查；可摄影或录像，连接示教镜及电视装置，有利于教学、科研；患者痛苦少，依从性好。新一代电子摄像纤维支气管镜，图像更加清晰，显像、资料储存功能更齐全。

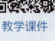
教学课件

一、适应证

1. 不明原因的咯血　需明确出血原因及部位者。

2. 疑为肺癌者　X线胸片示原因不明的肺不张、阻塞性肺炎、局限性肺气肿、肿块影等病变；X线胸片阴性，但痰细胞学阳性的"隐性肺癌"者。

3. 需做病理切片或细胞学检查者　性质不明的弥漫性病变、孤立性结节或肿块，可以钳取或针吸肺组织。

思维导图

4. 病原学培养　可用双套管吸取或刷取肺深部细支气管的分泌物，尚可避免口腔污染。

5. 原因不明的疾病　如吸收缓慢或反复在同一部位发生的肺炎，难以解释的持续性咳嗽和/或局限性哮鸣音，不明原因的胸腔积液、喉返神经麻痹、膈神经麻痹者等。

6. 用于治疗　内科治疗无效或反复大咯血而又不能行急诊手术需局部止血治疗者，钳取异物，支气管肺泡灌洗，肺脓肿直视下吸痰及局部用药，激光、高频电刀解除气道内梗阻等。

7. 其他　协助做选择性支气管造影，直视下气管插管困难时，可在纤支镜引导下进行。

二、禁忌证

1. 全身状况极度衰弱、肺功能严重损害，不能耐受者。

2. 心功能不全、严重高血压和心律失常、频发心绞痛、主动脉瘤有破裂危险者。

3. 出、凝血机制严重障碍以致无法控制的出血体质者。

4. 对麻醉药过敏，不能用其他药物代替或不能配合检查者。

5. 新近有上呼吸道感染、哮喘发作、大咯血或高热者需待症状控制后再考虑做纤支镜检查。

三、检查方法

（一）术前准备

1. 向受检者说明检查的目的、必要性和安全性及大致过程和配合的方法，以消除患者的顾虑，取得受检者的良好合作。

2. 详细了解病史和体格检查，了解受检者的心肺功能状况，详细阅读近期胸部X线片（正侧位片）、CT片，以确定病变位置；年老体弱、心肺功能不佳者做心电图和肺功能检查；有出血倾向者需做凝血时间和血小板计数等检查。

3. 术前禁食4小时，术前0.5小时肌内注射阿托品0.5mg和地西泮10mg，以减少呼吸道分泌物。

4. 术前仔细检查器械各部、管道、吸引管是否完好、通畅,调节钮是否灵活,插入部是否光滑,塑料软管有无破损,活检钳是否灵活、锐利,毛刷有无折断,透镜接冷光源后视野是否清晰。

(二)局部麻醉

局部麻醉常用 2% 利多卡因溶液,可做咽喉部及鼻腔喷雾麻醉,每 2~3 分钟一次,共 3 次,也可在纤支镜插入气管后立刻滴入或经环甲膜穿刺注入。一般 2~5ml,根据情况适量追加,但总量不宜超过 300mg。

(三)操作步骤及观察内容

患者一般取平卧位,不能平卧者可取坐位。术者左手或右手持纤支镜的操纵部,拨动角度调节环和钮,持镜经鼻或口腔插入,使镜前端沿咽后壁进入喉部,找到会厌与声门,观察声门活动情况。当声门张开时,将镜快速送入气管,在直视下边送镜边观察气管黏膜及软骨环直至隆突,观察其形态是否锐利及活动情况。当见到两侧主支气管开口后,先进入健侧再进入患侧,依据各支气管的位置,拨动操纵部调节钮,依次插入各段支气管,按自上而下的顺序依次检查各叶段支气管。镜检过程中,应注意观察支气管黏膜是否光滑、色泽是否正常,有无充血水肿、渗出、出血、糜烂、溃疡、增生、结节,新生物以及间嵴是否增宽、管壁有无受压、管腔有无狭窄等。对直视下的可见病变,先活检,再用毛刷刷取涂片,或用 10ml 灭菌生理盐水注入病变部位进行支气管灌洗做细胞学或病原学检查。对某些肺部疾病尚需行支气管肺泡灌洗。

(四)镜检术后注意事项

应禁食 2~3 小时,待麻醉作用消失后方可进食,避免误吸,尽量少讲话,使声带得到休息。

ER 6-3-18

纤支镜检查方法

四、常见呼吸系统疾病的内镜诊断

1. **肺癌的诊断** 纤支镜检查可很大程度提高肺癌的确诊率,尤其是对于管内增殖型及管壁浸润型。其主要可以通过钳检技术获取诊断,但在钳检时特别要注意第一次活检的钳夹,要求部位准确、钳夹肿瘤的基部,若表面附有坏死样物需反复吸引或钳出后再取肿瘤组织。为提高诊断阳性率可通过多种采样方法,如针吸、钳检、刷检和冲洗。

2. **肺不张的诊断** 肺不张常见的原因包括肿瘤、炎症和结核以及某些特殊病因如血块、异物、外伤和胸腹术后等。而纤支镜的检查对于肺不张病因的鉴别有非常重要的意义。在临床工作中发现不少胸部 CT 诊断为"肿瘤"而纤支镜检查实为异物(骨头)的病例。

3. **对胸片正常的咯血患者的诊断** 通过纤支镜检查可判断有无肺癌(如在支气管可见范围内有无黏膜改变、管腔狭窄或小新生物),可以明确出血的部位,同时可以清除血块、局部止血。但是对于大咯血患者的纤支镜检查时机问题存在争议,多数人认为患者仍有少量咯血时进行纤支镜检查的效果最好。

4. **肺部感染性病变的诊断** 通过纤支镜冲洗液可行细菌、结核的培养,为肺部感染性疾病提供病原学诊断,尤其是不典型肺结核和支气管结核的诊断。

5. **弥漫性肺部间质性疾病的诊断** 可通过经纤支镜肺活检或肺泡灌洗液来进行诊断。

6. **胸膜疾病的诊断** 对于原因不明的胸腔积液诊断是临床难题。胸腔积液细胞学检查和胸膜活检的结果常常不满意。以纤支镜替代胸腔镜检查可提高诊断率,但对于伴有咯血或肺部病变者纤支镜检查对诊断的价值优于胸膜活检。

五、协助疾病的治疗

1. **用于呼吸衰竭的救治** 呼吸衰竭时可出现黏稠分泌物阻塞气道,此时可利用纤支镜通过气管插管的内径口或气管切开的气管套管口或直接插镜进行床边吸痰,常可取得良好效果。

2.胸外伤及胸腹术后并发症的治疗　胸外伤、胸腹术后限制了患者的咳嗽动作,使血液或痰液滞留导致肺不张或肺部感染等并发症。通过纤支镜吸引可避免或减少并发症的发生。

3.取异物　由于纤支镜取异物视野大、患者痛苦小已广泛应用于临床。但对于异物滞留时间长,异物周围被肉芽组织包绕,此种情况易出血,取异物时需要慎重。

4.肺部感染性疾病的治疗　对于有大量分泌物的肺脓肿、支气管扩张等,可通过纤支镜吸引分泌物以及局部给药治疗。

5.用于大气道狭窄的介入治疗。

六、并发症

纤支镜检查过程中,并发症的发生率为0.3%,较严重并发症的发生率为0.1%,病死率为0.04%。并发症的发生率与病例选择、操作者的技术水平有关。只要掌握好适应证,术前准备充分,操作熟练小心,一般不会出现严重并发症。

一般主要并发症有喉痉挛、低氧血症、出血、气胸、发热以及由于麻醉药过量或对麻醉药过敏而发生的呼吸抑制,偶见心搏骤停。当出现并发症时,要及时做相应的处理。

1.喉痉挛　多为麻醉药所致的严重并发症,亦可在给支气管哮喘或慢性阻塞性肺疾病患者插镜时发生。除了喉痉挛以外,还可出现抽搐、呼吸抑制,甚至心搏骤停。为防止该并发症的发生,于术前一定要详细询问药物过敏史以及基础疾病史。对有基础疾病者最好给予氧气吸入。

2.低氧血症　一般认为插镜时约80%的患者PaO_2下降,其下降幅度在10mmHg左右,操作时间越长,下降幅度越大。低氧血症可诱发心律失常、心肌梗死,甚至心搏骤停。

3.术中、术后出血　凡施行了组织活检者均有不同程度出血,亦有因细胞刷检后局部黏膜刷破出血或因插管中剧烈咳嗽而诱发出血。少量出血,可自行或经局部注入止血药后停止,大出血时除经纤支镜及时负压吸引外,还需局部注入稀释的肾上腺素或稀释的凝血酶,不易经纤支镜吸出时应及时换气管插管或金属硬质直管支气管镜吸引,并及时采取全身的止血药治疗。

4.气胸　多由肺活检引起。发生率为1%~6%,也有少数发生在气管腔内直视下活检。据临床报道极少发生死亡,约50%的患者需进行胸腔闭式引流处理。

ER 6-3-19

练习题

5.术后发热　发生率约为6%,多继发肺部细菌感染、菌血症,术后致死性败血症也偶有发生。

(吴晓华)

> ### 本篇小结

本篇对心电图、肺功能检查及各种内镜基本器械检查做了简要的介绍,重点应掌握各种器械检查的临床应用,熟悉各种检查的适应证、禁忌证及并发症,能从法律的角度正确履行告知义务。

第七篇

常用诊断技术

第一节　胸膜腔穿刺术

胸膜腔穿刺术（thoracentesis）分为胸膜腔穿刺抽液术与胸膜腔穿刺抽气术,常用于明确胸腔积液性质、抽液或抽气减压、胸膜腔内给药等。

ER 7-0-1

教学课件

ER 7-0-2

思维导图

一、胸膜腔穿刺抽液术

【适应证】

1. 诊断性穿刺　主要针对原因未明的胸腔积液,穿刺抽取液体进行胸腔积液的常规、生化、微生物学以及细胞学检测,明确积液的性质,寻找引起积液的病因。

2. 治疗性穿刺　抽出胸膜腔内的积液,减轻液体对肺组织的压迫,缓解患者的呼吸困难等症状;根据需要向胸腔内注射药物(如抗生素、促进胸膜粘连药物、抗肿瘤药等)。

【禁忌证】

1. 体质衰弱、病情危重难以耐受、患有精神疾病及不合作者。
2. 对麻醉药过敏者。
3. 凝血功能障碍患者。
4. 穿刺部位或周围有感染或疑有肺包虫病患者。

【操作方法】

1. 准备　熟悉患者病情。与患者及家属谈话,告知检查目的、过程、可能出现的风险及合并症等,取得患者合作,并签署知情同意书。术前进行胸部 X 线和超声检查及体检,确定胸腔内积液部位与量,并标记。器械准备:胸腔穿刺包、无菌胸腔引流管及引流瓶等。操作者戴帽子、口罩,洗手。

2. 体位　患者取面向椅背坐位,两前臂置于椅背上,前额伏于前臂上。卧床患者可取半坐位,前臂上举抱于枕部。

3. 选择穿刺点　选择患侧胸部叩诊实音最明显部位,如腋前线第 5 肋间、腋中线第 6 肋间、腋后线第 7 肋间、肩胛线第 7 或第 8 肋间为穿刺点,穿刺前应结合 X 线或超声检查定位。穿刺点用蘸龙胆紫的棉签或其他标记笔在皮肤上标记。

4. 消毒铺巾　0.5% 碘伏棉球以穿刺点为中心进行消毒,由内向外环形扩展消毒局部皮肤 3 遍,消毒范围直径 15cm,注意不留白,每次消毒范围小于前一次,最后一次消毒范围大于孔巾直径。打开穿刺包,戴无菌手套,覆盖无菌洞巾,检查包内物品是否齐全,注意检查胸穿针与抽液用注射器连接后是否通畅、有无漏气。

5. 麻醉　助手协助检查并打开 2% 利多卡因安瓿,操作者用 5ml 注射器抽取 2~3ml,竖直注射器排气后,选下一肋上缘的穿刺点打出皮丘,再垂直进针,回吸确认无出血后,推麻醉药,逐层麻醉至壁胸膜。拔针后用无菌纱布局部按压几秒钟后,待麻醉药物充分吸收。

6. 穿刺抽液　将胸穿针与抽液用 50ml 注射器连接,关闭两者之间的开关,保证闭合紧密不漏气。操作者以一手示指与中指固定穿刺部位皮肤,另一手持穿刺针沿麻醉处缓慢刺入,当针锋抵抗感消失时,打开闭合开关,进行抽液。助手用止血钳(或胸穿包的备用钳)协助固定穿刺针,以防损伤肺组织。注射器抽满后,关闭开关,记录抽液量,留取标本,分别装入各个标本小瓶中,填写检验单,送检标本。

也可采用带有三通活栓装置的穿刺针(图 7-0-1)进行胸膜腔穿刺。进入胸膜腔后,转动三通活栓使其与胸膜腔相通,进行抽液。注射器抽满后,转动活栓使其与外界相通排出液体。

7. 拔针　抽液结束,在呼气末屏住气,拔出穿刺针。局部消毒,覆盖无菌纱布,稍用力按压片刻,胶布固定。

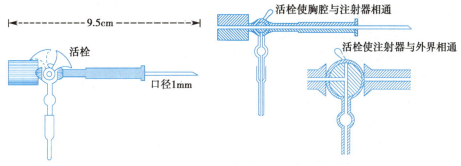

图 7-0-1　三通活栓模式图

8.整理用物　清洁器械,整理用物及操作场所,医疗垃圾分类处置,做穿刺记录。

9.术后观察　嘱患者平卧休息,测血压并观察病情。

【注意事项】

1. 向患者及其家属充分告知病情及进行该项操作的目的、过程、可能风险、配合的事项。对精神紧张者适当使用镇静剂。

2. 操作中应密切观察患者反应,出现头晕、出汗、面色苍白、心悸、胸闷、脉细、四肢发凉、血压下降、虚脱甚至意识障碍等症状,轻者,立即中止操作,取平卧位休息;严重者,予吸氧及补充 10% 葡萄糖,皮下注射 0.1% 肾上腺素 0.3~0.5ml,并给予其他对症治疗。

3. 告知患者避免咳嗽、深呼吸或说话,若不能忍受,可将针退至皮下,剧烈咳嗽者应中止操作。

4. 一次抽液不可过多、过快,诊断性抽液 50~100ml 即可;减压抽液,首次不超过 600ml,以后每次不超过 1 000ml;如为脓胸,每次尽量抽净。当疑为化脓性感染时,助手用无菌试管留取标本,行涂片革兰氏染色镜检、细菌培养及药敏试验。检查癌细胞时,至少需 100ml,并应立即送检,以免细胞自溶。

5. 严格无菌操作,操作中要始终保持胸膜腔负压,防止空气进入胸腔。应避免在第 9 肋间以下穿刺,以免损伤腹腔脏器。

6. 操作前、后测量患者生命体征,操作后嘱患者卧位休息 30 分钟。

二、胸膜腔穿刺抽气术

【适应证】

胸膜腔穿刺抽气术主要针对气胸患者,穿刺抽气以解除对肺组织的压迫。

【禁忌证】

胸膜腔穿刺抽气术的禁忌证同胸膜腔穿刺抽液术。

【操作方法】

1.准备　熟悉患者病情。与患者及家属谈话,告知检查目的、过程、可能出现的风险及合并症等,取得患者合作,并签署知情同意书。术前常规进行胸部 X 线检查以确诊并确定肺组织压缩程度。器械准备:胸腔穿刺包、无菌胸腔引流管及引流瓶等。操作者戴帽子、口罩,洗手。

2.体位　患者取半坐卧位。

3.选择穿刺点　通常选择患侧胸部锁骨中线第 2 肋间为穿刺点,局限性气胸则需要选取相应部位穿刺。

4. 常规消毒皮肤,铺无菌洞巾,麻醉步骤同前述胸膜腔穿刺抽液术。

5.穿刺抽气　取 50ml 或 100ml 注射器或气胸机抽气并测压,直至患者呼吸困难缓解为止。一次抽气量一般不宜超过 1 000ml,可每日或隔日抽气 1 次。张力性气胸病情危急,应迅速解除胸腔内正压以免发生严重合并症,紧急情况下如无抽气设备,为抢救患者生命,可用粗针头刺入胸膜腔临时排气。反复发生气胸以及交通性气胸或张力性气胸,可行胸膜腔闭式引流术。

【注意事项】

胸膜反应及其防治:胸膜反应是胸膜腔穿刺术中最常见的合并症。患者可出现持续性咳嗽、头晕、胸闷、面色苍白、心悸、出冷汗、四肢发凉、血压下降、虚脱甚至意识障碍等。其多见于年轻人、体质虚弱者,尤其是空腹时,由精神紧张或血管迷走神经反射增强所致。术前应与患者充分沟通,了解既往有无类似病史,避免空腹穿刺,必要时可使用镇静剂或阿托品。一旦发生胸膜反应,立即停止操作,取平卧位,注意保暖,观察脉搏、血压、神志变化。轻者经休息或心理疏导可自行缓解。重者给予吸氧及补充 10% 葡萄糖,或皮下注射 0.1% 肾上腺素 0.3~0.5ml。

胸膜腔穿刺术

(许有华)

第二节　腹膜腔穿刺术

腹膜腔穿刺术(abdominocentesis)是指对有腹腔积液的患者,为了诊断和治疗疾病进行腹膜腔穿刺,抽取积液进行检验的操作过程。

教学课件

【适应证】

1. 对诊断未明的腹部损伤、腹腔积液,行诊断性腹膜腔穿刺术,协助临床诊断。

2. 大量腹腔积液可引起严重胸闷、气促等症状,当患者难以忍受时,可适当抽放腹腔积液以缓解症状。

3. 对某些疾病如腹腔感染、肿瘤、结核、尿毒症等行腹腔灌洗、腹腔内注药、腹腔积液浓缩回输或腹膜透析。

思维导图

【禁忌证】

1. 广泛腹膜粘连者。

2. 有肝性脑病先兆、肺包虫病及巨大卵巢囊肿者。

3. 大量腹腔积液伴有严重电解质紊乱者。

4. 精神异常或不能配合者。

5. 妊娠中后期者。

6. 有明显出血倾向者。

7. 胃肠高度胀气者。

【操作方法】

1. **准备**　熟悉患者病情。与患者及家属谈话,告知检查目的、过程、可能出现的风险及合并症等,取得患者合作,并签署知情同意书。常规做腹部超声检查,以确诊有无腹腔积液及量。器械准备:腹腔穿刺包。嘱患者排空膀胱,测量体重、腹围、生命体征,行腹部肝、脾、膀胱触诊及移动性浊音叩诊等检查。操作者戴帽子、口罩,洗手。

2. **体位**　可根据患者情况采取坐位、半坐卧位、平卧位、稍左侧卧位,头偏向一侧,尽量使患者舒服,以便能耐受较长的操作时间。对疑为腹腔内出血或少量腹腔积液者行诊断性穿刺,取侧卧位为宜。

3. **选择穿刺点**　①脐与左髂前上棘连线的中外 1/3 交界处,此处肠管较游离不易损伤,也可避免损伤腹壁下动脉,为常用穿刺点;②脐与耻骨联合上缘间连线的中点上方 1.0cm 偏左或右 1.5cm,此处无重要器官,穿刺较安全易愈合;③对少量或包裹性腹腔积液,常需超声指导下定位穿刺或侧卧位取脐平面与腋前线或腋中线交点处;④急腹症穿刺点选压痛和肌紧张最明显部位。

4. **消毒铺巾**　0.5% 碘伏棉球以穿刺点为中心进行消毒,由内向外环形扩展消毒局部皮肤 2~3 遍,消毒范围直径 15cm,注意不留白,每次消毒范围小于前一次,最后一次消毒范围大于孔巾直径。打开穿刺包,戴无菌手套,覆盖无菌洞巾,检查包内物品是否齐全,注意检查腹穿针与抽液用注射器连接后是否通畅、有无漏气。

5. 麻醉 助手协助检查并打开 2% 利多卡因安瓿，操作者用 5ml 注射器抽取 2~3ml，竖直排气后，在穿刺部位打出皮丘，再垂直进针，回吸确认无出血后，推麻醉药，自皮肤至腹膜壁层逐层麻醉，回抽有积液停止进针。拔针后用无菌纱布局部按压几秒钟，待麻醉药充分吸收。

6. 穿刺抽液 操作者左手固定穿刺部位皮肤，右手持针经麻醉处刺入皮肤后，以 45° 角斜刺入腹肌，再与腹壁呈垂直角度刺入腹腔，待针尖抵抗感突然消失时，示针尖已穿过腹膜壁层。助手戴手套后，用消毒血管钳协助固定针头，操作者抽取腹腔积液，并留样送检。诊断性穿刺可直接用 20ml 或 50ml 注射器及 7 号针头穿刺。当大量放液时，可用 8 号或 9 号针头，并于针座接一橡胶管，以输液夹子调整速度，将腹腔积液引入容器中计量并送实验室检查。

7. 拔针 抽液结束后拔出穿刺针，覆盖无菌纱布，稍用力按压片刻，防止漏液。局部消毒，胶布固定，多头腹带包扎。如遇穿刺孔继续有腹腔积液渗漏时，可用蝶形胶布封闭。

8. 整理用物 清洁器械，整理用物及操作场所，医疗垃圾分类处置（400ml 腹腔积液加 1g 三乙膦酸铝粉，保留 30 分钟后，倒入专门倾倒医疗污物的渠道），做穿刺记录。

9. 标本送检 根据临床需要填写检验单，分送标本（腹腔积液常规 4ml，腹腔积液生化 2ml，细菌培养 5ml，腹腔积液病理 250ml 以上）。

腹膜腔穿刺术

10. 术后观察 嘱患者平卧位休息，再次测量腹围、脉搏、血压，检查腹部体征，观察有无病情变化。

【注意事项】

1. 向患者及其家属充分告知病情及进行该项操作的目的、过程、可能风险、配合的事项。对精神紧张者适当使用镇静剂。

2. 术中应密切观察患者，如发现头晕、恶心、心悸、气促、脉搏增快、面色苍白应立即停止操作，并做适当处理，卧床休息，给予补充血容量等急救措施。术后应平卧并使穿刺孔位于上方，以免腹腔积液继续漏出。

3. 穿刺点选择视病情而定。少量腹腔积液行诊断性穿刺，应让患者先侧卧于拟穿刺侧约 5 分钟。

4. 严格执行操作规程，放液不可过快、过多，防止水电解质紊乱或大量蛋白丢失诱发肝性脑病。初次放腹腔积液一般不超过 3L，并在 2 小时以上的时间内缓慢放出。如能腹腔积液浓缩回输或维持大量静脉输入白蛋白（6~8g/L 腹腔积液）时，可放腹腔积液 4~6L。血性腹腔积液，仅留取标本送检，不宜放液。

5. 腹腔积液量多者，为防止穿刺点漏液，穿刺时勿使自皮肤到腹膜壁层的穿刺点位于一条直线上。如穿刺点有腹腔积液渗漏，可用蝶形胶布或火棉胶粘贴。

6. 大量放液后，需束以多头腹带，以防腹压骤降，内脏血管扩张引起血压下降或休克。

7. 术后应严密观察有无出血和继发感染等合并症。注意无菌操作，防止腹腔感染。

（许有华）

第三节　腰椎穿刺术

腰椎穿刺术（lumbar puncture）是一种通过腰椎穿刺采集脑脊液标本、测定颅内压力、椎管内或鞘内给药，达到诊断和治疗神经系统疾病目的的操作技术。

教学课件

思维导图

【适应证】

1. 中枢神经系统炎症性疾病的诊断与鉴别 如化脓性脑膜炎、结核性脑膜炎、病毒性脑膜炎、霉菌性脑膜炎、乙型脑炎等。

2. 脑血管意外的诊断与鉴别 包括脑出血、脑梗死、蛛网膜下腔出血等。

3. 肿瘤性疾病的诊断与治疗　如脑膜白血病的诊断及药物鞘内注射。

4. 测定颅内压力和了解蛛网膜下腔是否阻塞等。

5. 椎管内给药。

【禁忌证】

1. 可疑颅内高压、颅内占位性病变、脑疝形成者。

2. 休克、衰竭或濒危患者。

3. 准备进行脊髓造影或气脑造影者。

4. 穿刺部位有感染。

5. 有严重的凝血功能障碍或出血倾向者。

【操作方法】

1. 准备　熟悉患者病情。与患者及家属谈话,告知检查目的、过程、可能出现的风险及合并症等,取得患者合作,并签署知情同意书。查看头颅 CT、MRI 等影像资料,评估全身状况。器械准备:腰椎穿刺包。嘱患者排空大小便,儿童或不能合作者由其他人帮助固定体位。测量生命体征,观察意识,检查眼底,判断是否存在视盘水肿等颅内压增高征象。操作者戴帽子、口罩,洗手。

2. 体位　患者侧卧于硬板床沿,背部与床面垂直,头向前胸屈曲,两手抱膝紧贴腹部,使躯干呈弓形;或由助手在操作者对面一手挽住患者头部,另一手挽双下肢腘窝处并用力抱紧,使脊柱尽量后凸以增宽椎间隙,便于进针;肥胖、关节炎或脊柱侧凸的患者也可取坐位。

3. 穿刺点选择　以双侧髂嵴最高点连线与后正中线的交点为穿刺点,在皮肤上做一标记,此处相当于第 3~4 腰椎棘突间隙,有时也可在上一或下一腰椎间隙进行。

4. 消毒铺巾　0.5% 碘伏棉球以穿刺点为中心进行消毒,由内向外环形扩展消毒局部皮肤 2~3 遍,消毒范围直径 15cm,注意不留白,每次消毒范围小于前一次,最后一次消毒范围大于孔巾直径。打开穿刺包,戴无菌手套,覆盖无菌洞巾,检查包内物品是否齐全,注意穿刺针是否通畅。

5. 麻醉　助手协助检查并打开 2% 利多卡因安瓿,操作者用 5ml 注射器抽取 2% 利多卡因 2~3ml,竖直排气后,在穿刺部位打出皮丘,再垂直进针,回吸确认无出血后,推麻醉药,自皮肤到椎间韧带逐层麻醉。拔针后用无菌纱布局部按压几秒钟,待麻醉药充分吸收。

6. 穿刺　操作者用左手固定穿刺点皮肤,右手持穿刺针,垂直刺入皮下,针尖稍斜向头部,缓慢推进。成人进针深度为 4~6cm,儿童为 2~4cm。当针头穿过韧带与硬脊膜时,有阻力突然消失的落空感。此时可将针芯慢慢抽出,防止脑脊液流出过快造成脑疝,见脑脊液流出后,插入针芯。嘱助手协助患者稍放松体位,腿稍伸直,接上测压管测量压力(正常侧卧位脑脊液压力为 70~180mmH$_2$O 或 40~50 滴/min)。撤去测压管,收集脑脊液 2~5ml 送检。如需做培养时,应用无菌操作法留标本。

注意:①穿刺时腰椎穿刺针的针尖斜面应平行于身体长轴,以避免损伤硬脊膜纤维,减少腰椎穿刺后头痛;②每次穿刺针推进时必须先将针芯插入。

7. 拔针　术毕,将针芯插入后一起拔出穿刺针,局部消毒,覆盖无菌纱布,稍用力按压迫片,用胶布固定。

8. 整理用物　清洁器械,整理用物及操作场所,医疗垃圾分类处置,做穿刺记录。

9. 标本送检　根据临床需要填写检验单,分送标本(第一管细菌学检查、第二管生化检查、第三管常规检查、第四管根据情况进行特异性检查)。

10. 术后观察　嘱患者去枕平卧 4~6 小时,以免术后颅内压降低引起头痛。测量脉搏、血压,观察有无病情变化。

ER 7-0-9

腰椎穿刺术

【注意事项】

1. 向患者及其家属充分告知病情及进行该项操作的目的、过程、可能风险、配合的事项。询问麻醉药过敏史,对精神紧张者适当使用镇静剂。

2.患者穿刺时如出现呼吸、脉搏、面色异常等症状,应立即停止操作,并做相应处理。

3.当鞘内给药时,应先放出等量脑脊液,然后再等量置换药液注入。

4.严格掌握适应证,凡疑有颅内压高者须做眼底检查。必要时脱水降低颅内压后再做穿刺,以免发生脑疝。

5.进针要缓慢,以免用力过猛时刺伤马尾神经或血管,以致产生下肢疼痛或使脑脊液中混入血液影响结果判断。

6.如系外伤出血,须待 5~7 天后重新检查。

(许有华)

第四节　骨髓穿刺术

骨髓穿刺术(bone marrow puncture)是采集骨髓液的一种常用诊断技术。其目的是通过骨髓细胞形态学、细胞遗传学、造血干细胞培养、病原生物学等检查对疾病进行诊断、鉴别诊断、疗效观察及预后判断。

教学课件

【适应证】

1.各种血液病的诊断、鉴别诊断及疗效观察。

2.不明原因的红细胞、白细胞、血小板数量或形态学异常者。

3.不明原因的肝大、脾大、淋巴结肿大或长期发热者。

4.某些寄生虫病或传染病需要通过骨髓细菌培养或涂片寻找致病病原体。

思维导图

【禁忌证】

1.穿刺部位有感染者。

2.严重出血的血友病。

3.有出血倾向或凝血时间明显延长者慎做。

【操作方法】

1.**准备**　熟悉患者病情。与患者及家属谈话,告知检查目的、过程、可能出现的风险及合并症等,取得患者合作,并签署知情同意书。器械准备:骨髓穿刺包。嘱患者穿刺过程中保持固定姿势,勿翻动身体。测量患者生命体征。操作者戴帽子、口罩,洗手。

2.**体位**　由穿刺部位决定。胸骨及髂前上棘穿刺时取仰卧位。髂后上棘穿刺时取俯卧位。腰椎棘突穿刺时取坐位或侧卧位。小儿胫骨穿刺取仰卧位。

3.**选择穿刺点**　①髂前上棘穿刺点:髂前上棘后 1~2cm,此处骨面较平坦、易固定,操作方便,危险性极小,是最常选用的穿刺点。②髂后上棘穿刺点:骶椎两侧,臀部上方骨性突出部位,此处易于穿刺且安全。③胸骨穿刺点:胸骨柄、胸骨体相当于第 1、2 肋间隙中线部位,此处骨髓含量丰富,但胸骨较薄,其后有大血管和心房,穿刺时务必小心。④腰椎棘突穿刺点:腰椎棘突突出的部位。此处穿刺难度大,不常用。⑤小儿胫骨穿刺点:胫骨粗隆下 1cm 之前内侧。

4.**消毒铺巾**　0.5% 碘伏棉球以穿刺点为中心进行消毒,由内向外环形扩展消毒局部皮肤 2~3遍,消毒范围直径 15cm,注意不留白,每次消毒范围小于前一次,最后一次消毒范围大于孔巾。打开穿刺包,戴无菌手套,覆盖无菌洞巾,检查包内物品是否齐全。

5.**麻醉**　2% 利多卡因 2~3ml,做局部浸润麻醉直至骨膜。局部按压,待麻醉药充分吸收。

6.**穿刺**　将骨髓穿刺针固定器固定在适当的长度上(髂后上棘和髂前上棘穿刺一般为 1.5cm,胸骨和腰椎棘突穿刺为 1.0cm),左手拇指和示指固定穿刺部位,右手持穿刺针与骨面垂直刺入(当胸骨穿刺时,穿刺针与骨面呈 30°~40° 角斜行刺入),当针尖接触骨质后,左右旋转穿刺针,缓缓刺入,当有突破感且穿刺针已固定在骨内时,表明穿刺针已进入骨髓腔。

7. 抽取骨髓液 拔出针芯,接上 10ml 或 20ml 干燥的注射器,适当用力抽吸(若穿刺针确在骨髓腔内,抽吸时患者有轻微酸痛感),随即有少量红色骨髓液进入注射器中。骨髓液抽取量以 0.1~0.2ml 为宜。

8. 涂片 取下注射器,重新插入针芯。将抽取的骨髓液滴于载玻片上,快速涂片数张,送形态学及细胞化学染色检查。如需做骨髓液细菌培养,再接上注射器,抽吸骨髓液 1~2ml 注入培养瓶内。

9. 拔针 术毕,将插入针芯的穿刺针拔出,局部消毒,覆盖无菌纱布,稍用力按压片刻,用胶布固定。

10. 整理用物 清洁器械,整理用物及操作场所,医疗垃圾分类处置,做穿刺记录。

11. 标本送检 根据需要填写检验单,送检标本。同时做周围血涂片,以做对照。

12. 术后观察 卧床休息 1 天,3 天内穿刺部位保持清洁、干燥。

骨髓穿刺术

【注意事项】

1. 向患者及其家属充分告知病情及进行该项操作的目的、过程、可能风险、配合的事项。术前检查出、凝血时间,询问有无出血倾向、麻醉药过敏史。

2. 注射器与穿刺针必须干燥,以免发生溶血。骨髓液抽出后应立即涂片,避免凝固。

3. 穿刺针头进入骨质后避免摆动过大,以免折断。如胸骨穿刺,用力不可过猛,穿刺不可过深,以防穿透内侧骨板而发生意外。

4. 当做细胞形态学检查时,抽吸液量不宜超过 0.2ml,否则会使骨髓液稀释,影响结果判断。如做细菌培养,应先留取形态学检查标本后,再抽取 1~2ml 送检。

5. 干抽 操作正确,但仍不能抽取到骨髓液或仅吸出少许稀薄血液,则为"干抽"。干抽可见于骨髓纤维化、骨髓有核细胞过度增生等。多次干抽时应进行骨髓活检。

(许有华)

第五节　三腔二囊管压迫术

门静脉高压引起的食管-胃底静脉曲张破裂大出血,在药物治疗无效时,可暂时使用三腔二囊管压迫术(tamponade of Sengstaken-Blakemore tube)止血,为后续有效止血做准备。

【适应证】

三腔二囊管压迫术适用于一般止血措施难以控制的门静脉高压症合并食管-胃底静脉曲张破裂出血的患者。

【禁忌证】

1. 病情垂危或深昏迷不合作者。

2. 咽喉、食管肿瘤病变或曾经手操作者。

3. 胸腹主动脉瘤者。

4. 严重冠心病、高血压、心功能不全者慎用。

思维导图

【操作方法】

1. 准备 熟悉患者病情。与患者及家属谈话,告知操作目的、过程、可能出现的风险及并发症等,取得患者合作,并签署知情同意书。测量患者生命体征。操作者戴帽子、口罩,洗手。术前检查三腔管是否通气,并做注气试验,检查 2 个气囊是否漏气,了解胃囊、食管囊容积与膨胀情况。分别标记出 3 个腔通道,并认出管腔上 45cm、60cm 处刻度。

2. 体位 嘱患者取平卧位,头偏向一侧。

3. 操作步骤

(1)将三腔管远端及气囊表面涂液体石蜡,用注射器将气囊内空气抽尽备用,清洁患者鼻腔,颌下垫棉垫,先进行鼻腔及咽喉部局麻,然后将三腔二囊管自鼻腔插入至咽喉部,嘱患者做吞咽动作,将三腔二囊管进至60cm处再抽取胃液,若自胃管内抽到胃液或胃内积血时,提示管端已达胃部。

（2）用注射器先向胃囊内注入空气200ml左右,此时用血压计去掉袖带直接测压,使囊内压保持50~60mmHg,将胃囊开口部用血管钳夹紧以免漏气,再缓缓向外牵拉三腔管至有轻度弹性阻力感时,表明膨胀的胃囊已紧贴胃底黏膜上,用约0.5kg重物（500ml的空输液瓶或其内盛少量水）通过输液架上安装的滑车装置,持续牵引三腔管外端,以达到充分压迫的目的。三腔管露出于鼻唇部处做一个醒目标志,以便观察。

（3）经上述处理如仍有呕血时,则应再向食管囊内注入空气100ml左右,然后夹住食管囊外口。食管囊内的压力为20~30mmHg,可使气囊压迫食管下段的曲张静脉。

（4）气囊持续压迫24小时后,则需放松牵引,以防止黏膜糜烂。当放气解除压迫时,应先抽净食管囊内气体,再放胃囊内气体,同时嘱患者口服液体石蜡20ml,以防止气囊外壁与食管黏膜粘连。放气30分钟后,再充气、牵引。如果观察出血停止已超过24小时,可放出气囊内气体,留管观察。若再出血,立即再行压迫。

ER 7-0-15

三腔二囊管
压迫术

4.**时间**　气囊压迫时间一般不超过72小时,如继续间断出血可适当延长。拔管前抽净2个气囊内的气体,嘱患者口服液体石蜡20~30ml,缓缓将三腔二囊管取出。

【注意事项】

1. 做好插管前患者的心理指导,向患者交代操作的必要性,争取患者配合,提高插管成功率。操作中对躁动不合作或高度紧张者,可肌内注射地西泮10mg或异丙嗪25mg。

2. 操作在呕血的间歇期进行,避免呕吐物引起窒息。

3. 操作时助手站在操作者的对侧,并备好吸痰器防止插管时大量胃内积血反流,导致呼吸道阻塞而窒息。

4. 三腔管牵引方向应顺身体纵轴,与鼻唇部呈45°角,以防该处鼻腔黏膜及唇部皮肤过度受压而产生糜烂、坏死。

5. 操作前三腔二囊管应用液体石蜡充分润滑,放气及拔管前需口服液体石蜡20~30ml。

6. 注气时从胃囊开始,再充气食管囊。放气则顺序相反。注气不能过多或不足,以防止气囊破裂或三腔管滑脱。

7. 三腔二囊管压迫短暂止血效果肯定,但患者较痛苦,合并症较多,如吸入性肺炎、窒息、食管炎、食管黏膜坏死、心律失常等,故在使用期间应加强护理,随时监测容积及压力变化,防止合并症,严防气囊漏气、破裂、囊滑脱引起的窒息,如发生上述情况应立即将食管囊内气体放净再拔管。定时从胃管中抽吸,以判断出血情况,并可从胃管注药止血。

（许有华）

第六节　导尿术

导尿术（catheterization）是将导尿管插入膀胱引流尿液,是临床常用的基本操作技术。

ER 7-0-16

教学课件

ER 7-0-17

思维导图

【适应证】

1. 解除各种病因引起的尿潴留。

2. 测定膀胱容量、压力、残余尿量。

3. 当膀胱病变诊断不明时,注入造影剂、膀胱冲洗、探测尿道有无狭窄。

4. 留尿做细菌培养,包括普通培养和膀胱灭菌尿培养。

5. 各种危重患者须准确记录尿量,便于指导治疗。

6. 某些术前、术后及产前、产后者需要时。

7. 昏迷、尿失禁者采用保留导尿管以保持局部清洁。

【禁忌证】

1. 女性患有急性尿道炎者。

2. 女性患者尿道下裂尿道口开口于阴道内者。

3. 相对禁忌为女性月经期,严重的全身出血性疾病。

4. 男性患者由于外伤或手术造成的阴茎过于短小,需要保留导尿时无法将导尿管牢靠固定在阴茎者,不宜应用普通导尿管导尿(应采用气囊导尿管导尿)。

【操作方法】

1. **准备**　向患者解释操作目的、方法等,以取得合作。注意保护患者隐私,关闭门窗、窗帘或屏风遮挡患者。患者双腿屈曲。自脐向下叩诊,耻骨联合上 3 横指叩诊浊音。用物准备:无菌导尿包 1 个。内有导尿管粗细不同者 2~3 根,一般采用橡胶导尿管(现常用气囊导尿管)。血管钳 1 把、镊子 1 把、治疗碗 1~2 个、石蜡油棉球 2 个、有盖标本瓶 2~3 个、棉球数个、纱布数块、弯盘 1 个、孔巾 1 块、治疗盘一个、油布及治疗巾各 1 块、0.1% 苯扎溴铵液、0.5% 碘伏溶液、无菌手套 1~2 副。如需留置导尿管,需另外准备备皮用具、胶布、引流管及引流袋各 1 个。操作者洗净双手,戴帽子、口罩。

2. **操作步骤**

(1) **女性导尿术**

1) 患者取仰卧位,双腿屈曲略向外展,暴露清楚操作区域。操作人员位于患者右侧。显露外阴,铺油布、治疗巾于患者臀下,弯盘置于两大腿之间近外阴处,放入棉球于治疗碗内,倒入 0.1% 苯扎溴铵液或 0.5% 碘伏溶液,用血管钳夹取棉球擦洗外阴后,戴好手套,左手拇指和示指分开大阴唇,右手持镊子擦洗小阴唇及尿道口,整个擦洗顺序为由外向内、自上而下,每个棉球只使用一次。

2) 在患者两腿之间用无菌技术打开导尿包,戴无菌手套,铺孔巾,形成一无菌区。用石蜡油棉球充分润滑导尿管前端,用 0.1% 苯扎溴铵或 0.5% 碘伏棉球由内向外消毒尿道口、小阴唇,右手持血管钳夹住导尿管轻轻插入尿道 6~8cm,见尿液流出后说明导尿管已进入膀胱,再继续插入 1~2cm,将尿液引入无菌碗内。如需做实验室检查,留取中段尿于无菌标本瓶中。

3) 导尿完毕,轻轻拔出导尿管,用无菌纱布为患者擦干净外阴。

4) 需留置导尿管者,导尿前为患者剃去阴毛,以便胶布固定。固定导尿管方法:使用较宽胶布,一端剪成 3 条,中间 1 条固定于导尿管上,其余 2 条交叉贴在阴阜两侧的皮肤上,宽胶布宽的一端贴在阴阜中上部,另用胶布条将导尿管固定于患者大腿内侧皮肤上。连接尿袋,固定于床旁。

女性导尿术

(2) **男性导尿术**

1) 患者取仰卧位,拉下裤子至膝部,暴露出会阴部,双腿放平略向外分开。将油布、治疗巾垫于臀下,治疗碗内倒入 0.1% 苯扎溴铵液或 0.5% 碘伏溶液。操作者左手用无菌纱布裹住阴茎,将包皮向后推,露出尿道口,右手持血管钳夹碘伏棉球,自尿道口环形向上消毒至冠状沟上,连续消毒 2 次,注意擦净包皮及冠状沟处。再纵行擦洗阴茎及阴囊皮肤 2 次。

2) 将放在患者两腿间的导尿包使用无菌技术打开,戴无菌手套,铺孔巾,用石蜡油棉球润滑导尿管。左手用无菌纱布包裹阴茎,提起阴茎和腹壁呈 60° 角,使尿道的生理弯曲度减小(老年男性有前列腺增生者可推入 5~10ml 液体石蜡油于尿道里)。将包皮向后翻露出尿道外口,左手的拇指、示指轻轻分开尿道口,右手用血管钳夹住导尿管距离顶端 3~4cm 处,对准尿道口轻轻插入约 20cm,见尿液流出后说明尿管已进入膀胱,再插入 2cm 左右,将尿液引入无菌碗内,如需做实验室检查,留取中段尿于无菌标本瓶中。

(3) 导尿完毕,拔出尿管,用无菌纱布擦净尿道外口。

（4）**如要留置导尿管，普通导尿管的固定方法**：将2条宽胶布制成蝶形胶布，固定在阴茎两侧，再用细胶布半环形固定这两条胶布，固定完毕，连接尿袋，固定于床旁。

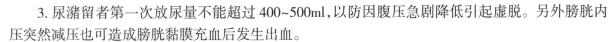

【注意事项】

1. 导尿包严格灭菌，导尿全过程要按无菌操作进行，以防止发生尿路逆行性感染。

2. 导尿前应根据患者情况选择粗细适宜的导尿管，导尿管要用石蜡油棉球充分润滑，插管动作要轻柔，以免损伤尿道黏膜。

男性导尿术

3. 尿潴留者第一次放尿量不能超过400~500ml，以防因腹压急剧降低引起虚脱。另外膀胱内压突然减压也可造成膀胱黏膜充血后发生出血。

4. 引流管及引流袋应保持密闭状态，引流管长短要适当，引流袋须低于膀胱位置，1~2日更换引流袋，每日用0.1%苯扎溴铵或0.5%碘伏棉球消毒尿道口。长期留置导尿管患者在拔管前应先交替进行膀胱充盈和排空，间歇性引流，以锻炼膀胱的反射功能。

（许有华）

第七节　插　胃　管

插胃管（gastric canal）是将胃管经由鼻腔路径插入胃内，以满足患者各种治疗的需要。其常用于洗胃、腹部手术术后、昏迷以及其他原因而不能进食者。

【适应证】

1. **肠内营养**　无法亲口进食而需鼻饲者（如昏迷患者，口腔疾病、口腔和咽部术后的患者）。

2. **胃肠减压**　胃肠道梗阻、腹部术前准备。

3. **病情观察与治疗**　上消化道出血患者出血情况的观察和治疗。

4. **洗胃解毒**　非腐蚀性毒物中毒，清除胃内毒物，进行胃液检查。

教学课件

思维导图

【禁忌证】

1. 严重颌面部损伤者。

2. 鼻咽部有恶性肿瘤或急性炎症者。

3. 近期食管腐蚀性损伤者。

4. 食管梗阻及憩室者。

5. 食管静脉曲张者。

6. 精神异常或极度不合作者。

【操作方法】

1. **准备**　熟悉患者病情。与患者及家属谈话，告知操作目的、过程、可能出现的风险及合并症等，取得患者合作，并签署知情同意书。准备插胃管用物。术前排除操作禁忌证，测量患者生命体征，测定患者鼻尖经耳垂到剑突的长度（亦可从前额发际测量到胸骨剑突）。操作者戴帽子、口罩，洗手。

2. **体位**　患者取平卧或半卧位，头向后仰。

3. **操作步骤**

（1）仔细查看和清洁患者鼻腔与口腔，口腔有活动假牙应取出。

（2）为避免空气进入胃内，需用止血钳夹闭胃管末端，使用石蜡油棉球将胃管前端涂擦。左手用一块纱布块托住胃管，右手用一把镊子夹持胃管前端从一侧鼻孔沿下鼻道缓缓送入。如患者神志清醒，胃管插至咽部时（14~16cm），可嘱其做吞咽动作，以助胃管下行，此时插入速度应稍快，昏迷者则可直接插入。插入胃管的长度成人常为45~55cm，婴幼儿为15~18cm。在插管过程中，如果患者出现呛咳、发绀、呼吸困难等表现，则说明胃管误入气管内，应立即拔出，休息片刻待以上症状消失后再插。

（3）**插管完毕要进行测试，方法如下**：用注射器抽吸胃管，如抽出胃液，证明胃管已在胃中。如未能抽出胃液，可用下列方法证明胃管是否在胃内：①向胃管内注入空气的同时，将听诊器置于上腹部听诊，如能听到气过水声，表示胃管在胃内，反之，则表示胃管尚未入胃内；②可将胃管外端浸入一杯水中，如无气泡冒出，表示胃管在胃内，如有气泡冒出，且与呼气一致，则表示胃管误入气管内，应立即拔出，重新再插。

（4）核实胃管已在胃里，且位置符合要求，深度适宜，即可用胶布条将胃管妥善固定于面颊部。

（5）患者如需灌注流质食物，胃管外端接 50~100ml 注射器，可先注入少许温开水，再缓缓注入所需食物。

（6）对严重呕吐患者，可用流筒滴注法，用输液夹调节好速度，使流质食物慢慢滴入胃内，以避免流质食物注入过多、过快而引起呕吐。

（7）如为腹部手术术后放置胃管，应根据医嘱抽吸、观察、记录胃内容物。

（8）拔管时间根据病情而定，如腹部手术术后拔管时间常要在患者肛门排气后。

插胃管

【注意事项】

1. 食管-胃底静脉曲张者，不宜施行此术，因易导致曲张的静脉破裂出血。

2. 插管前要先仔细检查胃管所经过的路径（鼻、咽喉、口腔、食管）是否通畅。

3. 为了避免损伤鼻腔黏膜，插管一定要沿下鼻腔下缘处进入，不能沿鼻腔顶部插入，应沿咽后壁滑下，以免经喉口而误入气管里。并应随时观察，如误入气管而引起呛咳等，当即退出。当胃管插入咽部时，同时伴随吞咽动作有利于胃管下行进入胃内。

4. 昏迷患者因神经反射减弱或消失，当胃管误入气管时，也可能不会有咳嗽、呼吸困难或发绀等症状，应注意鉴别。

5. 如患者同时吸氧，切勿将氧气管与胃管混淆。向胃管内注入流质食物前，必须判明胃管确实在胃内方能注食，鼻饲时应注意流质食物的温度、注入的速度及数量，一般一次注入量不超过300ml，长期鼻饲患者，一般 4~5 天更换一次胃管。鼻饲完毕，尽量不搬动患者，以免引起呕吐。

6. 做好口腔卫生护理，预防口腔溃疡等合并症。

（许有华）

第八节　吸 氧 术

吸氧术（oxygen uptake）是指通过给氧，提高动脉血氧分压（PaO_2）和动脉血氧饱和度（SaO_2），增加动脉血氧含量（CaO_2），纠正由各种原因造成的缺氧状态，促进组织的新陈代谢，维持机体生命活动的一种治疗方法。

教学课件

思维导图

【适应证】

1. 呼吸系统疾病影响肺活量者。

2. 心脏功能不全，使肺部充血致呼吸困难者。

3. 中毒，使氧不能由毛细血管渗入组织而产生缺氧者。

4. 昏迷患者，如脑血管意外等。

5. 大量失血、严重贫血者。

【禁忌证】

无绝对禁忌。

【操作方法】

1. **准备**　熟悉患者病情。告知患者操作目的，取得患者合作。操作者戴帽子、口罩，洗手。用物准备：①供氧设备：氧气筒和氧气表装置或氧气枕、氧气管道装置；②吸氧器具：鼻导管或鼻套管、鼻塞、面罩、漏斗、头罩;③辅助用物:治疗盘内置治疗碗(内盛镊子一把)、小药杯(内盛冷开水)、玻璃接管、橡胶管、棉签、胶布、纱布、扳手、安全别针、松节油、75% 乙醇、弯盘。

2. 体位 患者取舒适体位,头偏向一侧。

3. 操作步骤

(1) **鼻塞与鼻导管给氧**:选择一侧鼻孔并清洁;连接鼻塞或者鼻导管,调节氧流量表;将鼻塞或导管塞入鼻孔;胶布妥善固定(胶布过敏者可用丝绸胶布)。

(2) **面罩给氧**:将面罩置于患者口鼻部,并妥善固定;确定氧气流出通畅后,调节氧流量;连接氧气于面罩的进气接口。

(3) **头罩给氧**:适于婴幼儿给氧。将头罩罩在婴幼儿头部,调节氧流量表,连接氧气于头罩的进气接口。

吸氧术

【注意事项】

1. 床边禁火、禁吸烟、防高温。

2. 嘱患者及家属不要自行调节氧流量。

(许有华)

第九节　动、静脉穿刺术

动、静脉穿刺术(arteriopuncture and venepuncture)是国家执业医师资格考试实践技能考试操作内容之一,也是医学生必须掌握的基本技能。

教学课件

思维导图

一、动脉穿刺技术

【适应证】

1. 严重休克需急救的患者,经静脉快速输血后情况未见改善,须经动脉提高冠状动脉灌注量及增加有效血容量。

2. 麻醉或手术期以及危重患者持续监测动脉血压。

3. 施行特殊检查或治疗,如血气分析,选择性血管造影和治疗,心导管置入,血液透析治疗等。

【禁忌证】

1. 慢性严重心、肺或肾脏疾病,晚期肿瘤。

2. 周围皮肤炎症或动脉痉挛以及血栓形成。

3. 有出血倾向者。

【操作方法】

1. **准备** 熟悉患者病情。与患者或家属谈话,做好解释工作,争取清醒患者配合。如果部位需要,可先行局部备皮。用物准备:清洁盘,小切开包,穿刺针、导引导丝及动脉留置导管;0.4% 枸橼酸钠生理盐水或肝素生理盐水冲洗液,加压装置。操作者戴帽子、口罩,洗手。

2. **操作步骤(以桡动脉穿刺为例)**

(1)腕下垫纱布卷,手背伸位,常规皮肤消毒 3 遍,铺洞巾。

(2)操作者戴好帽子口罩,立于患者穿刺侧,戴无菌手套,以左手示指和中指在桡侧腕关节上 2cm 动脉搏动明显处固定欲穿刺的动脉。

(3)右手持注射器(肝素生理盐水冲洗),在两指间垂直或与动脉走向呈 40° 角刺入。如见鲜红色血液直升入注射器,表示已刺入动脉。

(4)用左手固定原穿刺针的方向及深度,右手以最大速度注射药液或采血。

(5)操作完毕,迅速拔出针头,局部加压不得少于 5 分钟。

（6）抽出血液后,迅速将针头插入皮塞内送检,以防气体入内。

【注意事项】

1. 必须严格无菌操作,以防感染。

2. 如抽出暗黑色血液表示误入静脉,应立即拔出,压迫穿刺点 3~5 分钟。

3. 一次穿刺失败,切勿反复穿刺,以防损伤血管。

4. 穿刺后妥善压迫止血,防止局部血肿形成。

二、静脉穿刺技术

【适应证】

1. 需采血检查或静脉注射者。

2. 个别需做留置针者。

3. 深静脉营养或需血流动力学监测者。

【操作方法】

1. 准备　熟悉患者病情。与患者或家属谈话,做好解释工作,争取清醒患者配合。如果部位需要,可先行局部备皮。用物准备:清洁盘,穿刺包等。操作者戴帽子、口罩,洗手。

2. 操作步骤(以肘静脉穿刺为例)

（1）选择穿刺部位,在穿刺点的近心端扎止血带。

（2）穿刺点皮肤常规消毒。

（3）以一手拇指绷紧静脉下端皮肤使其固定,另一手持注射器食指固定针栓,针头斜面向上与皮肤呈 15°~30°角,自静脉上方或侧方刺入皮下,再沿静脉走向滑行刺入静脉,见到回血后再顺静脉方向进针少许,然后固定针头,抽取所需血液送检。

（4）若未能抽出血液则先向深部刺入,采用边退针边抽吸至有血液抽吸出为止;或者调整穿刺方向、深度或重新穿刺。

（5）穿刺完毕,松开止血带,迅速拔出针头同时用干棉签按压穿刺点 3~5 分钟,以防出血。

【注意事项】

1. 必须严格无菌操作,以防感染。

2. 选择静脉时宜选择较粗直、弹性好、易于固定的静脉,避开关节和静脉瓣。

3. 如抽出鲜红色血液表示误入动脉,应立即拔出,压迫穿刺点 5 分钟。

4. 尽量避免反复穿刺,一般穿刺 3 次不成功应停止。

5. 穿刺后妥善压迫止血,防止局部血栓形成。

（许有华）

本篇小结

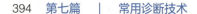

　　本篇介绍的胸膜腔穿刺术、腹膜腔穿刺术、腰椎穿刺术、骨髓穿刺术、导尿术、吸氧术、插胃管、动脉与静脉穿刺术等是基层医师必须掌握的基本操作技术,也是执业医师资格考试实践技能考试内容之一。通过本篇学习,应重点掌握临床常用诊断技术的操作方法,熟悉临床常用诊断技术的适应证、禁忌证和注意事项。在理论学习的同时,应更注重实践操作训练,才能真正掌握各项常用诊断技术。

　　本篇所列出的常用诊断技术多数属于有创检查,有一定风险,需要术前与患者或家属有效沟通,并签订知情同意书;术中严格规范操作,并体现人文关怀;术后密切观察,出现问题及时处理。

第八篇

病历书写及临床思维方法

学习目标

1. 掌握　病历书写的种类、格式和内容及各种记录的要点,临床诊断的基本原则和常用临床思维方法。

2. 熟悉　病历书写的基本规则、疾病诊断的步骤及电子病历与疾病诊断内容的书写要求。

3. 了解　病历书写的意义及相关法律法规、诊断思维中应注意的问题。

ER 8-0-1

4. 具备病历书写的基本技能　能在上级医师指导下进行病史采集、体格检查、综合分析各种辅助检查及实验室检查结果;能将问诊及各种检查资料进行系统整理,写出格式正确、表达清晰、用词规范、符合要求的完整病历与正确诊断内容;能正确书写各种病程记录。

病历书写的重要性和临床思维方法的树立

5. 培养沟通技巧能与患者及家属进行有效沟通,正确履行告知义务;能从法律的角度重视、规范病历的书写。

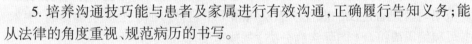

第一章 | 病历书写

教学课件

思维导图

病历记载着患者的诊疗信息,是医务人员在医疗活动过程中形成的文字、符号、图表、影像、切片等资料的总和,是通过对患者实施问诊、检查、诊断、治疗、护理等获得的资料进行归纳、分析、整理的全面记录和总结。病历客观反映了疾病发生、发展、转归和诊疗情况的全过程,是临床医师进行正确诊断、选择治疗和制订预防措施的科学依据,是临床教学、科研和信息管理的基本资料,是医疗服务质量评价、医疗保险赔付的主要参考依据,是具有法律效力的医疗文件。

第一节 病历书写的基本规则和要求

由于临床各学科特点不同,患者年龄、性别不同,所患疾病的种类不同以及各地区执行的病历书写规范标准有所差异,对病历的要求也不尽相同。但总体而言,病历书写的基本规则和要求是一致的,主要有以下五个方面。

1. 格式统一,项目完整 病历应按规定的格式书写。各种表格栏内项目及每张记录用纸眉栏均须完整填写,每一项内容均从起始页标注页码,排序正确;各种检查报告单应按类别、日期顺序粘贴,在眉栏分别用"红、蓝墨水"标注;度量单位一律采用中华人民共和国法定计量单位;时间采用24小时制,日期使用阿拉伯数字书写。病历最后由医务人员亲笔签名。

2. 内容真实,记录及时 病历内容应客观真实地反映患者的病情及诊治经过,要主次分明、重点突出,杜绝主观臆断和虚构。只有客观真实的病历记录,才能正确地诊断和科学地制订治疗措施。病历记录应在规定的时限内及时完成,各项记录应注明记录时间年、月、日,急诊和抢救记录应注明至时、分。

3. 用词规范,表述准确 书写病历要使用中文,语句精练,通俗易懂,用词规范,标点正确。要使用规范的汉语、汉字、通用的医学术语,双位以上数字用阿拉伯数字,一位数字用汉字。通用的外文缩写、无正式中文译名的症状、体征、疾病名称、药物名称可以使用外文。中医药学术语的使用应依照国家有关标准规范书写。患者述及的既往所患疾病和手术名称应加引号。疾病诊断、手术、各种治疗操作名称的书写和编码应符合《国际疾病分类》的规范要求。

4. 字迹工整,修改规范 病历书写应使用蓝黑或碳素墨水笔,门(急)诊病历和需复写的医疗文件可用蓝色或黑色油水的圆珠笔。病历书写要文字工整,字迹清晰,无错别字。若出现错别字时,不得采用刮、粘、涂等方法掩盖或去除原来的字迹,应用双线划在错字上,保留原记录清楚、可辨,注明修改时间并签名。实习医师或下级医师书写的病历应由有执业资格的上级医师进行审阅、修改,签名应在署名医师的左侧并以斜线相隔。

5. 注重法律,尊重权利 病历是医疗活动的原始资料,被赋予一定的法律意义。在病历书写中应遵守国家制定的各项法律法规,充分体现病历的客观性、科学性和法律性。

(杨 旭)

第二节　病历书写的意义

病历书写是医疗工作的重要环节,是医务人员必须掌握的基本技能,是按照规范化格式对整个医疗行为的客观、真实记录。一名出色的医师,一定是一名病历写得好的医师,而病历写不好的医师,很难成为一名出色的医师。一份完整、优秀的病历,能准确反映医疗活动的全过程,体现医疗机构的管理水平和医疗质量,包含医务人员的书写态度、文字修养、医学专业水平、临床实践经验、法律意识和对有关病历书写规章制度的理解执行情况。

病历书写的意义主要体现在以下几个方面。

1. 医学资料的搜集和保存　就是把患者的医疗信息通过载体记录下来得以保存,它是患者的健康档案,预防保健的原始资料,也是医疗管理信息和医护工作质量的客观凭证,是衡量医疗水平的重要依据。

2. 医学资料的传递和共享　病历是串联各医疗机构之间最有效的手段,是进行临床科研和临床医学教育的重要资料。

3. 临床医学思维的训练和培养　医师只有通过不断地病历书写和临床经验的积累,才能使自己的临床逻辑思维能力得到不断地提高。也可以说,病历反映着医务人员的临床逻辑思维能力。

4. 处理医疗纠纷、鉴定伤残等的重要法律依据　对于医疗纠纷、伤残鉴定,不论是行政处理,还是司法解决,病历都是重要的证据。

(杨　旭)

第三节　病历书写的种类、格式和内容

病历包括住院病历和门(急)诊病历。

一、住院病历

患者住院期间医师书写的病历称为住院病历。住院病历包括住院病案首页、入院记录、各种病程记录、手术同意书、特殊检查(特殊治疗)同意书、病危(重)通知书、医嘱单、辅助检查报告单、体温单、医学影像检查资料、病理资料等。

(一)入院记录的内容

入院记录是指患者入院后,由经治医师通过问诊、查体、辅助检查获得有关资料,并对这些资料归纳分析书写而成的记录。可分为入院记录、再次或多次入院记录、24 小时内入出院记录、24 小时内入院死亡记录。

入院记录、再次或多次入院记录应当于患者入院后 24 小时内完成。24 小时内入出院记录应当于患者出院后 24 小时内完成。24 小时内入院死亡记录应当于患者死亡后 24 小时内完成。

入院记录的内容包括如下方面。

问　诊

1. 一般项目(general data)　包括姓名、性别、年龄、民族、婚姻、职业、籍贯或出生地、现住址、入院日期、记录日期、病史叙述者、可靠程度。危急重症患者时间应注明到时、分。病史叙述者应注明与患者的关系。

2. 主诉(chief complaints)　促使患者就诊的主要症状或体征及持续时间。要求简明精练,按发生的先后次序列出,一般为 1~2 句,最多不超过 20 字。

3. 现病史(history of present illness)　指患者本次疾病的发生、演变、诊治等方面的情况,是住院病历书写的重点内容。书写应结合问诊,围绕主诉,层次清晰,

ER 8-1-3

总结主诉

按时间顺序详细、客观描述。内容包括：①起病情况：记录发病的时间、地点、前驱表现、起病缓急、可能的原因或诱因；②主要症状或体征的特点：按出现的先后顺序描述主要症状的部位、性质、持续时间、程度、缓解或加重因素、演变发展的过程；③伴随表现：出现的时间、特点及演变过程，各伴随表现之间、与主要症状之间有何关系；④记载与鉴别诊断有关的阴性资料；⑤诊治经过：发病以来在何时、何处就诊，接受检查、治疗的详细经过及效果，对患者提供的诊断（包括手术名称）、使用的药物名称、剂量要加引号（""）以示区别；⑥一般情况：简要记录患者发病后的精神状态、食欲、睡眠、大小便、体重变化等。

4. 既往史（past history） 以系统回顾（review of systems）的方式进行记录，详见第二篇第二章相关内容。

5. 个人史（personal history） 详见第二篇第二章相关内容。

6. 婚姻史（marital history）、**月经史**（menstrual history）**及生育史**（childbearing history） 详见第二篇第二章相关内容。

7. 家族史（family history） 详见第二篇第二章相关内容。

体格检查

1. 生命体征 包括体温、呼吸、脉搏、血压等。

2. 一般状况 包括发育（正常、异常）、营养（良好、中等、不良、肥胖）、神志（清楚、淡漠、模糊、嗜睡、昏睡、谵妄或昏迷）、面容与表情（急性、慢性病容或特殊病容，表情安静、忧虑、烦躁、恐惧、痛苦）、体位（自主、被动、强迫）、步态（行走自如、偏瘫步态、蹒跚步态、慌张步态等），检查是否合作。

3. 皮肤、黏膜 包括颜色（正常、潮红、苍白、发绀、黄染、色素沉着），温度，湿度，弹性，有无水肿、瘀点、紫癜、瘀斑、皮疹、皮下结节或肿块、蜘蛛痣、肝掌、溃疡及瘢痕等，毛发的生长与分布、色泽。

4. 全身浅表淋巴结 全身或局部淋巴结有无肿大，描述部位、大小、数目、硬度、活动度和粘连情况，局部皮肤表面有无红肿、波动、压痛、瘢痕、瘘管等。

5. 头部及其器官

（1）头颅：大小、形状，有无肿块、压痛、瘢痕，头发（疏密、色泽、分布）。

（2）眼：眉毛（脱落、稀疏）、眼睑（水肿、闭合障碍、上睑下垂）、睫毛（倒睫）、眼球（凸出、凹陷、运动、震颤、斜视、集合反射）、结膜（充血、水肿、苍白、出血、滤泡）、巩膜（黄染），角膜（云翳、白斑、软化、溃疡、瘢痕、反射、色素环）、瞳孔（大小、形态、对称否、对光及调节反射、辐辏反射）。

（3）耳：耳郭（外形、牵拉痛）、外耳道（分泌物）、乳突（压痛）、听力。

（4）鼻：外形、鼻翼扇动、分泌物、出血、阻塞、鼻旁窦区压痛、鼻中隔（偏曲、穿孔）等。

（5）口腔：气味、有无张口呼吸、唇（畸形、颜色、疱疹、皲裂、溃疡、色素沉着）、颊黏膜（发疹、出血点、溃疡、色素沉着）、牙齿（龋齿、残根、缺齿、义齿、斑釉齿）、其位、牙龈（颜色、肿胀、溢脓、出血、铅线）、舌（形态、舌质、舌苔、溃疡、运动、震颤、偏斜）、咽（色泽、分泌物、反射、悬雍垂位置）、扁桃体（大小、充血、分泌物、假膜）、喉（发音清晰、嘶哑、喘鸣、失音）。

（6）腮腺：大小、硬度、压痛。

6. 颈部 是否对称，有无活动受限，颈静脉怒张或颈动脉异常搏动、肝-颈静脉回流征，气管位置，甲状腺（大小、硬度、压痛、结节、震颤、血管杂音）。

7. 胸部

（1）胸廓：对称、畸形、压痛、局部隆起或塌陷，胸壁静脉曲张，皮下气肿，乳房（大小、包块、红肿、分泌物）。

（2）肺

1）视诊：呼吸运动（两侧对比），呼吸类型、频率、节律、深度、对称及肋间隙有无增宽、变窄。

2）触诊：呼吸活动度，语颤（两侧对比），胸膜摩擦感，皮下捻发感。

3）叩诊：叩诊音（清音、过清音、浊音、实音、鼓音及其部位），肺上界、肺下界及肺下界移动度。

4）听诊：呼吸音（性质、强弱、异常呼吸音及其部位），干、湿啰音，胸膜摩擦音，语音共振（增强、减弱、消失）。

（3）**心脏**

1）视诊：心前区有无隆起，心尖搏动（位置、范围、强度），心前区有无异常搏动。

2）触诊：心尖搏动（位置、范围、强度），各瓣膜区有无震颤及心动周期的时相，心包摩擦感。

3）叩诊：叩出心脏相对浊音界，可用左第2、3、4、5肋间，右第2、3、4肋间距前正中线的距离（cm）来表示，须注明左锁骨中线距前正中线的距离。

4）听诊：心率、心律、心音（强度、性质、分裂、A_2 与 P_2 的比较）、额外心音、杂音（最响部位、时期、性质、强度、传导方向及与运动、呼吸、体位的关系）、心包摩擦音。

（4）**血管**

1）桡动脉：脉率、节律（规则、不规则、脉搏短绌），有无奇脉、交替脉等，搏动强度，动脉壁的弹性、紧张度。

2）周围血管征：枪击音、杜罗济埃双重杂音、毛细血管搏动征。

8. 腹部

（1）**视诊**：外形（平坦、全腹膨隆及局部膨隆、凹陷），呼吸运动，有无腹壁静脉曲张（看分布、查血流方向），胃肠型及蠕动波，其他（皮疹、瘢痕、腹纹、脐、疝、上腹部搏动）。

（2）**触诊**：腹壁紧张度，有无压痛、反跳痛，液波震颤，振水音，肿块（部位、大小、形态、硬度、压痛、表面情况、移动度及与周围组织的关系），脏器触诊。

肝脏：大小（右叶以右锁骨中线肋缘下多少 cm 表示、左叶以前正中线剑突下自肝左叶下缘多少 cm 表示），质地（软、韧、硬），表面（光滑度），边缘，有无结节、压痛、搏动。

胆囊：大小、形态、压痛、墨菲征。

脾脏：大小、质地、表面、边缘、移动度、压痛、摩擦感。轻度脾大时只测量第Ⅰ线，明显脾大时应加测第Ⅱ线及第Ⅲ线，数值用 cm 表示。

肾脏：大小、形态、硬度、移动度、有无压痛。

输尿管：压痛点。

膀胱：膨胀。

（3）**叩诊**：肝浊音区（增大、缩小、消失），肝区叩击痛，移动性浊音，高度鼓音，肾区叩击痛。

（4）**听诊**：肠鸣音（正常、增强、减弱、消失、金属音），肝脾区摩擦音；血管杂音（动脉血管杂音及腹壁静脉曲张时的静脉血管杂音）。

注意：腹腔积液时需要测量腹围。

9. 肛门、直肠 视病情需要做检查。有无肿块、裂隙、创面、痔、肛裂、脱肛，直肠指诊（括约肌紧张度、狭窄、肿块、触痛、指套染血、前列腺大小、硬度、结节、压痛）。

10. 外生殖器 根据病情需要检查。

男性：阴毛、阴茎及阴囊发育情况，有无畸形、溃疡、肿块，尿道口分泌物，睾丸及附睾的大小、形状、结节、硬度、压痛、疝，包皮，精索有无结节，静脉曲张，鞘膜积液。

女性：检查时必须有女性医护人员在场，必要时请妇科医师检查。外生殖器检查包括阴毛、大小阴唇、阴蒂、阴阜；内生殖器检查包括阴道、子宫、输卵管、卵巢。

11. 脊柱 活动度，有无畸形（侧凸、前凸、后凸），压痛、叩击痛。

12. 四肢 有无畸形、杵状指（趾）、静脉曲张，有无骨折及关节红肿、疼痛、压痛、积液、脱臼，强直、水肿，有无肌肉萎缩、肌张力变化或肢体瘫痪，记录肌力。

13. 神经反射 包括生理反射(角膜反射、腹壁反射、提睾反射、肱二头肌反射、肱三头肌反射、膝腱反射、跟腱反射)、病理反射(巴宾斯基征、奥本海姆征、戈登征、查多克征、霍夫曼征)、脑膜刺激征(颈项强直、克尼格征、布鲁津斯基征)。必要时做运动、感觉及神经系统的其他检查。

14. 专科情况 外科、妇科、神经精神科等需检查"专科情况",主要记录与本专科有关的体征。

辅助检查

应分类按检查时间顺序记录与诊断有关的实验室及器械检查结果,包括患者入院后 24 小时内完成的血、尿、粪便三大常规及其他实验室和器械检查结果。在其他医院所做的检查,应注明医疗机构名称、检查号和时间。

病历摘要

简明扼要、高度概括病史要点、体格检查、实验室与器械检查中的重要阳性结果和有鉴别诊断价值的阴性结果,字数在 300 字内为宜。

诊　断

诊断要名称确切,主次有别,按照诊断内容书写格式与要求书写。对一时难以确定诊断的疾病可在病名后加问号,或以某症状待诊或待查,如"肺结核?""发热原因待查"。

1. 初步诊断 入院时的诊断一律写"初步诊断",写在病历末页中线右侧。

2. 修正诊断(包含入院时遗漏的补充诊断) 凡以症状待诊的初步诊断、入院诊断不完善或不符合时,上级医师应做出"修正诊断",写在病历末页中线左侧,并注明日期,修正医师签名。

书写格式为:

修正诊断:	初步诊断:
1.×××	1.×××
2.×××	2.×××
医师签全名	医师签全名/实习医师签全名
年　月　日	年　月　日

ER 8-1-4
入院记录格式

(二) 再次或多次入院记录

患者因同一种疾病再次或多次住入同一医疗机构时书写的记录。要求及内容基本同入院记录。主诉是记录患者本次入院的主要症状(或体征)及持续时间;现病史中要求首先对本次住院前历次有关住院诊疗经过进行小结,然后再书写本次入院的现病史。

(三) 24 小时内入出院记录或 24 小时内入院死亡记录

患者入院不足 24 小时出院,可书写 24 小时内入出院记录。内容包括患者姓名、性别、年龄、职业、入院时间、主诉、入院情况、入院诊断、诊疗经过、出院情况、出院诊断、出院医嘱、医师签全名。患者入院不足 24 小时死亡的,可书写 24 小时内入院死亡记录,内容和 24 小时内入出院记录基本相同,只是将出院诊断项改为死亡原因,死亡诊断。

(四) 病程记录

病程记录是指继入院记录之后,医师对其病情和诊疗过程所进行的连续性记录。记录内容包括患者的病情变化、各种检查结果、医师分析讨论意见、上级医师查房意见、会诊意见、采取的诊疗措施及效果、各种诊疗操作记录、对临床诊断的补充或修正及修改临床诊断的依据、医嘱更改及理由、向患者及其近亲属告知的重要事项等。病程记录内容应真实、及时,有重点,有分析,有判断,有总结,要前后呼应、连贯。

病程记录的内容及要求如下。

1. 首次病程记录 是患者入院后由经治医师或值班医师书写的第一次病程记录,要求患者入院 8 小时内完成。首次病程记录的内容包括病例特点、拟诊讨论(诊断依据及鉴别诊断)、诊疗计划等。

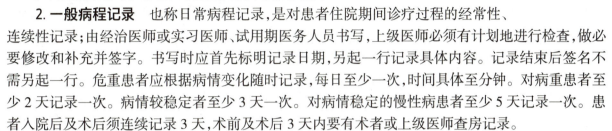
(1)**病例特点**：应当在对病史、体格检查和辅助检查进行全面分析、归纳和整理后写出本病的病例特征。其包括阳性发现和具有鉴别诊断意义的阴性症状和体征等。

(2)**拟诊讨论**（诊断依据及鉴别诊断）：根据病例特点，提出初步诊断和诊断依据；对诊断不明的写出鉴别诊断并进行分析；并对下一步诊治措施进行分析。

(3)**诊疗计划**：提出具体的检查及治疗措施安排。

2. 一般病程记录　也称日常病程记录，是对患者住院期间诊疗过程的经常性、连续性记录；由经治医师或实习医师、试用期医务人员书写，上级医师必须有计划地进行检查，做必要修改和补充并签字。书写时应首先标明记录日期，另起一行记录具体内容。记录结束后签名不需另起一行。危重患者应根据病情变化随时记录，每日至少一次，时间具体至分钟。对病重患者至少2天记录一次。病情较稳定者至少3天一次。对病情稳定的慢性病患者至少5天记录一次。患者入院后及术后须连续记录3天，术前及术后3天内要有术者或上级医师查房记录。

3. 上级医师查房记录　是上级医师查房时对患者病情、诊断、鉴别诊断、当前治疗措施、疗效分析及下一步诊疗意见的记录。主治医师首次查房记录应当于患者入院48小时内完成，常规查房记录间隔时间视病情和诊治情况确定；急危重抢救病例入院必须及时由科主任或具有副主任医师及以上专业职称人员查房，并写查房记录，节假日及周末可由值班主治医师代查；科主任或具有副主任医师及以上专业技术任职资格的医师每周至少查房一次。下级医师应在上级医师查房后及时书写上级医师查房记录，记录内容包括查房医师姓名、专业技术职务、对病情的分析和诊疗意见等，由查房医师审阅并签名。记录要写具体内容，不要过于简单，尽量避免写"同意目前诊断、治疗"等无实质内容的记录。

4. 疑难、危重病例讨论记录　是由科主任或具有副主任医师及以上专业技术任职资格的医师主持，召集相关医务人员对危重、诊断不明或疗效不佳的病例进行讨论的记录。讨论的内容有诊断是否明确、治疗是否合理、存在的问题及拟采取的措施、可能出现的情况、并发症及预案等。书写格式包括讨论时间、地点、主持人及参加人姓名和职称、讨论内容及结果、记录者签名。

5. 会诊申请和会诊记录　是患者在住院期间需要其他科医师或其他医疗机构协助诊疗时分别由申请医师和会诊医师书写的记录。申请会诊记录应简要说明患者目前病情及诊疗情况、申请会诊理由和目的并签名。会诊记录应当书写对患者病情的分析、检查、诊断、治疗意见、会诊医师所在科室或医疗机构名称、会诊时间及签名等。多科或多人会诊记录由经治医师负责整理、记录，并记录参加会诊的人员姓名、职称及单位，会诊者的分析、检查、治疗意见等，主持人审核、签名。常规会诊记录由会诊医师48小时内完成，急会诊时，会诊医师应当在会诊申请发出10分钟内到场，并在会诊结束后即刻完成记录。

6. 转出（入）记录　指患者住院期间需转科时，经转入科室会诊并同意接收后，由转出科室和转入科室医师分别书写的记录。转出记录由转出科室医师在患者转出科室前完成（紧急情况除外），紧接病程记录书写。转入记录由转入科室医师在患者转入后24小时内完成，要另立专页。转科记录内容包括患者姓名、性别、年龄、入院日期、主诉、入院情况、入院诊断、诊疗经过、目前情况、目前诊断、转科目的及注意事项或转入诊疗计划、医师签名等。

7. 交（接）班记录　指患者经治医师发生变更之际，交（接）班医师分别对患者病情及诊疗情况进行简要总结的记录。交班记录应在交班前由交班医师完成，接班记录应由接班医师于接班后24小时内完成。内容包括交接班日期、患者姓名、性别、年龄、入院日期、主诉、入院情况、入院诊断、诊疗经过、目前情况、目前诊断、交班注意事项或接班诊疗计划、医师签名等。

8. 抢救记录　是对危重患者采取抢救措施及抢救过程所做的记录。由参加抢救的医师在抢救结束后6小时内据实补记。内容包括病情变化情况、抢救时间及措施、参加抢救的医务人员姓名及专业技术职务等。记录抢救的时间应具体到分钟,指导抢救的上级医师应审核并签名。

9. 死亡记录 是经治医师对死亡患者住院期间诊疗和抢救经过的记录,应在患者死亡后 24 小时内完成。内容包括入院日期、入院情况、入院诊断、病情演变过程、抢救及死亡经过、死亡诊断、死亡时间应具体至时、分,科主任或具有副主任医师及以上专业技术任职资格的医师最后审核、签名。

10. 死亡病例讨论记录 是对死亡病例进行讨论分析的记录,在患者死亡一周内进行。另立专页,要有标头,由科主任或副主任医师及以上专业技术任职资格的医师主持、讨论。内容包括讨论日期、地点,主持人和参加人的姓名、职称、职务,讨论的具体意见及主持人小结(死亡原因的判断、抢救措施是否恰当、经验教训及目前诊治进展),记录者签名等。

11. 出(转)院记录 是经治医师对患者此次住院期间诊疗情况的总结,应在患者出院后 24 小时内完成。内容包括入院日期、出院日期、入院情况(主要病史、阳性体征、异常辅助检查结果)、入院诊断、诊疗经过(住院期间主要检查及其结果、主要治疗及结果、手术患者术中主要所见、有无合并症、切口愈合情况)、出院诊断、出院情况(患者出院时尚存症状、体征、异常辅助检查结果及转归、未愈者需说明出院原因)、出院医嘱及注意事项、医师签名等。

12. 手术相关记录

(1)术前小结:是术前住院医师对患者的病情总结。内容包括一般项目、简要病情、术前诊断、诊断依据、手术指征、拟施手术名称和方式、术中术后可能出现的情况及对策、拟施麻醉方式及注意事项等。

(2)术前讨论记录:指病情较重或手术难度较大时,术前在科主任或副主任医师及以上专业技术任职资格的医师主持下,对实施手术方式和术中可能出现的问题及应对措施讨论所做的记录。凡甲、乙类手术和特殊、新开展手术必须进行术前讨论。内容包括讨论时间、主持人及参加人员姓名和职称、术前诊断及诊断依据、术前准备情况、手术指征、手术方案、麻醉方案、可能出现的意外及防范措施、主持人小结等。最后记录者签名,主持人审签。

(3)麻醉术前访视记录:指麻醉医师在麻醉实施前对患者拟施麻醉进行风险评估的记录。记录的内容有患者一般信息资料、简要病史、体检情况、与麻醉相关的实验室、影像学检查结果、拟行手术方式、拟施麻醉方式、麻醉适应证及麻醉中可能出现的风险与注意事项、术前麻醉医嘱、麻醉医师签名等。还应向患者或法定代理人或委托人详细进行告知义务,取得理解并签署麻醉同意书。另立单页。

(4)麻醉记录:指麻醉医师在麻醉实施中对麻醉经过及处理措施的记录。要求另页书写,内容包括患者一般情况、术前特殊情况,术前诊断、术中诊断,麻醉前用药、麻醉方式、麻醉诱导及各项操作开始与结束时间、麻醉期间意外情况处置、麻醉期间用药名称与剂量、手术方式与起止时间、术中输血输液量、麻醉医师签名等。

(5)手术记录:指手术过程的记录。由术者在术后 24 小时内完成,特殊情况可由第一助手书写,但术者应签名。应另页书写,内容包括患者一般信息、手术日期、术前术中诊断、手术名称、手术起止时间、术者及助手姓名、麻醉方法、麻醉者与护士姓名、手术经过(患者体位、皮肤消毒、铺无菌巾的方法、切口部位、切口名称及长度、详细记录手术步骤、术中发现、术式,如为肿瘤患者要记录淋巴结有无转移)、术中出现的情况及处理、术毕患者情况、术毕敷料及器械清点情况、送检标本的名称及肉眼所见、术后处理措施。

(6)手术安全核查记录:是指手术医师、麻醉医师和巡回护士三方,在麻醉实施前、手术开始前和患者离室前,共同对患者身份、手术部位、手术方式、麻醉及手术风险、手术使用物品清点、血型及用血量、植入体内的人工材料(条形码应粘贴入病历)等进行核对的记录。三方确认后分别在手术安全核查表上签名。另立单页。

(7)手术清点记录:是指巡回护士对手术患者术中所用血液、器械、敷料等的记录,应在手术结束后即时完成。应当另页书写,内容包括患者姓名、住院病历号、手术日期、手术名称、术中所用各种器械和敷料数量的清点核对、巡回护士和手术器械护士签名等。

(8)**麻醉术后访视记录**:指麻醉医师对术后患者麻醉恢复情况进行访视的记录。内容有患者一般信息资料、麻醉恢复情况、清醒时间、术后医嘱、是否拔除气管插管等。一般手术,麻醉医师在72小时内应进行访视,复杂、疑难、危重手术72小时内至少每日访视一次。麻醉医师签名并填写具体时间。另立单页。

(9)**术后首次病程记录**:指参加手术的医师在患者术后即时完成的病程记录。内容包括手术时间、术中诊断、麻醉方式、手术方式、手术简要经过、术后处理措施、术后治疗措施及特别注意观察的事项。术后病程记录应连记3天。

13. **阶段小结** 指患者住院时间较长(超过1个月)或病情有重大转折时由经治医师所作的病情和诊疗情况的总结。内容包括小结日期、患者一般资料,入院日期、入院情况、入院诊断、诊治经过、目前情况、目前诊断、诊疗计划、医师签名等。

14. **有创诊疗操作记录** 指在临床诊疗过程中进行各种有创诊断、治疗性操作(如胸腔穿刺、淋巴结活检)时书写的记录,由操作者在操作完成后即刻书写。操作前填写"特殊检查、特殊治疗同意书";记录内容包括患者一般情况,操作名称、时间、步骤、结果;操作过程是否顺利、患者有无不良反应和术后应注意的事项。如在麻醉状态下实施,还应记录患者的体位、麻醉方式、麻醉过程及结果。

15. **病情谈话记录** 指患者入院后、病情出现重大变化、进行手术、有一定风险的诊疗操作前及患者家属提出要求或质疑时,均应进行谈话告知工作。记录的内容有患者一般信息,目前诊断、简要病情、治疗方案及优缺点、可能的合并症、后遗症及病情转归,患者对拟行诊疗措施的承受能力、所需费用及预后估计,可能出现的情况或合并症及发生的处理预案,对使用药物有可能发生的不良反应,需要患方配合的事项,患者或家属提出的其他方面的问题。患者或家属对谈话告知内容是否知晓、选择决定结果,谈话告知医师、患者或被委托人的姓名并签名、谈话的时间。主管医师对住院一周以上的患者在住院期间应进行不少于3次的谈话,入院谈话或第一次谈话要求在患者入院后24小时内进行。

(五)知情同意书

根据《医疗机构管理条例实施细则》《病历书写基本规范》等法律法规,凡在临床诊疗过程中需行手术治疗、特殊检查、特殊治疗、实验性临床诊疗和医疗美容的患者,应对其履行告知义务,详尽填写同意书,且须经患者或患者确认的委托人或无完全民事行为能力人的监护人签字,医师签全名。一式两份,医患双方各执一份,归档保存。医疗知情同意书(informed consent form)按照告知内容的不同可以单独制作,告知医师必须亲自以通俗的语言进行告知并如实填写。

1. **病危/病重通知书** 病危(重)通知书是指患者病情危、重时,由经治医师或值班医师向患者家属告知病情,并由患方签名的医疗文书。内容包括患者姓名、性别、年龄、科别,目前诊断及病情危重情况,医患双方签名并填写日期。一式两份,一份交患者保存,一份归病历中保存。

2. **手术知情同意书** 是术前经治医师向患者告知拟施行手术的相关情况,并由患者或其授权人签署是否同意手术的医疗文书。内容应包括术前诊断、拟施手术名称、术中或术后可能出现的并发症及手术风险。患者或其授权人签署意见,经治医师、术者双签名。

3. **麻醉知情同意书** 是术前麻醉医师向患者告知拟施行麻醉的相关情况,并由患者签署是否同意麻醉的医疗文书。内容应包括术前诊断、拟施手术名称、拟行麻醉方式、患者其他疾病对麻醉的影响、麻醉过程中拟行的有创操作、可能发生的合并症及意外、对可能发生的合并症及意外制订的预案,患者或其授权人签署意见,麻醉医师签名、填写日期。

4. **特殊检查、特殊治疗知情同意书** 是在特殊检查、特殊治疗前,拟施特殊检查、特殊治疗医师向患者告知拟施特殊检查、特殊治疗的相关情况,并由患者或其授权人签署是否同意施行的医疗文书。内容包括患者一般信息资料、目前诊断、拟施特殊检查、特殊治疗的项目、可能发生的风险及预案,患者签署意见,施行医师签名、填写日期。对人工关节、心脏起搏器及导管、腔内支架等,要写清患者选择的类型、拟用材料的厂家、类别、类型数目,产品合格证及编码识别应贴于统一表格内。

胸膜腔穿刺术
知情同意书

此外,在临床工作中,常用的还有授权委托书,输血/血液制品治疗知情同意书,新技术、实验性临床医疗知情同意书,尸体解剖告知书,拒绝或放弃医学治疗告知书等,均应按相关规定书写,并如实告知患者及委托人。

二、门诊病历

门(急)诊病历应由接诊医师在患者就诊时及时书写。第一次就诊科室要按初诊病历记录要求书写,以后的随诊、复诊、取药、会诊按复诊病历要求书写,但必须每次书写门诊记录。门诊患者如三次不能确诊,应提出会诊或收入院进一步诊治。国家法定传染病要求按规定登记、上报。门诊病历、住院证可以用圆珠笔书写,字迹应清晰易认。

1. 初诊病历

(1)**门(急)诊手册封面的填写**:目前各医疗机构多使用通用门诊病历,封面内容包括患者姓名、性别、出生年月、民族、婚姻状况、职业、工作单位、地址、药物过敏史、身份证号及门诊病历编号等项目。要求项目填写清楚、完整、不得空白,年龄不能写"成"。

(2)**就诊日期、医院、科别**:使用通用门诊病历时,应在首页按格式填写,如×××× 年 ×× 月 ×× 日、×× 医院 ×× 科。

(3)**主要病史**:包括主诉、现病史及与本次疾病相关的既往史、个人史、家族史等。要求突出重点、简明扼要。意识不清、精神障碍及小儿患者要写明陪伴者姓名、与患者关系,必要时记录其工作单位、地址和联系方式。发病以来使用的药名、剂量要加引号("")书写。

(4)**体格检查**:一般情况、阳性体征及有助于鉴别诊断的阴性体征。急危重患者要记录体温、脉搏、呼吸、血压、意识状态等。

(5)**实验室及其他检查**:对患者提供的就诊资料要注明就诊医院的名称、检查的日期。本次就诊的检验报告、影像结果要在报告发出 24 小时内入档。

(6)**初步诊断**:应写在右下角,力求在就诊当天或随后 1~2 次复诊中确定。如暂时难以确诊,可以用症状诊断代替,如"腹泻原因待查"等,但应在其后提出可疑诊断。如病情复杂,应请求会诊或收入院。

(7)**处理意见**:包括治疗方案,应用的药物、剂量、用法,进一步检查,随诊或建议入院、会诊或手术,疫情报告等。

(8)医师签全名。

2. 复诊病历 当使用通用门诊病历时,应在上一次门诊记录下书写 ×××× 年 ×× 月 ×× 日、×× 医院 ×× 科。内容包括主诉、病史、必要的体格检查和辅助检查结果、诊断、治疗、处理意见和医师签名等。

重点记录上一次诊治后患者病情变化、药物使用及效果,前一次就诊后各种实验室和器械检查结果,需安排的进一步检查及治疗等。对上次已确诊者,如诊断无变更,可不必再写诊断。

3. 急诊病历 应记录患者就诊时间(年、月、日、时、分,按 24 小时制),记录的内容同初诊病历。急诊病历包括主诉,扼要病史,体温、脉搏、呼吸、血压、神志及其他重要体征,化验及影像等检查结果,诊断,治疗措施与治疗经过(需标明时间)。因病情不能离院又无法立即住院收入急诊观察室的,应当书写急诊留观记录。记录要求另页书写,每班至少要有 1 次查房记录,病情变化时,随时处置并记录。患者留观 12 小时内要有上级医师查房记录。留观结束,应记录患者去向(出院、入院、转院、死亡、其他);抢救危重患者,应当书写抢救记录;如急诊抢救无效死亡者,应书写死亡记录。

(杨 旭)

第四节　电子病历

电子病历(electronic medical record,EMR)是随着医院计算机管理网络化、信息存储介质——光盘和集成电路卡(IC卡)等的应用及互联网的全球化而产生的,是信息技术和网络技术在医疗领域的必然产物,是医院病历现代化管理的必然趋势。《电子病历应用管理规范(试行)》为医疗机构电子病历的建立、使用、保存和管理制定了行业规范,为保证医患双方合法权益提供了法律依据。

(一)电子病历的概念

电子病历也叫计算机化的病案系统或基于计算机的患者记录(computer-based patient record,CPR),是指医务人员在医疗活动过程中,使用医疗机构信息系统生成的文字、符号、图表、图形、数据、影像等数字化信息,并能实现存储、管理、传输和重现的医疗记录,是病历的一种记录形式。在医疗活动中作为主要的信息源,提供超越纸张病历的服务,满足医疗、法律和管理需求。

原卫生部、国家中医药管理局颁发的《电子病历基本架构与数据标准(试行)》中电子病历定义为:电子病历是由医疗机构以电子化方式创建、保存和使用的,重点针对门诊、住院患者(或保健对象)临床诊疗和指导干预信息的数据集成系统。它是居民个人在医疗机构历次就诊过程中产生和被记录的完整、详细的临床信息资源。

美国国立卫生研究院将电子病历定义为电子病历是基于一个特定系统的电子化患者记录,该系统提供用户访问完整准确的数据、警示、提示和临床决策支持系统的能力。

使用文字处理软件编辑、打印的病历文档,不属于电子病历。

(二)电子病历的特点

1. 传送速度快、时效性强　患者的病历信息可以通过计算机网络及时显示、远程存取,在几分钟甚至几秒钟内把数据传往需要的地方,这是其最大的优势。

2. 资料共享性好　通过计算机网络或患者随身携带的健康卡,外界使用者经过授权可通过互联网查询数据中心有关病案资料,实现异地查阅、会诊和数据库资料共享等功能,迅速、直观、准确地了解患者既往所接受的治疗及检查资料。

3. 存储容量大　光盘存储容量巨大而占用空间极小,不会霉烂、变质,耐热、耐腐蚀。

4. 安全可靠　通过实行病历分级保密管理,设立查阅、输入、修改和使用的分级授权,能确保患者的个人信息和健康信息安全。同时,系统提供数据备份和恢复工具,使数据在受到破坏的情况下,能得到最大限度的恢复。

5. 使用方便　电子病历可以迅速、准确地检索、复制和浏览,便于开展各种科学研究和统计分析工作。

6. 维护、使用成本低　电子病历系统能够通过优化流程来提高工作效率,特别是使用的便捷性和资料的共享性,使医护人员节省了大量的时间,人力成本显著降低。

7. 环保　基本不用纸或少用纸。

(三)电子病历的功能

理想的电子病历应当具有两个功能:一是医师、患者或其他获得授权人,在需要了解某个个体健康资料时,在任何情况下都可以最大限度地得到详细、准确、全面的相关信息。二是电子病历可以根据自身掌握的信息和知识,主动进行判断,在个体健康状态需要调整时,做出及时、准确的提示,给出最优方案和实施计划。目前的电子病历还未达到这些要求,但有以下功能。

1. 提高病历质量　通过系统提供的完整、权威、规范、严谨的病历模板,杜绝了纸质病历的书写潦草、字迹不清、涂改等问题;通过系统的主动提醒、警告或建议,避免了病历书写随意性强,记录不及时、意思模糊、内容不全、缺页漏项、不规范用语等常见错误,病历审核合格率显著提高。

2. 节省时间 通过系统提供的各种规范化模板及辅助工具,医务人员从烦琐重复的病历文书书写工作中解脱出来,集中精力关注患者的诊疗和提高自身业务水平。

3. 提供第一手有价值的资料 电子病历系统可以快速检索所需的各种资料,使医学统计变得非常简单快捷。还可为病历质量监控、医疗卫生服务信息以及数据统计分析和医疗保险费用审核提供技术支持。

4. 稳定和扩展病源 个体健康资料的存储与快速检索,为医务人员决策提供了更多的历史参考资料,尤其是对慢性病患者群、老龄化人群的疾病防治、病情追踪有着积极作用。原始病历的建立、疾病信息的存储,使这部分患者成为稳定的或潜在的新病源。

5. 提高医疗纠纷举证能力 由于系统提供完整准确的数据、警示、提示作用,病历书写得以规范及时,医疗举证更加客观实际。

(四)电子病历书写的基本要求

电子病历书写必须按照《病历书写基本规范》和《电子病历应用管理规范(试行)》制定的项目名称、格式和内容书写,不得擅自变更。必须遵循客观、真实、准确、及时、完整的病历书写原则。电子病历书写与常规病历不同的有以下内容。

1. 身份识别 进入系统时必须进行身份识别。首先为患者建立个人信息数据库(包括姓名、性别、出生日期、民族、婚姻状况、职业、工作单位、住址、有效身份证件号码、社会保障号码或医疗保险号码、联系电话等),授予的唯一标识号码要确保与患者的医疗记录相对应。其次为医务人员提供专有的身份标识和识别手段,并设置有相应权限;医务人员要对本人身份标识的使用负责,在登录电子病历系统完成各项记录等操作并予以确认后,系统应当显示医务人员电子签名。

2. 病历签字 电子病历采用电子签字以确保病历的有效性。签字人应合理使用自己的电子签字,签字样本须经相关部门批准、备案。在签字设备损坏、被盗或遗失的情况下,应及时通知接受或可能接受其签字的医疗机构。电子签字进入电子病历系统的首次时间视为电子病历生成的时间。

3. 完成时限 医务人员应在规定的时间内完成病历的书写,因抢救急危患者未能及时书写的应当在抢救结束后 6 小时内据实补记并加以注明。

4. 修改权限、修改留痕、修改签字 医务人员可按照卫生行政部门赋予的权限审查、修改病历,但在进入系统时必须进行身份识别。病历修改时必须保留原记录格式和内容,显示标记元素和所修改的内容,如上一级医师对病历内容进行删除或增加时,系统自动将删除的内容变红且在文字中间加一条横线;如主任医师对病历内容进行删除或增加时,系统自动将删除的内容变红且在文字中间加两条横线,对新加的内容变红且在文字下面加两条横线。病历修改时必须标记准确的修改时间,并经修改者电子签字后方可生效。对患者提供的客观病历资料进行修改时必须经当事人认可、签字后生效。签字应采用法律认可的形式。

5. 病历复制 电子病历具有严格的复制管理功能,同一患者的相同信息可以复制,复制内容必须校对,不同患者的信息不得复制。

(五)电子病历的管理

1. 电子病历是一套完整全面的系统,必须具有专门的管理机构和系统运行的信息技术和设施,负责系统的建设、维护与安全运行;必须配备专职人员,负责病历的收集、保存、调阅、复制;还要建立、健全相关的制度和规程,包括人员操作、系统维护和变更的管理规程,保障病历数据的安全措施,以及出现系统故障时的应急预案等。

2. 患者诊疗活动过程中产生的非文字资料(如心电图、CT、磁共振、超声等医学影像信息、视频等)要纳入电子病历系统管理,并确保内容完整、随时调阅。对目前还不能电子化的植入材料条形码等医疗信息资料,应采取措施使之信息数字化后纳入电子病历并留存原件。

3.门诊病历中的门(急)诊病历记录以接诊医师录入确认即为归档,归档后不得修改;住院病历随患者出院,经上级医师审核确认后归档。归档后病历采用电子数据方式保存,必要时可打印纸质版本(统一规格、字体、格式等)。病历数据应保存备份,定期对备份数据进行恢复试验,确保数据能够及时恢复。当系统需要更新、升级时,应确保原有数据的继承与使用。

4.公安、司法机关因办理案(事)件,需要收集、调取病历资料时,医疗机构应当在其出具法定证明及执行公务人员的有效身份证明后如实提供。当发生医疗纠纷时,应在医患双方在场的情况下锁定病历并制作完全相同的纸质版本供封存,封存的纸质病历资料由医疗机构保管。

5.严禁篡改、伪造、隐匿、抢夺、窃取和毁坏病历,保证医务人员能够及时查阅病历。

(六)电子病历实施应注意的问题

1.**原始性和真实性** 病历属于科技档案,具有档案的基本属性。对于纸质病历来说,内容的原始性附在形式的原始性上,其原始性体现在内容与形式的完全统一,其原始性和真实性很容易给予鉴别。而电子病历具有信息与载体相分离的特征,不仅内容容易变化,而且失去了固定形式,因而其内容与形式相对独立。在病历没有最终提交存档之前经治医师可以随意对已记录过的内容进行增、删而不留任何痕迹,从而破坏了病历的原始性,失去了病历的真实性。

2.**保密性和隐私性** 病历是个人健康档案,具有个人隐私;有些病历涉及国家、集体和个人机密,又具有机密性。电子病历使病历信息由封闭走向开放,在医院内部实现了病历信息资源共享,各级医务人员在不同岗位就可以利用服务器来调阅病历,获取各自所需的信息,这对于医师提高医疗技术有极大的帮助。日常医疗行政管理监督部门,可以随时调阅每一份病历,并对临床工作质量进行监督控制。在这一过程中难免在一定程度上会有意或无意地泄密、侵犯患者的隐私权。

3.**安全性和稳定性** 电子病历的形成主要依赖计算机网络运行,系统的安全性是保证电子病历稳定、健康运行的基础。网络一旦发生故障,将造成系统停顿、病案资料出错或丢失,甚至整个网络瘫痪。为此,医务人员在书写或修改电子病历时应及时在本地备份;书写或修改完毕后,该病历信息应即时异地备份;重要病历信息必须上传至电子病历存储机构备份。

4.**病历书写质量** 系统提供的多种规范化"模板"及辅助工具使书写病历的过程简便、快捷,但人体自身的复杂性决定了患者病情的千变万化,而真实、全面地将这些变化记录下来是病历的最主要功能。若医师责任心不强,只注重套用现成"模板",不仔细询问病史,忽略了对不同患者间类似症状的差别的记录,容易出现同一种疾病病程记录、上级医师查房记录等内容雷同,不同患者张冠李戴、左右不分、男女混淆,记录内容前后不一等错误信息。

(杨 旭)

第五节 病历书写的相关法律法规

病历是医疗活动的原始资料,但又不是患者身体健康状况的简单记录,其同时还具有一定的法律意义,并且在当前形势下体现出越来越多的社会价值。其具体表现在:①是处理医疗纠纷最重要的法律文书和证据;②是各类型伤害事件中患者伤残、伤情、劳动能力鉴定的依据;③是决定公民民事权利的证据,如出生、死亡;④是判断公民民事行为能力的依据,如丧失民事行为能力;⑤是医疗保险进行赔付的依据。

随着《中华人民共和国医师法》《医疗机构管理条例实施细则》《病历书写基本规范》《电子病历应用管理规范(试行)》《中华人民共和国民法典》等有关法律、法规的陆续颁布、实施和修订,对病历书写做出了严格的规定和要求。医务人员必须以高度负责的精神和实事求是的科学态度,严格执行其中有关病历书写的条款规定,确实做到知法守法。

《病历书写基本规范》第三条规定:"病历书写应当客观、真实、准确、及时、完整、规范。"目前,"病历纠纷"已成为医疗纠纷鉴定中医患双方争论的一个焦点。如有些医务人员不重视病史采集、随意填写,如已婚写成未婚、男性写成女性、生育4个子女写成2个子女等,病历的真实性就要受到质疑,就是这一点疏忽就有可能导致鉴定时被认定为过错。再比如患者在住院期间请假外出,病历的体温单、病程记录照常记录,一旦出现纠纷,患者举出证据证明自己当时不在医院,这样医务人员的行为就成了伪造病历。

病历是医疗行为的一个载体,在法律上就是证据。证据本身还有一个相互印证的作用,前面和后面的因果关系必须连接起来,如果缺了一个,证据就不全了,相互印证的作用可能就没有了,证据的失真就有可能出现。如医嘱中有的,病程中必须要有记录,称为复式病历记录法。同时《病历书写基本规范》第七条指出:"病历书写过程中出现错字时,应当用双线划在错字上,保留原记录清楚、可辨""不得采用刮、粘、涂等方法掩盖或去除原来的字迹"。

保证病历的完整性、准确性,归档时各组成部分不能缺少。重要部分的缺失和不准确会使得病历本身的证据链条中断,会使得医疗行为的合法性无法得到证明。常见的有缺某项病历记录、辅助检查报告单未归档、病历记录格式不规范、文字描述不准确、同一医师记录的内容前后矛盾、不同医师填写的内容不一致、医师护士填写的内容不一致、缺签名、有替别人签名等现象。杜绝"逢缺即补"的做法,对所发现的缺陷,必须在不影响病历资料的原始性、真实性的情况下在规定时间内进行有选择性补充,但绝对不得涂改、伪造病历。对患者已知晓并签字或已复印了病历,就不要再进行修改或补充。

《病历书写基本规范》强调病历必须按照规定的时限书写。其中第十七条规定:"入院记录、再次或多次入院记录应当于患者入院后24小时内完成;24小时内入出院记录应当于患者出院后24小时内完成,24小时内入院死亡记录应当于患者死亡后24小时内完成。"

《中华人民共和国医师法》《医疗机构管理条例实施细则》《病历书写基本规范》对病历的书写者有明确的规定。书写人应当由相应的医务人员书写并签名,实习医师、试用期人员书写的病历应当经过在本医疗机构合法执业的医务人员审阅、修改签名。如实习医师独立接诊患者或病历记录未经上级医师审阅、签名,手术记录由手术者、第一助手外其他的医务人员书写的,一旦出现纠纷都会给医疗纠纷的技术鉴定及处理带来很大的麻烦。

ER 8-1-7
病历修改与医疗纠纷

认真履行告知义务。《医疗机构管理条例实施细则》对临床的知情同意有了明确的规定和要求;《中华人民共和国医师法》第二十五条规定"医师在执业过程当中应如实地向患者或其近亲家属告知病情";《中华人民共和国民法典》第七编第六章第一千二百一十九条规定"医务人员在诊疗活动中应当向患者说明病情和医疗措施。需要实施手术、特殊检查、特殊治疗的,医务人员应当及时向患者具体说明医疗风险、替代医疗方案等情况,并取得其明确同意;不能或者不宜向患者说明的,应当向患者的近亲属说明,并取得其明确同意。"

知情同意书作为医患沟通及证明已成为知情同意的重要文件,承载着重要的使命。如何达到法规规定的要求和目标,促进着知情同意书的不断变革,也催动着国家统一"范本"的出台。

病历包含患者的隐私信息,需要被保护。《医疗机构管理条例实施细则》第五十三条明确规定:"医疗机构的门诊病历的保存期不得少于十五年;住院病历的保存期不得少于三十年。"

患者有权复印或复制病历。《中华人民共和国民法典》第七编第六章第一千二百二十五条规定:"医疗机构及其医务人员应当按照规定填写并妥善保管住院志、医嘱单、检验报告、手术及麻醉记录、病理资料、护理记录等病历资料。"患者要求查阅、复制前款规定的病历资料的,医疗机构应当提供。

医疗机构内部医疗信息无纸化的病历文书必须按照规定时间定时打印,按照手写病历管理要求归档保存。打印病历文件与手写病历具有同等法律效力。

关于如何解决医疗纠纷中的医疗损害责任,一般情况下适用过错责任原则,患方需要举证医方存在过错并与其损害后果存在因果关系。特殊情形下适用过错推定责任,《中华人民共和国民法典》第七编第六章第一千二百二十二条规定:"患者在诊疗活动中受到损害,有下列情形之一的,推定医疗机构有过错:(一)违反法律、行政法规、规章以及其他有关诊疗规范的规定;(二)隐匿或者拒绝提供与纠纷有关的病历资料;(三)遗失、伪造、篡改或者违法销毁病历资料。"同时,第一千二百二十四条规定:"患者在诊疗活动中受到损害,有下列情形之一的,医疗机构不承担赔偿责任:(一)患者或者其近亲属不配合医疗机构进行符合诊疗规范的诊疗;(二)医务人员在抢救生命垂危的患者等紧急情况下已经尽到合理诊疗义务;(三)限于当时的医疗水平难以诊疗。"

ER 8-1-8

练习题

病历书写中的相关法律还有很多,要求医务人员要从法律的角度重视、规范病历的书写工作,在避免医疗纠纷,依法保护自己合法权益的同时,使病历书写水平和病历质量得到提高。

(杨 旭)

第二章 ｜ 临床诊断思维方法

教学课件

思维导图

　　诊断是医师将收集到的各种临床资料经过分析综合、推理判断,得出一个对患者所患疾病符合临床思维逻辑的结论。诊断疾病是医师最重要和最基本的临床实践活动,也是医师认识疾病、认识疾病客观规律的过程。正确的诊断来自科学的诊断步骤和缜密的诊断思维,拥有正确的临床思维方法,熟练地掌握诊断学的基础理论、基本知识和基本技能,是对疾病做出正确诊断的前提,也是反映医师专业水平和业务素质的具体表现。

　　临床思维方法是医师在认识、判断和治疗疾病等临床实践过程中采用的一种逻辑推理方法,其两大要素是临床实践和科学思维。临床实践即搜集临床资料的过程,包括病史采集、体格检查、必要的实验室和其他辅助检查以及详细地观察病情,提出问题,分析问题,解决问题。科学思维是对具体的临床问题比较、推理、判断,建立疾病诊断的过程。

第一节　诊断疾病的步骤

　　疾病的诊断过程,就是医师对疾病的认识和判断过程。诊断疾病的程序主要包括三个步骤:搜集临床资料、综合分析提出诊断、确立或修正诊断。

(一) 搜集临床资料

　　疾病的证据亦即临床资料,主要包括病史采集、体格检查、实验室及其他检查。搜集资料一定要做到全面和系统,通过对临床资料的获取,医师对疾病的主要表现及特点、疾病的演变过程、诊治情况有一个清楚的认识,为初步诊断打下基础。

　　病史采集是疾病诊断的重要环节,全面系统、真实可靠的病史可以解决半数以上的诊断问题。症状是病史的主体,症状的特点及其发生、发展和演变,对形成诊断起着至关重要的作用,但症状不等于疾病,只是患者的主观异常感受。由于患病的个体不同,其自身对疾病的认知不同,表达形式也就各种各样,医师应通过患者的陈述,结合医学知识和临床经验来认识和探索客观存在的疾病特点,从而把握疾病的本质。完整的病史采集有时还要延续到体格检查后,因体格检查可能还会发现新的线索,需要进一步询问,以补充遗漏的病史。如因腹泻就医,查体发现甲状腺肿大时,要再详细补充甲状腺功能亢进的有关问诊。

　　体格检查是在病史采集的基础上进行的,既要系统全面,又要重点突出。规范而正确的体格检查所发现的阳性体征和阴性表现,都可以成为诊断的重要依据。在体格检查中,要注意补充和核实病史资料,边查边问,边查边想,使得到的资料更完整更真实。如心力衰竭患者,除全身系统查体外,重点要放在心脏、血管及肺脏、肝脏等可能受累脏器上。

　　实验室及其他检查的合理选择,必将使临床诊断更准确、更可靠,但又不能过分依赖仪器检查,要有针对性,杜绝滥用检查。切忌单凭某项检查结果来诊断疾病,因为任何检查都有其局限性,有些结果甚至可能出现假阳性、假阴性。目前医学检查项目繁多,在选择检查时,要掌握该项目的适应证、检查时机和临床意义,了解该项检查的灵敏度、特异度和安全性,分析其成本与实际效果是否合理,特别是有创检查或高成本检查时尤要慎重。

(二) 综合分析提出诊断

将病史、体格检查、实验室及其他检查所获得的资料进行综合分析、归纳比较,医师根据掌握的医学知识和临床经验,比较其与哪些疾病的症状、体征、病情相同或相近,把可能性较大的几个疾病排列出来,逐一进行鉴别,形成假设或印象,亦即初步诊断。由于受到疾病处于早期或发展不充分、病情变化的复杂性和医师认识水平的局限性等影响,初步诊断可能带有片面性、主观性,其只能为疾病进行必要的治疗提供依据,为确立或修正诊断奠定基础。

(三) 确立或修正诊断

疾病的诊断不是一次就能完成的。初步诊断是否正确,需要通过临床实践加以验证。所以,提出初步诊断后给予必要的治疗,客观细致地观察病情变化,复查某些检查项目或进一步选择一些必要的特殊检查,都为验证诊断、确立诊断和修正诊断提供了可靠依据。同时在疾病的诊治过程中,要随时发现问题,提出问题,通过查阅文献资料、上级医师查房等形式解决问题。对疑难病例、特殊病例可进行病例讨论或组织会诊,使最初的诊断被确定(确诊)、被补充(补充诊断),也可被推翻,而由新的、正确的诊断取而代之(修正诊断)。

(刘惠莲)

第二节　临床诊断的思维方法

临床诊断的思维方法是医师在认识疾病、判断疾病和治疗疾病等临床实践过程中所采用的一种逻辑推理方法,是将疾病的一般规律应用到判断特定个体所患疾病的思维过程。在认识疾病、治疗疾病的过程中,始终贯穿着医师的思维活动。科学的临床思维方法除要求医师具有丰富的医学知识外,还需具备哲学、社会学、生物学、心理学等诸多学科的知识,需要经过反复的临床实践训练。它是开启诊断和治疗大门的钥匙,是医师认识疾病、处理疾病的能力体现。

(一) 临床诊断的几种思维方法

1. 推理　是医师获取临床资料或诊断信息到形成结论的中间思维过程,即获得诊断信息→推理→形成诊断。推理不仅是一种思维形式,一种认识疾病的方法,也是一种表达诊断依据的手段,是临床诊断最常见的思维方法。推理包括前提和结论两部分,没有真实可靠的前提就不会有正确的结论,而真实可靠的前提若没有合乎逻辑的推理方法,也得不出正确的结论。常见的推理方式有:①演绎推理:是从一般到个体的推理方法。即从带有共性或普遍性的原理出发,来推论对个别事物的认识并导出新的结论。其结论是否正确,取决于临床资料的真实性,而临床资料的真实性必须依赖医师认真地完成。②归纳推理:从个别和特殊的临床表现导出一般性或普遍性的结论。医师收集到的每个诊断依据都是个别的,而根据这些诊断依据提出的临床初步诊断就是由个别上升到一般,由特殊性上升到普遍性的过程和结果。③类比推理:是根据两个或两个以上疾病在临床表现上有某些相同或相似,而其中一个或两个疾病还有某些不同之处,经过比较、鉴别、推论而确定其中一个疾病。我们在临床上常常应用类比推理来进行鉴别诊断。

2. 求证　进一步获取更多有助于证实诊断证据的过程,即获得诊断信息→得出初步印象→获取更多诊断信息→证实诊断。例如,以心悸、消瘦为主诉就诊的患者,医师很快反应是否是"甲状腺功能亢进",随即追问患者有无多食易饥、怕热多汗、性格改变等,体检甲状腺是否肿大,实验室检查甲状腺激素是否升高,最终得出"甲状腺功能亢进"肯定或否定的诊断结论。

3. 对照　是将获得的诊断信息逐一与疾病诊断标准对照而形成临床诊断,即获得诊断信息,对照诊断标准形成诊断。这种思维方法要求医师熟知疾病的诊断标准,且既往有该疾病临床诊断实践的经验。

4. 一证定论　依据某个特异性诊断证据确定或除外某个疾病,即获得特异性诊断信息→肯定或排除某个诊断。这种思维方法包括两种情况,一种是依据某个特异性诊断表现确定某个疾病,如发现科氏(Koplik)斑,即可确定麻疹,因科氏斑是麻疹的早期特征。另一种是根据某病不应存在的特异性表现,在与某些表象类似的疾病进行鉴别诊断时,可依据特异性表现存在而否定某病的诊断。如在甲状腺疾病的鉴别诊断中,若甲状腺 ^{131}I 摄取率降低,即可除外毒性弥漫性甲状腺肿,因为 ^{131}I 摄取率降低在毒性弥漫性甲状腺肿中是不存在的。这种思维方法要求医师对这些独特的病理征象具有正确的分辨能力和高度的把握能力。

5. 经验再现 根据既往临床经验进行疾病诊断的过程,即获得诊断信息→经验再现→形成诊断。医师在临床实践过程中积累的知识和技能称为临床经验,对于某些特殊疾病,确实"百闻不如一见"。医师再遇到同类诊断信息时,过去的经验就会在大脑中再现。在临床诊断疾病的过程中,经验再现的例子很多,但应注意"同病异症"和"同症异病"的现象。经验再现只有和其他诊断疾病的临床诊断思维方法结合起来,才能更好地避免诊断失误。

(二)诊断思维的基本原则

在临床诊断思维中,要把握好以下几个基本原则。

1. 首先考虑常见病与多发病原则 当几种诊断可能性并存时,要首先考虑常见病、多发病。这种选择原则有其数学、逻辑学依据,符合概率分布的基本原理,可以明显减少诊断的失误和提高诊断的效率。

2. 尽可能选择单一诊断原则 即诊断的"一元论"原则,也就是尽可能用一种疾病去解释患者的多种临床表现。若患者的临床表现确实不能用一种疾病解释时,再考虑有其他疾病的可能。

3. 首先考虑器质性疾病原则 在器质性疾病与功能性疾病鉴别有困难时,首先考虑器质性疾病的诊断,以免错过最佳的治疗时机。即使器质性疾病与功能性疾病并存,亦应先考虑器质性疾病的诊断。

4. 首先考虑可治性疾病原则 当诊断有两种可能时,一种是可治且疗效好,而另一种是目前尚无有效治疗且预后较差,此时在诊断上应首先考虑前者。这样可最大限度地减轻患者痛苦,充分体现患者生命健康权利。当然对后者亦不能忽略。

5. 应当考虑当地地方病与传染病情况。

6. 实事求是原则 医师必须实事求是地对待客观现象,对每一个出现的问题进行合理解释,忌讳仅仅根据自己的知识范围和局限的临床经验任意取舍。

7. 以患者为整体的原则 症状的有无、轻重除受病因、病理生理等生物学方面的因素影响外,还受性别、年龄、生活环境、工作情况、文化程度、心理状态等方面影响。同患一种疾病,病情轻者有时其症状表现比病情重者更为明显。在诊断时应充分考虑心理-社会因素,要避免"见病不见人"的现象。既要以患者为整体,又要抓住关键与重点的临床现象。这对于急危重症病例的诊断尤其重要。

(三)循证医学在临床诊断思维中的应用

临床医学已经从经验医学向循证医学转变,并将成为临床医学发展的趋势与主流。临床医师必须尽快转变临床思维方法,建立在循证医学基础之上的现代临床思维模式。

1. 循证医学的核心思想 是将临床证据、医师经验与患者意愿三者结合来制定医疗决策,包括诊断方法和治疗方案。寻找和收集最佳临床证据,旨在得到灵敏度更高和更可靠的诊断方法,更有效和更安全的治疗方案。而医师则可以根据临床经验识别和采用那些最好的证据,并根据患者的具体情况及对疾病的担心程度、对治疗的期望值,尊重患者选择。将最佳临床证据、临床经验和患者意愿三大要素紧密结合,医患相互理解与信任,从而达到最佳诊断和治疗效果。

2. 循证医学重视当前可得的最佳临床证据 传统医学主要根据个人临床经验,遵从上级或高年资医师意见,参考来自教科书和医学刊物等资料来诊断疾病,其理论依据有可能是碎片化、片面甚至过时、错误的。循证医学则强调将临床证据按质量进行分级,在诊治工作中优先参照当前可得(最新)的最高级别证据进行诊疗决策,如果没有高级别证据,再按证据登记顺次考虑低级别证据。这是关系临床诊断推理正确与否的关键所在。

(四)诊断思维中应注意的问题

在临床诊断思维中,医师要敏锐细致地观察病情,运用符合逻辑的临床思维程序,客观正确地分析评价每一个疾病,不断积累临床经验,丰富自己的医学知识。同时应注意以下事项。

1. 避免临床诊断思维中的误区 医学是一门不确定的科学和"什么都可能"的艺术。如果不遵循诊断疾病的基本原则,不能运用正确的临床思维方法,就会进入思维误区,导致诊断失误。例如:①病史采集不完善:包括医师问诊缺乏耐心和技巧,分析取舍不当;患者表述不清或故意隐瞒、夸大病情;家属代诉病史不完整等,使采集的病史不能真实反映疾病个体的特征和演变规律。②体格检查不细致:医师在体检中不认真、不规范,对已有的病变体征未能发现或在检查中遗漏关键征象。③过分依赖实验室及辅助检查:任何检查都有其适应证和局限性,如不加分析地依赖检查结果或对检查结果解释错误,都可能得出错误的结论。④缺乏正确的临床思维方法:先入为主,主观臆断,不能客观、全面地收集、分析和评价临床资料,让个案的经验或错误的印象占据了思维的主导地位,致使判断偏离了疾病的本质。⑤医学知识和临床经验不足:临床疾病复杂多变,同一种疾病在不同的个体可呈现不同的表现,不同的疾病又可有相同或类似的症状或体征,特别是对一些病情复杂、临床表现不典型以及罕见病,由于知识匮乏,经验不足,若再未能及时有效地学习,则易导致误诊。

2. 学会正确处理疾病之间的关系 疾病的诊断是从现象到本质的认识过程。在综合分析、提出诊断过程中,应当处理好以下关系:①现象与本质:患者的症状、体征及各项检查结果都是疾病的现象,都具有一定的临床意义,即反映着疾病的本质。熟练掌握各种临床表现的临床意义是我们诊断疾病的基础。如发热是现象,感染和非感染性因素是发热的本质;多尿、多饮是现象,血糖升高才是多尿、多饮的本质。②主要表现与次要表现:在各种临床表现和实验室检查的资料中,真正对诊断起决定性作用的不过少数几个,如风湿性心脏瓣膜病二尖瓣狭窄的心尖区舒张期隆隆样杂音,急性胰腺炎的血清淀粉酶升高,血行播散性肺结核时胸片上的粟粒性结核病变等,这些主要表现对确立诊断至关重要。③局部与整体:机体是统一而不可分割的整体,在对某一疾病做出诊断时,不能忽视疾病对整体所带来的影响,在考虑治疗方案时更不能忽视对整体的治疗。如痈是由金黄色葡萄球菌感染引起的多个邻近毛囊的深部感染。除表现为大片浸润性紫红斑、化脓、组织坏死等局部症状外,还可以伴有发热、畏寒、头痛、食欲减退等全身症状,严重者可继发脓毒血症、败血症导致死亡。④共性与个性:不同的疾病有相同的征象,即这些疾病的共性。而同一征象在不同疾病中又各有其独特的临床特点,即该病的个性。抓共性,可以就某些临床表现进行全面考虑而不致漏诊。抓个性有利于详细鉴别、减少误诊。如全身性水肿可见于心源性水肿、肾源性水肿、肝源性水肿、营养不良性水肿、内分泌性水肿、特发性水肿、结缔组织病及变态反应性水肿等。水肿是这些疾病的共性。由于病因不同,水肿的表现亦不相同,分析它们的不同表现(个性)可使我们从中找出一个与之相符的疾病。⑤典型与不典型:疾病虽有共同的特征和表现,但由于个体之间存在着差异,疾病在患病个体表现为各自的特殊性。此外,同一疾病在自然病程的不同时期,不同的个体也会有不同程度的差别。虽然大多数疾病呈现典型的临床表现,易于识别,但由于医师的认识水平、患者耐受性不同,受到经过治疗或合并多种疾病的影响,特别是年老体弱、疾病晚期、婴幼儿、器官移位者往往表现不典型,极易造成诊断困难。

(刘惠莲)

第三节 诊断内容的书写格式与要求

诊断是通过疾病的表现来认识疾病内在属性的客观反映，是医师制订治疗方案的依据，必须全面概括、条理清楚且重点突出。一个完整的疾病诊断应包括患者所患的全部疾病，其内容按顺序有以下几个方面。

1. 病因诊断 根据典型的临床表现和/或检查结果，明确提出致病原因，如风湿性心脏瓣膜病、病毒性肝炎、缺铁性贫血等。病因诊断指明了致病的原因和本质，对疾病的发展、转归、治疗和预防都有指导意义，因而是最重要的也是最理想的临床诊断内容，故列于诊断首位。

2. 病理解剖诊断 是对病变部位、范围、性质及组织结构变化做出的判断，如二尖瓣狭窄、慢性淋巴细胞性甲状腺炎、肾小球肾炎等。此诊断的确立可根据组织学检查或由临床表现联系病理学知识而提出，列于诊断第二位。

3. 病理生理诊断 是疾病引起的机体功能变化的诊断，列诊断第三位，如心力衰竭、甲状腺功能亢进等。它不仅是机体和脏器功能判断所必需的，也可由此做出疾病预后和患者劳动力的鉴定。

4. 合并症的诊断 在发病机制上与主病密切相关的疾病称为合并症，是原发病的发展或是在原发病的基础上导致机体脏器的进一步损害，诊断列在原发病之后。如 2 型糖尿病并发周围神经病变，肝硬化并发肝性脑病等。

5. 伴发疾病诊断 伴发病是指同时存在的、与主要诊断的疾病不相关的疾病，排在诊断的最后，如食管癌伴发龋齿、颈椎病等。

6. 疾病的分型与分期 不少疾病有不同的分型与分期，其治疗及预后意义各不相同，诊断中亦应予以明确。如糖尿病有 1 型、2 型、其他特殊类型和妊娠期糖尿病；慢性肾衰竭分为肾功能代偿期、肾功能失代偿期、肾衰竭期、尿毒症期。对疾病进行分型、分期可以充分发挥其对治疗选择的指导作用。

值得指出的是，在临床实际工作中，并非所有的疾病都能做出如此完整的诊断，可依其一项或二项做出诊断，如甲状腺功能亢进、上消化道出血。有些一时难以明确诊断的疾病，临床上常常用主要症状或体征的原因待诊作为临时诊断，如"发热原因待诊""甲状腺肿物性质待查"等。对于待诊病例应按可能性大小排列，在其下注明初步考虑可能性较大的疾病或待排除的疾病。如发热原因待诊：①右下肺炎？②肺结核？甲状腺肿物性质待查：①甲状腺腺瘤？②甲状腺囊肿？③甲状腺癌待排。

国际疾病分类

诊断一般写在病历末页的右下方，之后有医师签名。

在进行诊断书写时，要求首先病名要规范，书写要标准。人类的疾病名称多达 1 万余种，而且还在不断发现新的疾病。疾病诊断名称的书写和编码要符合《国际疾病分类》的规范要求，要将诊断写全，修饰词和限定词不能省略，疾病的部位要写具体，避免出现笼统的诊断。如碰到疑难诊断或综合征时，尽可能与专业病案人员联系，使诊断名称规范化。其次要选择好第一诊断，世界卫生组织和国家卫生健康委员会规定，当就诊者存在着一种以上的疾病损伤和情况时，需选择对就诊者健康危害最大、医疗花费最多、住院时间最长的作为病历首页的主要诊断，将导致死亡的疾病作为第一诊断。同时不要遗漏那些不常见的疾病和其他疾病的诊断。

练习题

（刘惠莲）

　　病历是医务人员在医疗活动过程中形成的文字、符号、图表、影像、切片等资料的总和,从书写内容上分为门(急)诊病历和住院病历,从书写方法上分为纸质病历和电子病历。病历书写是医务人员必须掌握的基本技能,其基本规则和要求包括:格式统一,项目完整;内容真实,记录及时;用词规范,表述准确;字迹工整,修改规范;注重法律,尊重权利。其中电子病历是病历的一种记录形式,书写时应注意身份识别、病历签字、完成时限、修改权限、修改留痕、修改签字、病历复制。

　　临床思维方法是医师在临床实践过程中采用的一种逻辑推理方法,主要包括推理、求证、对照、一证定论、经验再现等几种常用的思维方法。临床思维的两大要素是临床实践和科学思维。诊断疾病的程序主要包括临床资料的获取,综合分析提出诊断,确立或修正诊断。一个完整的疾病诊断应该包括患者所患的全部疾病,如病因诊断、病理解剖诊断、病理生理诊断、合并症的诊断、伴发疾病诊断、疾病的分型与分期。

附录一　血液学检测

项目	标本	参考区间	
红细胞计数（RBC）	全血	男性:(4.0~5.5)×10^{12}/L	
		女性:(3.5~5.5)×10^{12}/L	
		新生儿:(6.0~7.0)×10^{12}/L	
*血红蛋白（Hb）	全血	男性:120~160g/L	
		女性:110~150g/L	
		新生儿:170~200g/L	
血细胞比容（HCT）	全血	女性:110~150g/L	
		新生儿:170~200g/L	
		温氏法:男性 0.40~0.50L/L(40~50vol%);平均 0.45L/L。女性 0.37~0.48L/L(37~48vol%);平均 0.40L/L	
		微量法:男性(0.467±0.039)L/L,女性(0.421±0.054)L/L	
平均红细胞体积（MCV）	全血	80~100fl	
平均红细胞血红蛋白含量（MCH）	全血	27~34pg	
平均红细胞血红蛋白浓度（MCHC）	全血	320~360g/L	
红细胞体积分布宽度（RDW）	全血	11.5%~14.5%	
*白细胞计数（WBC）	全血	成人:(4.0~10)×10^9/L	
		6 个月~2 岁:(11~12)×10^9/L	
		新生儿:(15~20)×10^9/L	
白细胞分类计数	全血	百分比	绝对值
中性粒细胞（N）	全血	40%~75%	(2~7.5)×10^9/L
杆状核（st）	全血	0~5%	(0.04~0.5)×10^9/L
分叶核（sg）	全血	50%~70%	(2~7)×10^9/L
嗜酸性粒细胞（E）	全血	0.5%~5%	(0.05~0.5)×10^9/L
嗜碱性粒细胞（B）	全血	0~1%	(0~0.1)×10^9/L
淋巴细胞（L）	全血	20%~40%	(0.8~4)×10^9/L
单核细胞（M）	全血	3%~8%	(0.12~0.8)×10^9/L/L

项目	标本	参考区间
* 血小板计数（PLT）	全血	（100~300）×10⁹/L
平均血小板体积（MPV）	全血	7~11fl
血小板体积分布宽度（PDW）	全血	15%~17%
红细胞直径	全血	6~9μm，平均 7.5μm
红细胞厚度	全血	边缘部 2μm，中心部 1μm
网织红细胞（Ret）	全血	显微镜法： 　百分比：成人 0.5%~1.5%；新生儿 3%~6%；儿童 0.5%~1.5% 　绝对值：（24~84）×10⁹/L
红细胞沉降率（ESR）	全血	韦斯特格伦（Westergren）法： 　男性：0~15mm/h 　女性：0~20mm/h
游离血红蛋白	血浆	<50mg/L（1~5mg/dl）
结合珠蛋白	血清	0.7~1.5g/L（70~150mg/dl）
尿含铁血黄素试验	尿	阴性
红细胞渗透脆性试验	全血	开始溶血：0.42%~0.46%（4.2~4.6g/L）NaCl 溶液 完全溶血：0.28%~0.34%（2.8~3.4g/L）NaCl 溶液
红细胞孵育渗透脆性试验	全血	未孵育：50% 溶血 4.00~4.45g/L NaCl 溶液 37℃孵育 24 小时：50% 溶血 4.65~5.9g/L NaCl 溶液
高铁血红蛋白还原试验	全血	还原率>75%
高铁血红蛋白	全血	0.3~1.3g/L
氰化物-抗坏血酸盐试验	全血	阴性
红细胞 G6PD 活性测定	全血	（4.97±1.43）U/g Hb（37℃）
变性珠蛋白小体（Heinz）生成试验	全血	<30%
红细胞丙酮酸激酶（PK）	全血	（15.1±4.99）U/g Hb
血红蛋白 F 测定	全血	碱变性法：成人<2%；新生儿 55%~85%；1 岁左右同成人
抗人球蛋白试验	全血	直接和间接试验：均为阴性
冷凝集素试验	血清	滴度<1∶40
冷热溶血试验	全血	阴性
蔗糖溶血试验	全血	阴性
CD55、CD59	全血	<5%
血清铁	全血	男性：11~30μmol/L 女性：9~27μmol/L 儿童：9~22μmol/L

项目	标本	参考区间
转铁蛋白（Tf）	血清	28.6~51.9μmol/L（2.5~4.3g/L）
转铁蛋白饱和度（TS）	血清	33%~55%
总铁结合力	血清	男性：50~77μmol/L 女性：54~77μmol/L
铁蛋白	血清	男性：15~200μg/L 女性：12~150μg/L

附录二　骨髓检测

项目	标本	参考区间
（一）有核细胞计数		
有核细胞增生程度	骨髓	增生活跃
粒红比值（G：E）	骨髓	（2：1）~（4：1）
粒系细胞总数	骨髓	40%~60%
粒系细胞分类		
原粒细胞	骨髓	0~1.8%
早幼粒细胞	骨髓	0.4%~3.9%
中性中幼粒细胞	骨髓	2.2%~12.2%
中性晚幼粒细胞	骨髓	3.5%~13.2%
中性杆状核粒细胞	骨髓	16.4%~32.1%
中性分叶核粒细胞	骨髓	4.2%~21.2%
嗜酸性中幼粒细胞	骨髓	0~1.4%
嗜酸性晚幼粒细胞	骨髓	0~1.8%
嗜酸性杆状核粒细胞	骨髓	0.2%~3.9%
嗜酸性分叶核粒细胞	骨髓	0~4.2%
嗜碱性中幼粒细胞	骨髓	0~0.2%
嗜碱性晚幼粒细胞	骨髓	0~0.3%
嗜碱性杆状核粒细胞	骨髓	0~0.4%
嗜碱性分叶核粒细胞	骨髓	0~0.2%
红系细胞总数	骨髓	15%~25%
红系细胞分类		
原始红细胞	骨髓	0~1.9%
早幼红细胞	骨髓	0.2%~2.6%
中幼红细胞	骨髓	2.6%~10.7%
晚幼红细胞	骨髓	5.2%~17.5%

项目	标本	参考区间
淋巴细胞分类		
原始淋巴细胞	骨髓	0~0.4%
幼稚淋巴细胞	骨髓	0~2.1%
淋巴细胞	骨髓	10.7%~43.1%
单核细胞分类		
原始单核细胞	骨髓	0~0.3%
幼稚单核细胞	骨髓	0~0.6%
单核细胞	骨髓	0~6.2%
浆细胞分类		
原始浆细胞	骨髓	0~0.1%
幼稚浆细胞	骨髓	0~0.7%
浆细胞	骨髓	0~2.1%
巨核细胞计数	骨髓	7~35 个/(1.5cm×3.0cm)髓膜
原始巨核细胞	骨髓	0~5%
幼稚巨核细胞	骨髓	0~10%
颗粒型巨核细胞	骨髓	10%~50%
产血小板型巨核细胞	骨髓	20%~70%
巨核细胞裸核	骨髓	0~30%
网状细胞	骨髓	0~1%
内皮细胞	骨髓	0~0.4%
组织嗜碱性粒细胞	骨髓	0~0.5%
组织嗜酸性粒细胞	骨髓	0~0.2%
吞噬细胞	骨髓	0~0.4%
脂肪细胞	骨髓	0~0.1%
分类不明细胞	骨髓	0~0.1%
(二)各细胞系统、各阶段比值		
粒系	骨髓	总比值占 40%~60%,原粒细胞<2%,早幼粒细胞<5%,以后阶段细胞增多,杆状核>分叶核
红系	骨髓	增生活跃占 20%,原始红细胞<1%,早幼红细胞<5%,以中晚幼红细胞为主,各占 10% 左右
淋巴系	骨髓	占 20% 左右,小儿可达 40%,为成熟淋巴细胞,原、幼淋巴细胞罕见

项目	标本	参考区间
单核系	骨髓	单核细胞<4%,为成熟阶段
浆细胞系	骨髓	<2%,为成熟阶段
其他细胞	骨髓	组织嗜碱性粒细胞、吞噬细胞、组织细胞、纤维细胞、破骨细胞等少量存在
巨核细胞	骨髓	在 1.5cm×3.0cm 血膜上,整张涂片 7~35 个,以颗粒巨细胞、产板型巨核细胞为主,血小板 3~5 个成群,平均 25 个红细胞有一个血小板

(三) 各系统、各阶段形态

项目	标本	参考区间
粒系	骨髓	核形正常,无分叶过多或过少,无毒性变,无中毒颗粒,无空泡,无包涵体(奥氏小体)
红系	骨髓	无核浆发育不平衡现象如巨幼变、核老质幼,形态、大小正常,无巨幼红细胞和异常红细胞,无嗜碱性点彩
巨核细胞系	骨髓	无成熟障碍,无空泡变性、颗粒减少,无小型巨核细胞,血小板形态正常
其他	骨髓	无其他异常细胞和血液寄生虫

(四) 细胞化学染色

项目	标本	参考区间
中性粒细胞碱性磷酸酶(NAP)染色	骨髓	阳性率 0.1~0.4(10%~40%) 积分 40~80 分
过氧化物酶(POX)染色	骨髓	粒系(除早期原粒细胞)细胞:强阳性 单核系细胞:弱阳性 淋巴系细胞:阴性
苏丹黑 B(SB)染色	骨髓	结果与 POX 染色大致相同
特异性酯酶	骨髓	粒系细胞:阳性
氯乙酸 AS-D 萘酚酯酶(NAS-DCE)染色	骨髓	单核细胞:阴性,偶可阳性 淋巴系细胞:阴性
非特异性酯酶	骨髓	粒系细胞:阴性或阳性(不被氟化钠抑制)
α-醋酸萘酚酯酶(α-NAE)染色	骨髓	单核细胞:阳性(可被氟化钠抑制) 淋巴系细胞:阴性,少数弱阳性(不被氟化钠抑制)
糖原染色(PAS 反应)	骨髓	粒系细胞:原粒细胞阴性,早幼粒至分叶核粒细胞阳性 单核细胞:弱阳性 淋巴细胞:阴性,阳性率<30%,积分 15~70 分
铁染色(普鲁士蓝反应)	骨髓	巨核细胞:阳性 细胞外铁:+~++ 细胞内铁(铁粒幼细胞):12%~44%

附录三　止血与凝血检测

项目	标本	参考区间
出血时间（BT）	全血	（6.9±2.1）min
* 活化部分凝血活酶时间（APTT）	血浆	手工法：31~43s，超过对照 10s 以上为异常
* 血浆凝血酶原时间（PT）	血浆	11~13s，超过对照 3s 以上为异常
凝血酶原时间比值（PTR）	血浆	1.0±0.05
国际标准化比值（INR）		1.0±0.1
* 血浆纤维蛋白原（Fg）	血浆	凝血酶法（Clauss 法）：2~4g/L
凝血酶时间（TT）	血浆	16~18s 超过对照 3s 为异常
优球蛋白溶解时间（ELT）	血浆	加钙法：（129.8±41.1）min
		加酶法：（157.0±59.1）min
血浆纤维蛋白（原）降解产物（FDP）	血浆	<5mg/L
D-二聚体（D-D）	血浆	乳胶凝集试验：阴性
		ELISA 法：<0.256mg/L

附录四　排泄物、分泌物及体液检测

项目	标本	参考区间
（一）尿液检测		
尿量	尿液	成人：1 000~2 000ml/24h
外观	尿液	清晰透明，淡黄色
尿 pH	尿液	4.5~8.0，平均 6.5
尿比重（SG）	尿液	晨尿>1.020，随机尿 1.015~1.025
尿蛋白（PRO）	尿液	定性：阴性
		定量：0~80mg/24h
葡萄糖（GLU）	尿液	定性：阴性
酮体（KET）	尿液	定性：阴性
尿胆原（URO）	尿液	定性：弱阳性（阳性 1∶20 稀释后阴性）
尿胆红素（UBIL）	尿液	定性：阴性
尿隐血试验（BLD）	尿液	定性：阴性
亚硝酸盐（NIT）	尿液	定性：阴性
尿白细胞（LEU）	尿液	定性：阴性
尿上皮细胞	尿液	显微镜法：无肾小管上皮细胞，可见少量移行上皮细胞和鳞状上皮细胞。

项目	标本	参考区间
尿红细胞	尿液	玻片法:0~3 个/HP
		定量检测:0~5 个/μl
尿白细胞	尿液	玻片法:0~5 个/HP
		定量检测:0~10 个/μl
管型(cast)	尿液	偶见/LP,只见透明管型
尿微量清蛋白(mAlb)	尿液	<30mg/24h
尿蛋白电泳	尿液	少量清蛋白
本周蛋白(BJP)	尿液	阴性
	血清	阴性
人绒毛膜促性腺激素(hCG)	尿液	阴性
	血清	ECLIA 法: 男性及非妊娠妇女:≤2mU/ml 绝经后女性:≤6mU/ml
(二)粪便检测		
量	粪便	100~300g/24h
颜色	粪便	成人:棕黄色
		婴儿:黄色或金黄色糊状
蛋白质定量	粪便	极少
隐血试验	粪便	阴性
细胞、上皮细胞或白细胞	粪便	无或偶见/HP
(三)脑脊液(CSF)检测		
脑脊液外观	CSF	无色,清晰透明
脑脊液压力	CSF	成人:0.78~1.76kPa
蛋白	CSF	定性:潘迪法阴性
葡萄糖	CSF	2.5~4.5mmol/L
脑脊液/血清葡萄糖比		>0.4~0.5
氯化物	CSF	120~130mmol/L
细胞计数	CSF	成人:白细胞(0~8)×10^6/L,无红细胞
细胞分类	CSF	淋巴细胞:单核细胞约为 7:3,偶见内皮细胞
蛋白	CSF	定量:腰椎穿刺 0.15~0.45g/L
清蛋白指数:CSF 清蛋白(mg/L)/ 血清清蛋白(g/dl)	CSF	<9

附录五　肾功能检测

项目	标本	参考区间
内生肌酐清除率（Ccr）	血清、尿液	80~120ml/（min·1.73m²）
肾小球滤过率（GFR）	血清、尿液	（100±20）ml/min
* 血肌酐	血清	男性（20~59 岁）：57~97μmol/L
		男性（60~79 岁）：57~111μmol/L
		女性（20~59 岁）：41~73μmol/L
		女性（60~79 岁）：41~81μmol/L
* 血尿素	血清	男性（20~59 岁）：3.1~8.0mmol/L
		男性（60~79 岁）：3.6~9.5mmol/L
		女性（20~59 岁）：2.6~7.5mmol/L
		女性（60~79 岁）：3.1~8.8mmol/L
血胱抑素 C（CysC）	血清	0.6~2.5mg/L
血尿酸	血清	酶法： 　男性：208~428μmol/L 　女性：155~357μmol/L
β_2 微球蛋白（β_2-MG）	尿液	尿：<0.2mg/L
	血清	血：1~2mg/L
α_1 微球蛋白（α_1-MG）	尿液	尿：<15mg/24h
	血清	血：10~30mg/L
视黄醇结合蛋白（RBP）	尿液	25~70mg/L
莫森索尔（Mosenthal）浓缩和稀释功能试验	尿液	24 小时尿量：1 000~2 000ml
		昼、夜尿量之比：（3∶1）~（4∶1）
		12 小时夜尿量：<750ml
		尿最高比重：>1.020
		最高比重与最低比重之差：>0.009

附录六　肝功能检测

项目	标本	参考区间		
丙氨酸转氨酶（ALT）	血清	性别	试剂不含 5′- 磷酸吡哆醛	试剂含 5′- 磷酸吡哆醛
		男性	9~60U/L	9~50U/L
		女性	7~45U/L	7~40U/L

项目	标本	参考区间		
天门冬酸转氨酶（AST）	血清	性别	试剂不含 5′- 磷酸吡哆醛	试剂含 5′- 磷酸吡哆醛
		男性	15~40U/L	15~45U/L
		女性	13~35U/L	13~40U/L
ALT/AST 比值	血清	≤1		
血清总蛋白（TP）	血清	双缩脲法:成人 65~85g/L		
血清清蛋白（A）	血清	溴甲酚绿/溴甲酚紫法:成人 40~55g/L		
血清球蛋白（G）	血清	（TP-A）20~40g/L		
清蛋白/球蛋白比值（A/G）	血清	（1.2:1）~（2.4:1）		
血清蛋白电泳	血清	醋酸纤维膜法: 清蛋白:62%~71% 球蛋白 α_1:3%~4% α_2:6%~10% β:7%~11% γ:9%~18%		
血清前清蛋白	血清	透射比浊法:成人 250~400mg/L		
胆碱酯酶	血清	成人:5 000~12 000U/L		
*血清总胆红素（STB）	血清	成人:3.4~17.1μmol/L		
血清结合胆红素（CB）	血清	0~6.8μmol/L		
血清非结合胆红素（UCB）	血清	1.7~10.2μmol/L		
总胆汁酸	血清	酶法:0~10μmol/L		
血清碱性磷酸酶（ALP）	血清	连续监测法: 男性:45~125U/L 女性（20~49 岁）:35~100U/L （50~79 岁）:50~135U/L		
γ-谷氨酰转移酶（GGT 或 γ-GT）	血清	连续监测法: 男性:10~60U/L 女性:7~45U/L		
Ⅲ型前胶原氨基末端肽（PⅢP）	血清	41~163μg/L		
Ⅳ型胶原（CIV）分解片段（NC1 片段）	血清	（5.3±1.3）μg/ml		
透明质酸（HA）	血清	RIA:2~120ng/ml		
层粘连蛋白（LN）	血清	ELISA 法:<120ng/ml		
单胺氧化酶（MAO）	血清	伊藤法:成人<30U 中野法:23~49U		

项目	标本	参考区间
血氨	血清	18~72μmol/L
抗甲型肝炎病毒 IgM	血清	阴性
抗甲型肝炎病毒 IgG	血清	阴性
乙型肝炎病毒表面抗原（HBsAg）	血清	阴性
乙型肝炎病毒表面抗体（抗 HBs）	血清	阴性
乙型肝炎病毒 e 抗原（HBeAg）	血清	阴性
乙型肝炎病毒 e 抗体（抗 HBe）	血清	阴性
乙型肝炎病毒核心抗体（抗 HBc）	血清	阴性
抗丙型肝炎病毒 IgM	血清	阴性
抗丙型肝炎病毒 IgG	血清	阴性
丙型肝炎病毒 RNA	血清	阴性

附录七　血液生化检测

项目	标本	参考区间
* 钾	血清	3.5~5.3mmol/L
钠	血清	137~147mmol/L
氯	血清	99~110mmol/L
* 总钙（TCa^{2+}）	血清	成人：2.11~2.52mmol/L
离子钙(游离钙)	血清	成人：1.10~1.34mmol/L
* 血清磷	血清	成人：0.85~1.51mmol/L
血清铁	血清	男性：10.6~36.7μmol/L
		女性：7.8~32.2μmol/L
		儿童：9~22μmol/L
血清铁蛋白（SF）	血清	**ELISA 法或 RIA 法：
		男性：15~200μg/L
		女性：12~150μg/L
血清总铁结合力（TIBC）	血清	男性：50~77μmol/L
		女性：54~77μmol/L
* 空腹血糖（FPG）	血清、血浆、全血	葡萄糖氧化酶法：3.9~6.1mmol/L
		全血：3.5~5.3mmol/L

项目	标本	参考区间
口服葡萄糖耐量试验（OGTT）	血清	空腹血糖：3.9~6.1mmol/L
		服糖后：0.5~1h：7.8~9.0mmol/L，<11.1mmol/L
		服糖后 2h：≤7.8mmol/L
		服糖后 3h：恢复至空腹水平
	尿液	尿糖：阴性
餐后 2h 血糖	血浆	<7.8mmol/L
胰岛素（空腹）	血清	**CLIA 法：4.0~15.6U/L
		ECLIA 法：17.8~173.0pmol/L
胰岛素 C 肽（空腹）	血清	0.3~1.3nmol/L
糖化血红蛋白（HbA₁）	血清	HbA_{1c}：3.6%~6%；HbA_1：5%~8%
肌酸激酶（CK）	血清	速率法：
		男性：50~310U/L
		女性：40~200U/L
肌酸激酶同工酶心肌型（CK-MB）	血清	质量：<5μg/L
乳酸脱氢酶（LD）	血清	120~250U/L
乳酸脱氢酶同工酶（LDiso）	血清	琼脂糖电泳：
		LDI：（28.4±5.3）%
		LD2：（41.0±5.0）%
		LD3：（19.4±4）%
		LD4：（6.6±3.5）%
		LD5：（4.6±3.0）%
肌红蛋白（Mb）	血清	荧光免疫法：
		男性：28~72μg/L
		女性：25~58μg/L
* 肌钙蛋白 T（cTnT）	血清	ECLIA 法：<0.014μg/L
* 肌钙蛋白 I（cTnI）	血清	CLIA 法：<0.034μg/L
总胆固醇（TC）	血清	成人：
		合适水平：<5.18mmol/L
		边缘升高：5.18~6.19mmol/L
		升高：≥6.22mmol/L
甘油三酯（TG）	血清	合适水平：<1.7mmol/L
		边缘升高：1.7~2.25mmol/L
		升高：≥2.26mmol/L

项目	标本	参考区间
高密度脂蛋白胆固醇（HDL-C）	血清	均相测定法： 合适水平：1.04~1.55mmol/L 升高：≥1.55mmol/L 降低：<1.04mmol/L
低密度脂蛋白胆固醇（LDL-C）	血清	均相测定法： 合适水平：<3.37mmol/L 边缘升高（危险阈值）：3.37~4.12mmol/L 升高：>4.14mmol/L
脂蛋白（a）[LP（a）]	血清	免疫透射比浊法、ELISA 法：<300mg/L
载脂蛋白 A I（Apo-A I）	血清	免疫透射比浊法：1.20~1.60g/L，女性略高于男性
载脂蛋白 B（Apo-B）	血清	免疫透射比浊法：0.80~1.10g/L
甲状腺素	血清	ECLIA 法：66~181nmol/L
游离甲状腺素	血清	ECLIA 法：12~22pmol/L
三碘甲状腺原氨酸	血清	ECLIA 法：1.3~3.1nmol/L
游离三碘甲状腺原氨酸	血清	ECLIA 法：3.1~6.8pmol/L
促甲状腺激素（TSH）	血清	ECLIA 法：0.27~4.2mU/L
甲状旁腺素（PTH）	血清	CLIA 法：1~10pmol/L
降钙素（CT）	血清	CLIA 法：<100ng/L
睾酮（T）	血清	男性： 青春期（后期）：100~200ng/L 成人：300~1 000ng/L 女性： 青春期（后期）：100~200ng/L 成人：200~800ng/L 绝经后：80~350ng/L
孕酮	血清	ECLIA 法： 女性： 卵泡期：0.2~1.5μg/L 排卵期：0.8~3.0μg/L 黄体期：1.7~27μg/L 绝经期：0.1~0.8μg/L 男性：0.2~1.4μg/L
雌二醇（E_2）	血清	女性： 青春期前：7.3~28.7pmol/L 卵泡期：94~433pmol/L 排卵期：704~2 200pmol/L 黄体期：499~1 580pmol/L 绝经期：40~100pmol/L 男性： 青春期前：7.3~36.7pmol/L 成人：50~200pmol/L

项目	标本	参考区间
促黄体生成素（LH）	血清	CLIA 法： 女性： 　卵泡期：3~15U/L 　排卵期：20~200U/L 　黄体期：5~10U/L 　绝经期：>20U/L 男性：2~8U/L
生长激素（GH）	血浆或血清	ECLIA 法： 男性：<2μg/L 女性：<10μg/L
*淀粉酶（AMY）	尿液	酶速率法：100~1 200U/L
	血清	连续监测法：35~135U/L
脂肪酶（APS）	血清	速率法：<79U/L
酸性磷酸酶	血清	0.9~1.9U/L

注：*.注意危急值。**.ELISA（酶联免疫吸附试验），RIA（放射免疫法），CLIA（化学发光免疫法），ECLIA（电化学发光免疫法）。

附录八　血液免疫学检测

项目	标本	参考区间
IgG	血清	免疫比浊法：8.6~17.4g/L
IgA	血清	免疫比浊法：1.0~4.2g/L
IgM	血清	免疫比浊法： 男：0.3~2.2g/L 女：0.5~2.8g/L
IgD	血清	ELISA 法：0.6~1.2mg/L
IgE	血清	ELISA 法：0.1~0.9mg/L
总补体活性（CH50）	血清	试管法：50~100kU/L
补体 C3	血清	成人：0.8~1.5g/L
补体 C4	血清	成人：0.2~0.6g/L
C 反应蛋白（CRP）	血清	免疫比浊法：阴性 速率散射比浊法：<6mg/L
抗核抗体（ANA）	血清	免疫荧光法：阴性 血清滴度>1:40 为阳性
抗双链脱氧核糖核酸抗体（抗 ds-DNA）	血清	阴性

项目	标本	参考区间
抗可提取核抗原（ENA）多肽抗体谱		
抗核糖核蛋白抗体（抗 RNP）	血清	阴性
抗 Sm 抗体	血清	阴性
抗 SS-A 抗体	血清	阴性
抗 SS-B 抗体	血清	阴性
抗 Scl-70 抗体	血清	阴性
抗 JO-1 抗体	血清	阴性
抗组蛋白抗体	血清	阴性
抗线粒体抗体	血清	阴性
抗甲状腺球蛋白抗体	血清	阴性
抗甲状腺微粒体抗体	血清	阴性
抗乙酰胆碱受体抗体	血清	阴性
抗平滑肌抗体	血清	阴性
循环免疫复合物	血清	阴性
类风湿因子（RF）	血清	乳胶凝集法：阴性 免疫比浊法：<20U/ml
甲胎蛋白（AFP）	血清	CLIA 法：<13.4µg/L ECLIA 法：≤7.0µg/L
癌胚抗原（CEA）	血清	CLIA 法：≤5.0µg/L ECLIA 法：≤3.4µg/L
糖脂类癌抗原 125（CA125）	血清	RIA、CLIA、ECLIA 法：血清<35kU/L

前列腺特异抗原（PSA）	血清	CLIA、ECLIA 法：
		  t-PSA<4.0µg/L
		  f-PSA<0.93µg/L
		  f-PSA/t-PSA>0.25

前列腺酸性磷酸酶（PAP）	血清	CLIA 法：≤2.0µg/L
组织多肽抗原（TPA）	血清	ELISA 法：<130U/L
α-L-岩藻糖苷酶（AFU）	血清	<40U/L
鳞状上皮细胞癌抗原（SCCA）	血清	CLIA、ELISA 法：≤1.5µg/L
神经元特异性烯醇化酶（NSE）	血清	ECLIA 法：<16.3µg/L
CA15-3	血清	ECLIA 法：≤25U/ml
CA19-9	血清	ECLIA 法：≤27U/ml

项目	标本	参考区间
CA125	血清	ECLIA 法：≤35U/ml
CA72-4	血清	ECLIA 法：≤6.9U/ml
CA242	血清	ELISA 法：≤20U/ml

附录九　病原体检测

项目	标本	参考区间
快速血浆反应素试验（RPR）	血清	阴性
淋病奈瑟菌涂片	分泌物	阴性
淋病奈瑟菌培养	分泌物	阴性
淋病奈瑟菌 DNA	血清	阴性
人类免疫缺陷病毒（HIV）抗体	血清	ELISA 法：阴性 化学发光法：阴性 免疫印迹法：阴性
人类免疫缺陷病毒 RNA	血清	阴性

［1］许有华,樊华.诊断学［M］.8版.北京:人民卫生出版社,2019.

［2］万学红,卢雪峰.诊断学［M］.9版.北京:人民卫生出版社,2018.

［3］葛均波,徐永健,王辰.内科学［M］.9版.北京:人民卫生出版社,2018.

［4］万学红,陈红.临床诊断学［M］.3版.北京:人民卫生出版社,2015.

［5］尚红,王兰兰.实验诊断学［M］.3版.北京:人民卫生出版社,2015.

［6］尚红,王毓三,申子瑜.全国临床检验操作规程［M］.4版.北京:人民卫生出版社,2015.

［7］黄斌伦,杨晓斌.血液学检验［M］.5版.北京:人民卫生出版社,2020.

［8］尹一兵,倪培华.临床生物化学检验技术［M］.北京:人民卫生出版社,2015.

［9］徐克,龚启勇,韩萍.医学影像学［M］.8版.北京:人民卫生出版社,2018.

52检